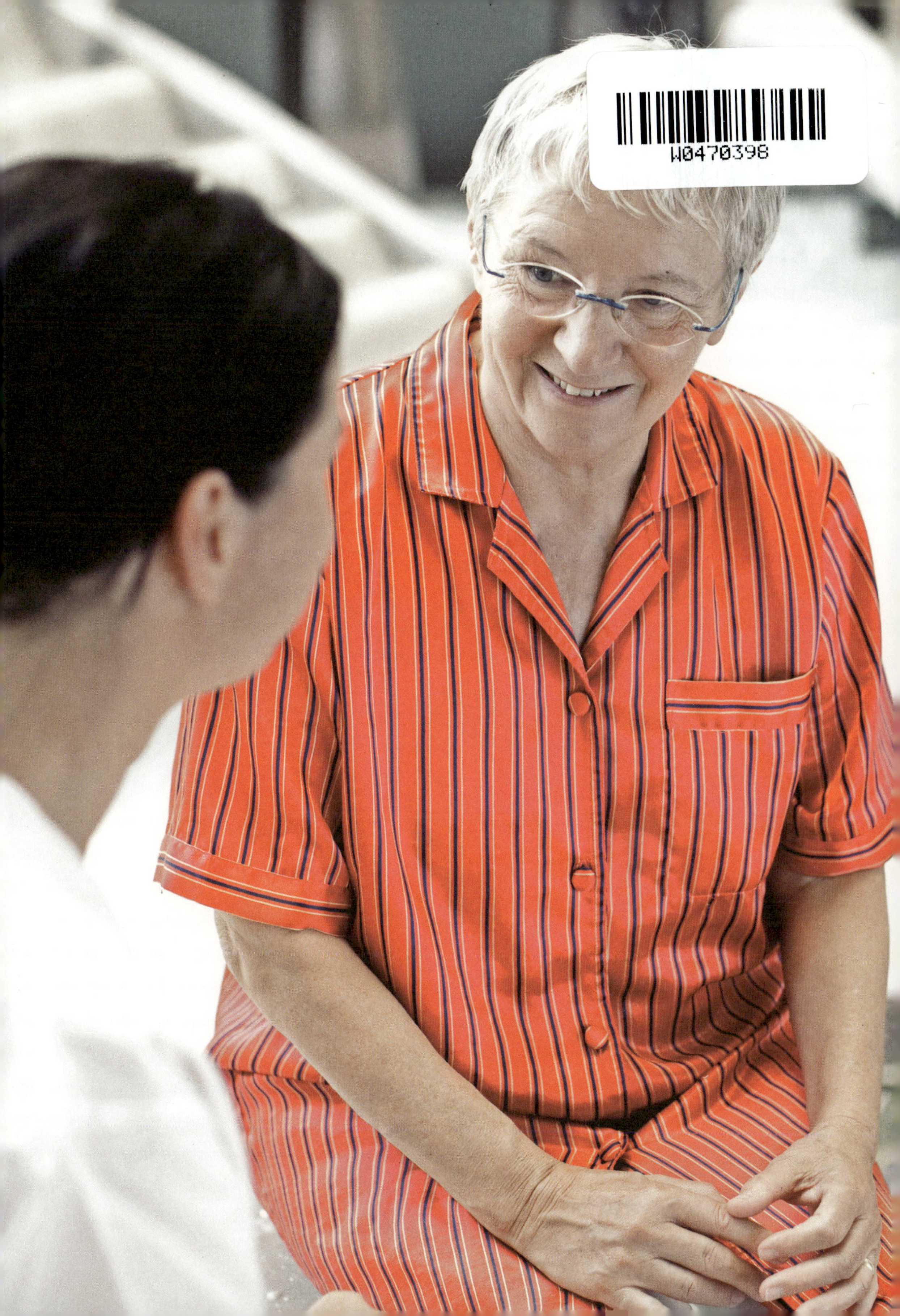

Reih

Gynä
für Pfl

Thieme

Gynäkologie und Geburtshilfe für Pflegeberufe

Xaver Skibbe
Andrea Löseke

3., überarbeitete Auflage

398 Abbildungen
43 Tabellen

Georg Thieme Verlag
Stuttgart · New York

Anschriften

Xaver Skibbe
Arzt und Dozent für Gynäkologie/Geburtshilfe,
Anatomie/Physiologie
LVR-Klinik Viersen
Johannisstr. 70
41749 Viersen

Dr. med. Andrea Löseke
Niedergelassene Frauenärztin
Gemeinschaftspraxis für Gynäkologie und Geburtshilfe
Grenzstr. 161
47799 Krefeld

Impressum

Bibliografische Information
der Deutschen Nationalbibliothek

Die Deutsche Nationalbibliothek verzeichnet diese Publikation
in der Deutschen Nationalbibliografie: detaillierte bibliografische
Daten sind im Internet über http://dnb.d-nb.de abrufbar

1. Auflage 2001
2. Auflage 2007

Rüdigerstraße 14
D-70469 Stuttgart
Unsere Homepage: http://www.thieme.de

Printed in Germany

Umschlaggestaltung: Thieme Verlagsgruppe
Umschlagfoto: Adam Gregor – istockphoto.com
Zeichnungen: Barbara Gay, Bremen, Andrea Schnitzler, Innsbruck
Fotografen: argum/Bert Bostelmann, Frankfurt
Lothar Bertrams, Stuttgart: Abb. 5.3
Alexander Fischer, Baden-Baden: Abb. 7.1, 7.2, 8.2, 8.5, Einstiegsbild Kap. 16, Umschlagfotos innen
Eva-Christine Hanewinkel, Stuttgart
Werner Krüper, Steinhagen: Abb. 13.17
Klaus Mellenthin, Stuttgart
Thomas Möller, Ludwigsburg: Einstiegsbild Kap. 17, Abb. 21.12, 21.13b, 21.14c
Michael Zimmermann, Stuttgart: Abb. 4.6
Satz: SOMMER media GmbH & Co. KG, Feuchtwangen
gesetzt aus Arbortext APP-Desktop 9.1 Unicode M180
Druck: Grafisches Centrum Cuno GmbH & Co. KG, Calbe

ISBN 978-3-13-124163-4 1 2 3 4 5 6

Auch erhältlich als E-Book:
eISBN (PDF) 978-3-13-152553-6

Vorwort zur 3. Auflage

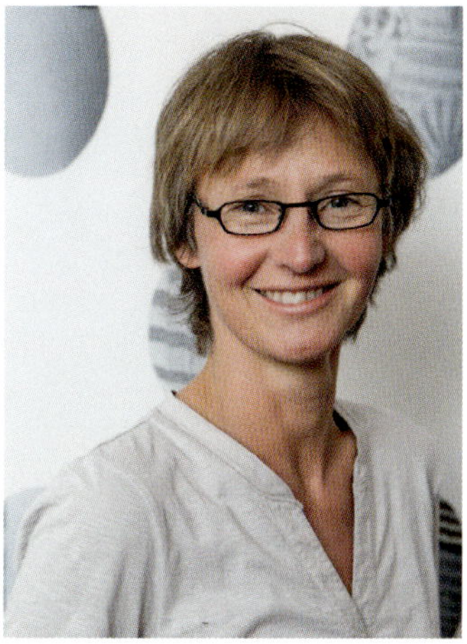

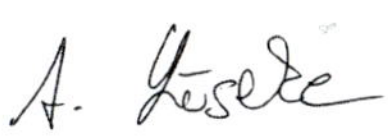

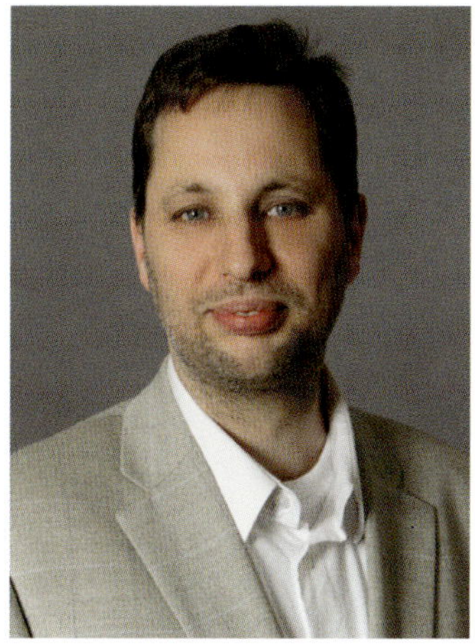

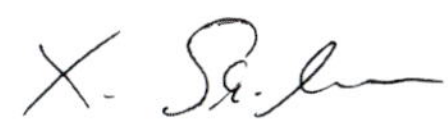

Um dem rasanten medizinischen Fortschritt gerecht zu werden, erscheint nun die dritte, überarbeitete Auflage dieses Lehrbuchs für Pflegende. Das Buch erscheint im zeitgemäßen Design, dennoch wurde auf Bewährtes nicht verzichtet.

Die einzelnen Kapitel werden, insbesondere im zweiten Teil, durch grundlegende anatomische und physiologische Sachverhalte eingeleitet. Auf diese Weise werden die Abstimmung und das Zusammenwirken der unterschiedlichen Funktionen im menschlichen Körper besser verständlich. Auch Details, die sich beispielsweise auf zellulärer Basis vollziehen, werden dann nicht ausgespart, wenn sie für das Gesamtverständnis unerlässlich sind. Viele Zeichnungen oder Fotografien füllen das Wissen mit Leben und verleihen ihm damit Beständigkeit. Sie dienen der Veranschaulichung und ergänzen den Text.

In einem medizinischen Fachbuch kann und soll auf den Gebrauch der Fachsprache nicht verzichtet werden, da sie sowohl bei Prüfungen als im Arbeitsleben relevant ist. Wie bereits in den vorherigen Auflagen werden alle Fachausdrücke erklärt oder übersetzt. Inhaltlich orientiert sich das Buch an den Lehrplänen und den Anforderungen in der Praxis. Natürlich werden aktuelle wissenschaftliche Erkenntnisse und Neuerungen berücksichtigt. Die klare, einheitliche Gliederung macht es dem Leser leicht, sich in den einzelnen Kapiteln zu orientieren.

Wir legen Wert darauf, nicht die gynäkologisch relevanten Organe, sondern die Frau selbst in den Mittelpunkt der Betrachtung zu stellen. Auch die Praxistipps und Pflegeschwerpunkte tragen dazu wesentlich bei, da sie nicht nur Hinweise zu Pflegetechniken und Patientinnenbeobachtung geben, sondern auch auf die Lebenssituation der Patientin hinweisen.

Neu wurden Fallbeispiele zu wichtigen gynäkologischen Erkrankungen inklusive Lernkontrollfragen mit Musterlösungen integriert. Überdies kamen neue Kapitel über die Pflege bei onkologischen Erkrankungen, die wichtigsten gynäkologischen Operationen und begleitende pflegerische Maßnahmen sowie die Pathologie des Neugeborenen hinzu.

Die Erstellung dieses Buches wurde von einem Team aufmerksamer Korrekturleser begleitet. So möchten wir uns an dieser Stelle ganz herzlich bei Rebekka Skibbe, Martin und Yvonne Lamers, Nellie Jöcken, Birgit Gabriel, Prof. Dr. med. Thorsten Rosenbaum, Mira Frommknecht, Jennifer Idem und Christina Rautenberg für ihre engagierte Mitarbeit bedanken. Ebenso gilt unser Dank dem Georg Thieme Verlag für die tatkräftige Unterstützung während der gesamten Entstehungszeit des Buches.

Viersen/Krefeld, Januar 2013

Andrea Löseke
Xaver Skibbe

Inhaltsverzeichnis

Teil I

Grundlagen

I

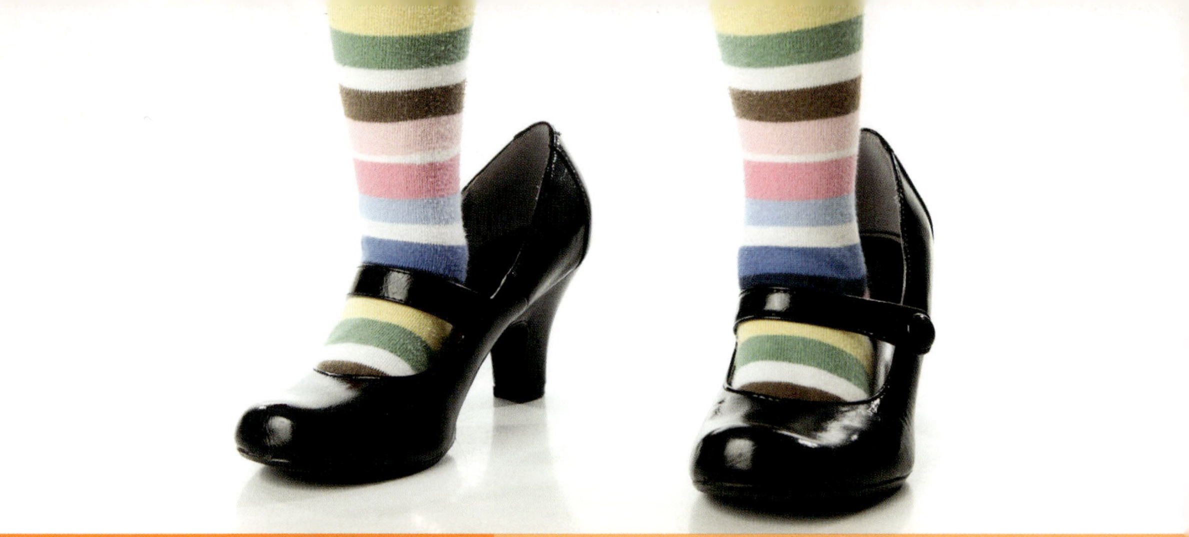

© blessings – Fotolia.com

Kapitel 1

Die körperliche Entwicklung vom Neugeborenen zur Frau

1.1 Einleitung

Das Leben der Frau ist durch unterschiedliche Entwicklungsperioden gekennzeichnet, die spezielle Charakteristika aufweisen. Hierzu gehören folgende Lebensphasen (▶ Abb. 1.1):

- Neugeborenenphase
- Kindheit
- Pubertät
- Geschlechtsreife
- Klimakterium
- Senium

Im Folgenden steht zunächst die Entwicklung vom Neugeborenen bis zur Geschlechtsreife im Vordergrund. Diese Phasen werden aus gynäkologischer Sicht vorgestellt.

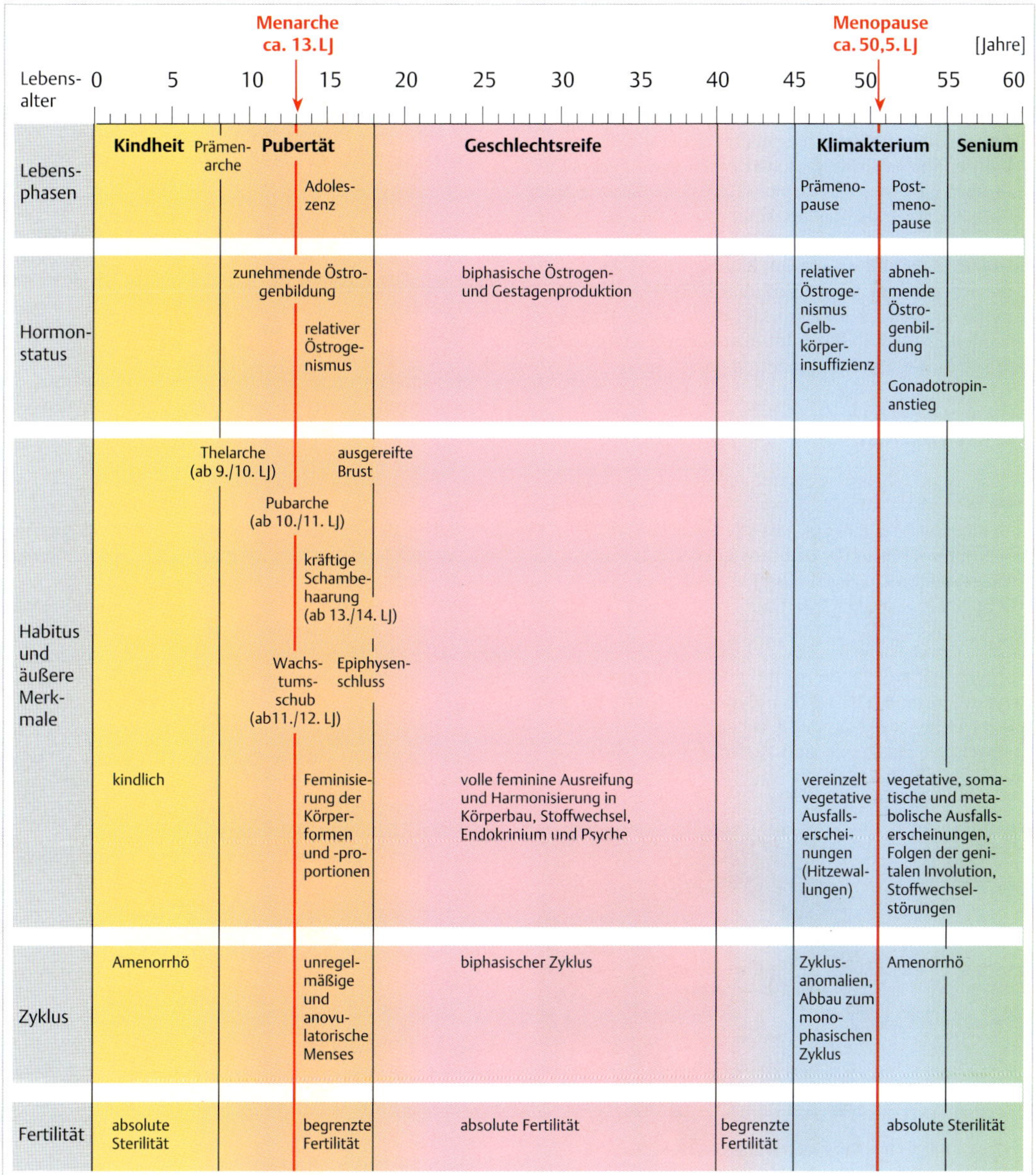

Abb. 1.1 Lebensphasen der Frau. Hormonstatus, Aussehen, Zyklus und Fruchtbarkeit verändern sich mit zunehmendem Alter.

1.2 Neugeborenenphase

Definition

Die **Neugeborenenphase** beginnt mit der Geburt und endet in einem Alter von 4 Wochen.

Während der Neugeborenenphase ist die Scheide gut durchfeuchtet. Sie wird bereits binnen weniger Stunden nach der Geburt mit den milchsäurebildenden Döderlein-Stäbchen besiedelt. Daher beträgt der pH-Wert dort ca. 5,0. Die Schamspalte ist geschlossen, d.h., die großen Schamlippen überdecken den Kitzler, die kleinen Schamlippen und den Scheideneingang. Die Schleimhaut des Gebärmutterhalses ist gut entwickelt und produziert einen weißlich-flockigen Schleim, der oft als sogenannter Fluor neonatalis im Bereich der Vulva sichtbar wird.

Während der Schwangerschaft erhält das ungeborene Kind über die Plazenta Östrogene aus dem Blutkreislauf der Mutter. Nach der Geburt kommt es daher zu einem Hormonentzug, der beim weiblichen Neugeborenen zu einer kurz dauernden vaginalen Blutung führen kann.

Die Brustdrüsen haben sich durch die Hormone der Plazenta so weit entwickelt, dass es zu einer vorübergehenden Brustschwellung mit Absonderung von milchigem Sekret, der sog. Hexenmilch, kommen kann.

1.3 Kindheit

Definition

Als **Kindheit** bezeichnet man den Zeitraum von der Geburt bis zur Pubertät. Laut dem Kinder- und Jugendhilfegesetz (KJHG) gilt man als Kind, wenn man noch nicht 14 Jahre alt ist (▸ Abb. 1.2).

Das follikelstimulierende Hormon (FSH) und das luteinisierende Hormon (LH) aus dem Hypophysenvorderlappen sind zwischen dem 2. und 8. Lebensjahr im Blut kaum nachweisbar. Östrogene und Androgene aus dem Eierstock finden sich im Blut nur in einer sehr geringen Konzentration.

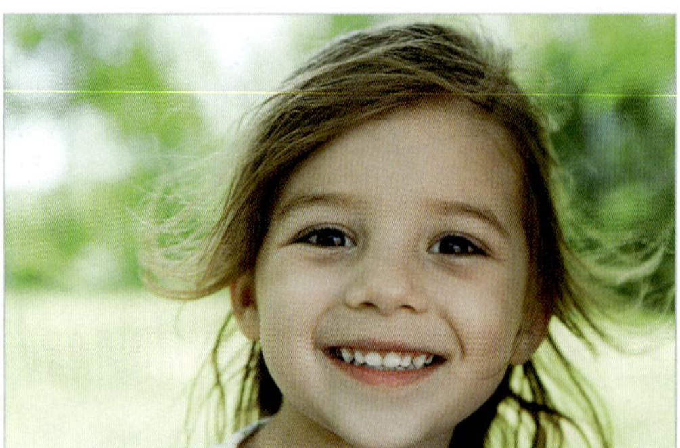

Abb. 1.2 Kindheit – die Zeitspanne zwischen Geburt und Pubertät (© PhotoAlto).

Aufgrund der hormonellen „Ruhe" unterliegen die Genitalorgane bis zur Pubertät einem Wachstumsstillstand. Die Scheide ist trocken und glatt, aufgrund des glykogenfreien Epithels fehlt die physiologische Besiedelung mit Döderlein-Stäbchen. Der pH-Wert der Scheide beträgt ca. 7, liegt also im neutralen Bereich. Auch ein Brustdrüsenkörper ist beim Kind nicht erkennbar.

1.4 Pubertät

Definition

Unter dem Begriff der **Pubertät** versteht man die Entwicklungsphase vom Auftreten der ersten sekundären Geschlechtsmerkmale (z. B. Brustwachstum, Schambehaarung) bis zur Geschlechtsreife.

Die Pubertät dauert im Durchschnitt ca. 4 Jahre, wobei sie beim Jungen ungefähr 2 Jahre später einsetzt als beim Mädchen. Der Auslöser für ihren Beginn ist jedoch noch nicht bekannt.

Die hormonellen Veränderungen während der Pubertät betreffen v. a. die Abgabe folgender Hormone:

- Releasing-Hormone (GnRH) aus dem Hypothalamus
- Gonadotropine (FSH und LH) aus dem Hypophysenvorderlappen
- Östrogene und Androgene, welche im Eierstock und der Nebennierenrinde produziert werden

Im Verlauf der Pubertät entwickelt sich ein Zyklus mit vollwertiger Funktion des Gelbkörpers und der damit verbundenen Produktion des Progesterons. Durch die steigende Sekretion der Geschlechtshormone kommt es zu typischen körperlichen Veränderungen. Um die Entwicklung der Schambehaarung und der Brustdrüsen zu beurteilen, unterscheidet man die Stadien nach Tanner (▸ Abb. 1.3).

Die Entwicklung der einzelnen Geschlechtsmerkmale muss jedoch nicht unbedingt synchron erfolgen, sondern kann durchaus zeitlich variieren.

Die körperliche Entwicklung verläuft in der Pubertät in einer typischen zeitlichen Reihenfolge:

- Thelarche: Beginn der Brustentwicklung in der Pubertät
- Pubarche: Beginn der Schambehaarung
- Wachstumsschub
- Menarche: Zeitpunkt des Auftretens der ersten Menstruation

1.4.1 Thelarche

Definition

Das erste äußerliche Merkmal der pubertären Veränderungen ist die **Thelarche**, das Knospen der Brust.

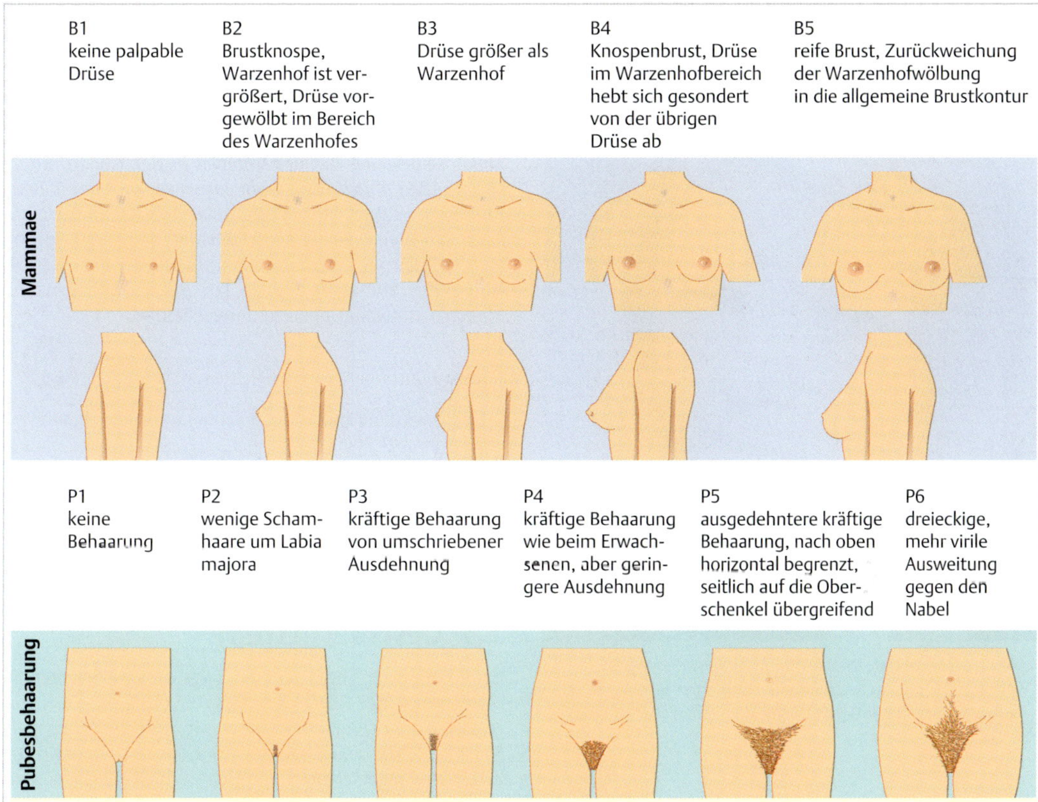

Abb. 1.3 Weibliche Geschlechtsmerkmale. Ausprägungsstadien nach Tanner.

Dies geschieht um das 10. Lebensjahr herum und steht unter dem Einfluss der Östrogene. Tanner beschreibt 5 Stadien der Brustdrüsenentwicklung (B1–B5, ▶ Abb. 1.3). Das Wachstum der Drüse kann sich mitunter auch asynchron vollziehen und von Schmerzen begleitet sein.

1.4.2 Pubarche

Definition

Kurze Zeit nach dem Beginn der Brustdrüsenentwicklung setzt meist um das 11. Lebensjahr das Wachstum der Schambehaarung, die sog. **Pubarche** ein.

Für die Pubarche sind v. a. die Androgene der Nebennierenrinde von besonderer Bedeutung, für die typisch feminine Ausdehnung der Behaarung ist jedoch die Kombination aus Androgenen und Östrogenen entscheidend.

1.4.3 Wachstumsschub

Definition

Der **puberale Wachstumsschub** setzt bei den meisten Mädchen zwischen dem 11. und 12. Lebensjahr ein. In dieser Phase beeinflussen die Hormone des Eierstocks das Körperwachstum entscheidend.

Dies macht sich in einem vermehrten Längenwachstum, insbesondere im Bereich der Extremitäten bemerkbar. Gleichzeitig zum Skelettwachstum entsteht unter dem Einfluss der Östrogene die geschlechtsspezifische Formung des Körperbaus, z. B. die Ausbildung des weiblichen Beckens oder die charakteristische Fettverteilung.

Der Wachstumsschub des Skeletts endet mit dem Schluss der Epiphysenfugen. Dieser ist von der Intensität der Östrogenbildung abhängig und erfolgt meist im Alter von 15–16 Jahren. Danach ist kein weiteres Längenwachstum mehr möglich.

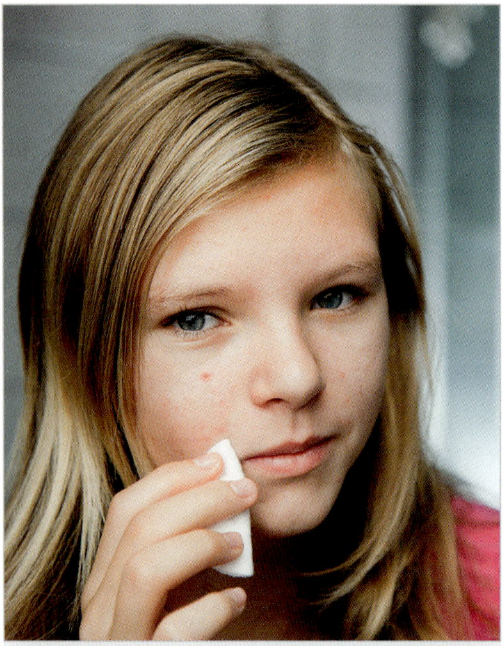

Abb. 1.4 Menarche. Die hormonellen Veränderungen während der Menarche stellen für die jungen Mädchen häufig körperliche und psychische Herausforderungen dar (© Dron – Fotolia.com).

1.4.4 Menarche

Definition

Die **Menarche** ist die erste Uterusblutung und tritt zwischen dem 12. und 13. Lebensjahr ein.

Der Menarchetermin ist von genetischen, endogenen und exogenen Faktoren (z. B. Umwelt, Ernährung) abhängig. So ist auch zu erklären, dass sich das Auftreten der Menarche in den letzten 100 Jahren um rund 4 Jahre nach vorne verschoben hat.

Für viele Mädchen stellt die Menarche ein einschneidendes Erlebnis dar (► Abb. 1.4). In den ersten 1–2 Jahren nach der Menarche treten die Menstruationsblutungen oft noch in unregelmäßigen Abständen auf. Die meisten Zyklen (im Verhältnis 9 : 1) weisen dabei keinen Eisprung auf. In diesem Fall reift ein Follikel im Eierstock heran und bildet Östrogene, die das Wachstum der Gebärmutterschleimhaut stimulieren. Ohne Eisprung wird der Follikel funktionsunfähig, woraufhin eine Abbruchblutung erfolgt. Progesteron wird nicht gebildet, da ohne Eisprung kein Gelbkörper entstehen kann. In Dauer und Ausmaß sind diese Blutungen jedoch fast nicht von normalen Menstruationsblutungen zu unterscheiden.

Merke

Ein Zyklus ohne Eisprung (Ovulation) wird auch als anovulatorischer Zyklus bezeichnet.

Auf die anovulatorischen Zyklen folgen gemeinhin erst Zyklen mit unzulänglicher Gelbkörperfunktion. Es dauert meist 2–3 Jahre, bis ein regelrechter Zyklus existiert.

1.5 Geschlechtsreife

Ist die Pubertät abgeschlossen, folgt die geschlechtsreife Lebensphase der Frau. Sie umfasst die mehr oder weniger regelmäßigen Ovulationszyklen mit all ihren Störungen. Es ist i. d. R. die sexuell aktivste Zeit der Frau, in der mögliche Schwangerschaften und Geburten wesentliche Meilensteine darstellen. Aber auch die Verhütung bzw. Kontrazeption hat einen hohen Stellenwert. Mit diesen Themen befassen sich die folgenden ► Kap. 2–4. Die Lebensphasen des Klimakteriums und des Seniums stellt schließlich das ► Kap. 5 vor.

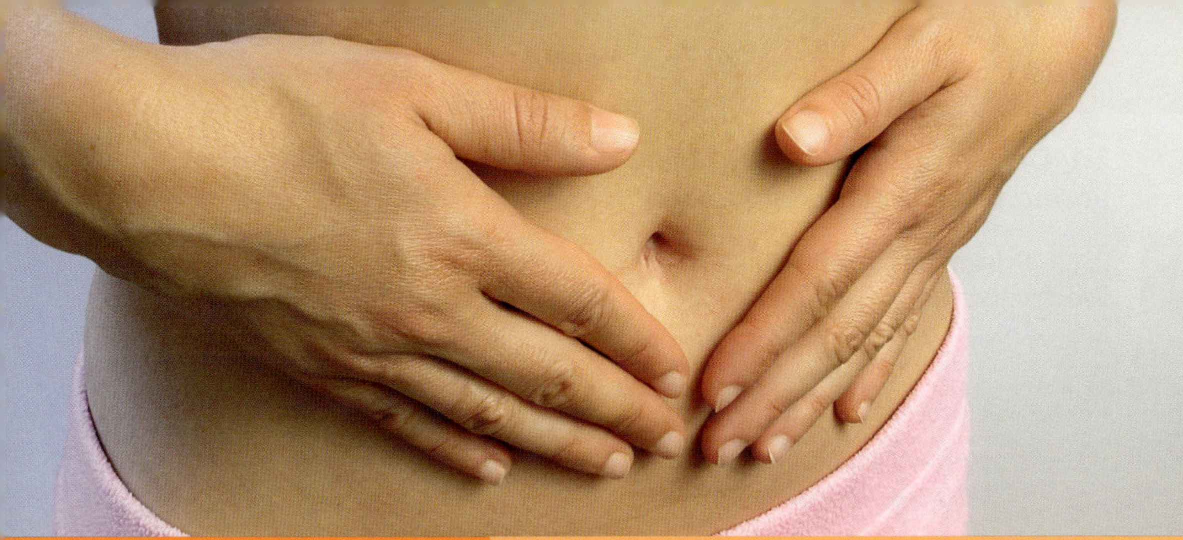

Kapitel 2

Der Ovulationszyklus und seine Störungen

2.1 Der normale Zyklus und seine hormonellen Wechselwirkungen

2.1.1 Prinzip der hormonellen Wechselwirkung

Damit ein Menstruationszyklus stattfinden kann, muss die hormonelle Regulation gewährleistet sein. Hier spielen im Wesentlichen

- die Hormone des Hypothalamus,
- die Hypophysenhormone FSH (follikelstimulierendes Hormon) und LH (luteinisierendes Hormon) sowie
- die Ovarialhormone Östrogen und Progesteron eine Rolle (▶ Abb. 2.1).

Hypothalamus-Hypophysen-System

Das Zentrum der hormonellen Steuerung ist das Hypothalamus-Hypophysen-System. Der Hypothalamus reguliert die Ausschüttung der Gonadotropine FSH und LH aus dem Hypophysenvorderlappen über die Releasing-Hormone. Sie werden daher als Gonadotropin-Releasing-Hormone oder kurz GnRH bezeichnet. Die gonadotrope Funktion des Hypophysenvorderlappens ist abhängig von der Stimulation durch GnRH. Die Ausschüttung von GnRH erfolgt nicht konstant, sondern in pulsatiler Form.

> M!
> **Merke**
> Da die Synthese des GnRH auch durch übergeordnete Zentren wie die Großhirnrinde oder das limbische System beeinflusst wird, können auch körperliche oder psychische Faktoren auf die hormonelle Regulation einwirken.

Hypophysenhormone (FSH und LH)

Die nächste Station im hormonellen Regelkreis ist die Hypophyse, genauer der Hypophysenvorderlappen. Die Hormone des Hypophysenvorderlappens, die die Aktivität weiterer Hormondrüsen steuern, werden als glandotrope Hormone bezeichnet (glandotrop = drüsenbeeinflussend). Zu ihnen gehören u. a. das follikelstimulierende Hormon (FSH) und das luteinisierende Hormon (LH).

> M!
> **Merke**
> FSH stimuliert die Östrogenbildung der Follikel, LH dagegen den Aufbau des Gelbkörpers und damit die Progesteronkonzentration.

Ovarielle Hormonsteuerung

Grundlage für die Entstehung der hormonbildenden Anteile des Ovars ist die Follikelreifung (▶ Abb. 2.2). Diese vollzieht sich über mehrere Stadien in der Follikelphase. Hier steht die Östrogenbildung im Vordergrund. Nach der Ovulation (Eisprung) beginnt die Corpus-luteum-Phase (auch Lutealphase oder Gelbkörperphase genannt), in der sich der Gelbkörper bildet. In dieser Zeit steigen die Progesteronwerte.

Follikelphase

▶ **Primärfollikel.** Der Ausgangspunkt der Follikelreifung ist der Primärfollikel. Er besteht aus der Eizelle und einem einschichtigen Kranz aus Epithelzellen, der sie umgibt (▶ Abb. 2.2).

▶ **Sekundärfollikel.** Unter dem Einfluss des FSH aus der Hypophyse bilden sich nach der Pubertät einige Follikel gleichzeitig zu Sekundärfollikeln heran. Sie sezernieren hauptsächlich Östrogene, können aber auch Androgene und Progesterone bilden.

▶ **Tertiärfollikel.** Der Tertiärfollikel entsteht aus dem Sekundärfollikel, indem sich in seinem Inneren eine Höhle bildet (▶ Abb. 2.2). Sie ist mit einer Flüssigkeit gefüllt, die man als Liquor folliculi bezeichnet. Die Eizelle liegt nun exzentrisch im Eihügel, der sich auch aus Follikelepithelzellen (= Granulosazellen) zusammensetzt.

Der Follikel, der später zum sprungreifen Follikel wird, bildet an der Oberfläche der Granulosazellen LH-Rezeptoren aus. Dieser Vorgang wird durch die lokalen Östrogene gefördert. In der Follikelphase kommt es zu einem stetigen Anstieg der Östrogenkonzentration im Blut. Progesteron wird zu diesem Zeitpunkt fast gar nicht gebildet.

▶ **Graaf-Follikel.** Aus dem Tertiärfollikel entwickelt sich der sprungreife Graaf-Follikel (Durchmesser etwa 1,5 cm), der während eines Zyklus nur einmal vorkommt (▶ Abb. 2.2).

Ovulation

Die erhöhte LH-Sekretion bewirkt eine Umwandlung der Granulosazellen zum Gelbkörper (= Luteinisierung), der für die Bildung des Progesterons zuständig ist. Außerdem wird die Synthese von Prostaglandinen stimuliert. Diese sind in der Lage, die Wand des Eierstocks zu eröffnen, damit die Eizelle mithilfe der Follikelflüssigkeit aus dem Eierstock hinausgespült wird, um dann vom Eileiter aufgefangen zu werden (▶ Abb. 2.3). Dieser Eisprung, auch Ovulation genannt, findet um den 15. Zyklustag statt.

Lutealphase

Durch den Einfluss des luteinisierenden Hormons vermehren sich die Epithelzellen des gesprungenen Graaf-Follikels und bilden 2–3 Tage nach dem Eisprung den *Gelbkörper* (*Corpus luteum*). Die Konzentration des Progesterons steigt direkt nach dem Eisprung stark an. Dies bewirkt nicht zuletzt auch den Anstieg der Basaltemperatur um 0,4–0,6 °C (zur Basaltemperatur ▶ S. 35).

Wird die Eizelle nicht befruchtet, bildet sich der Gelbkörper zurück. Bis zur Monatsblutung nimmt nun sowohl die Östrogen- als auch die Progesteronsekretion kontinuierlich ab.

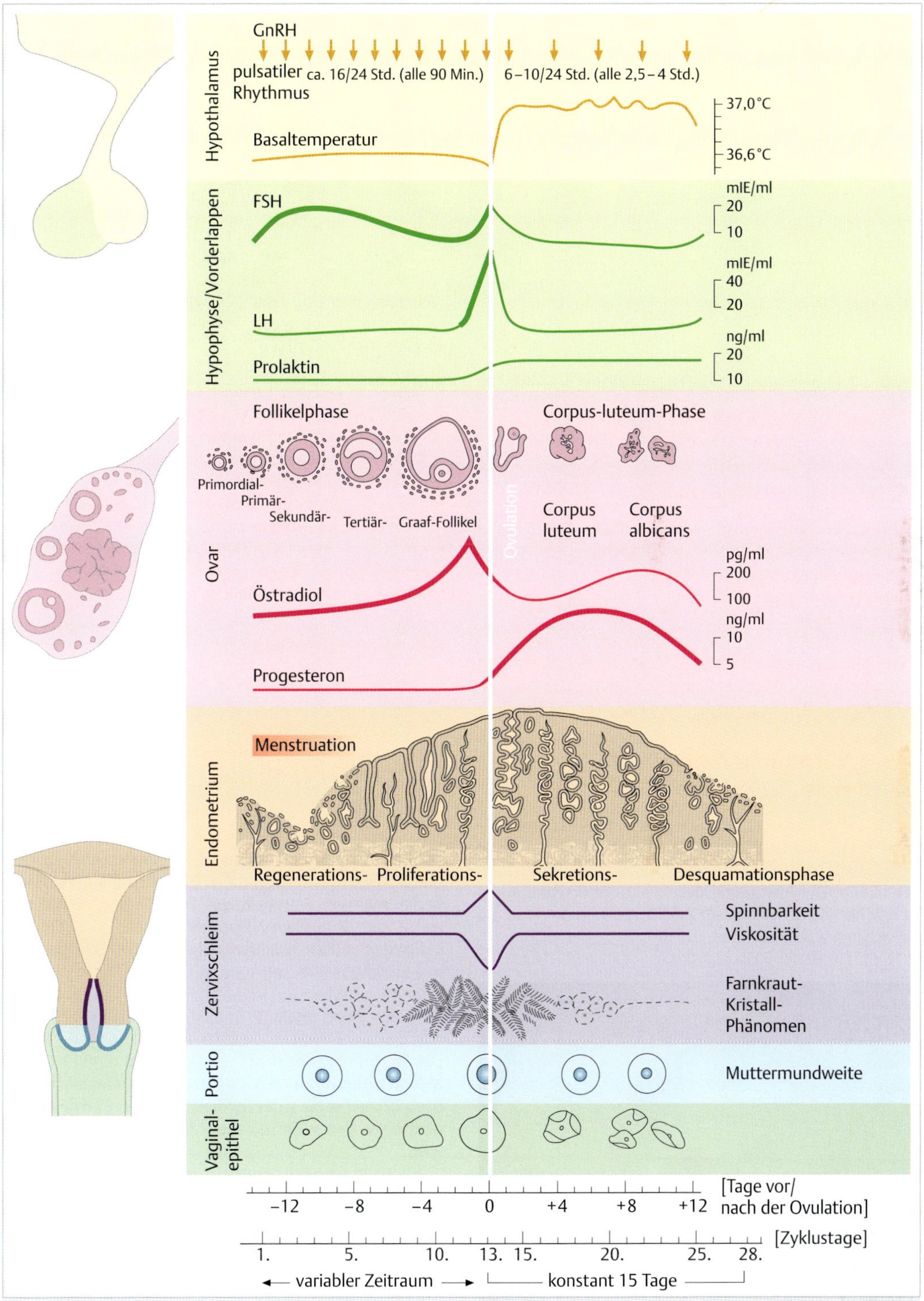

Abb. 2.1 Weiblicher Zyklus. Dargestellt sind die hormonellen Anpassungen, die Veränderungen im Ovar und in der Uterusschleimhaut sowie die morgendliche Körperkerntemperatur (Basaltemperatur) während des weiblichen Ovulationszyklus (aus Breckwoldt M, Kaufmann M, Pfleiderer A. Gynäkologie und Geburtshilfe. Thieme 2007).

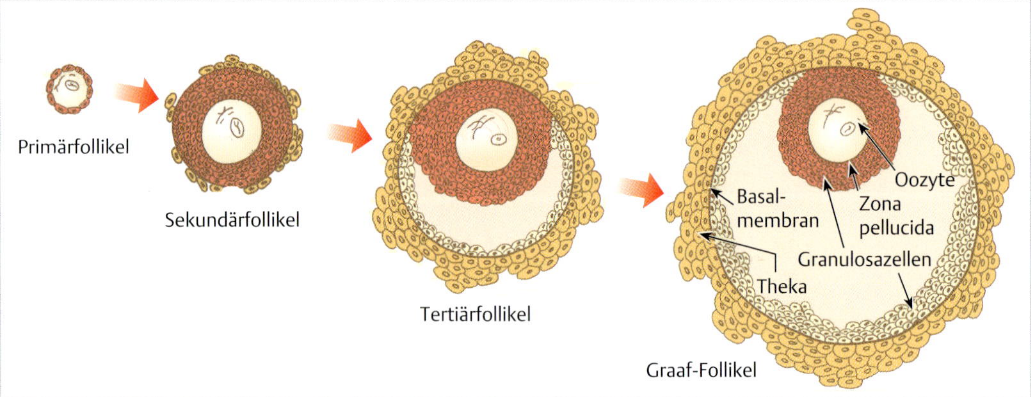

Abb. 2.2 Follikelreifung. Zyklische Entwicklung der Follikel im Eierstock.

2.1.2 Der normale Menstruationszyklus

Der reguläre Menstruationszyklus der Frau dauert ca. 28 Tage und kann in 3 Phasen eingeteilt werden:

- Desquamationsphase: 1.–4. Tag
- Proliferationsphase 5.–15. Tag
- Sekretionsphase 16.–28. Tag

In dieser Zeit unterliegen die Uterusschleimhaut, aber auch die übrigen Genitalorgane und die Brust zyklischen Veränderungen, die im Folgenden beschrieben werden.

Zyklische Veränderungen der Uterusschleimhaut

Durch die zyklischen Veränderungen der Gebärmutterschleimhaut werden jeden Monat aufs Neue optimale Einnistungsbedingungen für die Blastozyste (Keimbläschen) geschaffen. Die Abstoßung der Gebärmutterschleimhaut ist der Anteil des weiblichen Zyklus, der von der Frau am einfachsten wahrzunehmen ist.

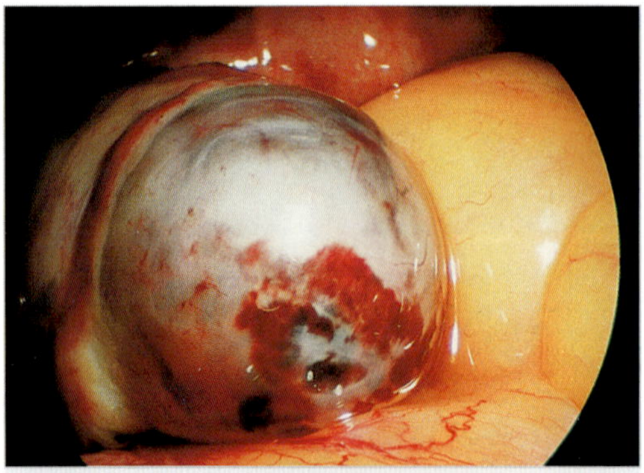

Abb. 2.3 Ovar direkt nach dem Eisprung (laparoskopische Aufnahme).

Für den hormonellen Einfluss auf die Gebärmutterschleimhaut während des Zyklus gilt:

- Östrogen regt die Proliferation an, d. h., es unterstützt die Zellvermehrung.
- Progesteron bereitet die Gebärmutterschleimhaut auf eine eventuelle Schwangerschaft vor und wirkt schwangerschaftserhaltend.

Desquamationsphase

Definition

Der Zyklus beginnt mit dem 1. Tag der Regelblutung. In dieser **Desquamationsphase** (Desquamation = Abschuppung, Abstoßung) wird das Endometrium im Rahmen der Menstruation abgestoßen.

Die Gebärmutterschleimhaut, das Endometrium, sitzt direkt auf der Muskelschicht. An der Schleimhautoberfläche findet man ein einschichtiges Zylinderepithel, das teilweise mit Kinozilien (Flimmerhärchen) versehen ist, außerdem enthält es Drüsen. Man teilt das Endometrium in 2 Schichten auf:

- Stratum basale
- Stratum functionale

Das Stratum basale ist ca. 1 mm dick und direkt mit dem Myometrium verbunden. Das Stratum functionale wird je nach Zyklustag bis zu 8 mm dick. Es ist der Teil des Endometriums, der während der Menstruation abgestoßen wird.

Proliferationsphase

Definition

Unter **Proliferation** versteht man ein Gewebewachstum.

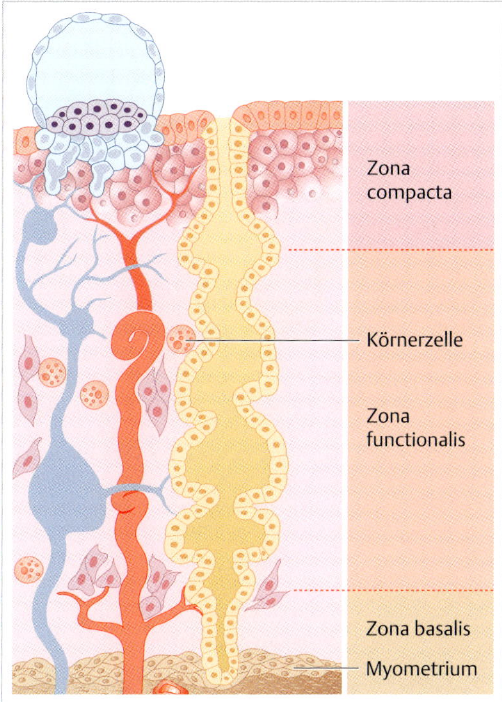

Abb. 2.4 Gebärmutterschleimhaut (in der späten Sekretionsphase). Oben im Bild ist eine Blastozyste zu sehen, die sich in die Schleimhaut eingebettet hat.

Das Endometrium ist z.T. in der Desquamationsphase abgestoßen worden. Da die Gebärmutter jedoch für die Aufnahme des Keimlings eine intakte Schleimhaut benötigt, muss das Endometrium wieder aufgebaut werden. Dies geschieht in der Proliferationsphase.

Unterstützt werden diese Vorgänge durch das Hormon Östrogen, das eine proliferationsanregende Wirkung hat und während dieser Phase bereits durch die heranreifenden Follikel im Eierstock gebildet wird. Da zu diesem Zeitpunkt noch kein Gelbkörper vorhanden ist, spielt das Progesteron hier noch keine Rolle. Es finden Zellvermehrungen im Stratum functionale statt, die nicht nur die Oberflächenepithelien betreffen, sondern auch die Drüsenzellen des Endometriums.

Sekretionsphase

Definition

Die Zeit zwischen Eisprung und erneuter Menstruation (16.–28. Tag) wird als **Sekretions- bzw. Lutealphase** bezeichnet.

Das Stratum functionale ist jetzt angewachsen. Nun muss es auf eine eventuelle Schwangerschaft vorbereitet werden. Verantwortlich dafür ist (bei gleichzeitig anhaltender Östrogenproduktion) das Progesteron, das im Gelbkörper gebildet wird. Die Sekretionsphase beginnt nach dem Eisprung. Falls es zur Befruchtung kommt, wandert das Ei in den folgenden 4–5 Tagen bis zur Uterushöhle. In dieser Zeit werden innerhalb der Gebärmutterschleimhaut Bedingungen geschaffen, die eine Schwangerschaft ermöglichen. Die Drüsen sind nun stark geschlängelt und zeigen im Lumen eine gezackte („sägeblattartige") Struktur. Sie produzieren ein glykogenhaltiges, schleimiges Sekret (Glykogen, die Kohlenhydrat-Speicherform des Menschen), das für die Einnistung der befruchteten Eizelle eine wichtige Rolle spielt. Im Laufe der Sekretionsphase lagern sich die oberflächennahen Bindegewebszellen zu einer dichten Schicht, der *Compacta*, zusammen. Darunter liegt eine schwammartige, drüsenreiche Schicht, die *Spongiosa* (► Abb. 2.4).

Nun ergeben sich 2 Möglichkeiten:

1. **Das Ei wird nicht befruchtet.**

Wenn die Eizelle nicht befruchtet wird, gibt es für den Körper keine Veranlassung, die Schleimhaut zu erhalten. Um den 22. Zyklustag beginnt die Rückbildung des Gelbkörpers, der Progesteronspiegel sinkt. Die Folge ist eine Kontraktion der Schleimhautgefäße, wodurch das Endometrium minderdurchblutet wird und einen Gewebeuntergang verursacht. Am Ende des Menstruationszyklus steigt das Östrogen wieder an. Hierdurch entstehen Blutungen, die zur Abstoßung des Stratum functionale führen. Enzyme und eine Verminderung der Blutplättchen setzen die Blutgerinnung des Menstruationssekrets herab. Dadurch bleibt es flüssig und kann gut aus der Gebärmutter abfließen.

2. **Das Ei wird nach der Ovulation befruchtet.**

In diesem Fall muss die Gebärmutterschleimhaut nach der Einnistung erhalten bleiben; d. h., der Gelbkörper darf nicht absterben, da sinkende Werte des schwangerschaftserhaltenden Progesterons die Menstruation einleiten würden. Der Trophoblast (Außenwand des Keimbläschens) bildet ein Hormon namens *human-Choriongonadotropin (β-hCG)*, das eine Degeneration des Gelbkörpers so lange verhindert, bis die Plazenta dessen Funktion übernehmen kann. Die schwangerschaftserhaltende Wirkung des Progesterons bleibt bestehen und somit auch die Gebärmutterschleimhaut.

Wissen

Der immunologische Nachweis von β-hCG bildet übrigens die Grundlage der gängigen Schwangerschaftstests.

Zyklische Veränderungen der übrigen Genitalorgane und der Brustdrüse

Nicht nur die Gebärmutterschleimhaut ist zyklischen Veränderungen unterworfen, sondern auch, wenn auch weniger augenscheinlich, die anderen Genitalorgane sowie die Brust.

Veränderungen in der Follikelphase

Die Follikelphase dient dem Aufbau einer funktionstüchtigen Gebärmutterschleimhaut. Allerdings müssen hier auch die Voraussetzungen für die Aufnahme der Spermien und deren Wanderung durch die Gebärmutter geschaffen werden.

Der Eileiter erfährt während der Follikelphase eine Steigerung des Bewegungsvermögens und der Schleimproduktion.

Der Zervixkanal (Zervix = Gebärmutterhals) erweitert sich. Es kommt zu einer Vermehrung der Zervixsekretion und der Spinnbarkeit des Zervixschleims (▶ Abb. 2.5). In allen anderen Phasen des Zyklus ist ein Ausspinnen des Schleimfadens nicht möglich (s. Billings-Methode, ▶ S. 35).

Innerhalb des Vaginalepithels vermehren sich die Epithelzellen. Das Scheidenepithel ist ein sehr guter Anzeiger für die Aktivität der Sexualhormone, da es sich zyklusabhängig in unterschiedlicher Weise verändert. In der Follikelphase reift das Vaginalepithel in allen Schichten voll aus.

Auch an der Brustdrüse sind Epithelvermehrungen zu verzeichnen.

Veränderungen in der Lutealphase

Die Lutealphase steht unter dem Zeichen der Einnistung. Im Falle einer Empfängnis ist es für den Körper nicht mehr von Interesse, weitere Spermien in die Gebärmutter aufzunehmen. Auch muss der Keimling vor möglichen Krankheitserregern geschützt werden.

Im Eileiter ist eine gesteigerte Aktivität des Flimmerepithels festzustellen.

Das Zervixsekret zeichnet sich durch eine herabgesetzte Spinnbarkeit des Zervixschleims und das Schwinden des Farnkrautphänomens (▶ Abb. 2.5) aus.

In das Vaginalepithel wird aufgrund der Progesteronwirkung Glykogen eingelagert. Dies dient den Döderlein-Stäbchen dann als Rohmaterial für die von ihnen produzierte Milchsäure. Zur gleichen Zeit werden die oberflächlichen Epithelschichten vermehrt abgestoßen (Abschilferung).

Während der Lutealphase ist die Brust verstärkt durchblutet, die Zellen vergrößern sich und das Zwischengewebe lagert Wasser ein. Daher vergrößern sich die Brüste, was sich häufig in einem Spannungsgefühl bemerkbar macht.

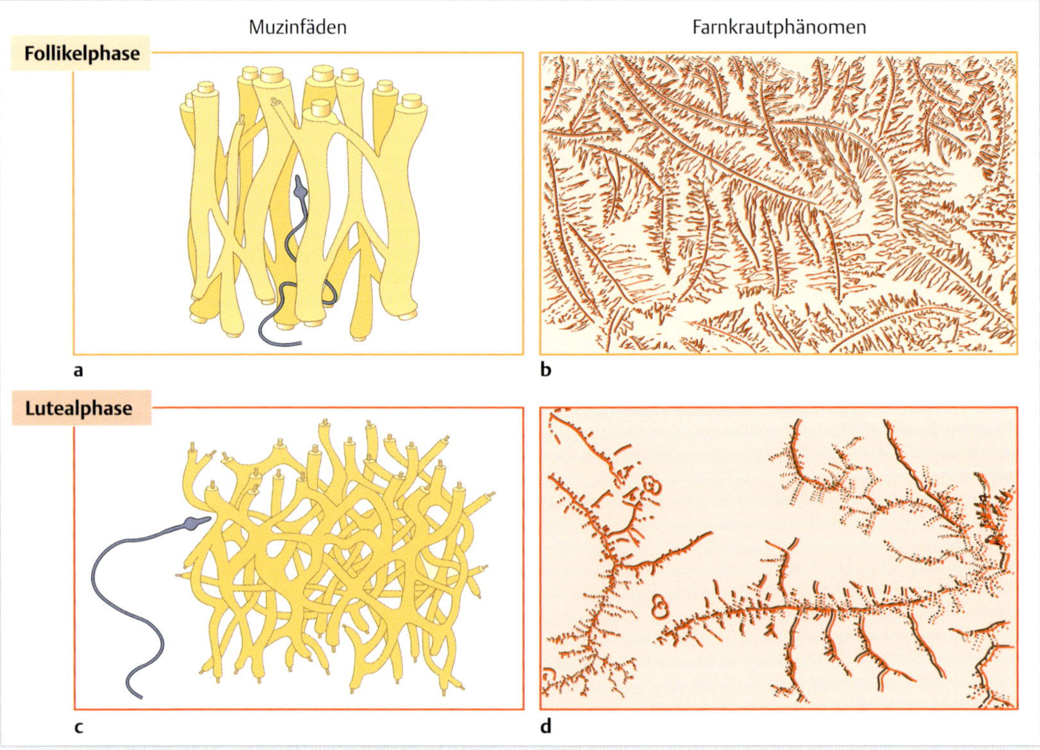

Abb. 2.5 Zyklische Veränderungen des Zervixschleims. a In der Follikelphase sind die Muzinfäden aufgelockert und parallel angeordnet. Der Schleim ist dünnflüssig, klar und gut spinnbar. Der Aufstieg der Spermien ist somit erleichtert. **b** Unter dem Mikroskop sind deutlich Farnkrautkristalle zu erkennen. **c** In der Lutealphase verdichtet sich das Netzwerk der Muzinfäden zu einer nahezu undurchdringbaren Barriere. Der Schleim wird zähflüssig und klebrig, eine Aszension der Spermien ist kaum noch möglich. **d** Das Farnkrautphänomen schwindet (a und c aus Breckwoldt M, Kaufmann M, Pfleiderer A. Gynäkologie und Geburtshilfe. Thieme 2007; nach Odeblad 1952).

2.2 Zyklusstörungen

Definition

Der normale Zyklus der Frau wird als **Eumenorrhö** bezeichnet. Bei einer geschlechtsreifen Frau dauert er 27–28 Tage. Die Blutungsdauer beträgt 4–5 Tage und geht mit einem Blutverlust von 30–80 ml einher. Abweichungen vom regulären Zyklus werden als **Zyklus- oder Menstruationsstörung** beschrieben.

Zyklusstörungen können die unterschiedlichsten Ursachen haben. Von der harmlosen hormonellen Dysregulation bis zum gefährlichen Karzinom machen sich viele gynäkologische Erkrankungen durch Blutungsanomalien bemerkbar.

2.2.1 Amenorrhö

Definition

Die **Amenorrhö** bezeichnet das Ausbleiben der Menstruationsblutung.

Zu unterscheiden sind hierbei die primäre und sekundäre Amenorrhö.

▶ **Primäre Amenorrhö.** Sie ist dadurch gekennzeichnet, dass noch nie eine Regelblutung stattgefunden hat. Ursachen sind genetische Störungen, Fehlbildungen, Ausbleiben der Entwicklung, fehlende Anlage der Genitalorgane, ovarielle Funktionsstörungen oder Fehlen der glandotropen Hypophysenhormone.

▶ **Sekundäre Amenorrhö.** Bleibt die Menstruationsblutung länger als 90 Tage aus, bezeichnet man dies als sekundäre Amenorrhö. Ursachen sind Erkrankungen der Gebärmutter, z. B. Endometritis, Zustand nach einer Fehlgeburt oder einer Ausschabung, Folge einer schweren Allgemeinerkrankung, Chemotherapie oder Bestrahlung.

2.2.2 Hypermenorrhö

Definition

Die **Hypermenorrhö** ist eine verstärkte Menstruationsblutung bei erhaltenem Zyklus und erhaltener Blutungsdauer. Die Blutungsmenge beträgt mehr als 80 ml (mehr als 5 Vorlagen pro Tag).

Die Vorsilben „Hyper-" und „Hypo-" (s. u.) beziehen sich auf die Blutungsmenge. Ursachen der Hypermenorrhö sind Polypen oder Entzündungen der Gebärmutterschleimhaut, Myome, Intrauterinpessare, Endometriosis interna, Störungen des Hormonhaushalts oder der Gerinnung.

2.2.3 Hypomenorrhö

Definition

Die **Hypomenorrhö** beschreibt eine sehr schwache, aber regelmäßige Menstruationsblutung mit einer Blutungsmenge von bis zu 30 ml (weniger als 2 Vorlagen pro Tag).

Ursachen sind Ovarialinsuffizienz, Hormonbehandlung (gestagenbetonte Ovulationshemmer), Zustand nach Ausschabungen.

2.2.4 Polymenorrhö

Definition

Die **Polymenorrhö** bezeichnet Regelblutungen mit verkürztem Zyklus (weniger als 24 Tage) bei normaler Blutungsstärke und -dauer.

Die Vorsilben „Poly-" und „Oligo-" (s. u.) beziehen sich auf die Anzahl der Menstruationsblutungen in einem bestimmten Zeitraum. Die Ursachen der Polymenorrhö sind monophasische oder anovulatorische Zyklen oder Hyperprolaktinämie.

2.2.5 Oligomenorrhö

Definition

Bei der **Oligomenorrhö** findet man verlängerte Blutungsintervalle (Zyklus länger als 35 Tage) bei normaler Blutungsstärke und -dauer.

Ursachen sind hormonelle Dysregulation im Hypothalamus-Hypophysen-System oder Ovarialinsuffizienz.

2.2.6 Menorrhagie

Definition

Frauen mit **Menorrhagie** weisen verlängerte und häufig verstärkte Menstruationsblutungen bei erhaltenem Zyklus auf.

Ursachen sind hormonelle oder organische uterine Störungen.

2.2.7 Metrorrhagie

Definition

Unter **Metrorrhagie** versteht man azyklische, verlängerte und verstärkte Blutungen.

Ursachen sind hormonelle Störungen (juvenile Blutungen), Myome, Karzinome, Schleimhautpolypen oder Intrauterinpessare.

2.2.8 Dysmenorrhö

Definition

Mit dem Begriff **Dysmenorrhö** bezeichnet man Regelschmerzen, die über das normale Maß hinausgehen.
Hier unterscheidet man eine **primäre Dysmenorrhö**, die manche Frauen von der Menarche bis zum Klimakterium begleitet, und eine **sekundäre Dysmenorrhö**, die z. B. durch gynäkologische Erkrankungen ausgelöst wird.

Ursachen und Symptome

Ursachen der primären Dysmenorrhö sind u. a.:
- prostaglandinvermittelte Kontraktionen der Gebärmutter bei einsetzender Blutung
- Fehlbildungen oder Lageanomalien des Uterus
- psychosomatische Ursachen

Die sekundäre Dysmenorrhö entsteht u. a. aufgrund von
- organischen Ursachen wie Endometriose, Uterus myomatosus, Korpuspolypen,
- liegendem Intrauterinpessar,
- psychosomatischen Ursachen.

Neben den krampfartigen Unterleibsschmerzen, die meist vor Blutungsbeginn oder am ersten Blutungstag einsetzen, kann es außerdem zu Kopf- und Rückenschmerzen, Übelkeit, Erbrechen oder Durchfall kommen.

Diagnostik und Therapie

Die Suche nach der Diagnose umfasst eine ausführliche Anamnese (auch die psychosomatische Anamnese) und eine gynäkologische Untersuchung, die ggf. durch die Sonografie unterstützt wird. Im Falle einer sekundären Dysmenorrhö müssen ggf. auch endoskopische Untersuchungsverfahren zur Anwendung kommen.

Die Therapie der primären Dysmenorrhö umfasst
- die Gabe von Analgetika (NSAR → Prostaglandinhemmung) zur Schmerzbekämpfung,
- die Gabe von Ovulationshemmern, um den Aufbau des Endometriums zu reduzieren; damit verringert sich auch die Blutungsmenge,
- Aufklärung und Beratung.

Die sekundäre Dysmenorrhö erfordert
- die Behandlung des Grundleidens,
- ggf. die Entfernung des Intrauterinpessars,
- ansonsten die gleichen Therapiemaßnahmen wie bei der primären Form.

Des Weiteren können Wärmeanwendung, verschiedene Entspannungstechniken, Sport, Akupunktur oder Akupressur die Therapie unterstützen oder vorbeugend wirken.

2.2.9 Prämenstruelles Syndrom (PMS)

Definition

Beim **prämenstruellen Syndrom (PMS)** handelt es sich um psychische und somatische Veränderungen, die vor der Regelblutung einsetzen und über diese hinaus weiter bestehen bleiben können.

Ursachen und Symptome

Die Ursachen sind weitestgehend ungeklärt. Aufgrund einer gestörten Koordination verschiedener Hormone kommt es zu Flüssigkeits- und Elektrolytverschiebungen. Es werden aber auch Stimmen laut, die das PMS am ehesten als psychiatrisches Krankheitsbild aus der Gruppe der Depressionen ansehen. Sicherlich ist es nicht von der Hand zu weisen, dass psychische Erkrankungen die Disposition für das PMS verstärken, aber nach dem aktuellen Stand der Dinge nicht die alleinige Ursache darstellen.

Andere Faktoren, die ein PMS wahrscheinlicher machen, sind:
- Hyperprolaktinämie
- Hypo-, aber auch Hyperthyreose
- Nikotin- und Koffeinkonsum
- Schlafstörungen
- Bewegungsmangel
- Umweltgifte

Folgende Symptome werden von den betroffenen Frauen häufig beschrieben:
- Brustspannen (Mastodynie)
- psychische Labilität
- Depression
- Lethargie
- Reizbarkeit
- Aggression
- Hitzewallungen, Schweißausbrüche
- Völlegefühl, Gewichtszunahme
- Obstipation/Flatulenz
- Unterleibschmerzen
- Kopfschmerzen
- Rückenschmerzen
- Kreislauflabilität
- Wassereinlagerungen
- Akneneigung

Diagnostik und Therapie

Zur Diagnosestellung sollten eine ausführliche Anamnese und eine gründliche gynäkologische Untersuchung, unterstützt von der Sonografie, erfolgen.

Die Therapie umfasst folgende Aspekte:
1. **Medikamentöse Therapie:**
   - Die Schmerzen können z. B. mit Ibuprofen 3-mal 200–400 mg/d und Wassereinlagerungen mit einem Diuretikum (z. B. Spironolacton) behandelt werden.
   - Der psychischen Symptomatik kann man im gegebenen Fall mit trizyklischen Antidepressiva begegnen.

2. **Lebensführung:**
   - Zu meiden sind Alkohol, salzreiche Speisen, Koffein und Nikotin sowie Schokolade in den letzten Tagen vor Beginn der Menstruation.
   - Lindernd wirken ausgewogene Ernährung, Bewegung und Sport, ausreichender Schlaf mit regelmäßigem Schlafrhythmus, Entspannungsübungen wie Yoga oder autogenes Training.

2.2.10 Zusatzblutungen

Postkoitalblutung

Die Postkoitalblutung tritt nach dem Geschlechtsverkehr auf. Ursächlich kann eine harmlose Portioektopie (Ektropium), aber auch ein Zervixkarzinom sein.

Spotting

Das Spotting bezeichnet eine Blutung aus der Gebärmutter außerhalb der Menstruation. Diese kann prä-, post- oder mittzyklisch auftreten und hat meist einen Tropf- oder Schmiercharakter. Die Blutungsstärke ist i. d. R. geringer als bei der Menstruation. Treten diese Blutungen zyklusabhängig auf, liegt meist eine hormonelle Dysregulation vor. Zyklusunabhängiges Spotting dagegen ist eher auf eine organische Ursache zurückzuführen und kann z. B. Ausdruck eines Karzinoms sein.

Solche Blutungen sind immer abklärungsbedürftig.

Pflege

Beratung. Die Einstellung der erwachsenen Frau zum Thema „Menstruation" ist meist gefestigt, das Verhalten junger Mädchen schwankt noch. Ihr Wissensstand ist sehr unterschiedlich, daher können sie manchmal Veränderungen nicht adäquat wahrnehmen und entsprechend kommunizieren. Sie sind verunsichert, reagieren emotionaler auf den Mangel an Intimsphäre (z. B. Entkleiden vor Mitpatienten oder dem Arzt) und sind stärker auf Beratung angewiesen. Die Entwicklung der Geschlechtsidentität ist noch nicht abgeschlossen. Die Pflegeperson kann im Gespräch und im Umgang als Vorbild fungieren. Sie sollte sachlich, offen und freundlich mit verständlichen Worten erklären können, was das Mädchen interessiert. Ein informierendes Gespräch quasi von „Frau" zu „Frau" ist manchmal ein guter Weg, das Mädchen zu erreichen. Religiöse Hintergründe sollten dabei beachtet werden, so müssen z. B. muslimische Frauen am Ende ihrer Menstruation eine sog. große Waschung vornehmen, um wieder rein zu werden.

2.3 Hirsutismus und PCO-Syndrom

Eine der hauptsächlichen hormonell bedingten Störungen ist eine Überproduktion von männlichen Geschlechtshormonen. Hieraus resultieren das Bild des Hirsutismus und das Syndrom der polyzystischen Ovarien.

2.3.1 Hirsutismus

Definition

Unter **Hirsutismus** versteht man eine vermehrte Behaarung vom männlichen Typ bei der Frau.

Ein verstärkter Haarwuchs an Körperstellen, die bei der Frau gewöhnlich nur von zartem Flaumhaar bedeckt sind, stellt für die Betroffenen eine sehr starke psychische Belastung dar. Dabei ist ein Hirsutismus relativ häufig zu beobachten. Die vermehrte Körperbehaarung findet man an folgenden Stellen:

- Gesicht (Wangen, Oberlippe, Kinn, Koteletten)
- Warzenhof der Brustwarze
- Brustbein
- Bauchmitte
- Extremitäten (Oberschenkelinnenseite)
- rautenförmige Schambehaarung

Die Schambehaarung der Frau hat eine dreieckige Form, wobei die Basis des Dreiecks nach oben gerichtet ist. Die Schambehaarung des Mannes ist eher rautenförmig und läuft spitzwinklig auf den Nabel zu.

Ursachen

Die Ursache des Hirsutismus ist meist eine erhöhte Androgenproduktion. Androgene sind Hormone, die die Ausformung und Entwicklung männlicher Geschlechtsmerkmale fördern.

Der Ursprung dieser vermehrten Androgenbildung kann verschiedenartig sein. Es kommen u. a. in Frage:

- hormonproduzierende Tumoren in Nebennierenrinde oder Ovar
- Störungen im Bereich des Hypophysenvorderlappens (Akromegalie/Cushing-Krankheit)
- peripher erhöhte Androgenaktivität
- iatrogene Ursachen (ärztliche Verordnung von Anabolika oder Androgenen)

Symptome

Neben Zyklusstörungen und Sterilität kann es zu Virilisierungserscheinungen (= Vermännlichung) kommen. Hierzu gehören:

- männlicher Körperbau
- Kehlkopfwachstum mit Stimmvertiefung
- Rückbildung von Brust, Gebärmutter usw.
- Vergrößerung des Kitzlers

Außerdem kann die Androgenwirkung zu einer Glatze, vermehrter Hauttalgabsonderung und Akne führen.

Diagnostik

In der Laboranalytik wird das Blut der Patientin auf erhöhte Werte von Testosteron, DHEA-S und Kortisol untersucht. Daneben kann auch eine Tumorsuche mithilfe von Computertomografie, Röntgenuntersuchungen oder der Sonografie notwendig sein.

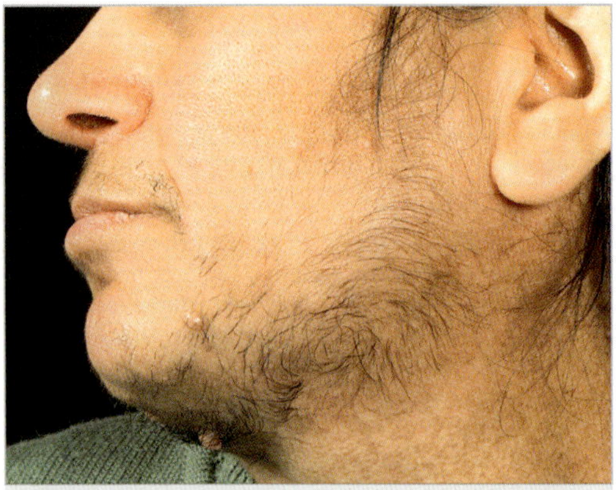

Abb. 2.6 Hirsutismus. Patientin mit Haarwuchs im Gesichts- und Halsbereich (aus Sterry W. Kurzlehrbuch Dermatologie. Thieme 2011).

Merke M!

Wichtig ist, auf die Geschwindigkeit der Symptomentwicklung zu achten. Gerade tumorbedingte Androgenierungserscheinungen haben die Neigung, sich schnell zu entwickeln, und sind oft auch sehr ausgeprägt.

Darüber hinaus darf man jedoch nicht vergessen, dass eine vermehrte Körperbehaarung ethnisch oder genetisch bedingt sein kann, also nicht immer pathologisch sein muss.

Therapie

Eine Hyperandrogenämie, die durch androgenbildende Tumoren verursacht ist, kann wirkungsvoll chirurgisch behandelt werden.

Bei einem Hirsutismus, der von der Nebennierenrinde ausgeht, ist eine Therapie mit Kortikoiden möglich. Die Bildung der Androgene wird dadurch unterdrückt. Einen ovariellen Hirsutismus, der nicht auf einen Tumor zurückzuführen ist, kann man durch die Gabe von Ovulationshemmern beeinflussen.

Die Hormonbehandlung kann gut ein Jahr dauern, bevor ein Erfolg sichtbar wird. Die Patientin sollte außerdem darauf aufmerksam gemacht werden, dass es u. U. nicht zu einer kompletten Reduzierung der störenden Haare kommt.

So bleibt vielen Frauen nur noch die Möglichkeit einer mechanischen Entfernung der Haare. Hierbei stehen unterschiedliche Verfahren zur Verfügung wie die elektrische Epilation, Rasuren oder die Epilation mit Wachs.

2.3.2 PCO-Syndrom (Stein-Leventhal-Syndrom)

Beim Syndrom der polyzystischen Ovarien (kurz: PCO-Syndrom, auch Stein-Leventhal-Syndrom genannt) handelt es sich um ein multifaktorielles Geschehen. Es kann bereits mit der Pubertät seinen Anfang nehmen, manifestiert sich jedoch oft erst im 2.–3. Lebensjahrzehnt.

Symptome

Ein PCO-Syndrom liegt vor, wenn 2 der folgenden 3 Kriterien erfüllt sind:

- polyzystische Ovarien
- Oligo- oder Anovulation
- klinische oder laborchemische Zeichen eines Hyperandrogenismus, nach Ausschluss anderer endokriner Erkrankungen

Zudem findet man bei einem Großteil der Betroffenen Übergewicht und Insulinresistenz. Auch Akne, Hirsutismus oder Glatzenbildung können vorkommen. Die Follikel weisen beim polyzystischen Ovar in etwa alle die gleiche Größe und einen Durchmesser von 1–3 cm auf. Die Eierstöcke, die beidseitig betroffen sind, haben eine graue Farbe und sind etwa 3–4-mal so groß wie gewöhnlich.

Therapie

Die Therapie besteht in:

- Förderung regelmäßiger Zyklen
- Senkung der Androgenwerte
- Verminderung der Insulinresistenz

Neben der pharmakologischen Therapie gehört auch eine Änderung der Lebensgewohnheiten (ggf. Gewichtsreduktion, vermehrte körperliche Aktivität usw.) zur Behandlung des PCO-Syndroms.

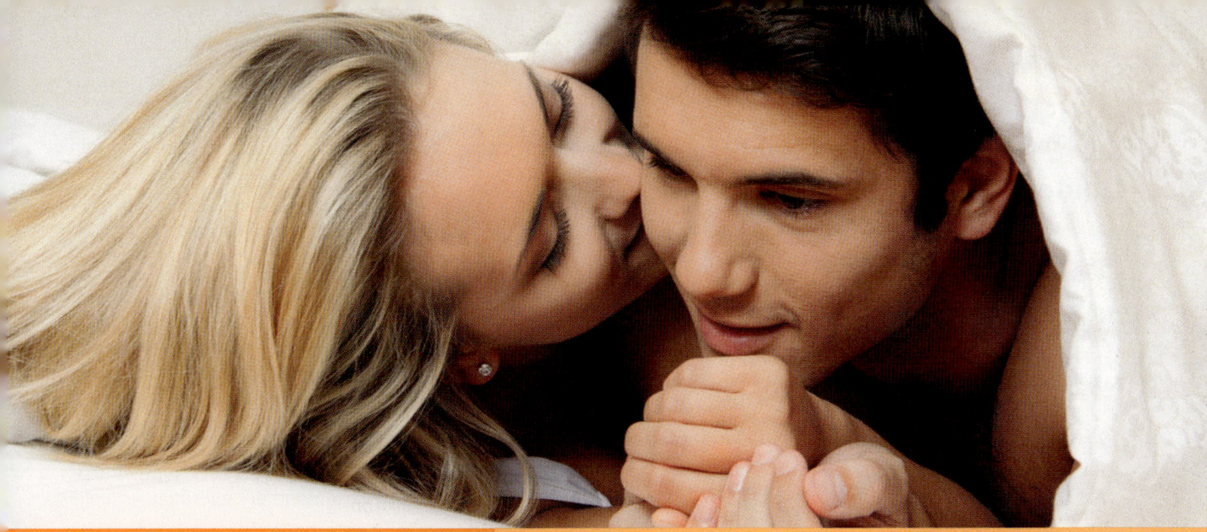

Kapitel 3

Sexualleben der Frau

3.1 Entwicklung der weiblichen Libido

Das sexuelle Erleben der Frau ist in besonderer Weise an ihre Entwicklungsphasen geknüpft. Neugier und das Sammeln von Erfahrungen werden abgelöst von dem Wunsch nach Reproduktion. Ist dieser Wunsch nicht vorhanden bzw. hat sich der Kinderwunsch erfüllt, nimmt die Sexualität wiederum eine andere Bedeutung in der Beziehung an.

Definition

Libido (lat. Begierde, Lust, Reiz) bedeutet übersetzt Geschlechtstrieb oder die Lust nach sexueller Betätigung.

Bereits im Kindesalter kann dieser Geschlechtstrieb vom Mädchen entdeckt werden, z.B. durch zufällige Berührung der Klitoris oder durch Onanie.

Merke

Die Libido ist an kein bestimmtes Alter geknüpft.

Bei der Frau ist die Zeitspanne der Geschlechtsreife für die Libido nicht relevant, denn auch nach der Postmenopause ist der Geschlechtstrieb noch vorhanden. Natürlich ist dieser individuell verschieden stark ausgeprägt. Zudem ist er hormonabhängig und schwankt im Rahmen des normalen Ovulationszyklus. Ein komplettes Fehlen der Libido kommt extrem selten vor.

In bestimmten Phasen oder Situationen kann sie jedoch vorübergehend ausbleiben, z.B.:

- bei schweren Erkrankungen
- vor und/oder nach Operationen
- unter Erschöpfungszuständen
- im Klimakterium

3.2 Ablauf der sexuellen Reaktion

Die sexuelle Reaktion wird von Masters und Johnson sowohl für die Frau als auch für den Mann in folgende Stufen unterteilt (▶ Abb. 3.1):

- Erregungsphase
- Plateauphase
- Orgasmusphase
- Rückbildungsphase

Im Folgenden gehen wir jedoch nur auf die sexuellen Reaktionen und die Störungen der weiblichen Sexualität näher ein.

3.2.1 Erregungsphase

Wird die Frau sexuell stimuliert, beginnt die sog. Erregungsphase. Hier spielen die erogenen Zonen wie z.B. Mund, Hals, Brust usw. eine Rolle, deren Berührung für die Frau eine erotische Anregung bedeuten kann.

Merke

Jede Frau definiert ihre erogenen Zonen anders, da es sich um rein subjektive Empfindungen handelt.

▶ **Lubrikation.** In dieser Stufe wird die Lubrikation der Scheide erhöht. Hierunter versteht man einen Vorgang, bei dem das Kapillarnetz der Scheidenschleimhaut eine Flüssigkeit zur vaginalen Befeuchtung und zur besseren Gleitfähigkeit absondert. Es kommt zudem zu einer Schwellung der Klitoris, der Brust und Brustwarzen sowie der großen und kleinen Schamlippen. Außerdem erweitert und verlängert sich die Scheide. Dies wird durch einen Hochstand der Gebärmutter hervorgerufen.

3.2.2 Plateauphase

Hier steigen Blutdruck, Puls und Atemfrequenz an. Die Bartholin-Drüsen (▶ S. 93) sondern ein Sekret ab, das die Gleitfähigkeit im Bereich des Scheideneingangs erhöht.

Die Gebärmutter vergrößert sich. Die Brustwarzen dagegen scheinen sich zu verkleinern. Dieser Eindruck entsteht lediglich, weil die Warzenhöfe anschwellen. Es kann zu einer hyperämischen Hautreaktion kommen, wobei sich die Haut vollständig oder fleckenförmig rötet.

3.2.3 Orgasmusphase

In dieser Phase erreichen Blutdruck, Atem- und Pulsfrequenz ihre höchsten Werte. Nach einem anfänglichen Vaginalspasmus kontrahiert sich die Scheide der Frau 3–12-mal in rhythmischen Intervallen.

3.2.4 Rückbildungsphase

Relativ schnell kommt es nun zur Entspannung und Rückbildung der Blutfülle. Dies äußert sich darin, dass die Brustwarzenhöfe abschwellen und sich das Lumen der Scheide normalisiert.

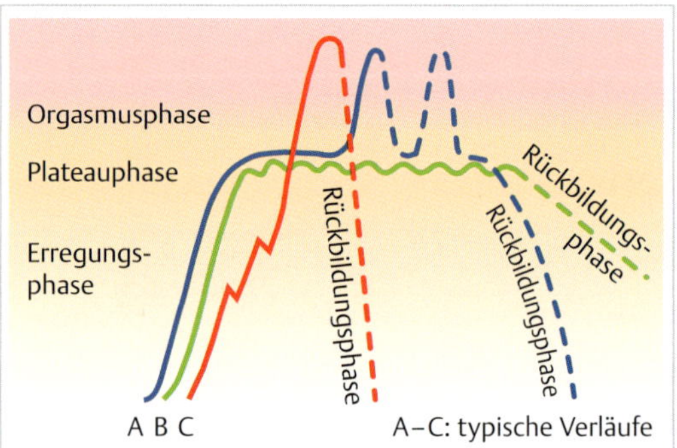

Abb. 3.1 Phasen der sexuellen Reaktion (nach Stauber M, Weyerstahl T. Duale Reihe Gynäkologie und Geburtshilfe. Thieme 2007).

Merke

Man darf nicht davon ausgehen, dass der sehr komplexe Ablauf der sexuellen Reaktion angeboren ist. Es wird viel Zeit benötigt, damit ein ungestörter psychosexueller Reifungsvorgang diese 4 Phasen zulässt.

3.3 Störungen in der Sexualität

Es gibt verschiedene Störungen oder Erkrankungen, die die Sexualität bzw. die sexuelle Erlebnisfähigkeit der Frau beeinträchtigen können.

3.3.1 Orgasmusstörungen

Obgleich der Orgasmus ein mehr oder weniger stereotyper Vorgang ist, kann er durch die unterschiedlichsten Faktoren gesteigert bzw. auch gestört werden. Orgasmusfördernde Faktoren sind z. B. eine intakte Partnerbeziehung ohne psychosexuelle Hemmungen oder Rahmenbedingungen, die frei von Störfaktoren sind.

Orgasmusstörungen kommen primär oder sekundär vor und sind absolut oder situativ bedingt. Bei den betroffenen Frauen geht die Plateauphase ohne Orgasmus direkt in die Rückbildungsphase über.

Ursachen

► **Psychosexuelle und -soziale Faktoren.** Ein Verlust oder eine Störung der sexuellen Erlebnisfähigkeit kann z. B. auf einer Angst vor dem Geschlechtsverkehr basieren. Hintergründe sind häufig falsche Moralvorstellungen, Schwangerschafts- oder Verletzungsangst. Auch kann die Furcht, beim sexuellen Akt zu versagen, zu einer Orgasmusstörung führen (► Abb. 3.2).

Eine weitere Ursache ist die psychosexuelle Hemmung, die sich auf den Sexualpartner bezieht. Hier spielen die mangelnde Zuneigung oder von der Frau abgelehnte Eigenarten des Partners, wie z. B. Alkoholismus, eine Rolle.

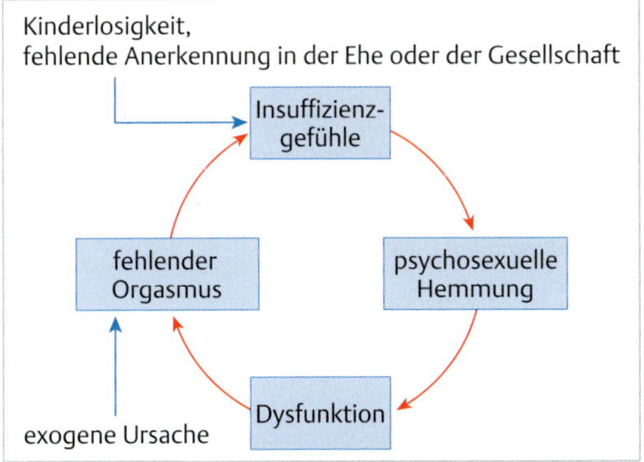

Abb. 3.2 Orgasmusstörungen. Verschiedene Ursachen können sich zu einem Teufelskreis entwickeln, der die Orgasmusstörung aufrechterhält und ggf. sogar verstärkt (nach Schmidt-Matthiesen u. Hepp, 1998).

Die Frau kann zudem bewusst oder unbewusst dem Mann durch das Ausbleiben ihres Orgasmus ihre Überlegenheit demonstrieren bzw. ihm das Gefühl geben, versagt zu haben.

Eine selbstbezogene Hemmung basiert gemeinhin auf Schuldgefühlen, sei es aufgrund eines Schwangerschaftsabbruchs oder als Folge einer Sterilisation.

► **Postpartale Orgasmusstörungen.** Vorübergehende Orgasmusstörungen nach der Geburt eines Kindes sind relativ häufig. Es wird vermutet, dass die Ursache hierfür in einer überstarken Hinwendung zum Neugeborenen zu finden ist.

Die neue Lebenssituation nach der Geburt eines Kindes bringt eine Verlagerung der Lebensinhalte mit sich, aus der eine zeitweise Abkehr vom Partner resultieren kann. Im Normalfall verschwinden solche Störungen innerhalb von 2–3 Monaten ohne therapeutisches Zutun.

► **Organische Ursachen.** Orgasmusstörungen können aber auch organische Ursachen haben. Häufig sind hier:
- schwerer Diabetes mellitus
- Schilddrüsenunterfunktion
- Morbus Addison
- Hypophysentumoren
- maligne Tumorerkrankungen
- Depressionen

Im gynäkologischen Bereich führen oft Karzinombehandlungen, die Folgen einer Gebärmutterentfernung und v. a. die psychische Belastung nach einer Brustamputation zur Einschränkung der sexuellen Erlebnisfähigkeit.

Therapie

Bei der Vielzahl der möglichen Ursachen kann es keine einheitliche Therapie für Orgasmusstörungen geben. Im Vordergrund steht die Beseitigung der jeweiligen Ursache, die z. B. durch eine somatische Behandlung, eine Sexualberatung oder Psychotherapie erfolgen kann.

3.3.2 Dyspareunie

Definition

Als **Dyspareunie** wird ein Geschlechtsverkehr bezeichnet, der für die Frau mit Schmerzen verbunden ist. Ursachen hierfür können sowohl organischer als auch psychischer Natur sein.

Organische Ursachen

Kolpitis, Vulvitis

Hier liegen Entzündungen vor, die den Geschlechtsverkehr schmerzhaft, wenn nicht sogar unmöglich machen. Die betroffenen Bereiche erstrecken sich von der Vulva über die Vagina bis hin zu Gebärmutter, Eileitern und Eierstöcken. Benachbarte Organe (Blase, Rektum) sind u. U. mitbeteiligt.

Deshalb sollte, nach einer Fluordiagnostik, eine entsprechende Therapie eingeleitet werden. Je nach Ursache kann die Mitbehandlung des Partners erforderlich werden. Die Beschwerden sollten verschwunden sein, sobald die Entzündung abgeklungen ist.

Enger Introitus/mangelnde Gleitfähigkeit

Der Geschlechtsverkehr kann bei Mädchen oder jungen Frauen Schmerzen bereiten, wenn der Scheideneingang sehr eng ist. Die körperliche Untersuchung zeigt hier, ob eine normale Anatomie vorliegt. In seltenen Fällen ist eine operative Korrektur notwendig.

Die gleiche Problematik tritt bei Frauen in der Postmenopause auf, da dort oft Schrumpfungserscheinungen durch einen Östrogenmangel vorliegen. Hier kann man eine Gleitcreme empfehlen, die auf Hyaluronsäurebasis oder als Fettcreme zur Verfügung steht. Östrogenhaltige Cremes können die Situation im Vulva- und Vaginalbereich verbessern. Bei allen Cremes ist jedoch darauf zu achten, dass bei keinem der beiden Partner allergische oder schmerzhafte Reaktionen auf die Gleitcreme eintreten.

Organische Veränderungen

Zu den organischen Veränderungen, die zu Schmerzen beim Geschlechtsverkehr führen können, gehören:

- durch Geburten oder Operationen verursachte Gewebeschäden oder Narben
- Endometriosen
- Tumoren, die sich im zurückliegenden Teil des Gebärmutterhalses oder in den Douglas-Raum zwischen Gebärmutter und Rektum entwickeln
- Abszesse
- eine Gebärmutter, die rückwärts gebeugt fixiert ist

Können diese Veränderungen durch eine Behandlung nicht behoben werden, sollte man der Patientin einen Positionswechsel beim Geschlechtsverkehr vorschlagen, um der Dyspareunie entgegenzuwirken. Zusätzlich haben sich im Einzelfall auch Gleitcremes bewährt.

Psychische Ursachen

Ist in der Vergangenheit ein schmerzhafter Geschlechtsverkehr durch eine organische Ursache ausgelöst worden, besteht die Möglichkeit, dass die Frau den Geschlechtsverkehr immer noch mit Schmerzen verbindet, obwohl die frühere Erkrankung schon erfolgreich behandelt wurde. Durch eine Gedankenassoziation wurde aus der organischen eine psychische Ursache. Eine Dyspareunie kann jedoch auch aufgrund negativer sexueller Erfahrungen verursacht werden.

3.3.3 Postoperative Sexualstörungen

Ursachen

Neben den o.g. Ursachen kommt es bisweilen auch nach Operationen zu psychisch bedingten Störungen in der Sexualität. Beispiele hierfür sind:

- Hysterektomie
- Sterilisation
- Brustamputation

Bei vielen Frauen, v.a. bei jungen und/oder kinderlosen, löst die Entfernung der Gebärmutter oder eine Sterilisation psychosexuelle Störungen aus. Durch den Verlust der Fortpflanzungsfähigkeit ist nicht selten das Selbstwertgefühl dieser Frauen gestört. Zudem kann die sexuelle Identität verloren gehen, mit der Folge einer eingeschränkten Erlebnisfähigkeit im sexuellen Bereich.

Therapie

Hier ist schon im Vorfeld darauf zu achten, sinnvolle Informationen zu geben und Gespräche mit der Frau und ihrem Partner zu führen. Hiermit soll das Selbstwertgefühl gestärkt und auftretende Störungen vermieden werden.

Auch sollte man der Frau eine postoperative Beratung anbieten, um ihr bei aufkommenden Problemen frühzeitig helfen zu können.

Ähnliche Folgen sind gelegentlich auch bei einer Brustamputation zu beobachten, zumal der Verlust dieses Körperteils für die Frau jeden Tag aufs Neue sichtbar ist. Deshalb sollte einer brusterhaltenden Operation (▶ S. 146) der Vorrang gegeben werden, wenn es aus onkologischen Gesichtspunkten möglich ist. Ein Wiederaufbau der Brust kann das gestörte Körpergefühl verbessern.

3.3.4 Vaginismus

Definition

Bei einem **Vaginismus** verkrampfen sich das untere Vaginaldrittel und die Dammmuskulatur, sodass kein Geschlechtsverkehr mehr stattfinden kann.

Ursachen

Beim Vaginismus handelt es sich in den überwiegenden Fällen um eine psychische Abwehrreaktion, die durch Angst (z.B. vor Schwangerschaft oder Verletzung), psychosexuelle Hemmungen oder ein Trauma, das in der Vergangenheit erlebt wurde, ausgelöst wird. Immer sollte man nach Mißbrauchserfahrungen in der Vorgeschichte fragen.

In selteneren Fällen kann der Vaginismus Folge einer lang anhaltenden Dyspareunie sein.

Therapie

Zunächst sind Beratungen zusammen mit dem Partner von großer Bedeutung, verhaltenstherapeutische Ansätze und Übungsprogramme können hilfreich sein. Ein mögliches Element der Therapie sind glatte, konische Stäbe in unterschiedlicher Größe, die als Dilatoren bezeichnet werden. Sie werden in zunehmender Größe mit Gleitmittel eingeführt.

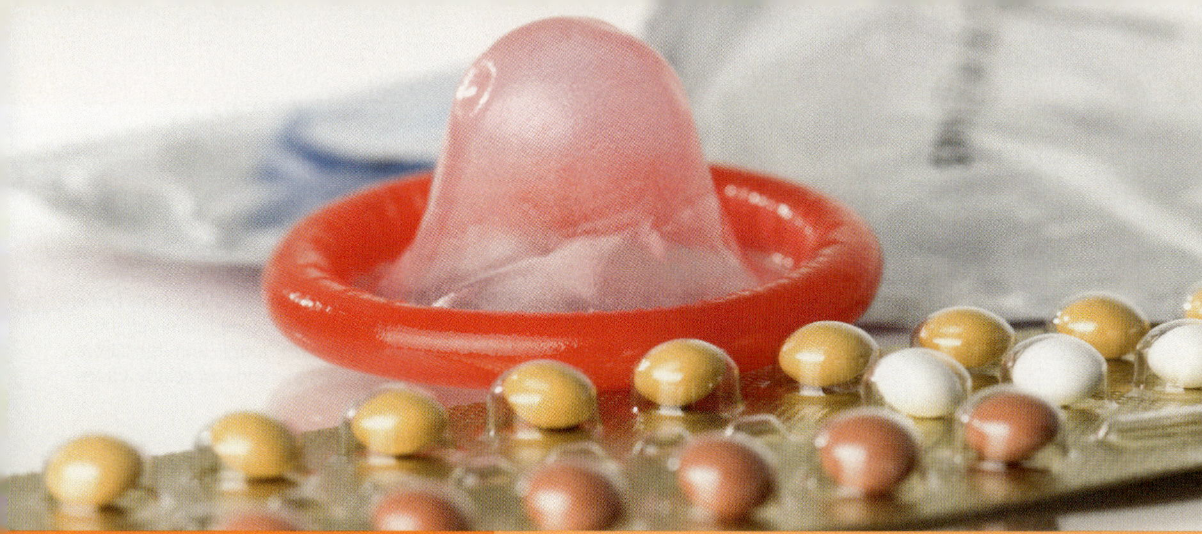

Kapitel 4

Kontrazeption

4.1 Grundlagen

Definition

Konzeption bezeichnet die Empfängnis, d. h. die Befruchtung der weiblichen Keimzellen (Verschmelzung von Ei- und Samenzelle = Konjugation). Unter **Kontrazeption** versteht man die Empfängnisverhütung.

Die Kontrazeption ist Bestandteil der persönlichen Lebens- bzw. Familienplanung. Man unterscheidet generell zwischen *hormonellen* und *nicht hormonellen* Methoden, wobei die Wahl einer passenden Verhütungsmethode sehr individuell ist.

4.1.1 Pearl-Index

Definition

Die Zuverlässigkeit der unterschiedlichen Methoden gibt der **Pearl-Index (PI)** wieder. Er beschreibt die Zahl der ungewollten Schwangerschaften, die in einem Jahr auftreten, wenn 100 Frauen im gebärfähigen Alter die jeweilige Methode anwenden und regelmäßigen Geschlechtsverkehr haben.

Beispiel: Der Pearl-Index für den Coitus interruptus beträgt 10–38. Das bedeutet, wenn 100 Frauen diese Verhütungsmethode anwenden, werden 10–38 Frauen schwanger.

Der PI ist zudem sehr altersabhängig. Für ungeschützten Geschlechtsverkehr liegt er bei einer 20-jährigen Frau bei etwa 80.

► Tab. 4.1 gibt einen Überblick über den Pearl-Index der unterschiedlichen Verhütungsmethoden. Die Werte weisen speziell bei den nicht hormonellen Methoden erhebliche Schwankungen auf. Diese sind darauf zurückzuführen, dass innerhalb der verschiedenen sozialen und kulturellen Schichten die Versagerquote der kontrazeptiven Methoden unterschiedlich hoch ist.

4.2 Nicht hormonelle Kontrazeption

4.2.1 Verhaltensmethoden (natürliche Familienplanung)

Knaus-Ogino-Methode

Es existieren unterschiedliche Verhaltensmethoden. Hierzu gehört auch die Zeitwahlmethode nach Knaus-Ogino, bei der die fruchtbaren Tage der Frau berechnet werden.

► **Prinzip.** Hierzu führt die Frau zunächst einen Menstruationskalender über 12 Monate. Die potenziell fruchtbaren Tage berechnen sich dann wie folgt:

- erster fruchtbarer Tag: kürzester Zyklus minus 18 Tage nach Ogino, minus 17 Tage nach Knaus
- letzter fruchtbarer Tag: längster Zyklus minus 11 Tage

► **Sicherheit.** Diese Methode hat den Nachteil, dass von vergangenen Zyklen auf den aktuellen Zyklus geschlossen wird und daher die Berechnungen oft falsch sind. Diese Methode ist schlecht geeignet für Frauen mit unregelmäßigen Zyklen, also v. a. für ganz junge und für ältere Frauen. Außerdem führt diese Methode zu relativ vielen enthaltsamen Tagen.

Tab. 4.1 Pearl-Index kontrazeptiver Methoden (aus Keck C et al. Praxis der Frauenheilkunde. Bd. 1. Endokrinologie, Reproduktionsmedizin, Andrologie. Thieme 2002).

Kontrazeptionsmethode	Pearl-Index
ohne kontrazeptive Methoden	85–90
natürliche Methoden	
Coitus interruptus	10–38
Zeitwahlmethode (nach Knaus-Ogino)	1–35
Billings-Methode	3–30
Basaltemperaturmessung	1
symptomthermale Methode	1
chemische Methoden	
vaginale Spülungen	21–41
spermizide Substanzen	3–25
mechanische Methoden	
Kondom (Präservativ)	7–14
Scheidendiaphragma	2–25
Scheidendiaphragma + spermizide Substanz	4
Intrauterinpessare (IUP)	0,5–2,7
hormonelle Kontrazeptiva	
monophasische Kombinationspräparate	0,2–0,4
Stufenpräparate	0,2–0,5
Sequenzpräparate	0,5
Minipille	0,8–1,5
Dreimonatsspritze	0,5
Interzeptiva	
Morning-after-Pill	0,1–2,6
operative Methoden	
transumbilikale Koagulation der Tuben	0,1–0,2
Vasektomie beim Mann	0,2–0,5

Billings-Methode

Die Billings-Methode basiert auf der Beobachtung des Zervixschleims, der sich zyklusabhängig in typischer Weise verändert.

▶ **Prinzip.** Während der Follikelphase und in der Zeit um den Eisprung ist der Schleim aufgrund vermehrter Wassereinlagerung klar, wässrig und gut spinnbar. Dies deutet auf den Beginn der fruchtbaren Phase hin. Der Schleim lässt sich dann nach Entnahme in 10–12 cm lange Fäden zwischen Daumen und Zeigefinger ziehen. Nach der Ovulation jedoch wird der Schleim unter dem Einfluss des Progesterons trübe und zähflüssig.

Sexuelle Abstinenz muss vom Beginn des Schleimabgangs bis 4 Tage nach dem maximal spinnbaren, flüssigen Zervixschleim eingehalten werden.

Wissen

Gibt man während der östrogenen Phase einen Tropfen Zervixschleim auf einen Objektträger, so kann man während und nach dem Eintrocknen farnkrautähnliche Kristalle beobachten. Während der Progesteronphase entstehen dagegen nur kleine Mengen gering verzweigter Kristalle (▶ S. 24).

▶ **Sicherheit.** Der Erfolg dieser Methode ist abhängig von der Disziplin und der Selbstbeobachtungsgabe der Frau, darüber hinaus können die Beobachtungsergebnisse durch genitale Infektionen verfälscht werden. Mit einem Pearl-Index zwischen 3 und 30 gilt sie zudem als unsicher. Geeignet ist sie eher für Frauen mit Kinderwunsch, die so ihre fruchtbaren Tage bestimmen können.

Messung der Basaltemperatur

▶ **Prinzip.** In einem physiologischen Menstruationszyklus hat die Basaltemperaturkurve einen charakteristischen Verlauf (▶ Abb. 4.1).

Vor dem Eisprung liegt die Temperatur bei verhältnismäßig konstanten 36,5 °C. Nach der Ovulation steigt die Basaltemperatur aufgrund des erhöhten Progesteronspiegels um 0,4–0,6 °C an. Die fruchtbare Phase liegt 1–2 Tage vor dem Anstieg der Temperatur (Hyperthermie).

Die unfruchtbare Phase beginnt am 3. Tag der Hyperthermie, dauert 12–14 Tage und wird durch die Menstruation beendet.

Bei der Basaltemperaturmessung geht man von der Tatsache aus, dass nach dem Anstieg der Basaltemperatur eine Befruchtung nicht mehr stattfinden kann. Die Zeit, in der Geschlechtsverkehr unterbleiben sollte, ermittelt man, indem vom 1. Tag der Temperaturerhöhung 6 Tage abgezogen werden.

▶ **Sicherheit.** Voraussetzung für einen sicheren Konzeptionsschutz ist neben einem stabilen Zyklus die Messung der Basaltemperatur über mehrere Zyklen, um den Termin der Ovulation festlegen zu können. Die Messung sollte nach mindestens 6 Stunden Schlaf immer zur gleichen Zeit vor dem Aufstehen erfolgen. Schlafentzug, fieberhafte Erkrankungen oder Alkoholgenuss können die Werte verfälschen. Auch hier ist es von Nachteil, dass die fruchtbare Phase ja schon vorbei ist, wenn die Temperaturerhöhung erfolgt. Man kann also nur rückwirkend rechnen und daraus für die Zukunft schließen.

Symptothermale Methode

▶ **Prinzip.** Bei der symptothermalen Methode handelt es sich um eine Kombination aus Billings-Methode und Basaltemperaturmessung. Ein ungeschützter Geschlechtsverkehr ist möglich, wenn

- der Zervixschleim anzeigt, dass keine fruchtbare Phase mehr vorliegt, **und**
- an 3 aufeinander folgenden Tagen erhöhte Basaltemperaturwerte gemessen werden.

▶ **Sicherheit.** Bei konsequenter Anwendung weist diese Methode eine hohe Sicherheit auf.

Merke

Um die Zuverlässigkeit der genannten Verhütungsmethoden optimal nutzen zu können, sollte man an den fruchtbaren Tagen konsequent auf Geschlechtsverkehr verzichten. Wendet man z. B. neben der Basaltemperaturmessung (PI 1) an den fruchtbaren Tagen jedoch Kondome an (PI 7–14), so erniedrigt sich die Sicherheit der Basaltemperaturmessung um die Unzuverlässigkeit der Kondome.

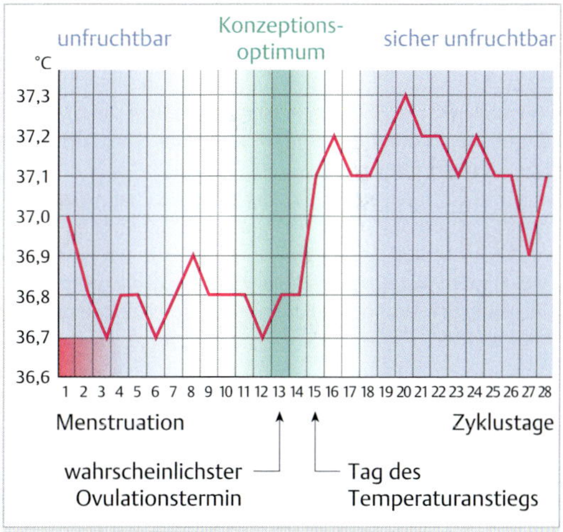

Abb. 4.1 Basaltemperaturkurve bei physiologischem Menstruationszyklus. Durch die tägliche Messung ihrer morgendlichen Körperkerntemperatur kann die Frau den wahrscheinlichen Ovulationszeitpunkt und damit ihren Fruchtbarkeitsstatus bestimmen.

Coitus interruptus

Definition

Unter einem **Coitus interruptus** versteht man den Abbruch des Geschlechtsverkehrs vor der Ejakulation („Aufpassen“).

Diese Methode ist mit einer hohen Versagerquote belastet, da Spermien auch schon vor der Ejakulation austreten können. Zudem führt sie selten zu einer sexuellen Befriedigung beider Geschlechtspartner. Der Coitus interruptus stellt keine Verhütungsmethode dar und kann daher nicht empfohlen werden.

Computerunterstützte Verhaltensmethoden

▸ **Prinzip.** Es handelt sich hierbei um ein Computersystem, das mithilfe von Teststäbchen an 8 Tagen im Zyklus das luteinisierende Hormon (LH) und das Estron-3-Glucuronid (E3), ein Abbauprodukt des Estradiols, im Urin misst (z. B. Persona). Zusätzlich werden die Daten aus mehreren Zyklen gespeichert. Der Computer zeigt dann an, ob ein fruchtbarer oder ein nicht fruchtbarer Tag vorliegt. Diese Computer können zur Verhütung oder bei Kinderwunsch eingesetzt werden und durch Anzeigen der fruchtbaren Tage auch als Biofeedback-Methoden zur Selbstbeobachtung eingesetzt werden.

Darüber hinaus sind zahlreiche Computersysteme im Handel, die die Basaltemperatur messen und speichern. Hier wird mit den Daten der letzten Zyklen eine Berechnung der fruchtbaren und unfruchtbaren Tage durchgeführt.

▸ **Sicherheit.** Die Sicherheit ist nicht höher als die herkömmliche Methode des Messens, die Durchführung wird allenfalls erleichtert.

Merke

Für Frauen mit unregelmäßigen Zyklen sind die nicht hormonellen Methoden mit einer höheren Unsicherheit verbunden.

4.2.2 Chemische Methoden

▸ **Prinzip.** Es handelt sich hierbei um spermizide Substanzen, die man als Tabletten, Zäpfchen, Salben oder Schaum vor dem Verkehr in die Scheide einführt. Auf diese Weise sollen die Spermien abgetötet werden, ehe sie in die Gebärmutter gelangen können. Ein weiterer Vorteil der chemischen Verhütungsmittel ist eine gleichzeitige Schutzwirkung gegen einige Bakterien-, Pilz- und Virenarten, die beim Geschlechtsverkehr übertragen werden können. Nachteilig sind Schleimhautreizungen oder Allergien, die häufig mit dem Gebrauch dieser Mittel verbunden sind.

▸ **Sicherheit.** Die Mehrzahl der chemischen Verhütungsmittel ist den mechanischen in Bezug auf ihre Sicherheit unterlegen.

4.2.3 Mechanische Methoden

Kondom (Präservativ)

▸ **Prinzip.** Das Kondom ist eine einfache und wirkungsvolle Methode der Empfängnisverhütung. Zudem bietet es den Vorteil, Infektionserkrankungen wie AIDS oder Geschlechtskrankheiten abzuwehren. Für Latexallergiker sind auch latexfreie Kondome im Handel erhältlich.

▸ **Sicherheit.** Die relativ hohe Versagerquote (PI 7–14) beruht auf falscher Anwendung oder mechanischen Schäden.

Portiokappe

▸ **Prinzip.** Die Portiokappe (▸ Abb. 4.2) ist eine Schale, die meist aus einem weichem Latexgummi besteht. Sie wird auf die Portio gesetzt und soll so eine Kontaktbarriere zwischen Spermien und Portio schaffen.

Nach der Menstruation wird die Portiokappe durch einen Arzt oder die Frau selbst eingesetzt und saugt sich dann durch Kapillaradhäsion an der Portio fest. Kurz vor der nächsten Menstruationsblutung wird sie entfernt.

Femidom

▸ **Prinzip.** Das Femidom ist eine Art Kondom für Frauen. Es wird in die Scheide eingeführt und soll diese sowie den gesamten Introitus bis zur Vulva bedecken.

▸ **Sicherheit.** Das Femidom ist die einzige aktive Möglichkeit für Frauen, sich vor AIDS zu schützen. Da es aber häufig verrutscht, ist die kontrazeptive Sicherheit mit einem PI > 20 relativ gering.

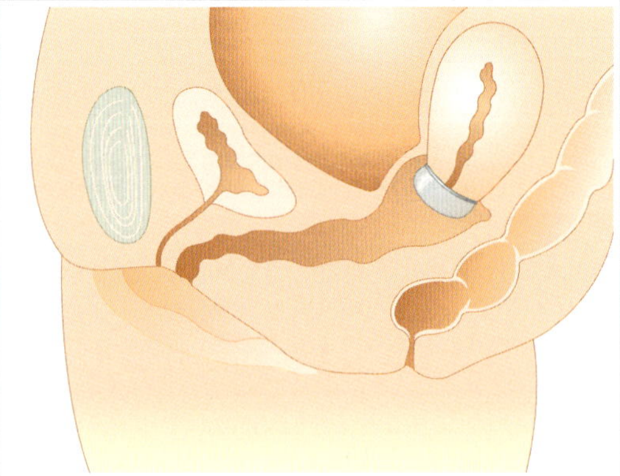

Abb. 4.2 Portiokappe. Lage auf dem Gebärmutterhals.

Scheidendiaphragma

Das Scheidendiaphragma besteht aus einer gewölbten Gummihalbschale, deren Rand mit einem Metallring versehen ist. Es wird in unterschiedlichen Größen angeboten, wobei die richtige Größe vom Arzt angepasst wird.

► **Prinzip.** Das Diaphragma wird vor dem Geschlechtsverkehr eingeführt und bedeckt die Portio und große Teile des vorderen Scheidengewölbes (► Abb. 4.3). Man darf jedoch nicht davon ausgehen, dass das Diaphragma den Gebärmutterhals dicht umschließt.

Die Wirkung dieses Verhütungsmittels basiert darauf, dass die Spermien eine längere Strecke durch das saure Scheidenmilieu wandern müssen. Folge davon ist eine Einschränkung ihrer Beweglichkeit, weswegen sie das Hindernis kaum überwinden können. Zusätzlich muss noch eine spermizide Substanz auf beiden Seiten und am Rand des Diaphragmas aufgetragen werden, was die Sicherheit beträchtlich erhöht.

Die Einlage des Diaphragmas sollte nicht mehr als 6 Stunden vor dem Geschlechtsverkehr stattfinden. Nach einer Ejakulation muss es noch 6 Stunden lang in der Scheide verbleiben.

► **Sicherheit.** Beim Scheidendiaphragma steigt und fällt der Sicherheitsgrad mit der Genauigkeit der Anwendung. Bei korrekter Einführungstechnik stellt das Verfahren eine passable Verhütungsmethode dar.

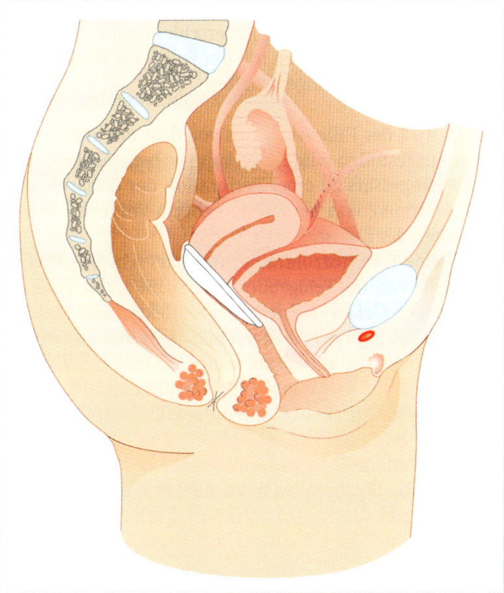

Abb. 4.3 Scheidendiaphragma. Bei korrekter Lage deckt das Scheidendiaphragma die Portio und große Anteile des vorderen Scheidengewölbes ab.

Intrauterinpessare (IUP)

► **Prinzip.** Ein Intrauterinpessar (IUP) besteht meist aus einem T-förmigen Kunststoffträger, der am vertikalen Arm mit einer Kupferwicklung versehen ist (► Abb. 4.4) oder ein Gestagen (z. B. Progesteron) enthalten kann (sog. Hormonspirale, z. B. Mirena). Die Kupferionen, die in die Gebärmutterhöhle abgegeben werden, sind für den kontrazeptiven Effekt von besonderer Bedeutung, da sie die Beweglichkeit der Eileiterzilien hemmen.

Progesteronhaltige Intrauterinpessare führen außerdem zu einer Beeinträchtigung der Einnistung, weil sie den Aufbau der Gebärmutterschleimhaut verhindern.

Neu auf dem deutschen Markt ist das GyneFix-System. Hier werden unterschiedlich viele Kupferteile an einer Schnur in die Gebärmutterwand eingedreht. Durch die Anzahl der Kupferstückchen kann dieses System auch bei Frauen mit kleinen Uteri angewendet werden.

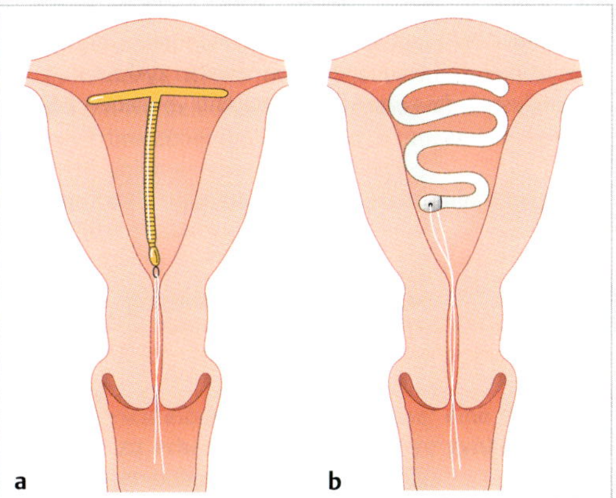

Abb. 4.4 Intrauterinpessar. **a** Kupfer-T 200. **b** Lippes-Schleife.

► **Indikationen.** Für die Verhütung mit dem Intrauterinpessar kommen besonders Frauen in Betracht, die bereits ein Kind zur Welt gebracht haben. Auch Frauen, die Ovulationshemmer nicht vertragen, können ein Intrauterinpessar nach entsprechender Voruntersuchung anwenden.

Es besteht eine Kontraindikation bei:

- Fehlbildungen der Gebärmutter oder Myomen
- entzündlichen Erkrankungen des inneren Genitaltrakts
- Blutungsanomalien
- unbehandelten bösartigen Tumoren (z. B. Endometrium- oder Zervixkarzinom)
- Schwangerschaft

Das Intrauterinpessar kann zwischen dem 3. und 6.Tag nach Beginn der Menstruation oder in der Mitte des Zyklus eingelegt werden. In dieser Zeit ist der Zervikalkanal leicht geöffnet. Die Lage des Intrauterinpessars wird mittels Ultraschall kontrolliert. Pessare können etwa 3–5 Jahre in der Gebärmutter verweilen, ohne ihre Wirkung zu verlieren.

► **Nebenwirkungen.** Hier sind u. a. zu nennen:

- Zwischenblutungen, Schmierblutungen
- schmerzhafte Menstruationen (Dysmenorrhö)
- verstärkte Menstruationen (Hypermenorrhöen)

Tab. 4.2 Vor- und Nachteile bei der Anwendung oraler Kontrazeptiva.

Vorteile	Nachteile

• hohe kontrazeptive Sicherheit
• Methode ist reversibel
• gute Geheimhaltung
• keine Störung der Intimsphäre und des Koitus
• **positive** Nebenwirkungen auf bestimmte Erkrankungen (Verbesserung, Abschwächung verschiedener Symptome) wie z. B.:
  ○ dysfunktionelle Blutungen
  ○ Eisenmangelanämie
  ○ prämenstruelles Spannungssyndrom
  ○ Akne, Seborrhö, Hirsutismus
  ○ Ovarialzysten
  ○ gutartige Mammatumoren
  ○ Myome
  ○ Endometriose
  ○ Dysmenorrhö
  ○ rheumatoide Arthritis
• relativer Schutz vor einigen neoplastischen Erkrankungen
	• tägliche Pilleneinnahme
	• **negative** potenzielle Nebenwirkungen bei Risikogruppen (= gesundheitliche Schäden)
	• kardiovaskuläres System
	  ○ Herzinfarkt
	  ○ Thromboembolien
	  ○ Hypertonie
	  ○ Thrombosen
	  ○ zerebrale Insulte
	• Leber
	  ○ Stoffwechselstörungen
	  ○ Lebertumoren
	  ○ Gallenblasenerkrankungen

Merke M!

Bestimmte Medikamente beeinflussen die Wirksamkeit der Pille: Das sind u. a. die meisten Antiepileptika und viele Antibiotika. Ebenso können Erbrechen und Durchfall die Resorption der Pille verschlechtern und so die Sicherheit beeinträchtigen.

4.3.4 Pille danach

Definition [ ]

Unter der **„Pille danach"** versteht man eine einmalige Gabe eines Gestagens oder die Gabe eines Gestagenrezeptormodulators nach ungeschütztem Verkehr.

Spätestens 48 Stunden nach einem ungeschützten Geschlechtsverkehr wird eine Tablette (PiDaNa) eingenommen. Sie wirkt durch eine Veränderung der Gebärmutterschleimhaut und verhindert u. a. die Einnistung einer evtl. vorhandenen befruchteten Eizelle.

Alternativ zur PiDaNa steht ein Ulipristalacetat-Präparat (Ellaone) zur Verfügung. Es wirkt auch noch bis zu 5 Tagen nach dem Geschlechtsverkehr durch Veränderungen am Gestagenrezeptor. Der Nachteil gegenüber PiDaNa ist jedoch der fast doppelt so hohe Preis.

4.4 Sterilisation

Definition [ ]

Die **Sterilisation** ist eine irreversible, operative Methode der Empfängnisverhütung.

Wie vor jedem anderen chirurgischen Eingriff muss der Sterilisation ein aufklärendes Gespräch vorangehen. Dieses Beratungsgespräch sollte

- beide Partner einschließen,
- auch die Frage nach einer Sterilisation des Mannes beinhalten,
- auf Irreversibilität und Operationsrisiken hinweisen,
- deutlich machen, dass eine Sterilisation mit einer, wenn auch geringen, Versagerquote behaftet ist.

4.4.1 Indikationen

Die Entscheidung, eine Sterilisation vornehmen zu lassen, basiert in erster Linie auf dem Wunsch nach einer sicheren Verhütung. Es besteht jedoch auch die Möglichkeit einer ärztlichen Indikation, z. B. wenn eine weitere Schwangerschaft zu gesundheitlichen Komplikationen führen würde.

4.4.2 Kontraindikationen

Aufgrund der höheren Wahrscheinlichkeit von Versagern oder Komplikationen ist eine Sterilisation bei Adipositas, Verwachsungen, Entzündungen der Eileiter oder des Bauchfells kontraindiziert. Große Tumoren im Bauchraum sollten abgeklärt sein.

Merke M!

Sterilisation und Kastration stellen 2 gänzlich unterschiedliche Verfahren dar, weil bei der Sterilisation die Ovarien nicht miteinbezogen werden und somit auch keine Auswirkungen auf die hormonellen Vorgänge im Körper zu verzeichnen sind.

4.4.3 Operationsmethoden

Für eine Sterilisation stehen viele verschiedene Verfahren zur Verfügung. Im Folgenden wird eine Auswahl vorgestellt.

Abdominale Durchtrennung der Eileiter

Die abdominale Durchtrennung wird im Rahmen einer Laparotomie durchgeführt. Hier bietet sich eine *Minilaparotomie* an, bei der ein ca. 3 cm langer suprapubischer (oberhalb des Schambeins) oder subumbilikaler (unterhalb des Bauchnabels) Schnitt durchgeführt wird. Durch die Öffnung wird eine Sonde eingeführt, mit der die Tuben durchtrennt werden.

Laparoskopische Tubenkoagulation

Zu den Methoden, die am häufigsten angewendet werden, gehört die laparoskopische Tubensterilisation. Dabei wird der Eileiter mit einer Zange erfasst, zwischen deren Branchen Strom fließt (▶ Abb. 4.7). Die Tube wird so an mehreren Teilstücken 4- bis 6-mal koaguliert. Dabei werden etwa 3–6 cm des Eileiters beschädigt.

Clipsterilisation

Bei dieser Methode werden Clips, die aus Plastik oder Titanium bestehen können, im Bereich der Eileiterabgänge angebracht. Das komprimierte Tubengewebe atrophiert nach einiger Zeit. Da nur wenige Zentimeter des Eileiters davon betroffen sind, ist die Chance einer Reversibilität bei dieser Methode am höchsten.

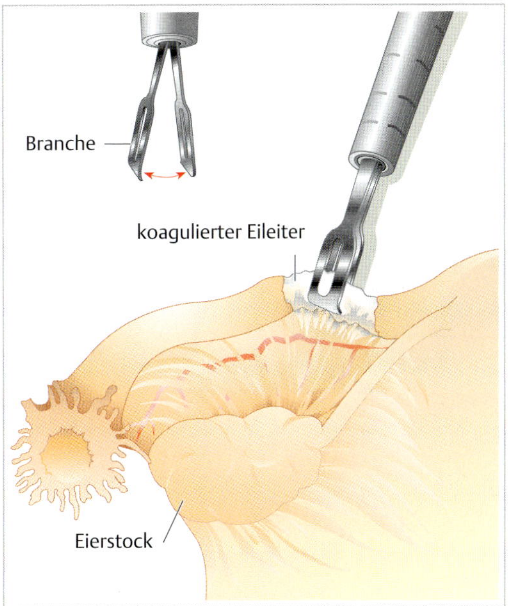

Abb. 4.7 Bipolare Elektrokoagulation. Hier am Übergang vom engen in den weiten Teil des Eileiters.

Kapitel 5

Klimakterium und Senium

5.1 Klimakterium

Definition

Das Ende der Reproduktionsfähigkeit und der damit verbundene, schrittweise Übergang ins Senium bezeichnet man als **Klimakterium** oder „Wechseljahre".

Der durchschnittliche Zeitraum des Klimakteriums liegt bei ca. 10 Jahren, kann jedoch von Frau zu Frau entweder kürzer oder länger sein. Die letzte vom Eierstock gesteuerte Regelblutung, die in dieser Phase stattfindet, nennt man Menopause. Durch sie wird das Klimakterium in eine prämenopausale und eine postmenopausale Phase unterteilt (▸ Abb. 5.1).

5.1.1 Prämenopause

In der Prämenopause, die sich über einige Monate bis Jahre hinziehen kann, werden die regulären Zyklen anovulatorisch, d.h., es findet kein Eisprung mehr statt. In seltenen Fällen tritt die Menopause mit dem plötzlichen Ausbleiben der bis dahin regelmäßigen Monatsblutung ein. Häufiger tritt im Vorfeld eine *Oligomenorrhö* (▸ S. 25) auf, d.h., die Blutungsintervalle werden größer und die Blutungen selbst i.d.R. schwächer.

Bereits vor der letzten Regelblutung lässt sich ggf. nachweisen, dass die Eierstöcke allmählich in ihrer Funktion nachlassen. Hierbei kann man folgende Veränderungen beobachten:

- Sklerosierungen der Gefäße,
- die Unfähigkeit der Enzymsysteme, weiterhin auf Reize der stimulierenden Hypophysenhormone FSH und LH zu reagieren,
- eine Follikelverarmung.

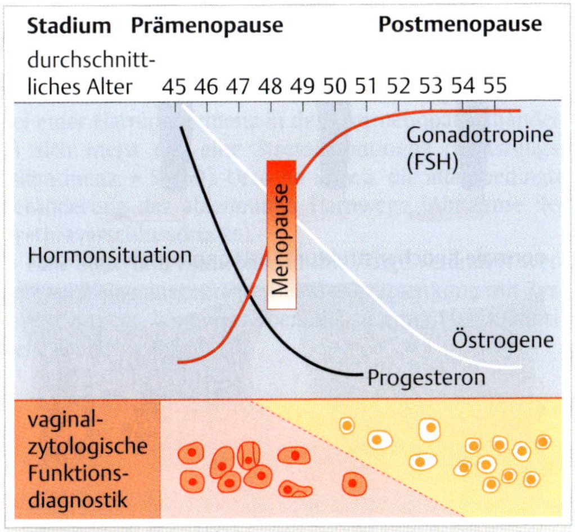

Abb. 5.1 Menopause. Schematische Darstellung der Hormonsituation in der Prä- und Postmenopause (nach Schmidt-Matthiesen u. Hepp, 1998).

Blutungen in der Prämenopause

In der Prämenopause kommt es häufig zu *Endometriumhyperplasien* (verstärkter Aufbau der Gebärmutterschleimhaut). Grund hierfür ist eine noch ausreichende Östrogenproduktion durch die Eierstöcke, die zum Aufbau des Endometriums führt, bei einer allmählich abnehmenden Progesteronproduktion. Durch den relativen Progesteronmangel fehlt die sekretorische Umwandlung des aufgebauten Endometriums. Als Folge können Zwischenblutungen oder sogar dauerhafte Blutungen auftreten. Sind diese trotz einer Hormonsubstitutionstherapie (mit Östrogen und Gestagen) nicht zum Stillstand zu bringen, muss auch eine hormonunabhängige Ursache in Betracht gezogen werden (z.B. ein Endometriumkarzinom).

Um die Diagnose zu erheben, wird eine fraktionierte Kürettage vorgenommen. Dabei handelt es sich um eine Ausschabung, bei der die Schleimhaut des Gebärmutterhalses und des Gebärmutterkörpers entnommen und histologisch untersucht wird.

Andere Auslöser für Blutungen in der Prämenopause sind z.B. eine verspätete Follikelreifung, eine exogene Hormonzufuhr oder hormonbildende Tumoren sowie gutartige Korpuspolypen (sog. Matronenadenome). Daher kann nur durch die feingewebliche Untersuchung des Ausschabungsmaterials eine sichere Diagnose gestellt werden.

5.1.2 Postmenopause

In der Postmenopause stellen die Eierstöcke langsam auch die Östrogenproduktion ein. Die noch vorhandenen Follikel reagieren nicht mehr auf gonadotrope Reize (durch FSH oder LH), da sie bereits ohne Erreichen der vollen Reife untergegangen sind. Die Frau unterliegt in der Postmenopause einem Östrogenmangel, der für die Entstehung des klimakterischen Syndroms verantwortlich ist.

Blutungen in der Postmenopause

Merke

Wenn eine Amenorrhö und eine gleichzeitige Erhöhung des FSH-Spiegels vorliegen, kann davon ausgegangen werden, dass die Frau in die Postmenopause eingetreten ist.

Treten in der Postmenopause dennoch Blutungen auf, so sollten nach der Inspektion und der Tastuntersuchung Abstriche von der Portiooberfläche und dem Gebärmutterhalskanal entnommen und zytologisch untersucht werden, um ggf. maligne Prozesse auszuschließen. Weitere Hinweise bringt auch hier eine fraktionierte Kürettage.

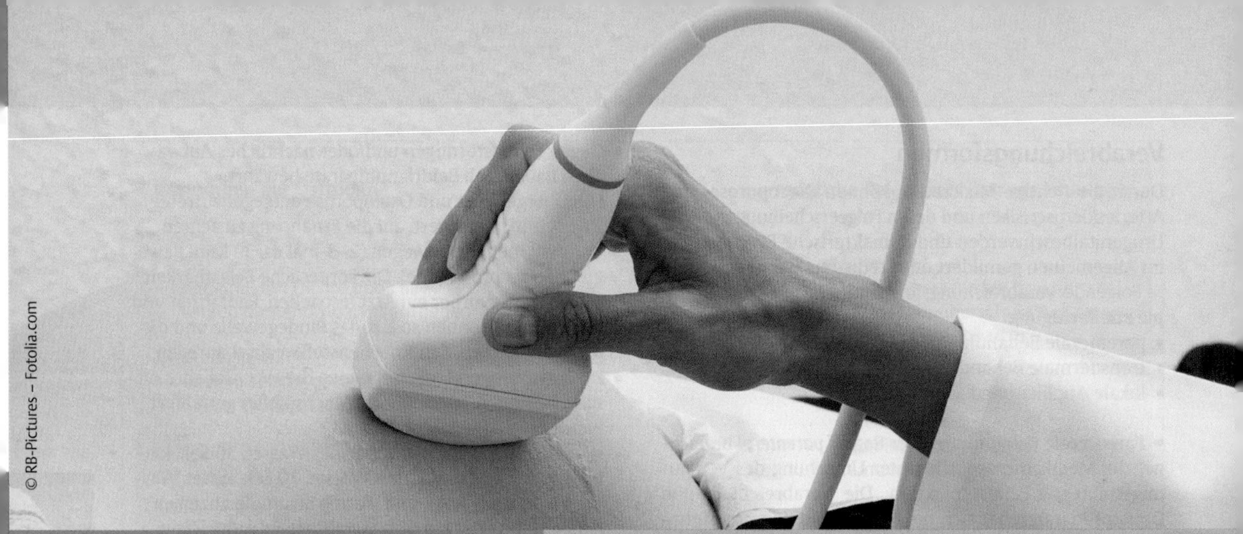

© RB-Pictures – Fotolia.com

Kapitel 6

Diagnostik in der Gynäkologie und Geburtshilfe

6.1 Anamnese

Vor der gynäkologischen Untersuchung steht die Erhebung der Anamnese. Hierbei ist es wichtig, Fragen zur aktuellen Problematik zu stellen und Informationen zur Vorgeschichte der Patientin zu erhalten (▶ Tab. 6.1).

Beim Erstgespräch wird gefragt, wann die Patientin zum ersten Mal die Periode hatte (Menarche), ob sie z. B. Menstruationsschwierigkeiten hat. Auch nach Erfahrungen mit Geschlechtsverkehr wird gefragt, wenn das Alter der Patientin das sinnvoll erscheinen lässt. Wichtig sind Fragen nach vorausgegangenen Schwangerschaften und Operationen. Familiär gehäuft vorkommende Krebserkrankungen wie Brustkrebs und Darmkrebs sowie Fragen nach Thrombosen runden das Bild ab. Natürlich sollte man auch das Verhütungsverhalten erfragen und die weitere Kinderwunschplanung. Die Anamnese wird durch Erhebung der Sozialanamnese ergänzt.

Merke M!

Die gynäkologische Anamnese ist ein vertrauliches Gespräch zwischen Arzt und Patientin. Idealerweise ist der Untersucher daher währenddessen mit der Patientin allein.

An das Gespräch schließt sich die gynäkologische Untersuchung an.

6.2 Gynäkologische Untersuchung

6.2.1 Lagerung

Um einen besseren Überblick über das Genitale zu bekommen und eine einigermaßen entspannte Tastuntersuchung zu ermöglichen, wird die gynäkologische Untersuchung in Steinschnittlage auf dem gynäkologischen Stuhl durchgeführt (▶ Abb. 6.1). Die Patientin sollte vor Beginn der Untersuchung die Harnblase entleert haben.

6.2.2 Inspektion und Palpation von Abdomen und Leistenregion

Hierbei betrachtet man das Abdomen der Patientin. Narben deuten auf Voroperationen hin, die nicht immer vollständig von den Patientinnen erinnert werden. Bei der Palpation sind vor allem Schmerzen richtungsweisend.

Tab. 6.1 Anamnese in der Gynäkologie (aus Lexikon der Krankheiten u. Untersuchungen. Thieme 2008).

Eigenanamnese	**im Einzelnen zu erhebende anamnestische Daten**
• aktuelle Beschwerden (Leitsymptom) • aktuelles Anliegen	• die Frau berichtet **mit eigenen Worten** über den Grund ihres Arztbesuches
symptombezogene spezielle Krankheitsanamnese	
Unterleibsschmerzen	• Charakter, Stärke, Lokalisation, Dauer • Beziehung zum Zyklus • Beziehungen zu Nachbarorganen (z. B. Blase) • Auftreten in Beziehung mit Kohabitation
Senkungsbeschwerden	• Druckgefühl, Kreuzschmerzen, Harninkontinenz

Kinderwunsch	• Dauer des Kinderwunsches
	• primäre oder sekundäre Sterilität
	  ◦ Zyklusanamnese
	  ◦ frühere diagnostische und therapeutische Maßnahmen
	• somatische Ursachen
	  ◦ gynäkologische Anamnese (V. a. Adnexitiden, Endometriose, Operationen, z. B. perforierte Appendizitis)
	• Partnerdiagnostik – Zeugungsfähigkeit
	• Sexualverhalten

gynäkologische Anamnese	

Blutungsanamnese (der letzten 4–6 Monate)	• letzte Periode (Datum) – (primäre/sekundäre Amenorrhö?)
	  ◦ Zykluslänge (1. Tag der Menstruation bis letzter Tag vor nächster Blutung)
	  ◦ Blutungsdauer
	  ◦ Blutungsstärke (Anzahl Vorlagen/Tampons pro Tag)
	  ◦ Blutungszeitpunkt innerhalb des Zyklus (Zwischenblutung, Mittelblutung)
	• Dysmenorrhö (Dauer, Maximum, Schmerzlokalisation)
	• Zeitpunkt Menarche bzw. Sistieren der Periodenblutung (Menopause)

Antikonzeption	• hormonelle Kontrazeption, Implantate, hormonelles Intrauterinsystem (IUS), IUP, Sterilisation, natürliche, mechanische, chemische Kontrazeption

Tab. 6.1 (Fortsetzung).

Eigenanamnese	im Einzelnen zu erhebende anamnestische Daten
Fluoranamnese	• Stärke, Konsistenz, Farbe, Geruch, Blutbeimengung • Frage nach möglichen Ursachen: ◦ Erkrankung (z. B. Diabetes), Medikamente (z. B. Antibiotika, Hormoneinnahme) ◦ Sonstiges: Scheidenspülungen, Fremdkörper (z. B. vergessene Tampons)
Schwangerschafts- und Geburtsanamnese	• Zahl und Verlauf der Schwangerschaften • Komplikationen während der Schwangerschaften • Zahl der Geburten (Zeitpunkt, Ort, Art der Entbindung, Komplikationen sub partu postpartal) • Fehlgeburten (Zeitpunkt, Ort, Schwangerschaftsalter, Ursachen) • Extrauteringraviditäten • Interruptiones
gynäkologische Erkrankungen	• Adnexitis (Zeitpunkt, Art der Therapie) • Geschlechtskrankheiten • gynäkologische Operationen (Zeitpunkt, Ort, Komplikationen) • gynäkologische Tumorerkrankungen
erweiterte Eigenanamnese	
nicht gynäkologische Erkrankungen	• Infektionserkrankungen (z. B. Kinderkrankheiten, Hepatitis, HIV) • Allgemeinerkrankungen (z. B. Diabetes, Nierenerkrankungen, Hypertonie, Varikosis, Allergien)
nicht gynäkologische Operationen	• z. B. Appendektomie, Operationen im Bereich der Niere und ableitenden Harnwege, Gallensteinoperationen
Medikamentenanamnese	• z. B. Hormoneinnahme außer Antikonzeption
Suchtanamnese	• Nikotin-, Alkohol-, Drogenanamnese
psychosoziale Anamnese	
soziales Umfeld	• Partnerschaft, Familie
berufliches Umfeld	• Art der beruflichen Tätigkeit (Vollzeit, Teilzeit) • Noxen am Arbeitsplatz (wichtig z. B. während der Schwangerschaft)

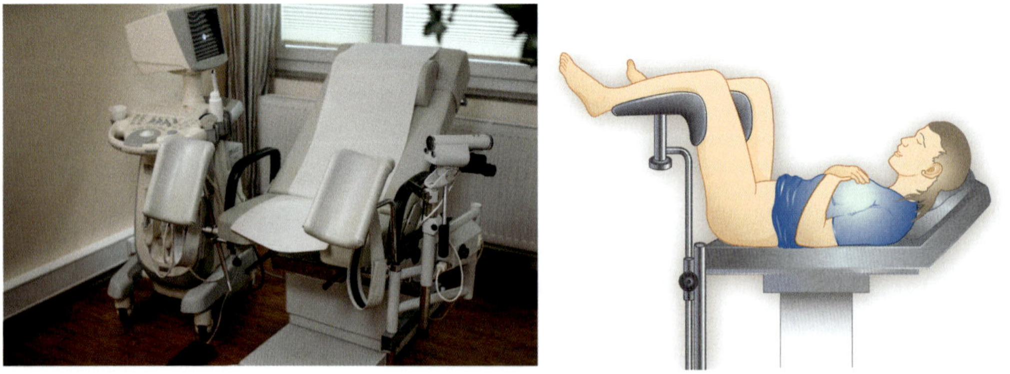

a b

Abb. 6.1 Gynäkologische Untersuchung. **a** Gynäkologischer Untersuchungsstuhl (© Ludwig Sauels). **b** Die Patientin wird in Steinschnittlage gelagert. Hierbei sollte der Kopf der Patientin leicht erhöht liegen, sodass sie sich orientieren kann. Die Lendenwirbelsäule sollte ausgeglichen und der Beckenboden entspannt sein.

6.2.3 Inspektion des äußeren Genitals

Die Inspektion beginnt mit der Betrachtung der äußeren Genitalien, wobei der Arzt auch Anus und Damm untersucht. Dann spreizt man vorsichtig die großen Schamlippen, um die kleinen Schamlippen, Klitoris, Scheideneingang und Harnröhrenöffnung zu inspizieren. Hierbei achtet man sowohl auf Hautveränderungen, wie Ekzeme oder Warzen, als auch auf Kratzspuren, die auf eine Infektion hinweisen können. Außerdem lässt der Arzt die Patientin kräftig husten oder pressen, um eine Gebärmuttersenkung oder Inkontinenz auszuschließen.

Merke M!

Bevor eine Tastuntersuchung vorgenommen wird, muss eine Spekulumuntersuchung erfolgen, da jede Irritation der Portio das Ergebnis der Zytologie verfälschen kann.

6.2.4 Spekulumuntersuchung

Definition

Das **Spekulum**, wie es in der Gynäkologie verwendet wird, ist ein flaches oder rinnenförmiges Instrument, mit dem der Arzt Scheide und Portio betrachten kann. Verwendet werden entweder das einteilige, sog. Entenschnabelspekulum, oder die zweiteiligen Spiegel (▸ Abb. 6.2).

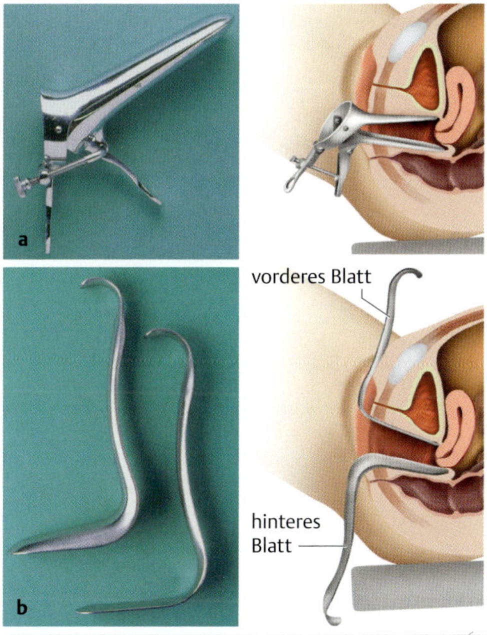

Abb. 6.2 Gynäkologische Spekula und ihre Anwendung. **a** Entenschnabelspekulum. **b** Zweiblättriges Spekulum.

▸ **Vorwärmen der Spekula.** Durch ein kaltes Spekulum spannt sich die Muskulatur an und das Einführen des Instruments in die Vagina bzw. die Untersuchung selbst wird für die Patientin unnötig unangenehm. Daher sollten Spekula im Wärmeschrank oder unter fließendem, warmem Wasser vorgewärmt werden. Letzteres erleichtert besonders bei älteren Frauen mit trockener Scheidenschleimhaut das Einführen des Spekulums.

▸ **Einführen der Spekula.** Der Arzt führt das Spekulum zunächst parallel zum Oberschenkel seitlich in die Scheide ein. Dann spreizt er die Branchen auseinander und zieht sie durch eine 90°-Bewegung in Richtung Damm. Dabei gelangt der hintere Teil der Spiegel hinter die Portio, wodurch man Gebärmuttermund und -hals sehen kann.

Danach werden Abstriche entnommen und die Kolposkopie (Lupenuntersuchung, ▸ S. 52) durchgeführt. Beim Herausziehen der Spiegel wird die Scheidenwand von allen Seiten inspiziert. Falten und Einbuchtungen der Scheidenwand und das Scheidengewölbe werden auf Veränderungen (z. B. Schleimhautveränderungen oder Verhärtungen) untersucht.

▸ **Dokumentation.** Zu dokumentieren sind alle Veränderungen, z. B.

- Farbveränderungen (z. B. die Lividität, d. h. die bläuliche Verfärbung von Scheide und Gebärmutterhals in der Schwangerschaft durch die stärkere Durchblutung und die hormonellen Veränderungen) oder die Leukoplakie, eine Verhornungsstörung, die mit der Entstehung weißer Herde einhergeht),
- Beschaffenheit des Zervixschleims,
- gutartige Neubildungen (z. B. Warzen oder Polypen),
- karzinomverdächtige Bereiche.

Abstriche

Definition

Man unterscheidet zwischen **mikrobiologischen Abstrichen**, die dem Nachweis von Keimen dienen, und **zytologischen Abstrichen**, bei denen Krebszellen oder deren Vorstufen gesucht werden.

Mikrobiologische Abstriche

Besteht ein Verdacht auf eine Infektion, wird dem Zervikalkanal oder dem hinteren Scheidengewölbe mit einem Watteträger Sekret entnommen und in ein Nährmedium gebracht. Die weiteren Untersuchungen finden im Labor statt, in dem Kulturen angesetzt werden.

▸ **Nativpräparate erstellen.** Um schnell selbst einen ersten Eindruck zu gewinnen, kann man ein Nativpräparat anfertigen. Hierzu werden einige Tropfen physiologische Kochsalzlösung auf einen Objektträger gebracht und mit dem gewonnenen Sekret vermischt. Nach Abdecken mit einem Deckglas kann man unter dem Mikroskop Hefepilze, Bakterien und Trichomonaden nachweisen. Noch

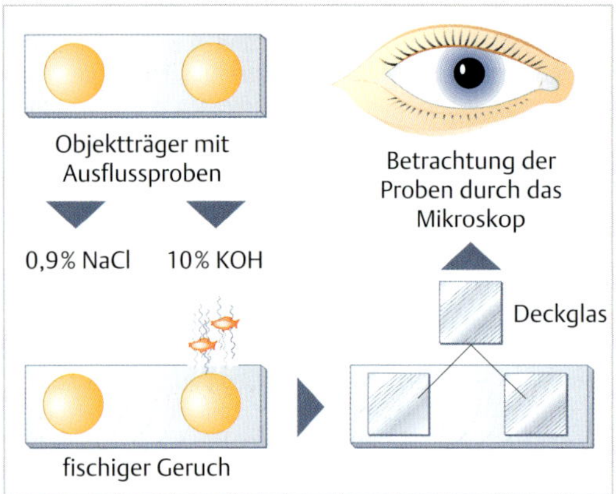

Abb. 6.3 Amintest. Er wird zum Nachweis einer Aminkolpitis durchgeführt.

besser gelingt das, wenn der Abstrich mit Methylenblau gefärbt wird.

▸ **Amintest.** Beim Amintest (▸ Abb. 6.3) wird das gewonnene Scheidensekret mit 10%iger KOH-Lösung vermischt. Typischerweise kommt es bei Vorliegen einer Infektion mit dem Bakterium Haemophilus vaginalis zum Auftreten eines Fischgeruchs (s. Aminkolpitis, ▸ S. 91).

▸ **Intravaginaler pH-Wert.** Mittels pH-Indikatorpapier lässt sich der intravaginale pH-Wert leicht feststellen. Normalerweise ist das Scheidenmilieu sauer bei einem pH-Wert von 4–4,4. Höhere Werte zeigen ein gestörtes Milieu und ggf. eine Infektion an.

Zytologische Abstriche

Zytologische Abstriche von der Zervix sind Bestandteil der gesetzlichen Krebsfrüherkennungsuntersuchung. Hierzu wird mit je einem Wattetupfer, Spatel oder Bürste ein Abstrich von der Portiooberfläche sowie dem Zervikalkanal entnommen und auf einen mit Namen beschrifteten Objektträger ausgerollt. Die Objektträger muss man sofort fixieren, entweder mit einem Spray oder in 96%igem Äther-Alkohol.

▸ **Klassifizierung nach Papanicolaou.** Im zytologischen Labor werden diese Abstriche dann in einem Spezialverfahren, das nach seinem Entwickler George Papanicolaou benannt ist, gefärbt und klassifiziert (PAP). Die Ergebnisse des Zellabstrichs werden in verschiedene Gruppen von PAP I (normales Zellbild) bis PAP V (invasives Karzinom) eingeteilt. Weicht ein Untersuchungsbefund von PAP I oder II ab, wird eine weitergehende Diagnostik empfohlen (zur genauen Klassifizierung des Papanicolaou-Schemas ▸ S. 105).

Merke M!

Im klinischen Sprachgebrauch wird diese Untersuchung häufig auch PAP bzw. PAP-Abstrich genannt.

Rund 50% der Zervixkarzinome entdeckt man im Rahmen der Früherkennung. Hierbei erbringt der zytologische Befund jedoch nur die Verdachtsdiagnose, die durch eine Gewebeentnahme und eine histologische Untersuchung gesichert werden muss.

Kolposkopie

Während der Spekulumuntersuchung kann der Gebärmutterhals mithilfe eines Mikroskops, des Kolposkops, 6–40-fach vergrößert betrachtet werden (▸ Abb. 6.4). Die Brennweite des Kolposkops ist so bemessen, dass man es vor dem Scheideneingang belassen kann. Zunächst stellt der Arzt mit einem Spekulum den Muttermund dar. Das Oberflächenepithel kann er so besser beurteilen und ggf. bei Auffälligkeiten gezielt Abstriche oder Probeentnahmen vornehmen. Durch das Aufbringen von Essigsäure werden Eiweißstoffe ausgefällt, wodurch das Bild klarer wird.

▸ **Schiller-Jodprobe.** Im Rahmen der Untersuchung kann man die Schiller-Jodprobe durchführen. Mit diesem speziellen Färbeverfahren kann man karzinomverdächtige Epithelbezirke auf der Portio nachweisen bzw. lokalisieren. Denn die Anfärbbarkeit des Gewebes durch die Jodlösung hängt von seinem Glykogengehalt ab. Glykogen ist ein Zuckerspeicherstoff. Da Karzinomzellen oder deren Vorläuferzellen wegen ihres erhöhten Stoffwechsels wenig

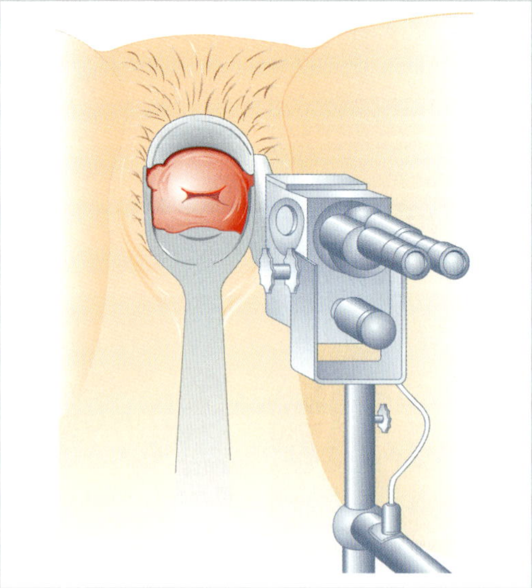

Abb. 6.4 Kolposkopie. Sie ermöglicht die vergrößerte Darstellung des Gebärmutterhalses.

oder kein Glykogen speichern, lassen sie sich durch die Jodlösung nicht färben. Bei der Schiller-Jodprobe wird die Portiooberfläche mit einer 3%igen, wässrigen Jod-Jodkalium-Lösung betupft und die Färbung der Portio beobachtet.

Normales Plattenepithel speichert Glykogen und wird deswegen blau-braun angefärbt. Karzinomzellen dagegen bleiben hell. Dies ist für eine pathologische Veränderung hinweisgebend, allerdings nicht beweisend.

► **Knipsbiopsie.** Bei auffälligen Befunden kann durch eine Knipsbiopsie (► S. 56) umgehend eine histologische Abklärung erfolgen. Bestehen leichte bis mittelgradige oder schwere Dysplasien (PAP IVa bzw. PAP IIID, ► S. 104) über einen längeren Zeitraum, ist eine Konisation (► S. 56) angezeigt.

6.2.5 Palpation

Definition

Die **Palpation** ist eine Tastuntersuchung, die Scheide, Gebärmutter, Eileiter, Eierstöcke und ggf. auch das Rektum umfasst. Sie gehört zum Standard der gynäkologischen Untersuchung, findet aber auch bei speziellen Fragestellungen (z. B. der Tumorsuche) Anwendung.

Die gynäkologische Tastuntersuchung beginnt mit dem Austasten der Scheide. Man führt zunächst den Zeigefinger, dann auch den Mittelfinger in die Vagina ein. So kann der Arzt u. a. die Scheidenwände, Scheidengewölbe und die Portio ertasten. Hierbei achtet man auf Elastizität des Gewebes, Resistenzen (Widerstände), Schmerzhaftigkeit und anatomische Veränderungen.

Bimanuelle Untersuchung

Hier unterscheidet man die „innere Hand", die die Scheide palpiert, von der „äußeren Hand", die von außen die Bauchdecke abtastet (► Abb. 6.5). Die innere Hand hebt die Zervix an und schiebt so die Gebärmutter gegen die Bauchdecke. Die äußere Hand umgreift dabei den Gebärmutterkörper. Hierdurch können Größe, Lage, Form, Konsistenz und Schmerzhaftigkeit des Uterus beurteilt werden. Verschiebt man den Gebärmutterhals zwischen innerer und äußerer Hand, kann der für eine Entzündung des inneren Genitales typische *Portioschiebeschmerz* ausgelöst werden. Die Eierstöcke sind im Normalfall nicht zu palpieren. Bei Schmerzen oder auffälligen Tastbefunden sollte eine weitere Abklärung folgen. Normale Eileiter sind nicht tastbar.

Zum Abtasten der Eierstöcke wird der untersuchende Finger in das seitliche Scheidengewölbe vorgeschoben. Dann hebt die innere Hand die Eierstöcke der äußeren Hand entgegen, die sie durch die Bauchdecke abtastet.

Merke

Die Ovarien sind druckschmerzhaft. Der bei der Untersuchung verursachte leichte Schmerz muss daher keinen krankhaften Hintergrund haben.

Rektale und rektovaginale Untersuchung

Zusätzliche Informationen über die Uterushinterfläche und die Rektumschleimhaut bringt die rektale Untersuchung, die nach der vaginalen durchgeführt wird (► Abb. 6.5 b). In besonderen Fällen, z. B. um eine Tumorausbreitung zu beurteilen, kann der Arzt auch gleichzeitig von vaginal und rektal untersuchen (► Abb. 6.5 c–d). Hierbei werden die Parametrien beurteilt.

Definition

Unter **Parametrien** versteht man die seitliche Aufhängung der Zervix im kleinen Becken zwischen Blase und Rektum.

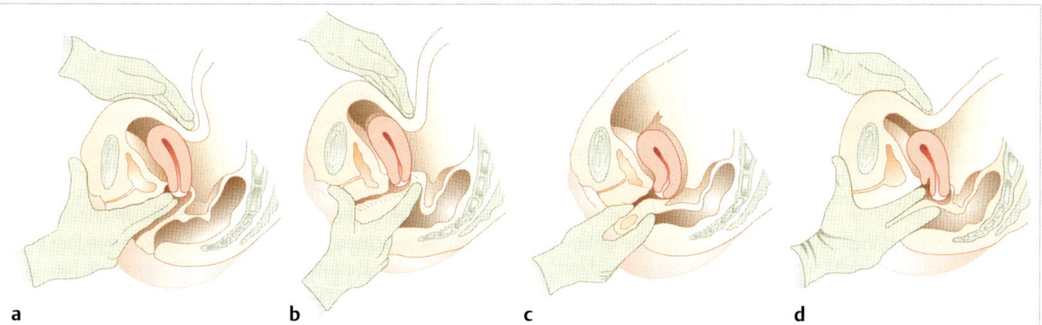

Abb. 6.5 Bimanuelle Untersuchungen. a Vaginale und äußere Untersuchung durch die Bauchdecke. **b** Rektale Untersuchung. **c–d** Rektovaginale Untersuchung.

6.4 Labor

In der gynäkologischen Praxis werden nur wenige Laborleistungen durchgeführt. Zur Basisdiagnostik gehört die Urinuntersuchung. Hier wird ein Urinstix in den frischen Mittelstrahlurin getaucht und abgelesen. Wenn auffällige Befunde vorliegen, kann ein Urinsediment durchgeführt werden.

Blutuntersuchungen werden in der Schwangerschaft durchgeführt. Hier ist v.a. das Blutbild zu nennen. Serologisch kann man feststellen, ob die Patientin bereits Infektionen durchgemacht hat, gerade erleidet oder geimpft wurde. Das ist in den Mutterschaftsrichtlinien festgelegt.

Hormonuntersuchungen machen nur selten Sinn, sie sind zur Abklärung bei unerfülltem Kinderwunsch oder bei Zyklusstörungen notwendig. In der Krebsnachsorge können sog. Tumormarker in Einzelfällen Aufschluss über Rezidive geben. Hier kommt v.a. das Ovarialkarzinom infrage. Der Tumormarker Ca 12–5 wird in der Verlaufskontrolle eingesetzt.

Bei einem Schwangerschaftstest wird β-hCG im Urin oder im Blut nachgewiesen. Diese Substanz wird während einer Schwangerschaft von Throphoblasten produziert und von der Mutter über den Urin ausgeschieden.

6.5 Gewebeentnahmen

6.5.1 Knips- und Stanzbiopsien

Definition

Unter einer **Biopsie** bzw. einer **Probeexzision** (PE) versteht man die Entnahme einer Gewebeprobe aus dem Körper mit unterschiedlichen Methoden. In der Gynäkologie und Geburtshilfe kommen v.a. die **Knipsbiopsie** und die **Stanzbiopsie** zur Anwendung.

Die Wahl des Biopsieverfahrens hängt wesentlich vom zu untersuchenden Organ, von der Gewebeart und von der Größe des verdächtigen Bezirks ab. Wenn z.B. in der Mammadiagnostik ein auffälliger Befund erhoben wird, kann man mittels ultraschallgesteuerter Stanzbiopsie die Diagnose sichern oder einen Ausschluss einer bösartigen Erkrankung bewirken. Eine offene Biopsie, also mit Hautschnitt, ist nur in seltenen Fällen notwendig.

Bei auffälligen zytologischen Befunden und Krebsverdacht werden sog. Knipsbiopsien (▶ Abb. 6.7) vom Gebärmutterhals entnommen. Dafür benötigt die Patientin keine Narkose, denn es ist nicht schmerzhaft. Manchmal werden auch Hautbiopsien dem Vulvabereich entnommen. Hier ist i.d.R. eine kurze Narkose besser als eine lokale Betäubung, weil die örtliche Betäubung zu schmerzhaft ist. Das kann von Fall zu Fall erwogen werden.

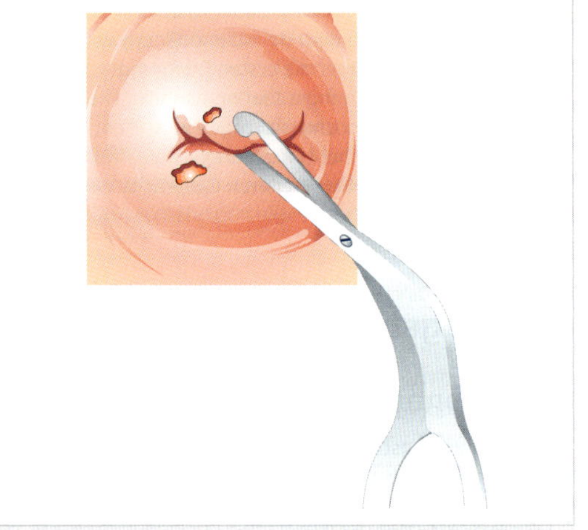

Abb. 6.7 Knipsbiopsie (aus dem Gebärmutterhals).

6.5.2 Kürettage (Abrasio)

Eine Kürettage wird mit einer Hysteroskopie kombiniert. Hier wird zuerst in die Gebärmutterhöhle hineingeschaut, dann die Gebärmutterschleimhaut ausgeschabt. Das Gewebe wird histologisch untersucht, um Aufschluss über die Veränderungen zu bekommen, die der Grund für den Eingriff waren. Eine Kürettage wird wegen Blutungsstörungen durchgeführt. Hierzu zählt auch die Postmenopausenblutung. Zum Vorgehen sowie der pflegerischen Vor- und Nachbereitung ▶ S. 62).

6.5.3 Konisation

Bei der Konisation wird in Narkose ein kegelförmiger Gewebezylinder aus dem Gebärmutterhals geschnitten und sorgfältig histologisch untersucht (▶ S. 63).

Die Konisation ist sogleich Diagnostik als auch Therapie. Der Konus wird histologisch aufgearbeitet. Dadurch kann man einen weiterreichenden Krebs ausschließen. Die veränderten Zellen sollten im Ganzen entfernt worden sein.

6.6 Endoskopische Untersuchungen

6.6.1 Hysteroskopie

Definition

Die **Hysteroskopie** bezeichnet die transvaginale Spiegelung der Gebärmutter mithilfe eines Endoskops.

Bei der Hysteroskopie wird ähnlich wie bei der Zystoskopie unter kontinuierlicher Zufuhr einer Spezialflüssigkeit die Gebärmutterhöhle angeschaut. Es können Verklebun-

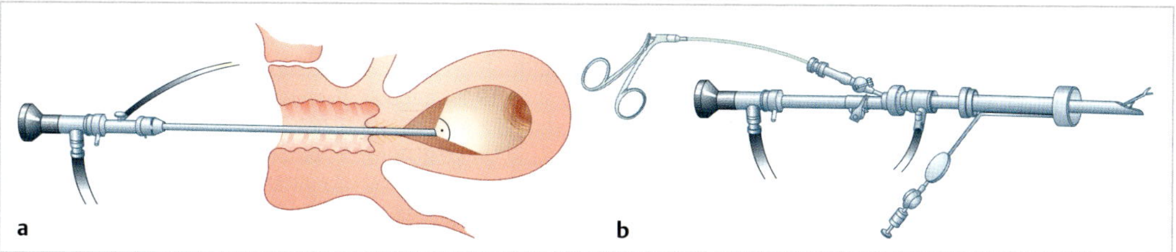

Abb. 6.8 Hysteroskopie. Diagnostische Hysteroskopie (a) und Operationshysteroskop (b).

gen, Verwachsungen, Septen und Myome gefunden und ggf. auch gleich operativ entfernt werden. Für den Eingriff ist eine kurze Narkose notwendig. Er wird meistens mit einer Kürettage verbunden.

6.6.2 Laparoskopie

Die Laparoskopie ist eine Bauchspiegelung. Hierzu wird nach Punktion mit einer Spezialsicherheitsnadel Kohlendioxidgas in den Bauch gepumpt. Mittels Kamera können dann alle inneren Organe eingesehen werden. Wenn gleichzeitig ein Farbstoff über die Gebärmutter gespritzt wird, nennt man das *Chromopertubation* (▸ Abb. 6.9). Hier kann man erkennen, ob die Eileiter durchgängig sind.

Indikationen

Eine Laparoskopie wird bei unklaren Schmerzen oder zur Abklärung auffälliger Befunde durchgeführt. Auch in der Kinderwunschdiagnostik wird sie gebraucht. Für diese Bauchspiegelung ist eine Narkose notwendig. Meist wird während der Spiegelung auch gleich ein operativer Eingriff angeschlossen, um den gesehenen Befund zu behandeln. Auch Gebärmutterentfernungen können auf diesem Weg durchgeführt werden.

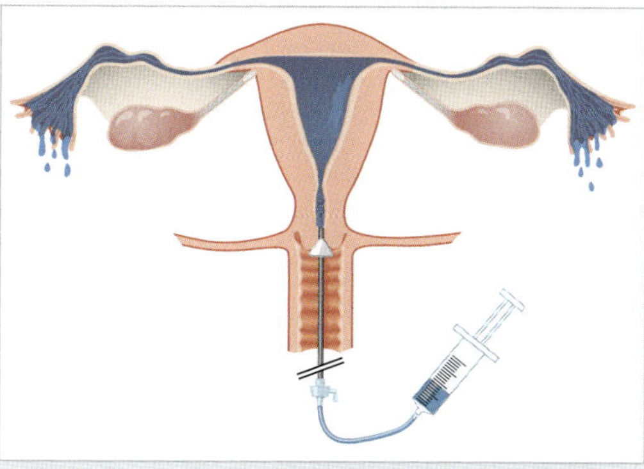

Abb. 6.9 Chromopertubation. Um die Durchgängigkeit der Tuben zu überprüfen, wird eine blaue Farblösung intrauterin appliziert. Die gleichzeitig stattfindende Laparoskopie (zur Beobachtung des Farbaustritts aus den Tuben) und ggf. Hysteroskopie sind hier nicht dargestellt (aus Gätje R et al. Kurzlehrbuch Gynäkologie und Geburtshilfe. Thieme 2011).

6.7 Untersuchung der Brust

Alle Untersuchungen der Brust, von der Inspektion und Palpation bis zu speziellen bildgebenden Verfahren wie der Mammografie oder der Galaktografie, werden in ▸ Kap. 13 eingehend vorgestellt (▸ S. 133 ff). Im Folgenden wird daher nur ein kurzer Überblick über die möglichen Diagnoseverfahren der weiblichen Brust gegeben.

▸ **Inspektion.** Zunächst erfolgt die Inspektion der Brust im Stehen oder aufrechten Sitzen. Hier ist auf Seitendifferenzen oder Hauteinziehungen zu achten (▸ S. 134).

▸ **Palpation.** Die Palpation erfolgt mit beiden Händen und erfasst alle Quadranten der Brust. Manchmal ist es hilfreich, sowohl bei der liegenden als auch bei der sitzenden Patientin zu tasten, zumal bei tastbaren Knoten diese für die Operation im Liegen zu orten sind.

> **Merke** M!
>
> Jeder unklare Tastbefund muss abgeklärt werden.

Die Palpation der Brust durch den Arzt bietet darüber hinaus eine gute Gelegenheit, die Patientin zur Selbstuntersuchung anzuleiten (▸ S. 133).

▸ **Weitere Verfahren.** Neben der Inspektion und Palpation der Brust liefern die Ultraschalluntersuchung, die Mammografie und ggf. die Galaktografie zusätzliche Informationen. Bei unklaren Tumoren wird eine Stanzbiopsie durchgeführt, um den Tumor histologisch genau bestimmen zu können (▸ S. 136). Bei bösartigen Tumoren kann dann mit der Patientin in aller Ruhe die weiteren Maßnahmen besprochen werden. Diese Gewebeprobe hat die Schnellschnittuntersuchung zur Diagnosefindung im Allgemeinen ersetzt.

Die Computertomografie (CT) und die Magnetresonanztomografie (MRT) der Brust können ebenfalls zusätzliche Hinweise geben. Sie werden nicht routinemäßig eingesetzt, sondern sind speziellen Fragestellungen vorbehalten.

6.8 Urogynäkologische Diagnostik

Gynäkologische Erkrankungen, wie z. B. die Gebärmuttersenkung, der Prolaps oder die Zystozele, verursachen auch urologische Beschwerden. Häufiger Harndrang (Pollakisurie), erschwertes Wasserlassen (Dysurie), Harninkontinenz oder Harnverhalt können auftreten. Daher ist bei solchen Beschwerden häufig eine interdisziplinäre Diagnostik notwendig. Sie umfasst neben der Anamnese und gynäkologischen Untersuchung u. a. auch

- Laborverfahren (z. B. Urinstatus und Urinkulturen),
- sonografische Methoden (z. B. Restharnbestimmung),
- Röntgenuntersuchungen (z. B. i. v.-Pyelogramm),
- endoskopische Verfahren wie z. B. die Zystoskopie (Blasenspiegelung) und
- weitere apparative Methoden wie die Uroflowmetrie (Harnflussmessung) oder die urodynamische Blasendruckmessung.

Ursachen der urologischen Kontinenzprobleme sind meist Beckenbodenschwäche oder Veränderungen der Lage- und Haltungsstrukturen der Beckenorgane. Daher wird die urogynäkologische Diagnostik in ▸ Kap. 14 (▸ S. 152 ff) weitergehend dargestellt.

6.9 Geburtshilfliche Diagnostik

Von der Feststellung einer Schwangerschaft über die begleitenden Schwangerschaftsvorsorgeuntersuchungen bis hin zur Geburt sind die diagnostischen Methoden sehr umfangreich. Hinzu kommt die pränatale Diagnostik bei pathologischen Veränderungen oder Störungen in der Schwangerschaft. Die hier relevanten Verfahren (z. B. Sonografie, Chromosomenanalyse, Amniozentese, Chorionzottenbiopsie und Fetalblutdiagnostik) werden in ▸ Kap. 18.1 (▸ S. 193 ff) und ▸ Kap. 18.2 (▸ S. 206 ff) krankheitsspezifisch vorgestellt.

Die klassischen Überwachungsmethoden während einer physiologischen Geburt (Kardiotokogramm [CTG], Mikroblutgasuntersuchung [MBU], Amnioskopie) zeigt ▸ Kap. 19.1.7 auf (▸ S. 253 ff), bei pathologischem Geburtsverlauf ▸ Kap. 19.3 (▸ S. 261 ff).

Die Untersuchungen beim Neugeborenen beginnen mit der Zustandsbeurteilung direkt nach der Geburt (Apgar-Schema) und werden im Rahmen der Screening-Verfahren durch diverse Tests differenziert (▸ Kap. 20.1, ▸ S. 281 ff). Zeigt das Neugeborene krankhafte Veränderungen, richtet sich die weiterführende Diagnostik nach der Pathologie (▸ Kap. 20.2, ▸ S. 284 ff).

Nicht zuletzt können auch während der Wochenbettperiode und der Stillzeit verschiedene Erkrankungen auftreten. Die hier gängigen Verfahren zur Diagnosestellung werden in ▸ Kap. 21 (▸ S. 295 ff) aufgezeigt.

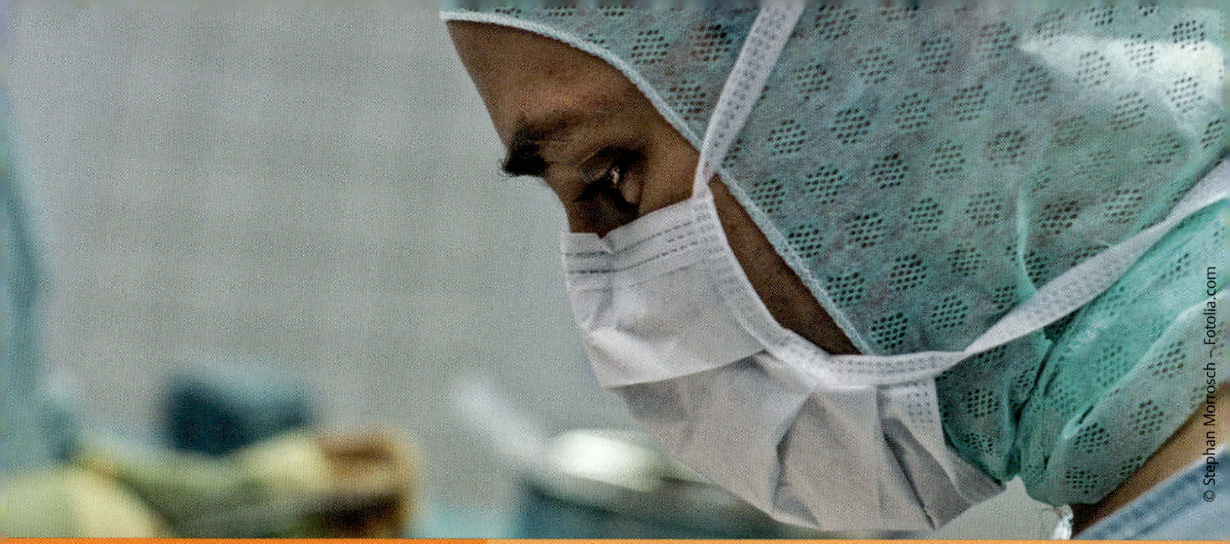

Kapitel 7

Häufige gynäkologische Operationen und begleitende pflegerische Maßnahmen

7.1 Prä- und postoperative Pflege bei gynäkologischen Operationen

Bei der Aufnahme ins Krankenhaus haben die meisten Patientinnen bereits durch den niedergelassenen Gynäkologen Grundinformationen über ihre Erkrankung und die angestrebte Therapie erhalten. Ein Ziel der Pflegeanamnese ist es herauszufinden, was die Frau bewegt, ob und wovor Ängste bestehen, welche Wissenslücken sie hat und wie sie der Operation gegenüber eingestellt ist.

Die umfassende medizinische Aufklärung ist Sache des Gynäkologen. Wird in der Pflegeanamnese spezieller Informationsbedarf festgestellt, sollte dies an den behandelnden Arzt weitergeben werden, damit er es in seinem Gespräch mit der Patientin aufgreifen kann.

Im Folgenden werden die allgemeinen prä- und postoperativen Pflegemaßnahmen bei gynäkologischen Operationen vorgestellt. Zu den häufigsten zählen dabei die Abrasio uteri (Kürettage), die Konisation und die Entfernung der Gebärmutter (Hysterektomie). Bei diagnostiziertem Mammakarzinom werden brusterhaltende Operationen oder Mastektomien durchgeführt. Darüber hinaus umfasst der Bereich der operativen gynäkologischen Therapie noch einige geburtshilfliche und urogynäkologische Eingriffe wie den Kaiserschnitt oder die Behandlung einer Harninkontinenz.

Die speziellen OP-Vor- und -Nachbereitungen richten sich nach den vorgesehenen operationstechnischen Verfahren. Diese werden im Anschluss beschrieben.

7.1.1 Präoperative Maßnahmen

Präoperatives Gespräch

Inhalt des Gesprächs sind die Maßnahmen der präoperativen Vorbereitung und Informationen darüber, wie es nach der Operation weitergeht. Angesprochen werden u. a.:

- Zeitpunkt des ersten Aufstehens
- Bewegung und Verhalten nach der Operation (z. B. bei Husten und Schmerzen)
- Körperpflege
- Blasenkatheter
- Ernährung
- zu- und ableitende Systeme (Infusionen, Drainagen)

Bei Brustoperationen kommen Aufklärung und Information zu postoperativen Bewegungseinschränkungen sowie zur Lymphödem- und Fehlhaltungsprophylaxe hinzu. Auch die psychische Belastung bei Patientinnen, die eine Brust- oder Gebärmutterentfernung vor sich haben, ist unbedingt zu berücksichtigen. Eine entsprechende psychologische Begleitung ist daher zu empfehlen.

Einüben des postoperativen Aufstehens

Bei vaginalen oder abdominalen Operationen, wie z. B. der Hysterektomie, wird bereits präoperativ das anschließende Aufstehen eingeübt. Auf die Beschreibung des Ablaufs folgt die Bewegungserfahrung (▶ Abb. 7.1). Es ist wichtig, dass die Patientin weiß, worauf sie gerade in den ersten Tagen besonders achten muss.

> **Merke** (M!)
>
> Das Hauptziel des schonenden Aufrichtens über die Seite ist die Immobilisierung der Bauchdecke in der ersten Phase der Wundheilung. Eine unnötige Anspannung der durchtrennten Bauchmuskulatur kann so vermieden werden und der Verlauf der primären Wundheilung wird nicht gestört.
>
> Eine ausreichende Reißfestigkeit der Narbe ist erst nach 2 Wochen erreicht, die maximale Belastbarkeit nach ca. 3 Monaten.

Im Sitzen und Stehen drücken die Organe – v. a. beim leicht nach vorne geneigten Stehen – von innen auf die durchtrennten Muskelschichten und verursachen Schmerzen. Mit flach auf den Bauch gelegten Händen muss deshalb ein Gegendruck ausgeübt werden. Gleiches gilt bei einer plötzlichen Erhöhung des Drucks im Bauchraum durch Husten und Niesen. Wenn die Patientin den Ablauf 2- bis 3-mal geübt hat, wird sie sich sicher fühlen.

In die Information über das Aufstehen kann auch der Umgang mit Blasendauerkatheter und Redondrainage eingebunden werden. Es ist hilfreich, wenn die Patientin weiß, dass sich während der Mobilisation die Pflegepersonen darum kümmern werden. Außerdem sollte sie informiert werden, ob und wie sie sich im Bett mit den ableitenden Systemen bewegen kann.

Weitere präoperative Maßnahmen

Wie bereits erwähnt, orientiert sich die präoperative Vorbereitung der Patientin primär am geplanten OP-Verfahren und am OP-Umfang. Zu den allgemeinen pflegerischen Maßnahmen im Rahmen der OP-Vorbereitung soll nachfolgend ein zusammenfassender Überblick geliefert werden. Darüber hinaus sind jeweils auch hausinterne Leitlinien zu beachten.

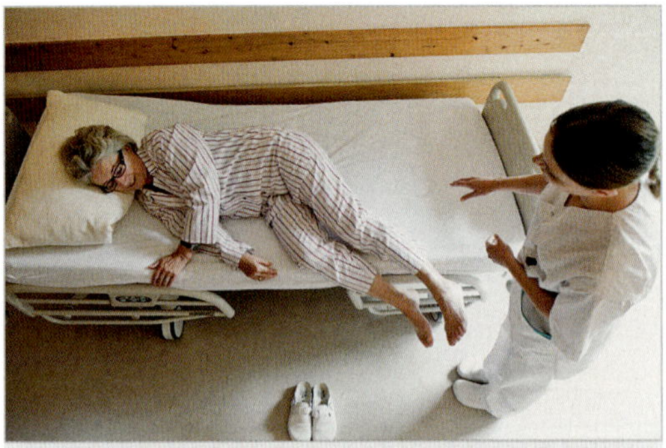

Abb. 7.1 Postoperatives Aufstehen einüben. Trainiert die Patientin schon präoperativ das Aufstehen über die Seite, können dadurch postoperativ Schmerzen und Komplikationen bei der Wundheilung vermieden werden.

- **Rasur des OP-Gebiets:** Am Morgen der Operation Körperhaare im gesamten OP-Gebiet entfernen; bei geplanter Hysterektomie, z. B. vom unteren Rippenbogen über die gesamte Genitalregion bis zur Mitte des Oberschenkels (möglichst auf einem Untersuchungsstuhl, da dort die Lichtverhältnisse und der Zugang zu Hautfalten wesentlich besser sind), bei Mastektomie an der betroffenen Thoraxhälfte, im Bereich der Achsel und – falls Behaarung vorhanden – am Oberarm.
- **Nahrungsaufnahme:** Letzte Mahlzeit am Vorabend, ab 0 : 00 Uhr Nahrungskarenz. Trinken klarer Flüssigkeit bis 2 Stunden vor Narkoseeinleitung erlaubt (steigert präoperatives Wohlbefinden).
- **Ausscheidung:** Wenn präoperativ Darmreinigung notwendig: Einlauf am späten Nachmittag oder am Abend. Bei möglicher Darmresektion Entleerung des gesamten Kolons durch orthograde Spülung (über Magensonde Infusion von 4–10 l körperwarmer Spüllösung in einem Zeitraum von 3–4 Stunden).
- **Schlaf:** Da ein ruhiger, erholsamer Schlaf sich positiv auswirkt, verordnet Anästhesist präoperativ meist ein Schlafmittel.
- **Körperreinigung:** Am Morgen der Operation sollte die Patientin duschen (→ reduziert die Keimbesiedlung der Haut) und sich ggf. die Haare waschen (→ trägt zur Entspannung und zum Wohlbefinden bei). Darüber hinaus gründliche Reinigung des Bauchnabels und Entfernung von Nagellack an Finger- und Zehennägeln (→ intra- und postoperativ bessere Beurteilbarkeit der peripheren Blutzirkulation).
- **Vitalzeichenkontrolle:** Am Vortag Puls, Blutdruck, Atmung, Temperatur und Bewusstsein als Vergleichswerte für die postoperative Situation messen.
- **Thromboseprophylaxe**: Geeignete medizinische Thromboseprophylaxestrümpfe (MTS) ausmessen (▶ Abb. 7.2). Anziehen mit der Patientin einüben und sie darüber informieren, auf was sie achten muss (z. B. Faltenfreiheit, da Falten den venösen Rückstrom hemmen können!). Bei Bedarf Patientin auch im Verlauf unterstützen. Zur weiteren Thromboseprophylaxe nach ärztlicher Anordnung ein niedermolekulares Heparin s. c. verabreichen.

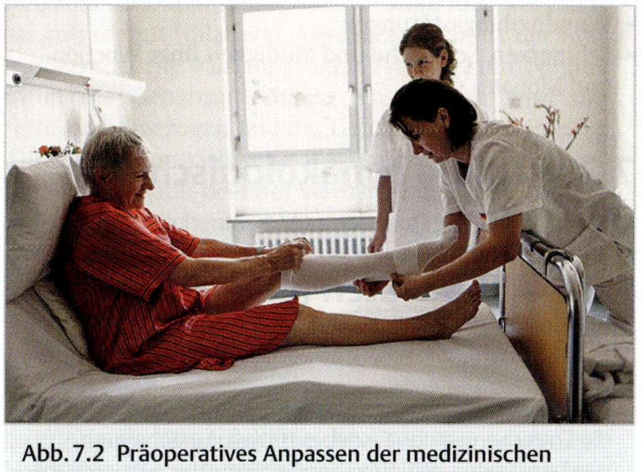

Abb. 7.2 Präoperatives Anpassen der medizinischen Thromboseprophylaxestrümpfe. Die Strümpfe werden ausgemessen und das Anziehen mit der Patientin eingeübt.

7.1.2 Postoperative Maßnahmen

Da auch in der postoperativen Phase zahlreiche allgemein im Rahmen einer perioperativen Versorgung notwendige Pflegemaßnahmen zum Einsatz kommen, werden diese nachfolgend wiederum im Sinne einer zusammenfassenden Übersicht beschrieben:

- **Vitalzeichenkontrolle:** Puls, Blutdruck, Atmung, Temperatur und Bewusstsein überwachen.
- **Infusionen:** Nach Anordnung anlegen, überwachen und protokollieren. Art des venösen Zugangs dokumentieren und Punktionsstelle auf Entzündungszeichen kontrollieren.
- **Kostaufbau:** Bis zur Anordnung durch den Arzt auf absolute Nahrungskarenz achten. Stündliche Mundpflege und Spülung des Mundes mit dem Lieblingstee der Patientin (angenehmer Geschmack) steigern das Wohlbefinden. Der Kostaufbau selbst erfolgt in Abhängigkeit vom Eingriff ebenfalls entsprechend Arztanordnung.
- **Ausscheidung:** Ein- und Ausfuhr sorgfältig bilanzieren. Ungestörten Abfluss des Urins über den Blasendauerkatheter sicherstellen, Katheter zwischen dem 1. und 3. postoperativen Tag – je nach Allgemeinzustand und Genesungsverlauf – entfernen. Auf postoperative Stuhlausscheidung achten. Hysterektomierte Patientinnen sollten bis zum 3. postoperativen Tag abgeführt haben, ggf. muss nach Arztanordnung ein Laxans verabreicht werden.
- **Drainagen:** Auf Menge und Aussehen des geförderten Wundsekrets bzw. Blutes überprüfen, Durchgängigkeit der Drainagen und Sogstärke kontrollieren.
- **Wundversorgung:** Verband auf Blutungen inspizieren, auf Entzündungszeichen im Wundgebiet achten.
  - Unterleibsoperationen:
    - Vorlagen auf vaginale Blutungen hin kontrollieren. Die Blutungsstärke wird am OP-Tag als normal eingeschätzt, wenn sie ungefähr der Stärke einer Regelblutung entspricht.
    - Spezielle Genitalhygiene (Genitalspülung) durchführen (s. Pflegeschwerpunkt).
  - Brustoperationen:
    - Besonders auf Schonung des Armes und der Nähte achten.
    - Den betroffenen Arm entsprechend der Lymphödemprophylaxe lagern (▶ S. 146 f).
- **Schmerztherapie:** Analgetika nach Arztanordnung verabreichen und Wirksamkeit überprüfen.
- **Laborkontrollen:** Nach Arztanordnung veranlassen.
- **Mobilisation**: Nach Arztanordnung durchführen. Idealerweise zur Verhütung postoperativer Komplikationen wie Thrombose oder Pneumonie noch am OP-Tag. Kreislaufverhältnisse und Zeitraum zwischen OP und Mobilisation sind maßgebend für den Umfang. Zumindest sollte Patientin in der vorher eingeübten Form unter Beobachtung der Kreislauffunktionen an den Bettrand gesetzt werden. Kann sie aufstehen, sollte durch eine 2. Pflegeperson der Durchzieher gewechselt werden, um unnötige spätere, evtl. schmerzhafte Lageveränderungen zu vermeiden. Bei Zeichen von Kreislaufschwäche (Tachykardie, Schwindel, Kaltschweißig-

7

Kontraindikationen

Während einer Schwangerschaft ist eine Konisation nicht unbedingt kontraindiziert, kann aber zu Komplikationen wie Blutungen oder Frühgeburt führen. Die Indikation muss daher sehr streng gestellt werden. Zur Vermeidung einer Zervixinsuffizienz kann direkt im Anschluss an die Konisation eine Cerclage (▶ S. 231) durchgeführt werden.

In jedem Fall kontraindiziert ist die Konisation hingegen, wenn man ein Karzinom bereits makroskopisch erkennt.

Vorgehen

Mit Messer-, Schlingen- und Laserkonisation stehen 3 verschiedene Methoden zur Verfügung. In allen Fällen wird der Portio und dem Zervikalkanal ein kegelförmiges Gewebestück entnommen. Wichtig ist, dabei die proliferationsreiche Übergangszone (▶ S. 105) zu berücksichtigen. Da sich deren Lage im Laufe des Lebens ändert, ist die Form des Kegels vom Alter der Patientin abhängig (▶ Abb. 7.5): Bei der geschlechtsreifen Frau erfasst man i. d. R. mit einem breiten, aber flachen Kegel die Oberflächenveränderungen. Bei der postmenopausalen Patientin muss der Kegel hingegen spitz sein, da bei ihr die Übergangszone innerhalb des Gebärmutterhalses (intrazervikal) liegt.

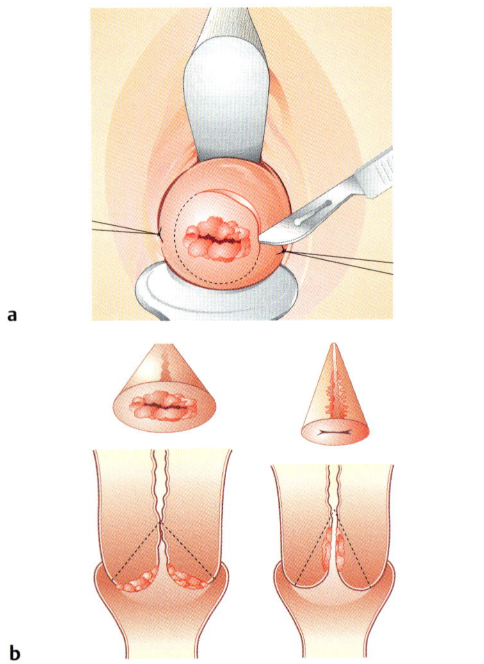

Abb. 7.5 Konisation. Je nach Alter der Patientin ist ein flacher oder ein tiefer Konus erforderlich.

7.2.3 Hysterektomie

Definition

Als **Hysterektomie** (Synonym: Uterusexstirpation) bezeichnet man die operative Entfernung der Gebärmutter.

Eine Hysterektomie ist für viele Frauen ein einschneidendes Ereignis. Neben den mit der Operation verbundenen Ängsten kommt es zur unwiderruflichen Beendigung der Gebärfähigkeit der Frau. Auch die Menstruationsblutungen treten nicht mehr auf, sofern nicht eine subtotale Hysterektomie durchgeführt wurde. Zudem müssen die Patientinnen damit rechnen, dass die Wechseljahre etwas früher einsetzen. Andererseits ist gerade für Frauen mit Blutungsstörungen oder Dysmenorrhöen die Hysterektomie mit einer Steigerung der Lebensqualität verbunden. Dies gilt auch für den Aspekt der Empfängnisverhütung.

Indikationen

Zu den allgemeinen Indikationen für eine Gebärmutterentfernung gehören u. a.:

- hormonell nicht behebbare Blutungsstörungen
- Menstruationsstörungen
- Uterus myomatosus mit Beschwerden und/oder Wachstumstendenz
- Endometriose (z. B. schmerzhafte Regelblutung bei Adenomyosis uteri interna, die keiner anderen Therapie zugänglich ist)
- Senkungsbeschwerden (Descensus uteri, Prolaps oder Partialprolaps der Gebärmutter)
- maligne Erkrankungen der Gebärmutter
- wiederkehrende therapierefraktäre klimakterische Blutungsstörungen
- schwere Verletzungen oder Entzündungen der Gebärmutter
- unstillbare Blutungen nach der Geburt
- Hysterektomie im Rahmen der Geschlechtsumwandlung

Kontraindikationen

Unabhängig vom Verfahren ist ein bestehender Kinderwunsch eine relative Kontraindikation für eine Hysterektomie. Im Falle der vaginalen Hysterektomie würde eine Immobilität der Gebärmutter gegen das Verfahren sprechen. Eine abdominale Hysterektomie ist relativ kontraindiziert, wenn eine eindeutige Indikation zur vaginalen Hysterektomie vorliegt.

Operationsverfahren

Es existieren verschiedene Operationsverfahren, eine Hysterektomie durchzuführen: die abdominale, die vaginale und die laparoskopische Hysterektomie. Während die abdominale Hysterektomie ein recht großer Eingriff mit Bauchschnitt darstellt, ist die vaginale Herangehensweise bereits weniger invasiv. Die laparoskopische Methode ist die schonenste, da sie minimal-invasiv ist. Insgesamt haben jedoch alle 3 Verfahren Vor- und Nachteile, die in ▶ Tab. 7.1 einander gegenübergestellt werden.

Tab. 7.1 Vor- und Nachteile der verschiedenen Hysterektomie-Verfahren.

Verfahren	Vorteile	Nachteile
abdominal	• gute Übersicht über das Operationsgebiet mit besseren Möglichkeiten zur Inspektion des Abdomens • günstigeres Verfahren bei absehbaren, intraoperativen Komplikationen • keine Limitierung durch die Größe der Gebärmutter • einfachere Erweiterung des Eingriffs, z. B. auf Ovarien oder regionale Lymphknoten	• längere Verweildauer im Krankenhaus • längere Erholungsphase • ggf. stärkere postoperative Beschwerden • größere Narbe
vaginal	• kleinerer Eingriff • kürzere Operationszeit • kurze Erholungszeit • seltener Komplikationen • keine sichtbare Narbe	• Einschränkungen bei einer zu großen Gebärmutter oder bei bestehenden Voroperationen • beschränkte Sicht auf das Operationsgebiet • eingeschränkte Beurteilbarkeit anderer Organe wie Eileiter und Eierstöcke • schwierigerer Umgang mit Komplikationen (z. B. stärkere Blutungen)
laparoskopisch	• intraoperativ gute Sichtverhältnisse • geringerer Blutverlust und weniger postoperative Schmerzen • keine großen Hautschnitte und damit auch keine größeren Narben • kurzer Klinikaufenthalt	• Komplikationen, wie z. B. Blutungen, sind in manchen Fällen schwerer zu behandeln als bei offenen OP-Verfahren

Abdominale Hysterektomie

Nach den üblichen vorbereitenden Maßnahmen (z. B. Anlage eines transurethralen Katheters, Lagerung und Desinfektion) wird das Abdomen durch einen Unterbauchlängsschnitt oder den kosmetisch günstigeren Pfannenstiel-Querschnitt an der horizontalen Schamhaargrenze eröffnet. Dann wird der Uterus freigelegt und die Haltebänder durchtrennt. Es folgt die Präparation der uterinen Gefäße. Danach wird der Uterus entnommen. Die Adnexe werden – insbesondere bei jungen Frauen – nur bei entsprechender Indikationsstellung entfernt.

Anschließend erfolgen die Naht- und Wundversorgung. Hierbei werden die Vagina und die seitlichen Scheidenwundwinkel verschlossen. Zum Sekretabfluss wird eine T-Drainage so eingelegt, dass das quere T-Stück auf dem Scheidenstumpf liegt. Sie kann je nach Sekretmenge nach 1–3 Tagen wieder entfernt werden. Nach einer gewissenhaften Blutstillung und Peritonealisierung (Deckung mit Bauchfell) des ganzen Präparationsgebiets erfolgt der Verschluss der Bauchdecken.

Vaginale Hysterektomie

Nach den üblichen vorbereitenden Maßnahmen (s. o.) wird über den vaginalen Operationszugang an der Portio durch Kugelzangen oder Collins-Klemmen ein fester Zug ausgeübt. Es folgen die Präparation der Portio und die Eröffnung der vorderen und hinteren Scheidenwand. Dann werden die Haltebänder durchtrennt und die Gebärmutter entfernt.

Nachdem die Gebärmutter entfernt wurde, erfolgt der Wundverschluss durch Verschluss der Vagina unter Einknüpfung der Gefäßstümpfe.

Bei einer einfachen Entnahme der Gebärmutter wird ein transurethraler Dauerkatheter gelegt. Wird zusätzlich noch eine Kolporrhaphie („Scheidenraffung", z. B. bei einer Gebärmuttersenkung) vorgenommen, wählt man stattdessen einen suprapubischen Katheter.

► **Laparoskopisch assistierte vaginale Hysterektomie (LAVH).** Wenn parallel eine Bauchspiegelung (Laparoskopie, s. u.) durchgeführt wird, um die Entfernung der Gebärmutter aus der Vagina zu unterstützen, spricht man von einer laparoskopisch assistierte vaginale Hysterektomie (LAVH). Im Rahmen der Laparoskopie wird der Gebärmutterkörper freipräpariert und danach vaginal entfernt.

Vorteilhaft ist ein besserer Überblick über den Bauchraum, sodass auch die Adnexe inspiziert werden können. Wenn die Gebärmutter zu groß oder immobil oder die Vagina zu eng ist, wird durch die zusätzliche Laparoskopie eine vaginale Hysterektomie oft erst möglich gemacht.

Nachteilig sind die längere Operationszeit, die Notwendigkeit des zweiten Zugangswegs und der damit verbundene höhere instrumentelle Aufwand.

Laparoskopische Hysterektomie

Bei der laparoskopischen Hysterektomie wird die Gebärmutter allein mittels Bauchspiegelung entfernt.

Nach Befüllen des Bauchraums mit Kohlendioxid wird das Laparoskop mithilfe eines sog. Trokars in die Bauchhöhle eingeführt. Das Laparoskop ist mit einer Lichtquelle und einer Kamera ausgestattet, deren Bild während der Beurteilung des Bauchraums auf einen Monitor übertragen wird. Für die Entfernung der Gebärmutter werden über weitere Trokare die Operationsinstrumente eingeführt.

Die Hysterektomie kann auf verschiedene Arten erfolgen:

- **Laparoskopische Hysterektomie:** Bei diesem Verfahren wird die komplette Gebärmutter inklusive Zervix Stück für Stück zerkleinert und entnommen. Im Rahmen der erweiterten laparoskopischen Hysterektomie wird nicht nur die Gebärmutter entfernt, sondern ggf. auch ihr Halteapparat, eine Scheidenmanschette sowie Ovarien und Tuben.
- **Laparoskopisch assistierte suprazervikale Hysterektomie (LASH):** Hierbei handelt es sich um eine subtotale Entfernung der Gebärmutter, da der Gebärmutterhals belassen wird. Im Gegensatz zur herkömmlichen Hysterektomie kann die Patientin deshalb immer noch an einem Zervixkarzinom erkranken, sodass die Frau über die Wichtigkeit weiterer Vorsorgeuntersuchungen aufgeklärt werden muss.

Pflege

Pflege nach Hysterektomie. Je nach angewendetem OP-Verfahren variiert auch der Pflegebedarf der Patientin. Grundsätzlich müssen die allgemeinen postoperativen Maßnahmen, die Überwachung der Vitalparameter und die Prophylaxen sichergestellt sein (► S. 61). Bei vaginalen und abdominalen Hysterektomien kommen die Beobachtung und Kontrolle des Wundgebietes hinzu.

Merke

Achten Sie auf Verhaltensänderungen der Patientin. Die psychische Belastung bei einer Gebärmutterentfernung darf nicht unterschätzt werden und die Patientin muss ggf. entsprechend psychologisch begleitet werden.

7.2.4 Brustoperationen

Die häufigste Indikation für eine Brustoperation ist das Mammakarzinom. Je nach Ausdehnung und Art des Tumors kann eine brusterhaltende Operation (Tylektomie) durchgeführt oder die Brust muss entfernt werden (Ablatio mammae oder Mastektomie). Meist kommt noch eine Lymphknotenentfernung (Lymphadenektomie) im Bereich der Achselhöhle hinzu.

Für den Wiederaufbau der Brust (Brustrekonstruktion) stehen ebenfalls verschiedene operative Verfahren zur Verfügung. Der Brustaufbau kann mithilfe von Silikonimplantaten oder aber durch verschiedene Lappenplastiken durchgeführt werden.

In ► Kap. 13.6 werden alle Methoden eingehend vorgestellt (► S. 146 ff) und die prä- und postoperativen Pflegemaßnahmen ausführlich besprochen (► S. 151).

7.2.5 Urogynäkologische und geburtshilfliche Operationen

Bei den urogynäkologischen Operationen werden vaginale und abdominale Verfahren unterschieden. Bei den vaginalen wird meist ein Band unter die Urethra gelegt, um diese zu stützen. Dazu gibt es verschiedene synthetische Bänder, die im Becken fixiert werden. Bei den abdominalen Eingriffen werden Netze eingesetzt, die die Blase stabilisieren sollen. Bei der Operation nach Burch wird paraurethrales Gewebe an der Symphyse fixiert (► Kap. 14.3, ► S. 161).

Zu den geburtshilflichen Operationen zählen die vaginalen Entbindungsoperationen (z. B. die Zangenentbindung oder die Vakuumextraktion) sowie die Kaiserschnittentbindung (► Kap. 19.4, ► S. 273 ff).

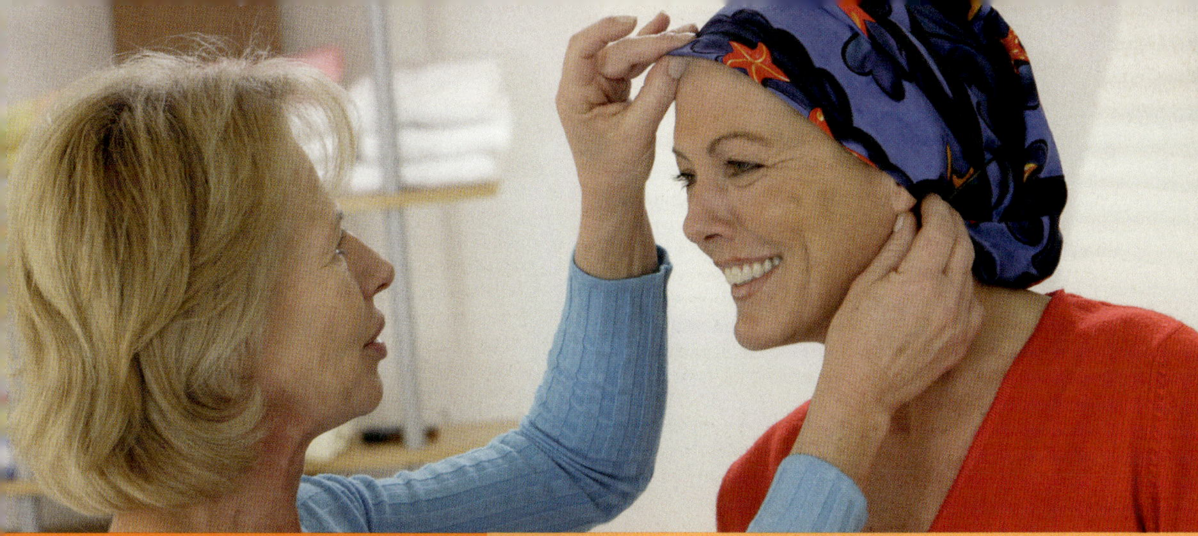

© JPC-PROD – Fotolia.com

Kapitel 8

Onkologische Pflege in der Gynäkologie

8.1 Grundlagen

Unabhängig davon, ob man in der Urologie, der Inneren oder der Gynäkologie arbeitet, wird man im Pflegeberuf immer wieder mit der Diagnose „Krebs“ konfrontiert.

In Deutschland ist das Mammakarzinom die häufigste Krebserkrankung bei Frauen (▶ Abb. 8.1). Jede 8.–10. Frau wird im Laufe ihres Lebens an einem Mammakarzinom erkranken. Daher ist die Gefahr, gerade an einer gynäkologischen Krebserkrankung zu sterben, ist nicht zu unterschätzen.

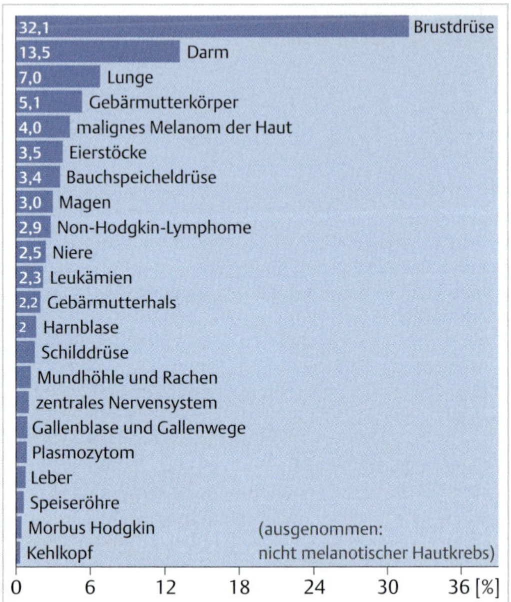

Abb. 8.1 Krebs in Zahlen. Prozentualer Anteil der häufigsten Tumorlokalisation an allen Krebsneuerkrankungen in Deutschland 2008 bei Frauen (© Robert Koch Institut, Zentrum für Krebsregisterdaten, Berlin).

8.1.1 Tumorkategorien und Epidemiologie

Je nach Wachstums- und Ausbreitungsverhalten werden Tumoren in folgende Kategorien unterteilt:

- benigner Tumor (gutartig)
- präkanzeröser Tumor („Vorkrebs“)
- semimaligner Tumor (semi = halb, maligne = bösartig, der Tumor wächst infiltrierend, metastasiert aber nicht)
- maligner Tumor (bösartig)

Die Einstufung eines Tumors als gut- oder bösartig erfolgt anhand ganz bestimmter Merkmale (▶ Tab. 8.1).

8.1.2 TNM-Klassifikation

Ein weiteres internationales Klassifizierungssystem für bösartige Tumoren ist das TNM-System. Die 3 Buchstaben T, N und M bezeichnen hierbei folgende Kategorien:

- **T** (für Tumor): Der Buchtstabe T repräsentiert Ausdehnung und Größe des Primärtumors.
- **N** (für Nodus lymphaticus, d. h. Lymphknoten): Er beschreibt das Fehlen oder Vorhandensein von regionären Lymphknotenmetastasen.
- **M** (für Metastase): Das M bezeichnet das Fehlen oder Vorhandensein von Fernmetastasen.

Ein ergänzender Zahlen- und Nummerncode ermöglicht, die Angaben weiter zu differenzieren. Möglich sind T1–T4, N0–N3 sowie M0 und M1. Dabei gibt die Null (N0, M0) an, dass Lymphknoten- oder Fernmetastasen nicht nachweisbar sind. Steht hinter den T- oder N-Angaben jedoch ein „X“, ist die Situation nicht beurteilbar.

Tab. 8.1 Unterscheidungsmerkmale benigner und maligner Tumoren (aus Schewior-Popp S, Sitzmann F, Ullrich L. Thiemes Pflege. Thieme 2012).

Kriterien	benigner Tumor	maligner Tumor
Wachstum	langsam, verdrängend, nicht zerstörend, tritt nicht in Blutgefäße ein	schnell, invasiv
Ausbreitung	lokalisiert	infiltrierend mit Zerstörung der Nachbargewebe, Ausstreuung von Tochterzellen
Abgrenzung zum gesunden Gewebe	exakte Tumorgrenzen (z. B. Hülle, Kapsel), bleibt gegen Umgebung verschiebbar	unklare bis keine Tumorbegrenzung, wächst in das umgebende Gewebe, dringt in Blutgefäße ein, oft nicht verschiebbar, mit Nachbargeweben verbacken
Differenzierung (Ausreifung)	gut differenziert, vollständige ausgereifte Zellen erkennbar, homologes Gewebe	viele atypische Zellen, unreife Zellen
Zellveränderungen	Zellen sind reif und differenziert, geringe mitotische Aktivität, keine oder wenige Zellveränderungen	Zellen sind unreif und undifferenziert, hohe mitotische Aktivität, viele Zellveränderungen, hohe Mutationsrate
Verlauf	langsamer Verlauf, keine Metastasen, i. d. R. Heilung nach Entfernung	kurzer Verlauf, häufig Rezidive, Metastasen, häufig letaler Verlauf

Die in den folgenden Kapiteln dargestellten gynäkologischen Tumoren werden jeweils nach diesem System eingeteilt (siehe z.B. ► S.97).

8.1.3 Prävention

Bevor man nun die Pflege von tumorerkrankten Frauen in der Gynäkologie betrachtet, sollte man auch über präventive Maßnahmen nachdenken:

- **Primärprävention:** Das Ziel der Primärprävention ist es, Erkrankungen zu verhindern, bevor sie entstehen. Oftmals kann nicht geklärt werden, wodurch eine Krebserkrankung ausgelöst wurde. Das liegt auch daran, dass häufig mehrere Faktoren zusammenwirken. Somit sollten bekannte Risikofaktoren (z.B. karzinogene Substanzen) vermieden und eine gesunde Lebensführung (ausgewogene Ernährung, Bewegung/Sport, nicht rauchen, Alkohol in Maßen) im Fokus eines jeden Menschen stehen.
- **Sekundärprävention:** Im Rahmen der Sekundärprävention soll ein Fortschreiten der Erkrankung verhindert werden. Hier stehen die Vorsorgeuntersuchungen im Vordergrund. Ziel ist es, Tumoren im frühen Stadium rechtzeitig zu erkennen, um somit eine höhere Heilungschance zu erzielen. Jede Krankenkasse hält hierzu eine Übersicht bereit, welche Vorsorgeuntersuchung ab welchem Alter sinnvoll ist.

8.2 Psychische Unterstützung der Patientin

8.2.1 Psychologische Aspekte der Krankheitsbewältigung

Jede Frau, die mit einer Tumorerkrankung konfrontiert wird, erlebt dies individuell unterschiedlich. Somit müssen sich die Pflegenden auf jede Patientin neu einstellen, da Erleben und Verarbeiten einer Tumorerkrankung immer anders verlaufen. Eine Krebserkrankung kann das gesamte Lebenskonzept und die Erwartungen an die Zukunft infrage stellen. Die Patientinnen müssen Bewältigungsstrategien finden, um mit der veränderten Lebenssituation zurechtzukommen. Man spricht hier von Coping. Ziel ist es, eine emotionale Stabilität zu schaffen.

Die Erkrankung hat Einfluss auf verschiedene Lebensbereiche der Patientin. Hierzu gehören emotionale Aspekte von Angst, Trauer oder Sorgen, sei es um sich selbst oder die Familie. Einschränkungen im Alltag oder im Beruf können weitere Probleme aufwerfen. Hinzu kommen körperliche Defizite, Schmerzen oder äußere Veränderungen wie der Verlust einer Brust oder Haarausfall infolge einer Chemotherapie.

Wie eine betroffene Patientin mit der Diagnose Krebs umgeht, hängt ganz individuell von ihrer Persönlichkeit, ihrer Lebenssituation, ihrem sozialen Umfeld und ihren Lebensentwürfen ab. Psychisch haben die Betroffenen viel zu bewältigen. Der ersten Schockphase folgt ein langer Prozess der Auseinandersetzung mit der Krankheit. Bis die neue Situation angenommen und akzeptiert werden kann, sind einige emotionale und psychische Hürden zu bewältigen.

Die Pflegenden sind hier vielfältig gefordert und müssen flexibel auf die emotionalen Schwankungen der Betroffenen reagieren (► Abb. 8.2). Empathie und Einfühlungsvermögen sind wesentliche Aspekte, aber auch ausreichend professionelle Distanz.

8.2.2 Kommunikation im Team gewährleisten

Um die Patientin optimal bei der Bewältigung ihrer Erkrankung zu unterstützen, spielt auch der Informationsfluss zwischen Arzt und Pflegepersonal eine wichtige Rolle. Damit nur die Informationen an die Patientin weitergegeben werden, die in der jeweiligen Situation auch sinnvoll sind, ist eine lückenlose Kommunikation zwischen dem behandelnden Team ausgesprochen wichtig. Es ist z.B. im Einzelfall angezeigt, bestimmte Informationen nicht verfrüht mitzuteilen, da die psychische Verfassung der Frau es nicht zulässt.

8.2.3 Unterstützende Coping-Strategien

Die Patientin selbst kann ihr Wohlbefinden steigern, indem sie sich Dingen widmet, die ihr Freude bereiten. Dies kann z.B. das Hören von Musik, ein Treffen mit

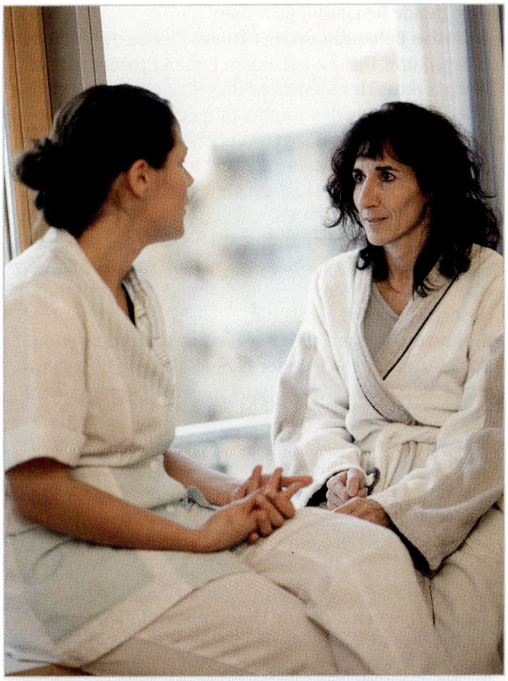

Abb. 8.2 Diagnose Krebs. Betroffene Frauen brauchen Unterstützung und Antworten auf viele Fragen. Gespräche helfen zudem, Ängste und Gefühle auszudrücken (nachgestellte Situation).

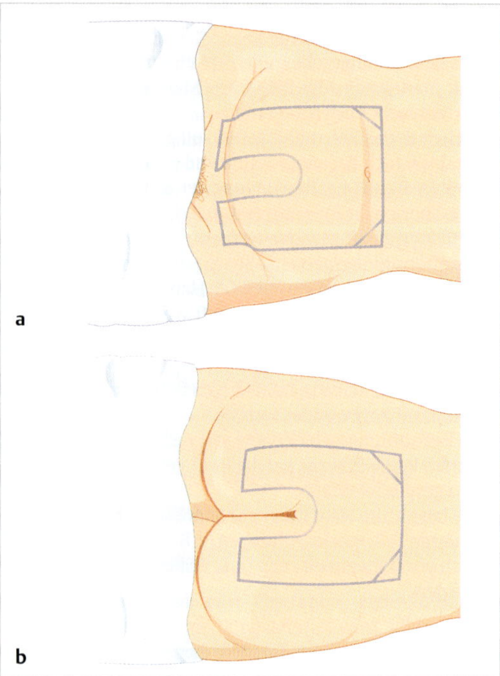

Abb. 8.4 Bestrahlung. Eingezeichnete Felder für die perkutane Bestrahlung bei einem Zervixkarzinom.

8

Merke

Nach einer Strahlentherapie muss die Pflege noch gut einen Monat weiter geführt werden. Außerdem ist die Haut erst 3 Monate später regeneriert und darf mindestens ein Jahr lang keiner UV-Strahlung ausgesetzt werden.

► **Auswahl der Kleidung.** Bei der Wahl der Kleidung sollte man auf Folgendes achten:

- Während der Behandlung sollte die Patientin nur Unterwäsche aus Naturfasern tragen, da synthetische Kleidung zu einem Hitzestau führen kann.
- Die Kleidung sollte nicht eng anliegen, damit Reibungen vermieden werden. T-Shirts können z. B. auf links gedreht werden, sodass die Naht nach außen zeigt.
- Bei Brustbestrahlungen sollte auf BHs verzichtet werden; ggf. können Bustiers – am besten über dem Unterhemd – getragen werden.
- Weite Unterhosen sind angezeigt, wenn die Bestrahlung im Bereich der Vulva oder des kleinen Beckens liegt.

Über alle Pflegemaßnahmen und Empfehlungen wird die Patientin informiert bzw. miteinbezogen. Auch aufgrund möglicher Nebenwirkungen (s. u.) ist während der Strahlentherapie mit einer Vielzahl von Fragen oder Problemen vonseiten der betroffenen Frau zu rechnen, die es zu klären gilt.

Pflege bei strahlentherapiebedingten Nebenwirkungen

Folgende pflegerische Maßnahmen sollten eingehalten werden, wenn während der Strahlentherapie Beschwerden auftreten:

► **Lunge.**

- Patientin ggf. auf konsequentes Nichtrauchen hinweisen.
- Inhalationen zur Sekretolyse durchführen.
- Atemstimulation und Atemgymnastik anbieten.

► **Gastrointestinaltrakt.**

- Mehrere kleine Mahlzeiten am Tag anbieten.
- Leicht verdauliche, proteinreiche Nahrungsmittel auswählen.
- Bei Appetitlosigkeit Wunschkost anbieten.
- Bei Durchfall und Erbrechen Flüssigkeit und Elektrolyte substituieren.
- Bei Beteiligung der Speiseröhre Mahlzeiten pürieren.
- Bei starker Abnahme des Gewichts ggf. auf Sondenernährung umstellen.

► **Harnblase.**

- Auf ausreichende Flüssigkeitszufuhr achten.
- Eventuell prophylaktische Antibiose oder Spasmolytika nach Anordnung verabreichen.
- Sorgfältige Intimhygiene gewährleisten.
- Regelmäßig Urin kontrollieren (Farbe, Geruch, Laboruntersuchungen).

► **Genitaltrakt.** Die Vagina ist während und nach einer Strahlenbehandlung im unteren Beckenbereich anfälliger für Infektionen, da die natürliche Bakterienflora gestört wird. Die Schleimhaut wird trockener und dünner.

- Reinigung der Vulva mit milder Seife oder speziellen Waschlotionen (keine alkoholhaltigen Substanzen wie Intimdeos).
- Auf Ausfluss und Entzündungszeichen achten.
- Wundgefühl ggf. durch kalte Kompressen und kurze kühle Sitzbäder abmildern. Kamillensitzbäder wirken reinigend und lindernd.
- Auf lockere und saugfähige Unterwäsche aus Baumwolle achten.
- Während der Radiatio täglich dexpanthenolhaltige Wundsalbe in die Vagina einführen (z. B. mithilfe eines kleinen Tampons; wenn keine Kontraindikationen: östrogenhaltige Salben).
- Zur Stabilisierung der Scheidenflora kann ggf. Substitution von Milchsäurebakterien erfolgen.
- Bei Störungen der Lubrikation (Feuchtwerden der Scheide) kann Gleitgel zum Einsatz kommen.
- Bei Verwachsungen oder Vernarbungen im Bereich der Vagina (einige Wochen oder Monate nach der Radiatio möglich) hilft ein Vaginaltrainer-Set (Dilatator).
- Wechseljahresbeschwerden aufgrund eines permanenten Ausfalls der Ovarialfunktion infolge der Radiatio können durch die Einnahme von Hormonpräparaten behandelt werden.

8.3.5 Chemotherapie

Definition

Zytostatika sind Substanzen, die das Wachstum und die Vermehrung von Zellen hemmen. Sie werden in erster Linie zur **Chemotherapie** bei Tumorerkrankungen verwendet.

Da es sich hierbei um sehr aggressive Substanzen handelt, ist im Umgang mit Zytostatika Vorsicht geboten (▶ Abb. 8.5). Eine Schulung ist unerlässlich. Schwangere dürfen mit diesen Medikamenten nicht in Kontakt kommen.

Zytostatika werden gemeinhin in mehreren Therapiezyklen verabreicht. Jeder Zyklus soll zu einer schrittweisen Verminderung der Tumormasse führen. Im therapiefreien Intervall lässt sich ein leichter numerischer Anstieg der Tumorzellen verzeichnen. Demgegenüber kann sich jedoch auch das in Mitleidenschaft gezogene Körpergewebe zwischen den Zyklen erholen. Um eine Resistenzentwicklung zu verzögern, erfolgt die Therapie vorwiegend als Kombinations-Chemotherapie durch Chemotherapeutika mit unterschiedlichen Wirkungsmechanismen.

Merke

Vor der Behandlung mit Zytostatika muss die betroffene Patientin aufgeklärt werden, wie die Behandlung abläuft und welche Nebenwirkungen auf sie zukommen können.

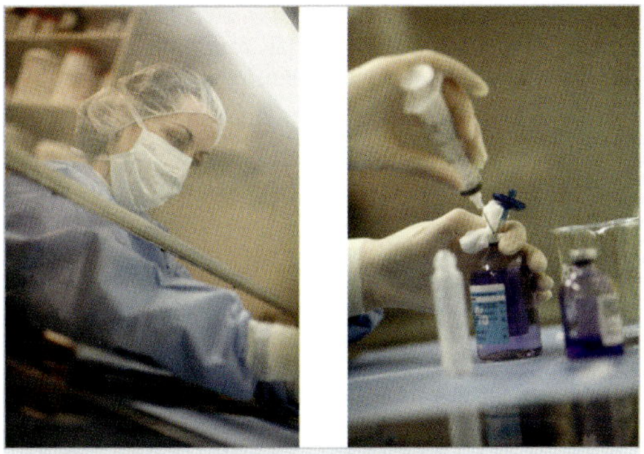

Abb. 8.5 Umgang mit Zytostatika. Zytostatika müssen für jede Patientin individuell und zeitnah zubereitet werden. Sie dürfen nur von speziell geschultem Personal in geeigneten Sicherheitswerkbänken zusammengestellt werden.

Nebenwirkungen der Zytostatika

Auch eine Therapie mit Zytostatika kann mit vielfältigen Nebenwirkungen einhergehen (▶ Tab. 8.2). Tumorzellen vermehren sich i. d. R. schnell. Zytostatika greifen daher in erster Linie Zellen mit einer hohen Teilungsrate an. Es gibt aber auch körpereigene Zellen mit hoher Teilungsrate. Sie sind z. B. im Knochenmark, den Schleimhäuten oder den Haarfollikeln zu finden, sodass diese Strukturen bevorzugt von den Nebenwirkungen betroffen sind.

Da eine Chemotherapie in Extremfällen sogar tödliche Folgen haben kann, muss die die Patientin während der Verabreichung der Zytostatika und auch danach noch

Tab. 8.2 Nebenwirkungen von Zytostatika (mod. nach Graefe KH, Lutz WK, Bönisch H. Duale Reihe Pharmakologie und Toxikologie. Thieme 2011).

Zeitfaktor	Nebenwirkungen
Sofortreaktionen (innerhalb von Stunden: reversibel)	• Übelkeit, Erbrechen, Diarrhö • allergische Reaktionen • Fieber • Blutdruckabfall
Frühreaktionen (innerhalb mehrerer Tage: reversibel)	• Knochenmarksuppression (Leukopenie, Thrombozytopenie, Anämie) • Immunsuppression • Schleimhautschäden (Mukositis, Stomatitis) • Haarausfall (Alopezie) • Dermatitis • Leberschädigung • Nierenschädigung • hämorrhagische Zystitis • Hyperurikämie (durch Tumorzerfall infolge der Chemotherapie)
verzögerte oder späte Reaktionen (nach Monaten bis Jahren: z. T. irreversibel)	• verzögerte Leukopenie und Anämie • Kardiomyopathie, Herzversagen • Polyneuropathien • interstitielle Pneumonie und Lungenfibrose • Azoospermie, Amenorrhö • Induktion von Zweittumoren

engmaschig beobachtet werden, um auf systemische oder lokale Nebenwirkungen adäquat reagieren zu können. Der Allgemeinzustand der Patientin muss sorgfältig beurteilt werden.

Pflege bei chemotherapiebedingten Beschwerden

Nachfolgend werden Maßnahmen aufgeführt, die Linderung bei Beschwerden während der Chemotherapie bringen sollen:

▸ **Schäden an der Mundschleimhaut.** Es kann u.a. zu Mundfäule (Stomatitis, Herpes-Virus I), Schleimhautentzündungen (Mukositis, ▸ Abb. 8.6) oder Soor (meist Candida albicans) kommen.

- Wichtig ist eine sorgfältige Mundhygiene. Es sollte eine weiche Zahnbürste verwendet werden, Gurgeln mit Kamillenextrakt wirkt entzündungshemmend.
- Die Patientin sollte auf schleimhautreizend wirkende Nahrungsmittel verzichten (Zitrusfrüchte, scharfe Gerichte). Nahrung oder Getränke sollten auch nicht zu heiß sein.
- Auf Nikotin und Alkohol sollte verzichtet werden.
- Ist es dennoch zu einer Entzündung gekommen, helfen Salben oder anästhesierende Lutschtabletten.

8

▸ **Übelkeit und Erbrechen.**

- Bei Übelkeit und Erbrechen muss nach Arztanordnung eine geeignete medikamentöse Therapie eingeleitet werden.
- Schon beim ersten Zyklus müssen eine antiemetische Prophylaxe und Therapie erfolgen.
- Sehr zucker- und fetthaltige Speisen sollten gemieden werden.

▸ **Diarrhö.**

- Bei Erbrechen und Diarrhö auf ausreichende Flüssigkeitszufuhr achten. Auch hier kann eine medikamentöse Therapie (z. B. mit Loperamid) notwendig sein.

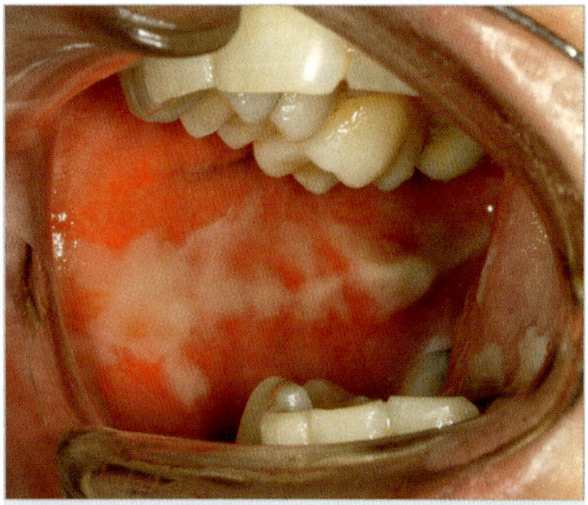

Abb. 8.6 Schwere orale Mukositis.

▸ **Schädigung der Haarzellen (Haarausfall):** Die meisten Patientinnen empfinden vor allem den Haarausfall, der bei einer Zytostatikatherapie auftreten kann, als psychisch besonders belastend. Auch wenn nach der Behandlung die Haare wieder wachsen, beschämt dies viele Frauen, da gerade die Haare häufig ein Ausdruck ihrer Weiblichkeit sind.

- Empfohlen werden eine schonende Haarpflege mit milden Shampoos und die Verwendung einer weichen Bürste.
- Der Haarausfall kann durch das Tragen einer Perücke, einer Mütze oder eines Tuches kaschiert werden (diese schützen zudem vor UV-Licht).

▸ **Tumorlyse-Syndrom.** Manche Tumoren reagieren so empfindlich auf die Chemotherapie, dass schnell sehr viele Tumorzellen zerstört und in der Folge viele Inhaltsstoffe aus diesen Zellen in die Blutbahn freigesetzt werden. Dies kann zu metabolischen Entgleisungen, wie z. B. Hyperurikämien, führen.

- Hier sollten reichlich Flüssigkeit und ggf. Allopurinol gegeben werden.

▸ **Knochenmarksuppression.** Im Knochenmark bedingt der Einsatz von Zytostatika häufig eine eingeschränkte Blutbildung mit daraus resultierender Anämie (Mangel an roten Blutkörperchen), Leukopenie (Mangel an weißen Blutkörperchen) und Thrombozytopenie (Mangel an Blutplättchen). ▸ Tab. 8.3 zeigt in diesem Zusammenhang auftretende Symptome, auf die die Pflegeperson und nicht zuletzt auch die Patientin achten sollte, sowie die entsprechend zu ergreifenden Maßnahmen.

▸ **Fatigue-Syndrom.** Dieses Syndrom stellt einen krankhaften Ermüdungszustand dar, der z. B. durch einen ausreichenden Schlaf oder ausgedehnte Pausen nicht zu beseitigen ist. Die Betroffenen sind permanent geistig und körperlich erschöpft, haben aber dennoch oft Schlafprobleme. Die Ursachen sind bislang nicht eindeutig geklärt. Man geht davon aus, dass mehrere Faktoren (Therapien, Veränderungen der Blutzusammensetzung, Ernährung) eine Rolle spielen.

Symptomatische Besserung erreicht man ggf. durch:

- angepasste körperliche Betätigung, leichtes Ausdauertraining
- Entspannungsübungen
- optimale Schlafbedingungen
- gesunde Ernährung mit mehreren kleinen Mahlzeiten und ausreichender Flüssigkeitszufuhr
- ggf. Gabe von Antidepressiva

▸ **Paravasate.** Wenn im Rahmen der Infusionstherapie verabreichte Substanzen nicht in das Blutgefäß, sondern in das umgebende Gewebe fließen, spricht man von einem Paravasat (▸ Abb. 8.7). Vor allem Zytostatika können an der betroffenen Stelle schwere Schäden mit Gewebsuntergang hervorrufen.

Um ein Paravasat zu vermeiden, sollte die Patientin schon bei den ersten Anzeichen (Schmerzen, Schwellung) das Pflegepersonal benachrichtigen. Falls es wirklich zur Paravasat-Bildung gekommen ist, muss man die Maßnah-

Tab. 8.3 Auswirkungen der Knochenmarksuppression und entsprechende Maßnahmen.

Störung	Symptome	Maßnahmen
Anämie	• Leistungsabfall/schnelle Ermüdbarkeit • Blässe • Kopfschmerzen/Synkopen • Tachykardie/Angina-pectoris-Beschwerden	• Erythrozytenkonzentrate, evtl. Erythropoetin[1]
Leukopenie	• Zeichen einer Infektion wie Fieber, Schüttelfrost, Husten, Atemnot, Schluckbeschwerden oder Schmerzen beim Wasserlassen	• Antibiotika • Antimykotika • ggf. G-CSF[2] • ggf. Umkehrisolation zum Infektionsschutz
Thrombozytopenie	• Petechien (flohstichartige Hautblutungen) • gehäuftes Vorkommen von Hämatomen, z. T. ohne nachvollziehbares Trauma • häufiges Zahnfleisch- oder Nasenbluten	• Thrombozytenkonzentrate • keine i. m.-Injektionen verabreichen (es besteht die Gefahr von Einblutungen in den Muskel) • Ausscheidungen auf Blutbeimengungen beobachten • Blutungen rechtzeitig erkennen (auf Hämatome achten) • Bewusstsein kontrollieren (auf Tachykardie, Hypotonie achten → zerebrale Blutungen)

[1] Erythropoetin: Hormon, das überwiegend in den Nieren gebildet wird und während der Blutbildung als Wachstumsfaktor für die Erythrozytenbildung fungiert.
[2] G-CSF: Der Granulozyten-Kolonie stimulierende Faktor ist ein Hormon, das in verschiedenen Körpergeweben gebildet wird und die Bildung von Granulozyten im Knochenmark stimuliert.

men einleiten, die vom Krankenhaus vorgeschrieben sind. Diese können von Haus zu Haus variieren. In jedem Fall muss die Infusion sofort beendet und die betroffene Stelle beobachtet werden. Man kann den Infusionsschlauch entfernen und versuchen, mithilfe einer Spritze noch Reste der Infusionsflüssigkeit zu aspirieren.

Merke M!

Paravasate sind immer Notfälle!

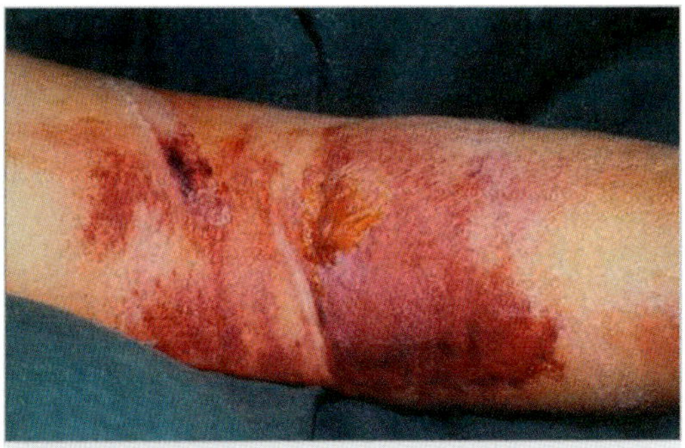

Abb. 8.7 Paravasat. Nekrose nach paravenöser Injektion eines Zytostatikums.

8.4 Sterbebegleitung

8.4.1 Psychische Aspekte des Trauer- und Sterbeprozesses

Die individuelle und patientenorientierte Begleitung Sterbender fordert den Pflegenden immer wieder ein hohes Maß an psychischer und physischer Kompetenz ab. Neben allen körperlichen Einschränkungen stellt allein die seelische Auseinandersetzung für die Patientinnen eine enorme Belastung dar, die es psychisch zu begleiten gilt. Obwohl dieser letzte Lebensabschnitt ausgesprochen persönlich und individuell ist, können hier die *Bewältigungsstrategien nach Elisabeth Kübler-Ross* Orientierung geben. Die Autorin beschrieb 5 Phasen des psychischen Trauer- und Sterbeprozesses (1969), die heute noch ihre Geltung haben:

- **Verleugnung:** Die Erkrankung wird zunächst von der Patientin geleugnet und ggf. auf eine fehlerhafte Untersuchung, Verwechslungen oder mangelnde Fähigkeiten der Ärzte zurückgeführt. Hier ist es wichtig, gesprächsbereit zu sein, wenn die Patientin die Bereitschaft dazu zeigt.
- **Zorn:** Die Betroffene ist neidisch auf die, die gesund sind und ihren normalen Alltag weiterleben dürfen. Dies kann zu starken Aggressionen führen, die dann auch schon einmal das Klinikpersonal treffen. Man darf sich in einem solchen Fall nicht persönlich angegriffen fühlen. Entscheidend ist ein hohes Maß an Empathie, um der Patientin Verständnis und Hilfe zukommen zu lassen.

- **Verhandeln:** Diese Phase ist kurz und tritt oft nicht öffentlich zutage. Ziel ist es, z. B. durch verstärkte kirchliche Aktivität oder großzügige Spenden eine Belohnung im Sinne eines längeren Überlebens oder Schmerzreduktion zu erhalten, oder es wird um einen Aufschub verhandelt, z. B. um die Geburt des ersten Enkels noch mitzuerleben. Es macht keinen Sinn, falsche Zusicherungen zu machen. Man sollte aber auch keine Hoffnungen auf Realitätsniveau zurückschrauben, sondern die Wünsche der Patientin als solche akzeptieren.
- **Depression:** In dieser Phase stehen Angst und Verzweiflung gepaart mit innerer Leere und dem Gefühl der Sinnlosigkeit im Vordergrund. Man trauert um das, was man bereits verloren hat (z. B. nach Mastektomie) und hat Angst vor dem, was kommen wird, sei es in Bezug auf sich selbst oder seine Familie. Man sollte gewährleisten, dass die Patientin über ihre Trauer sprechen kann, und ihr das Gefühl geben, dass sie nicht allein ist. Diese Phase kann auch für die Pflegeperson mit einer erheblichen psychischen Belastung verbunden sein.
- **Akzeptanz:** In dieser Phase nimmt die Patientin ihr Schicksal an. Es kommt oft zu einer physischen und psychischen Erschöpfung. Sie schläft viel und das Interesse an Gesprächen oder lieb gewordenen Beschäftigungen lässt stark nach. Der Versuch, die Patientin zu motivieren oder abzulenken, wird von ihr u. U. als Belastung empfunden. Man sollte dies nicht als Zurückweisung interpretieren.

Hieraus wird ersichtlich, welch eine große Rolle Gespräche mit der betroffenen Frau spielen, da diese oftmals zuerst offene Fragen an die Pflegenden stellt oder mit diesen über ihre Gefühle spricht. So kann deutlich werden, wie die Patientin zu ihrer Erkrankung steht. Wichtig ist auch das soziale Umfeld der Patientin, das ihr Hilfe und Halt geben kann.

Unterstützend können auch verschiedene andere Hilfen sein, wie z. B. ein Krankenhausseelsorger oder Mitglieder einer Selbsthilfegruppe. Diese sollten jedoch nur nach Rücksprache mit der Patientin hinzugezogen werden.

8.4.2 Palliative-Care-Konzept

Trotz der vielfältigen und modernen Therapien in der Tumorbehandlung können viele Erkrankte nicht geheilt werden. Die palliative Behandlung versteht sich als eine lindernde Therapie, die tumorbedingte Beschwerden mildert.

Kernpunkt der palliativen Pflege bzw. des Palliative-Care-Konzepts ist nicht nur die Pflege im engeren Sinn, sondern die aktive Orientierung an den Wünschen, Bedürfnissen und Möglichkeiten des unheilbar Kranken. Die Lebensqualität des Menschen steht hier im Vordergrund, die nicht durch belastende oder intensive Therapien weiter beeinträchtigt werden sollte. Wichtig sind auch das Einbeziehen von Bezugspersonen der Patientin sowie eine Vernetzung ambulanter und stationärer Maßnahmen.

Es geht um ein würdevolles Sterben und nicht zuletzt auch darum, wie dies im durchstrukturierten Arbeitsalltag der Pflegenden zum Wohle der Patientin praktiziert wird.

M!

Merke

Wer mit onkologischen Patienten arbeitet, muss sich darüber bewusst sein, dass man sehr oft mit Schmerzen, Leiden und dem Sterben konfrontiert wird. Von den Pflegenden werden ein hohes Maß an psychischer Stabilität und eine große Belastbarkeit gefordert. Sinnvoll ist es, Supervisionen oder Weiterbildungsangebote zu nutzen, um der Belastung im Arbeitsalltag weiterhin gewachsen zu sein.

Teil II

Gynäkologische Erkrankungen

II

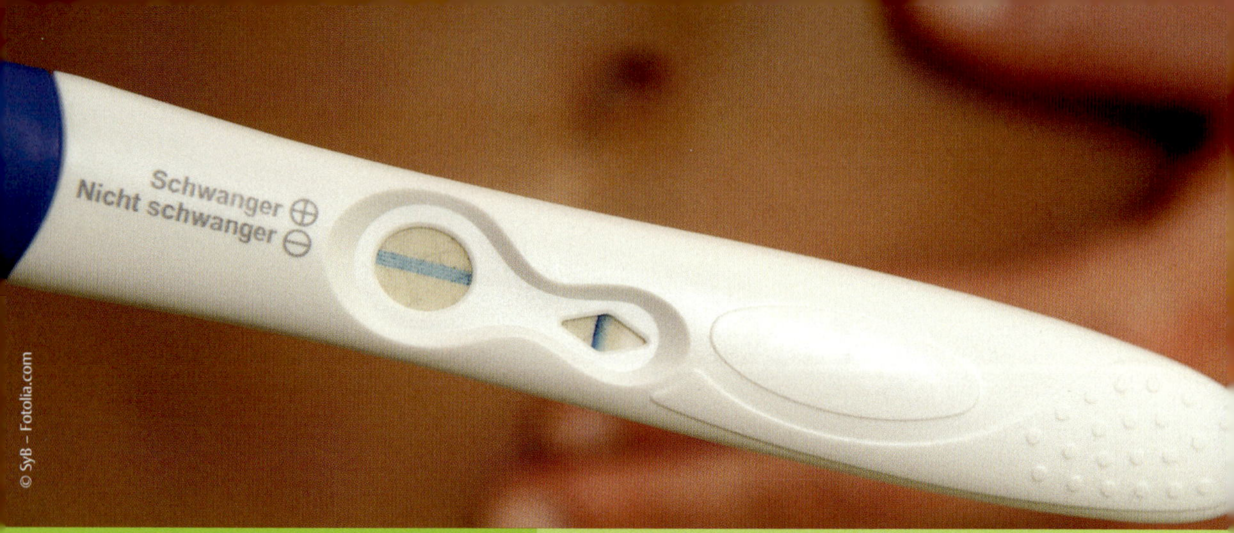

Kapitel 9

Sterilität und Infertilität

9.1 Definition

Definition

Wenn es trotz regelmäßigen Geschlechtsverkehrs (2-mal pro Woche) innerhalb eines Jahres nicht zu einer Schwangerschaft kommt, spricht man von **Sterilität**. Man unterscheidet eine primäre Sterilität, bei der die Frau noch niemals schwanger war, von einer sekundären Sterilität, bei der nach einer Schwangerschaft keine weitere eintritt.

Infertilität ist das Unvermögen, eine entstandene Schwangerschaft auszutragen.

Ab dem 35. Lebensjahr sinkt die Fruchtbarkeitsrate bei der Frau stark ab. Das liegt daran, dass sich die Eizellen nicht vermehren können. Bereits im fetalen Alter nimmt die Anzahl der Eibläschen (Follikel) ständig ab. Mit Beginn der Pubertät gehen in jedem Zyklus reichlich Follikel zugrunde. Wenn diese „aufgebraucht" sind, kann der Eierstock nicht mehr genügend Hormone zu Verfügung stellen. Die Wechseljahre setzen ein.

Merke

Die normale Fertilisierungs- bzw. Schwangerschaftsrate liegt beim Menschen bei 80–85 % pro Jahr, d. h., 80–85 von 100 Frauen sind nach einem Jahr schwanger, wenn das Paar auf Verhütungsmittel verzichtet.

Männer bleiben bis ins hohe Alter zeugungsfähig, weil bei ihnen die Samenzellen nach Verbrauch nachgebildet werden. In Deutschland bleiben ca. 10 % der Paare ungewollt kinderlos. Die Ursachen teilen sich ungefähr gleich zwischen Mann und Frau auf, wobei aber auch in 15 % der Fälle beide Partner Störungen aufweisen. In 10–20 % der Fälle kann keine Ursache gefunden werden.

Die ungewollte Kinderlosigkeit ist ein schwieriges Problem für das betroffene Paar. Oft sind es nicht nur körperliche Faktoren, die ein Hemmnis darstellen. Die psychosoziale Situation spielt ebenso eine große Rolle. Gerade, wenn sich ein Paar in eine Therapie begibt, kommt noch ein enormer Erwartungsdruck hinzu. So ist für die Diagnostik und Therapie von Sterilitätspatienten die Berücksichtigung psychosomatischer Aspekte hilfreich.

9.2 Ursachen

9.2.1 Ursachen bei der Frau

Die Ursachen der Sterilität sind zu 60 % hormonell bedingt. Anatomische Ursachen sind mit 15 % seltener. In 25 % der Fälle liegen vaginale, psychische oder extragenitale wie z. B. genetische Ursachen vor.

Hormonelle Störungen

Hormonelle Störungen betreffen entweder die „zentrale" Achse, also das hypothalamisch-hypophysäre System, FSH (follikelstimulierendes Hormon) und LH (luteinisierendes Hormon), oder das Ovar selbst.

Merke

Ein erhöhter Prolaktinspiegel stört die empfindliche Zusammenarbeit zwischen dem Gonatropin-Releasing-Hormon (GnRH) und den hypophysären Hormonen FSH und LH.

Weitere Ursachen sind:

- Stress
- Adipositas
- Untergewicht (v. a. bei Essstörungen: hier gilt die kritische Körpergewichtsgrenze von etwa 48 kg)
- Hochleistungssport

Erkrankungen im Bereich der Hypophyse (z. B. Adenome) können die Sekretion von LH und FSH beeinträchtigen. Die hormonellen Störungen führen zu Unregelmäßigkeiten im Menstruationszyklus und zu ovariellen Funktionsstörungen und somit zu Sterilität, manchmal auch zum Ausbleiben der Regelblutung (Amenorrhö).

In 30 % der Fälle kann das Ovar für die Sterilität verantwortlich gemacht werden. Hier kommen sehr unterschiedliche Störungen infrage (▶ Kap. 12):

- genetische Ursachen und Fehlbildungen (z. B. Turner-Syndrom)
- zystische Veränderungen
- polyzystisches Ovarsyndrom (Stein-Leventhal-Syndrom)
- Ovarialtumoren
- Endometriose im Ovar (Schokoladenzysten)
- Follikelreifungsstörungen
- Corpus-luteum-Insuffizienz

Störungen der Ovartätigkeit

Definition

Liegt die Ursache der Störung im Ovar selbst, d. h., das Ovar kann auf die von der Hypophyse ausgeschütteten Hormone LH und FSH nicht reagieren, spricht man von **primärer ovarieller Insuffizienz**.

Follikelreifungsstörungen

Follikelreifungsstörungen ergeben sich aus einer mangelnden Stimulation durch FSH. Es kommt zwar zum Wachsen der Follikel, aber die letzte Ausreifung und der Eisprung unterbleiben. In diesen Fällen kommt es immer wieder zur Ausbildung von sog. funktionellen Zysten, da die nicht gesprungenen Follikel weitere Flüssigkeit aufnehmen (Follikelpersistenz). Solche Zysten können selbst Hormone (vor allem Östrogene) produzieren, die das Zyklusgeschehen noch weiter aus dem Gleichgewicht bringen.

> **Merke**
> Follikelreifungsstörungen führen häufig zu Follikelzysten, die ihrerseits den Zyklus negativ beeinflussen.

Corpus-luteum-Insuffizienz

Von einer Corpus-luteum-Insuffizienz (zu schwacher Gelbkörper) spricht man, wenn das Progesteron aus dem Corpus luteum nicht ausreicht, um die für die zweite Zyklushälfte vorgesehene Veränderung an der Gebärmutterschleimhaut durchzuführen. Die Einnistung der befruchteten Eizelle wird verhindert und es kommt zu sehr frühen Aborten, die die Patientinnen meist nicht bemerken.

Diagnostisch gibt der Verlauf der Basaltemperaturkurve (▶ S. 35) Aufschluss. Die mitzyklisch angestiegene Temperatur sinkt zu früh wieder ab oder die Temperatur steigt treppenartig an. Therapeutisch kann versucht werden, die Lutealphase durch Gestagene zu unterstützen. Diese werden vorzugsweise vaginal verabreicht.

Veränderungen am Eileiter

Voraussetzung für das Eintreten einer Schwangerschaft ist die Durchgängigkeit der Eileiter. Diese kann jedoch beeinträchtigt bzw. vollständig aufgehoben sein, wenn durch vorausgegangene Infektionen der Eileiter und Eierstöcke Verklebungen entstanden sind, die die Eileiter undurchgängig machen. Dies führt in der Folge zur Sterilität.

> **Merke**
> Vorausgegangene Adnexentzündungen, v.a wenn Chlamydien beteiligt waren, sind häufig Ursache für primäre und sekundäre Sterilität, weil es zu Verklebungen der Eileiter gekommen ist.

Eine Endometriose kann ebenfalls in erheblichem Ausmaß die Tuben verkleben oder sie in ihrer Beweglichkeit so beeinträchtigen, dass sie das sprungreife Ei nicht mehr erreichen können. Bauchoperationen, manchmal auch eine Blinddarmoperation, können durch Verwachsungen die Fertilität beeinflussen. Das Flimmerepithel der Tuben ist sehr empfindlich. Rauchen lähmt die Bewegung und mindert so die Empfängnisfähigkeit. Auch das hormonelle Gleichgewicht nimmt Einfluss auf die Bewegungen der Flimmerhaare.

Uterine Ursachen

In seltenen Fällen ist die Gebärmutter die Ursache für eine Sterilität. Myomknoten kommen eher als Ursache für wiederholte Fehlgeburten infrage, können aber auch Schwangerschaften ganz verhindern. Die nicht so seltenen Fehlanlagen des Uterus sollten im Rahmen der Diagnostik ausgeschlossen sein.

Tab. 9.1 Befunde und Ursachen der weiblichen Infertilität und Sterilität.

diagnostisches Vorgehen	Befunde	mögliche Ursachen
Anamnese	s. gynäkologische Anamnese, Arbeitsplatz, Rauchen	
Basaltemperatur	kein Anstieg	anovulatorischer Zyklus Amenorrhö?
	verzögerter Temperaturanstieg	Follikelreifungsstörung
	treppenförmiger Temperaturanstieg vorzeitiger Temperaturabfall	Corpus-luteum-Insuffizienz
gynäkologische Untersuchung	auffälliger Tastbefund	Fehlbildung, Myom, Tumor, Zyste
	schmerzhafter Tastbefund	Entzündung, Endometriose
	Zervixschleim ungünstig	Östrogenmangel, Zervixveränderungen
Vaginalsonografie in der Zyklusmitte	Endometriumdicke zu niedrig	Östrogenmangel
	kein Follikel sprungbereit	Follikelreifungsstörung
Hormonstatus	TSH erhöht oder erniedrigt	Schilddrüsenfunktionsstörung
	Testosteron erhöht	weitere Abklärung notwendig
	Prolaktin erhöht	weitere Abklärung notwendig
Hormontests	negativ	kein reaktionsfähiges Endometrium
Postkoitaltest nach Sims-Huhner	keine bzw. zu wenig mobile Spermien	Antikörper im Zervikalsekret, Dysmukorrhö
Hysterosalpingografie, Kontrastsonografie	Stenose	verklebte Eileiter, Fehlbildung, Myome
Laparoskopie mit Chromopertubation	Stenose	verklebte Eileiter, Fehlbildung, Myome

Der *Zervixschleim* spielt für die Fertilität eine besondere Rolle. Deshalb kann die Selbstbeurteilung der Konsistenz des Schleims als Verhütungsmethode angewendet werden (s. Billings-Methode, ▸ S. 35). Natürlich kann man mit der gleichen Methode auch ein Empfängnisoptimum bestimmen. Ist die Schleimbildung gestört, spricht man von *Dysmukorrhö*. Ursachen sind meist hormonelle Störungen. In ▸ Abb. 9.1 sind 2 Untersuchungsmethoden des Zervixschleims dargestellt.

Eine weitere Sterilitätsursache ist die Entfernung des für die Empfängnis wichtigen Zervixdrüsenfeldes, z. B. durch eine vorangegangene Konisation oder als Folge einer Geburtsverletzung. Dann finden die Spermien kein günstiges Milieu vor und sind in ihrer Lebensdauer vermindert.

In sehr seltenen Fällen bildet die Frau *Antikörper* gegen die Spermien des Mannes. Diese werden dann ins Zervixsekret abgegeben und lähmen die Spermien. Liegt ein solcher Fall vor, kann das Paar durch den Gebrauch von Kondomen über einen bestimmten Zeitraum die Befruchtungschancen verbessern. Die Antikörperbildung wird durch den fehlenden Reiz unterbrochen. Um eine Empfängnis zu erreichen, werden dann die Kondome zum Befruchtungsoptimum weggelassen.

Sonstige Faktoren

Neben den genitalen Erkrankungen können auch *extragenitale Veränderungen* zur Sterilität beitragen. Aus der Fülle der Möglichkeiten sind v. a. wegen ihrer Häufigkeit die Schilddrüsenunter- und -überfunktion zu nennen. Schwere allgemeine Erkrankungen wie ein schlecht eingestellter Diabetes mellitus, Alkohol- und Drogenabhängigkeit, Dialysepflichtigkeit oder schwere innere Erkrankungen können zur Sterilität führen. Hier muss vor einer Therapie aber auf jeden Fall sorgsam ein eventuelles Schwangerschaftsrisiko gegen den Kinderwunsch abgewogen und mit dem betroffenen Paar besprochen werden.

9.2.2 Ursachen beim Mann

Für die Sterilität des Mannes gibt es ebenfalls zahlreiche Ursachen. Einen Überblick gibt ▸ Tab. 9.2.

9.3 Diagnostik

9.3.1 Anamnese und klinische Untersuchung

Bei der Sterilitätsberatung ist es besonders wichtig, beide Partner mit einzubeziehen. Zunächst wird die Anamnese erhoben, bei der auch nach dem Stand der Aufklärung geforscht werden sollte. Dabei spielen Sexualpraktiken und Konzeptionsoptima eine nicht zu unterschätzende Rolle. Umweltfaktoren, Arbeitsplatz und Arbeitszeiten sowie psychische Faktoren sind zu beachten.

Nach der Anamnese erfolgt die gynäkologische Untersuchung mit besonderer Beachtung der Zervix und des Zervixschleims.

9.3.2 Sonografie

Eine Ultraschalluntersuchung kann weiteren Aufschluss geben. Mit der Sonografie kann normalerweise in der Zyklusmitte ein reifer, d. h. sprungbereiter Follikel nachgewiesen werden (▸ Abb. 9.2).

9.3.3 Beobachtung des Menstruationszyklus

Ist die hormonelle Regulation gestört, ist als nächster Schritt die Beobachtung des Menstruationszyklus notwendig. Hierzu wird die Patientin gebeten, für die nächsten 3 Monate die Basaltemperatur zu messen und zu dokumentieren (▸ S. 35). Zu erwarten ist ein mitzyklischer Anstieg um ca. 0,5 °C. Diese Temperaturerhöhung sollte 12–14 Tage anhalten.

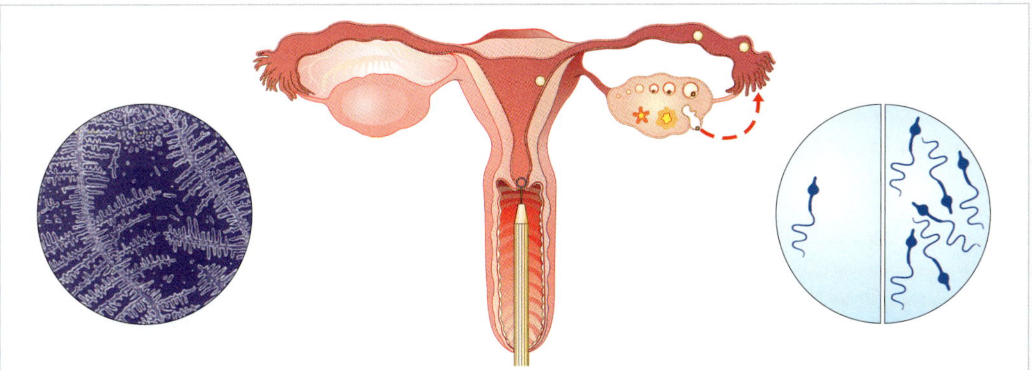

Abb. 9.1 Farnkraut- und Postkoitaltest. Links: Zeigt der Zervixschleim beim Farnkrauttest ein positives Farnkrautphänomen, liegt eine gute Empfängnisbereitschaft vor. Rechts: Beim Postkoitaltest nach Sims-Huhner wird der Zervixschleim nach einem Geschlechtsverkehr auf mobile Spermien untersucht.

Tab. 9.2 Befunde und Ursachen der männlichen Sterilität.

diagnostisches Vorgehen	Befunde	mögliche Ursachen
Anamnese	Mumps, Hodenhochstand, Varikozele, Arbeitsplatz, Rauchen Kohabitationsstörung	Fragen nach Voroperationen, Hormonbehandlungen als Kind, Verhalten
körperliche Untersuchung	Gynäkomastie	zu viel Östrogen (Leberschaden?)
	untypische Fettverteilung untypischer Haarwuchs Leistenhoden, Tumor	zu wenig Testosteron
	palpable Bläschendrüsen	Z. n. Nebenhodenentzündung
	Balanitis	Infektion
	Hypospadie, Phimose	angeboren oder erworben
Sonografie des Skrotums	Varikozele	angeboren oder erworben (Z. n. Leistenbruchoperation)
Hormonstatus	pathologisch	Zellschaden des Hodens
Spermiogramm	pathologisch bzw. keine Spermien	s. Anamnese
	erniedrigter Fruktosegehalt des Seminalplasmas	Z. n. Entzündung, idiopathisch Zellschaden des Hodens

9.3.4 Hormonelle Provokationstests

Besteht eine Amenorrhö, sind hormonelle Provokationstests möglich, um die Ursache der Störung zu finden. Hormonuntersuchungen sollten die Schilddrüsenhormone und das Prolaktin umfassen. Je nach Ergebnis erfolgen weitere diagnostische Schritte.

Der Postkoitaltest nach Sims-Huhner macht eine Aussage über die Anzahl vitaler Spermien im Zervixschleim der Frau. Dazu wird 12 Stunden nach einem Geschlechtsverkehr ein Abstrich aus der Zervix im Mikroskop betrachtet. Mit diesem Test können mehrere Störfaktoren ausgeschlossen werden (▸ Abb. 9.1).

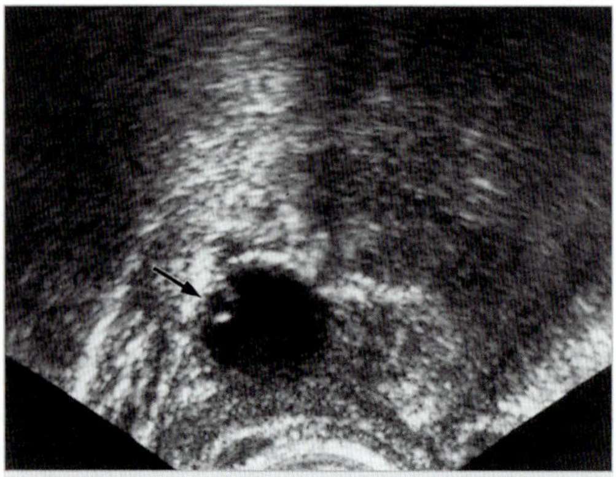

Abb. 9.2 **Follikelreifung.** Ein vaginal durchgeführter Ultraschall zeigt einen sprungbereiten Graaf-Follikel. Der Pfeil deutet auf den Eihügel (▸ S. 20) hin.

9.3.5 Abklärung des Tubenfaktors

Hierzu sind 2 Verfahren möglich. Zum einen kann Ultraschall-Kontrastmittel über den Muttermund in die Gebärmutterhöhle gespritzt werden. Der Austritt über die Eileiter kann sonografisch verfolgt werden. Hierzu ist keine Narkose notwendig. Eine weitergehende Aussage lässt die Bauchspiegelung (Laparoskopie, ▸ S. 57) zu, die mit einer Gebärmutterspiegelung (Hysteroskopie, ▸ S. 56) kombiniert werden sollte. Hierzu wird in Narkose zunächst die Gebärmutter von innen betrachtet. Manche Geräte erlauben auch gleich die Entfernung von evtl. vorhandenen Verwachsungen oder Myomen.

Bei der folgenden Bauchspiegelung wird der gesamte Bauchraum eingesehen. Verwachsungen, eine Endometriose oder Fehlbildungen können so ausgeschlossen werden. Über einen Adapter wird mit blauem Farbstoff eingefärbte Kochsalzlösung ins Cavum gespritzt. Von innen sieht man den Farbaustritt aus den Tuben (s. Chromopertubation, ▸ S. 57).

9.4 Therapie

9.4.1 Hormonelle Therapie

Ein häufig eingesetztes Medikament ist Clomifen. Es wirkt als Antiöstrogen und führt so zu einer vermehrten Freisetzung von LH und FSH. Mithilfe von Clomifen kann bei leichteren Störungen eine Ovulation ausgelöst werden.

Bei schwereren Störungen stehen unterschiedliche therapeutische Hormonpräparate zur Verfügung. Sie werden unter engmaschiger sonografischer Kontrolle meist subkutan verabreicht. Zum Auffinden des optimalen Befruchtungszeitpunktes werden die Anzahl und die Größe der Follikel beurteilt (▸ Abb. 9.3).

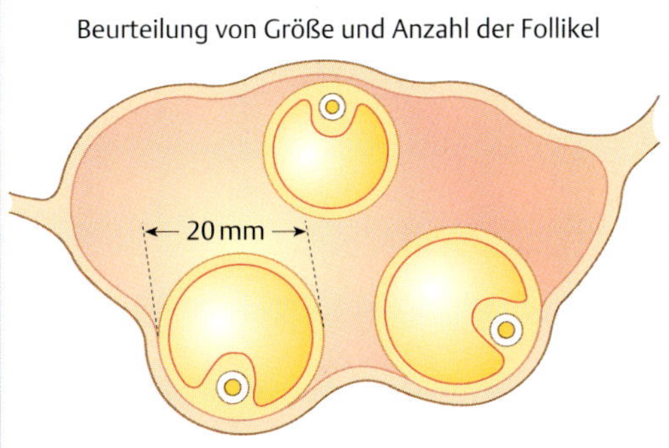

Abb. 9.3 Follikulometrie. Im Rahmen der Sterilitätstherapie wird mittels Ultraschall ausgemessen, ob sprungreife Follikel herangewachsen sind.

Merke

Ein Problem bei dieser Hormontherapie ist das sog. Überstimulationssyndrom, bei dem zu viele Follikel herangewachsen sind. Es entstehen sehr große Ovarialzysten, Aszites und Ödeme.

Gefährdet sind die Patientinnen wegen der Elektrolytverschiebung und der Gefahr von Thrombosen. Außerdem ist die Mehrlingsrate bei einem solchen Verfahren bis zu 8-fach erhöht. Bei Patientinnen mit zu vielen männlichen Hormonen wird Kortison eingesetzt. Schilddrüsenfunktionsstörungen werden entsprechend behandelt. Ist der Prolaktinspiegel zu hoch, wird dieser medikamentös gesenkt (z. B. mit Bromocriptin [Pravidel], s. a. „Abstillen", ▶ Kap. 21.2.3, ▶ S. 305).

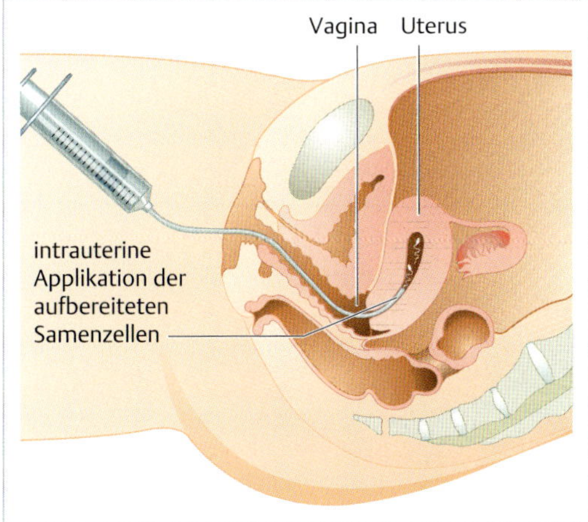

Abb. 9.4 Insemination. Das aufbereitete Ejakulat wird direkt in die Gebärmutter eingespritzt.

9.4.2 Insemination

Um ein minderwertiges Spermiogramm aufzubessern und die Chancen auf eine Befruchtung zu vergrößern, besteht die Möglichkeit der Insemination. Hierzu wird das Ejakulat aufbereitet und entweder mittels Portiokappe zum Gebärmutterhals geführt oder direkt in die Gebärmutter eingebracht (▶ Abb. 9.4). Wenn Spermien eines Spenders verwendet werden, spricht man von *heterologer* Insemination, bei Spermien vom eigenen Partner von *homologer* Insemination.

9.4.3 Künstliche Befruchtung (IVF und ICSI)

Weiterführende und technisch hoch differenzierte Methoden der extrakorporalen Befruchtung sind erst seit den späten 70er Jahren entwickelt worden („Retortenbaby").

In-vitro-Fertilisation (IVF)

Für die In-vitro-Fertilisation (IVF) werden zunächst durch Überstimulation genügend reife Follikel erzeugt. Diese punktiert man unter Ultraschallkontrolle und gewinnt die Eizellen. Im Reagenzglas werden jetzt Spermien des Mannes (oder eines anonymen Spenders) hinzugegeben.

Intrazytoplasmatische Spermieninjektion (ICSI)

Bei der ICSI wird dem Spermium geholfen, in die Eizelle einzudringen. Höchstens 3 befruchtete Embryonen dürfen in die Gebärmutter der Frau zurückgegeben werden (▶ Abb. 9.5).

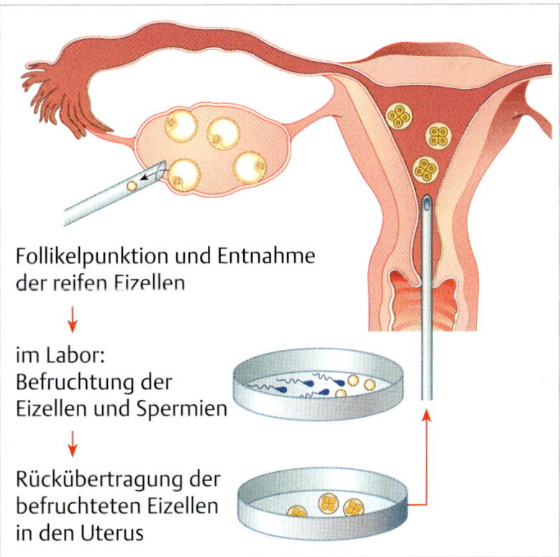

Abb. 9.5 In-vitro-Fertilisation. Darstellung der einzelnen Schritte. Haben die Embryonen das Vierzellstadium erreicht, werden sie in die Gebärmutter rückgeführt.

9

Pflege

Beratung. Häufig werden an Pflegepersonen hohe Erwartungen gestellt: Sie sollen Frauen mit unerfülltem Kinderwunsch nach einer erfolglosen Behandlung wieder aufbauen, ihnen Hoffnung und Zuversicht vermitteln und ihnen dabei helfen, Schuldgefühle zu reduzieren. Bei allen Bemühungen, der Patientin zu helfen, sollte nicht vergessen werden, dass der unerfüllte Kinderwunsch eine zutiefst existenzielle Erfahrung der Frau ist und eine Pflegeperson wahrscheinlich nur bedingt helfen kann. Die Kürze der Aufenthaltsdauer im Krankenhaus wirkt einem soliden Vertrauensverhältnis, das die Basis für tiefer gehende Gespräche ist, erschwerend entgegen. Umso wichtiger ist es, dass die Patientin eine feste Bezugspflegeperson erhält und sich diese offen und gesprächsbereit verhält, ohne sich aufzudrängen.

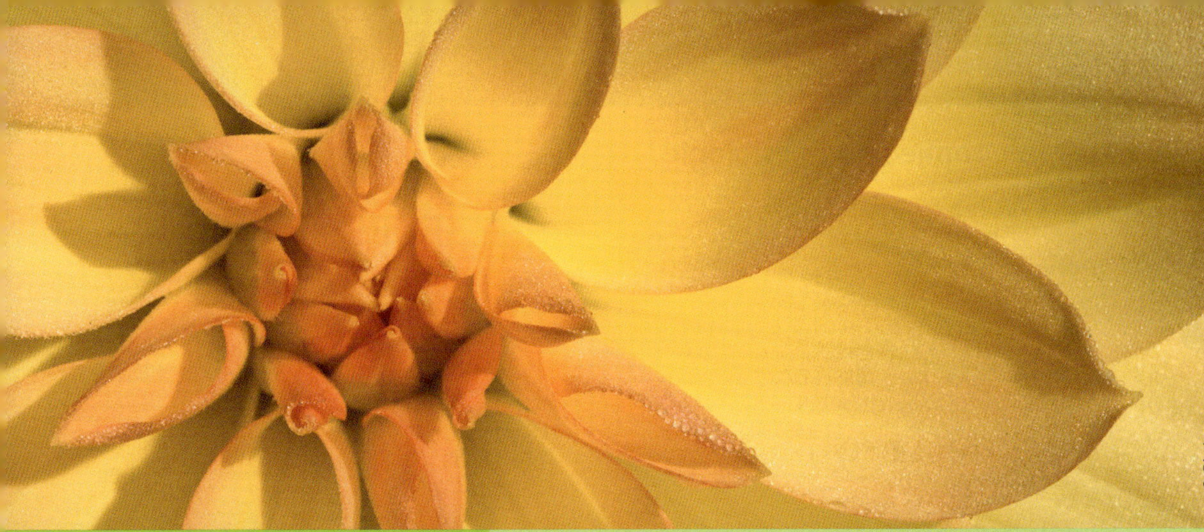

© Ojo Images

Kapitel 10

Erkrankungen der Vulva und Vagina

10.1 Anatomie und Physiologie

10.1.1 Vulva

Definition

Der äußere Genitalbereich der Frau wird als **Vulva** bezeichnet. Hierzu gehören der Schamhügel (Mons pubis), die großen und kleinen Schamlippen (Labia majora/minora), der Kitzler (Clitoris), die äußere Harnröhrenöffnung (Ostium urethrae externum), die Bartholin-Drüsen (Glandula vestibularis major) und das Jungfernhäutchen (Hymen) bzw. dessen Reste (▶ Abb. 10.1).

Die obere Begrenzung des äußeren Genitalbereichs ist der Schamhügel. Er hat eine dreieckige Form mit einem Polster aus subkutanem Fettgewebe. Seitlich wird die Vulva von den großen Schamlippen begrenzt. Hierbei handelt es sich um breite, behaarte Hautwülste, die die Schamspalte umschließen. Sie beginnen am Schamhügel und enden in der Afterregion. Die Schamlippen können durchaus auch unsymmetrisch ausgebildet sein, ohne dass dies einen pathologischen Wert hat. Die Region zwischen Scheide und After wird als Damm bezeichnet.

Bei den kleinen Schamlippen handelt es sich um gerunzelte, dünne Hautfalten, die frei von Fettgewebe sind. Im Gegensatz zu den großen Schamlippen sind sie unbehaart, enthalten aber dennoch Talgdrüsen. Ihre Oberfläche ist stärker pigmentiert als die der großen Schamlippen.

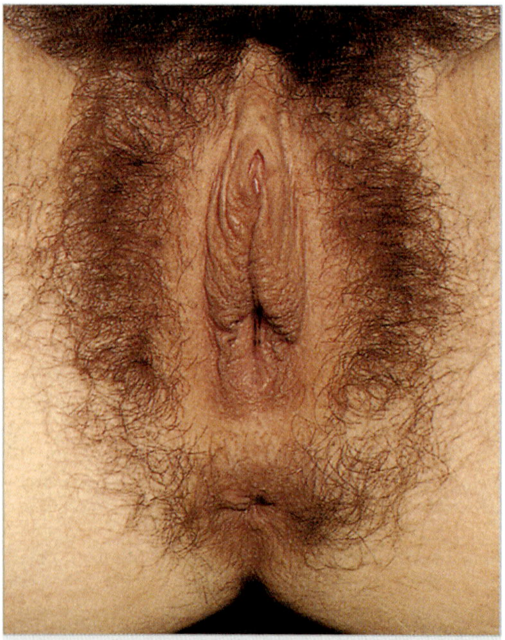

Abb. 10.1 **Vulva.** Äußerer Genitalbereich einer jungen Frau.

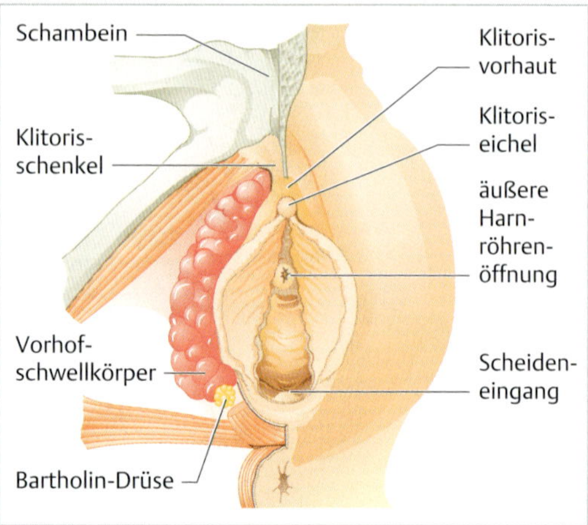

Abb. 10.2 Vulva in der schematischen Darstellung. Die rechte Seite wurde freipräpariert.

Die Klitoris ähnelt in ihrem Aufbau dem männlichen Penis (▶ Abb. 10.2). Sie setzt sich aus Kitzlereichel (Glans clitoridis) und dem Kitzlerschaft (Corpus clitoridis) zusammen. Die Klitoris hat ebenso wie der Penis die Fähigkeit zur Erektion. Sie ist reichlich mit Nerven versorgt, sodass neben der sexuellen Reizbarkeit auch eine erhöhte Schmerzempfindlichkeit gegeben ist, die bei der gynäkologischen Untersuchung berücksichtigt werden muss.

Merke

Nicht nur die Klitoris, sondern die gesamte Vulva ist in hohem Maße sensibel innerviert. Daher ist es nicht verwunderlich, dass Juckreiz (Pruritus vulvae) ein Symptom vieler Vulvaerkrankungen darstellt.

Zwischen den kleinen Schamlippen liegt der Scheidenvorhof (Vestibulum vaginae). Hier finden sich unterhalb der Klitoris die äußere Harnröhrenöffnung und ein wenig tiefer der Scheideneingang (Ostium vaginae = Introitus vaginae). Rechts und links vom Scheideneingang münden die Bartholin-Drüsen (▶ Abb. 10.11).

Die Vulva weist eine gesteigerte Flüssigkeitssekretion auf. Dies liegt zum einen an der Schweißbildung, die nach der Achselhöhle im Vulvabereich am höchsten ist, zum anderen an Sekreten aus dem Scheidenvorhof und der Vagina.

10.1.2 Vagina

Die Scheide (Vagina) ist ein etwa 10 cm langer elastischer Schlauch, der im Wesentlichen aus Bindegewebe und Muskulatur besteht. Sie reicht vom Scheidenvorhof (Vestibulum vaginae) bis zur Gebärmutter (Uterus). Die Wände der Scheide liegen einander an, da sie von den Nachbarorganen zusammengedrückt werden. Dadurch hat sie im Horizontalschnitt eine H-Form (▶ Abb. 10.3).

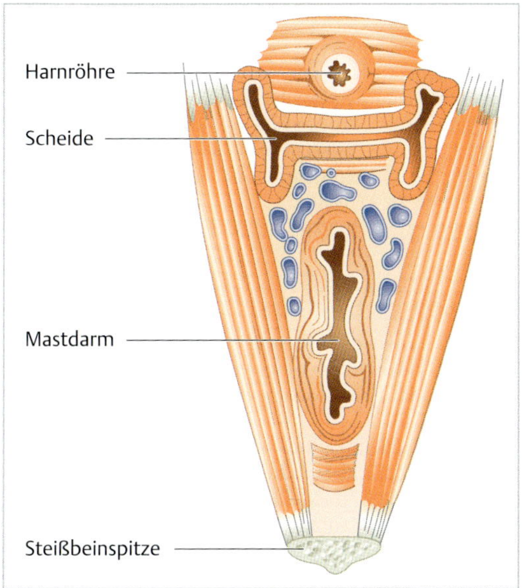

Abb. 10.3 Weibliche Beckenorgane. Horizontalschnitt durch die Ausführungsgänge der weiblichen Beckenorgane.

Man unterscheidet eine vordere und eine hintere Scheidenwand. Die vordere Scheidenwand ist 6–8 cm lang und durch Bindegewebszüge straff mit Blase und Harnröhre verbunden (▸ Abb. 10.4). Letztere kann man im vorderen Wandbereich als Harnröhrensporn (Carina urethralis) erkennen. An dieser Stelle besteht eine erhöhte Schmerzempfindlichkeit. Die hintere Scheidenwand hat eine Länge von 8–10 cm und eine lockere Verbindung mit dem Rektum.

Da die Portio in das Vaginalrohr hineinragt, entsteht rund um die Portio ein schmaler, ringförmiger Raum, den man in einen vorderen, hinteren und zwei seitliche Anteile gliedern kann. Sie werden als Scheidengewölbe bezeichnet.

Merke

M!

Das hintere Scheidengewölbe reicht bis zum Douglas-Raum (▸ Abb. 11.3, ▸ S. 102), deshalb ist an dieser Stelle ein vaginaler Zugang (Punktion, Palpation) zur Bauchhöhle möglich. Das vordere Scheidengewölbe dagegen hat keine Verbindung zum Bauchfell.

An der Oberfläche der Vagina findet sich ein mehrschichtiges, unverhorntes Plattenepithel, das auch die Portio überdeckt. Ein solches Epithel findet sich stets an Orten, die einer starken mechanischen Beanspruchung, z. B. beim Geschlechtsverkehr oder beim Geburtsvorgang, unterworfen sind.

Die Vagina hat keine Drüsen. Das Vaginalsekret stammt aus Venen, die ein Transsudat absondern, das gemeinsam mit dem Zervixschleim und abgestoßenen Epithelien den physiologischen Fluor der Vagina aufbaut.

Merke

M!

Das Glykogen, eine Speicherform des Zuckers, wird von den Döderlein-Stäbchen, die sich physiologischerweise in der Vagina befinden, zersetzt und zu Milchsäure umgebaut. Diese trägt in erheblichem Maße zum sauren Scheidenmilieu (pH 4–4,5) bei, welches eine natürliche Barriere für Keime darstellt.

Die Scheidenmuskulatur besteht aus glatten Muskelzellen, die spiralförmig angeordnet sind. Die Muskulatur ist von Bindegewebe durchsetzt.

Außen ist die Scheide von einer bindegewebigen Hüllschicht, der Tunica adventitia, bedeckt.

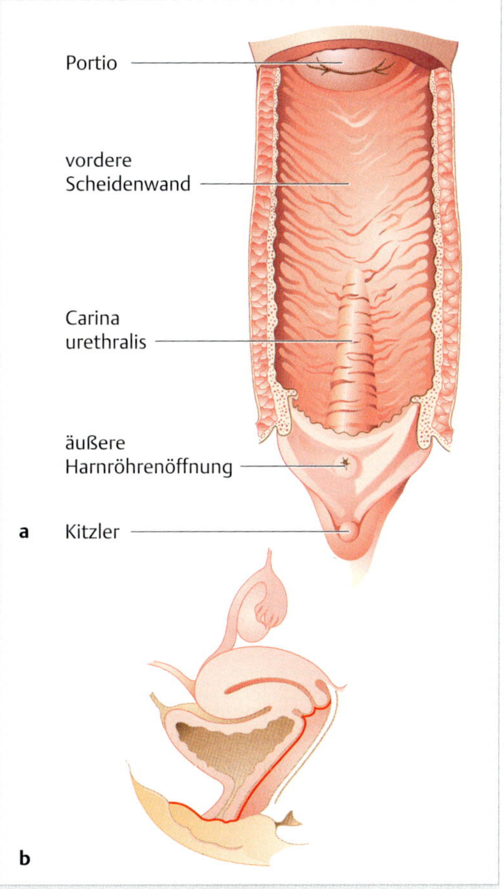

Abb. 10.4 Scheide. a Vorderwand. **b** Die rote Linie markiert den Schnittverlauf des Scheidenpräparats.

Jungfernhäutchen (Hymen)

Definition

Bei virgilen (jungfräulichen) Mädchen oder Frauen findet sich am Scheideneingang eine dünne Schleimhautfalte, die als **Jungfernhäutchen (Hymen)** bezeichnet wird. Diese weist eine Öffnung auf, damit bei Eintritt der Menstruation das Blut aus der Vagina abfließen kann.

Bei manchen Frauen fehlt diese Öffnung von Geburt an (Hymenalatresie). Mit Beginn der Pubertät staut sich in der Folge das Menstruationsblut in die Gebärmutter zurück. Das Jungfernhäutchen muss dann durch einen queren Einschnitt eröffnet werden.

Das Jungfernhäutchen reißt meist beim ersten Geschlechtsverkehr. Dies kann mit Schmerzen und einer leichten Blutung verbunden sein.

10.2 Untersuchung von Vulva und Vagina

Bei der Untersuchung der Vulva wird sowohl auf deren Behaarung als auch auf die Größe des Kitzlers und der kleinen Schamlippen geachtet. Wichtig ist es, auch Hautveränderungen oder Kratzspuren zu erfassen. Dann werden die kleinen Schamlippen mit Daumen und Zeigefinger gespreizt, um den Scheideneingang zu betrachten. Dieser kann gemäß dem Alter und den Lebensumständen (Geburten, Virgilität) unterschiedlich aussehen.

Bei der Untersuchung der Vagina wird neben der Tastuntersuchung eine Spekulumeinstellung (► S. 51) vorgenommen. Dies dient in erster Linie der Untersuchung der Portio. Beim Herausziehen der Spiegel wird die Scheidenwand von allen Seiten inspiziert. Hier ist besonders auf Schleimhautveränderungen oder Verhärtungen zu achten.

10.3 Entzündliche Erkrankungen der Vulva und der Vagina

Bei entzündlichen Erkrankungen der Vulva und der Vagina spielen 2 Symptome, der Pruritus vulvae und der Fluor vaginalis, eine wichtige Rolle. Daher sollen sie, auch in Anbetracht ihrer diagnostischen Bedeutung für andere gynäkologische Erkrankungen, zu Anfang dieses Kapitels gesondert behandelt werden.

10.3.1 Pruritus vulvae

Definition

Als **Pruritus vulvae** wird der Juckreiz im Bereich der Vulva bezeichnet. Er kann eine eigenständige Erscheinung sein, aber auch durch äußere Reize oder innere Erkrankungen verursacht werden.

Merke

Vom Pruritus vulvae können Frauen jeglichen Alters betroffen sein. Während der Geschlechtsreife sind die Hauptursachen Pilzerkrankungen, Kontaktekzeme oder Infektionen wie Herpes genitalis. Leiden Frauen fortgeschrittenen Alters dagegen an Pruritus, ist dies eher durch eine atrophische Dystrophie, einen Diabetes mellitus oder eine Krebserkrankung bedingt.

Therapie

Im Vordergrund der Therapie steht die Behandlung der verursachenden Erkrankung. Hinzu kommen lokale Maßnahmen wie Kamillesitzbäder und entzündungshemmende Salben.

Da dem quälenden Juckreiz häufig mit Kratzen begegnet wird, kommt es zu Schäden des Epithels, die wiederum im Rahmen einer Entzündungsreaktion zu einem weiteren Juckreiz führen können. Hier ist eine Wundsalbe (z. B. Bepanthen) indiziert. Der Juckreiz wird zudem symptomatisch mit Antipruriginosa (z. B. Fenistil Gel) und bei ausbleibender Besserung mit einem Oberflächenanästhetikum (z. B. Xylocain Gel) behandelt. In der Postmenopause kann außerdem, wie bei der Vulvitis, eine Östrogentherapie sinnvoll sein.

10.3.2 Fluor genitalis (Ausfluss)

Definition

Man spricht von einem **Fluor genitalis**, wenn die Menge des weißlich-schleimigen Vaginalausflusses von der Frau als übermäßig empfunden wird.

Der Fluor kann einen unangenehmen Geruch haben und mit Brennen und Juckreiz und/oder Veränderungen der Haut im äußeren Genitalbereich einhergehen. Die Ursachen sind vielfältig (► Abb. 10.5):

- mechanisch
- allergisch (z. B. durch Kosmetika, Scheidenspülungen)
- entzündlich
- tumorbedingt
- hormonbedingt (Östrogenmangel)
- psychisch

Herkunft, Farbe und Konsistenz können wichtige diagnostische Hinweise geben (► Abb. 10.5 und ► Tab. 10.1).

Wichtig ist es, v. a. im Rahmen der Anamnese Angaben der Patientin bezüglich der Art des Fluors und aktueller oder durchgemachter Erkrankungen einzuholen. Hierzu gehört auch die Menstruationsanamnese, da ein Ausfluss auch im Rahmen einer Frühschwangerschaft vorkommen kann.

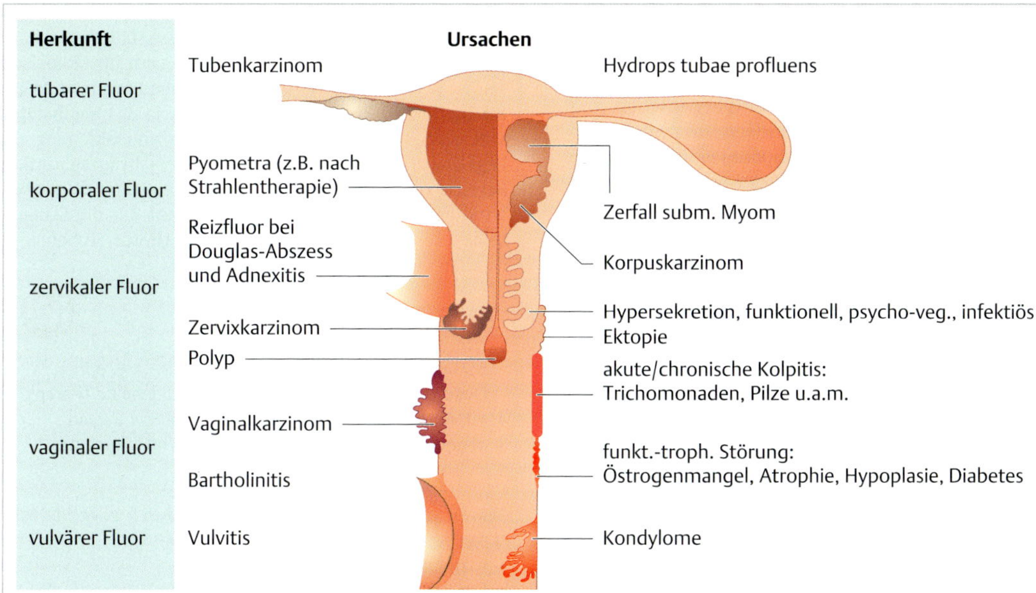

Abb. 10.5 Genitaler Fluor. Herkunftsbereich und Ursache.

Tab. 10.1 Farbe und Konsistenz des Fluor genitalis sowie mögliche Ursachen.

Befund	mögliche Ursache
klar, ohne Geruch	Östrogenstimulation, Ektopie, Polypen des Gebärmutterhalses, Stress
weiß-gelblich, cremig	Infektion mit Candida albicans (Pilz)
gelb-grünlich, schaumig	Trichomonadenbefall
gelblich	Genitaltuberkulose
eitrig	Gonorrhö
grau, wässrig	Kolpitis durch Haemophilus vaginalis oder Kokken
braun, blutig, wässrig	bösartiger Tumor
gelblich, serös	parasitärer Befall
bräunlich, übel riechend	Fremdkörper in der Scheide

Pflege

Beobachtung. Ein vermehrter Fluor kann ebenso durch einen Wärmestau und mechanische Irritation durch das Tragen enger Kleidung, synthetischer Wäsche und luftundurchlässiger Slipeinlagen hervorgerufen werden. Auch in der Mitte des Zyklus, bei sexueller Erregung und bei psychischer Belastung ist ein vermehrter farb- und geruchloser Fluor normal. Verändern sich jedoch Farbe, Geruch oder Konsistenz, können dies möglicherweise Zeichen einer Erkrankung sein. Bei Mädchen vor der Pubertät kann es zu einem vermehrten Fluor kommen, wenn sie kleine Spielzeuge in die Vagina einführen.

10.3.3 Vulvitis

Definition

Eine **Vulvitis** ist eine Entzündung des äußeren weiblichen Genitalbereichs und des Scheideneingangs. Man unterscheidet die **primäre Vulvitis**, bei der sich die Entzündung auf die Vulva beschränkt, von der **sekundären Vulvitis**, die auf dem Boden einer Infektion des Ano- und/oder Urogenitaltrakts entsteht.

Ursachen

Die Ursachen sind sehr unterschiedlich und entsprechen weitestgehend den Ursachen des Pruritus vulvae. Faktoren, die die Entstehung einer Vulvitis begünstigen, sind:

- mangelhafte oder übertriebene Hygiene
- vermehrtes Schwitzen bei adipösen Frauen
- Epithelschäden (z. B. durch Kratzen oder Sexualkontakte)
- zu enge Kleidung

Auch internistische Erkrankungen, wie der Diabetes mellitus, Leukämien oder Lebererkrankungen, gehen oft mit einer Entzündung der Vulva einher.

Symptome

Wie bei anderen Entzündungen sind die Hauptsymptome Rötung, Schwellung, Überwärmung und Schmerzen, hinzu kommt ein oft quälender Juckreiz. Durch vermehrtes Kratzen kann sich eine Superinfektion entwickeln oder eine Verdickung der Hornhaut (Lichenifikation) entstehen. Auch das Wasserlassen kann mit Schmerzen verbunden sein.

Therapie

Neben der Behandlung der Grunderkrankung kommen als lokale Therapie Kamillesitzbäder infrage. Vorteilhaft ist die Gabe einer entzündungshemmenden, ggf. antibiotikahaltigen Salbe. In der Postmenopause kann außerdem eine Östrogentherapie indiziert sein.

10.3.4 Kolpitis

Definition

Die **Kolpitis** ist eine Entzündung der Vagina, die durch Erreger oder mechanische bzw. chemische Irritationen ausgelöst werden kann.

Über die Vagina können Keime in den Körper der Frau eindringen und im Extremfall über Uterus und Tuben bis in die freie Bauchhöhle aufsteigen. Deshalb ist die Vagina mit verschiedenen „Sicherheitssystemen" ausgestattet.

Merke

Die Vagina hat ein mehrschichtiges, unverhorntes Plattenepithel. Höhe und Aufbau des Epithels sind abhängig von Östrogenen und Gestagenen. Genau genommen handelt es sich hierbei nicht um eine Schleimhaut, da die Vagina nicht über Drüsen verfügt.

Da u. a. Hormone die Höhe und Beschaffenheit des Vaginalepithels beeinflussen, weist dieses in verschiedenen Lebensaltern – entsprechend dem hormonellen Status der Patientin – unterschiedliche Eigenschaften auf. Bei einer geschlechtsreifen Frau ist das Epithel hoch aufgebaut, demnach besteht in dieser Lebensphase weitestgehend eine Resistenz gegenüber aufsteigenden Infektionen. Umgekehrt liegt vor der Pubertät und im Klimakterium/Senium eine erhöhte Krankheitsanfälligkeit vor.

Auch das Vaginalsekret stellt mit einem physiologisch sauren pH-Wert von 4–4,5 eine wichtige Abwehrfunktion für pathogene Erreger dar. Genauso wie das Vaginalepithel verhält sich das Vaginalsekret hormonabhängig. So liegt der pH-Wert bis zum 8.–10. Lebensjahr im neutralen Bereich von 7 und sinkt dann mit steigender Östrogenwirkung. Das saure Milieu schützt nicht nur die Scheide selbst, sondern nachgeschaltet auch Uterus, Tuben und Ovarien vor aufsteigenden Infektionen.

Merke

Beeinträchtigungen des Scheidenmilieus (z. B. durch Östrogenmangel, Scheidenspülungen oder eine Therapie mit Antibiotika) senken den Widerstand der Vagina gegenüber mechanischen Reizungen und Infektionen.

Die Entstehung einer Infektion wird durch folgende Faktoren begünstigt:

- mangelnde Körperhygiene
- hormonabhängige Veränderungen im Vaginalepithel (z. B. in der Schwangerschaft)
- Einführen von Fremdkörpern in die Scheide
- Geschlechtsverkehr
- Benutzung von Tampons

Symptome

Die Symptomatik ist nicht bei jeder Kolpitis gleich, sondern abhängig von der Art des Erregers.

Merke

Ein typisches (wenn auch nicht immer vorhandenes) Symptom ist der Fluor vaginalis, häufig verbunden mit Schmerzen und Juckreiz.

Die Vaginalhaut weist unterschiedlich strukturierte Rötungen auf.

Eine Entzündung der Vulva, Harnröhre und Harnblase kann sich an die Kolpitis anschließen.

Diagnostik

Im Rahmen der Anamnese fragt der Arzt nach erfolgten Scheidenspülungen, dem Sexualleben der Patientin und aktuellen Erkrankungen wie Diabetes mellitus. Auch mögliche Ursachen für einen evtl. vorliegenden Östrogenmangel werden erfragt. Die Spekulumuntersuchung bringt weitere Hinweise, macht jedoch den mikroskopischen Erregernachweis nicht überflüssig. Bezüglich des Fluors muss unterschieden werden, ob dieser vaginaler oder zervikaler Herkunft ist.

Im Folgenden sollen unterschiedliche Formen der Kolpitis kurz dargestellt werden. Die Übertragung erfolgt in den meisten Fällen durch Sexualkontakte.

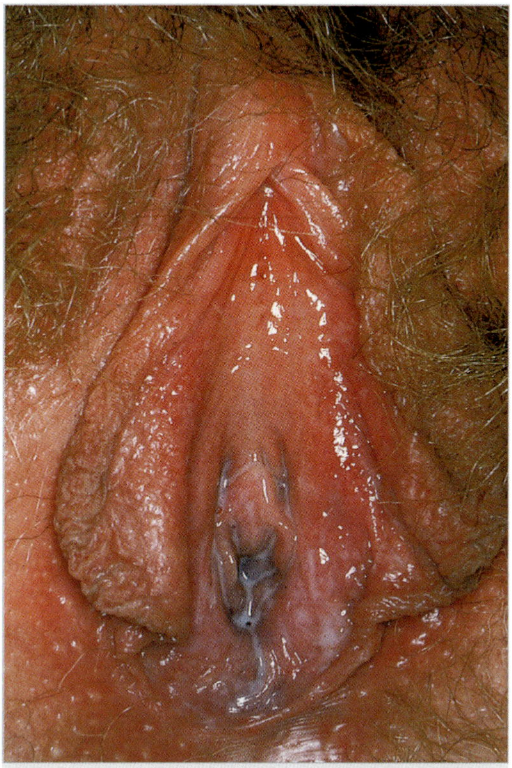

Abb. 10.6 **Aminkolpitis.** Bakterielle Vaginose mit dünnflüssigem Ausfluss (aus Breckwoldt M, Kaufmann M, Pfleiderer A. Gynäkologie und Geburtshilfe. Thieme 2007).

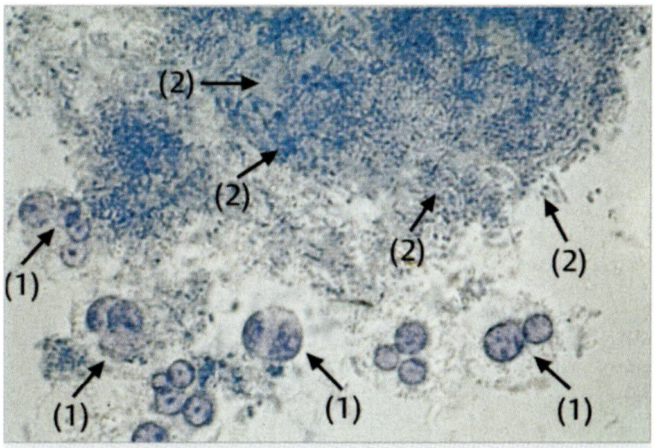

Abb. 10.7 **Scheidensekret.** Abstrich bei einer Patientin mit bakterieller Vaginose. (1) zeigt auf die weißen Blutkörperchen, (2) deutet auf die Schlüsselzelle (nach Breckwoldt M, Kaufmann M, Pfleiderer A. Gynäkologie und Geburtshilfe. Thieme 2007).

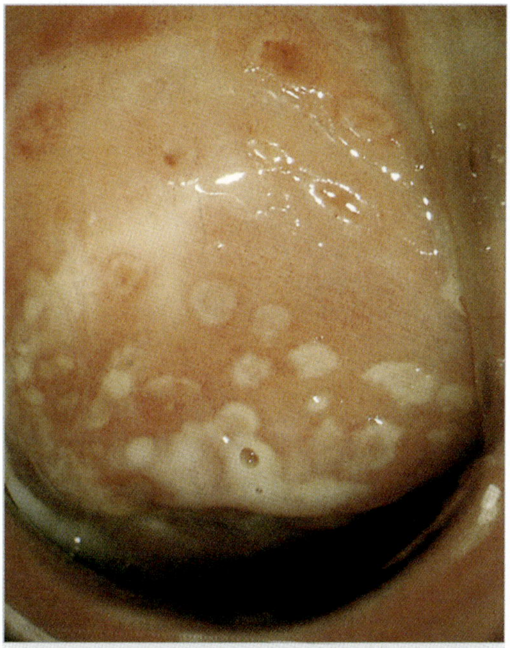

Abb. 10.8 **Trichomonadenkolpitis** (aus Petersen EE. Infektionen in Gynäkologie und Geburtshilfe. Thieme 2011).

Chlamydienkolpitis

Der Erreger der Chlamydienkolpitis ist das intrazellulär lebende Bakterium Chlamydia trachomatis. Die Erkrankung nimmt meist einen milden Verlauf, ist jedoch häufig mit einer Harnröhrenentzündung verbunden. Die antibiotische Therapie erfolgt mit Doxycyclin oder Erythromycin. Eine Partnerbehandlung ist notwendig (▶ S. 168).

Bakterielle Vaginose (Aminkolpitis)

Die Aminkolpitis wird durch das Stäbchenbakterium Gardnerella vaginalis verursacht. Sie ist mit rund 10 % die häufigste Infektion der Vagina. Die Patientin leidet unter einem verstärkten Juckreiz an der Vulva, typischerweise kommt es zu einem fischartig riechenden Ausfluss (▶ Abb. 10.6). Zur Diagnosestellung wird ein Abstrich vorgenommen, in dem Clue cells („Schlüsselzellen") nachgewiesen werden können (▶ Abb. 10.7). Zur Behandlung der Aminkolpitis setzt man das Antibiotikum Metronidazol ein.

Trichomonadenkolpitis

Ursache einer Trichomonadenkolpitis ist eine Infektion mit Trichomonas vaginalis. Symptomatisch findet sich neben dem Juckreiz ein grün-gelblicher, schaumiger, übel riechender und brennender Fluor (▶ Abb. 10.8). Bei einer Mitbeteiligung der Harnröhre kann es zu Beschwerden beim Wasserlassen kommen. Unter dem Mikroskop sind birnenförmige, sich bewegende Geißeltierchen zu erkennen (► S. 176). Die Behandlung erfolgt antibiotisch mit Metronidazol, wobei auch der Partner mitbehandelt werden muss.

Soorkolpitis

Erreger der Soorkolpitis ist der Pilz Candida albicans. Dieser Erreger gehört zur Gruppe der Hefen (Sprosspilze). Die Patientin leidet unter Juckreiz, Brennen und Schmerzen. Zudem tritt ein bröckelig-krümeliger, gelber Fluor auf (► Abb. 10.10). Die Diagnose erfolgt über den mikroskopischen Nachweis von Pseudomyzel (► Abb. 10.9). Behandelt wird mit einem Antimykotikum (z. B. Clotrimazol). Lokal werden Vaginalcremes oder -ovula angewendet.

Pflege

Körperhygiene. Um das normale Scheidenmilieu zu fördern, sollte der Vaginalbereich nur mit klarem Wasser gewaschen werden. Das Abspülen auf dem Bidet ist ideal. Gründliches Abtrocknen der Haut entzieht den Pilzen das wachstumsfördernde Milieu. Täglicher Wechsel des Handtuchs und die Verwendung von Einmalwaschlappen beugen einer Reinfektion vor. Die Unterwäsche soll mindestens 1-mal täglich gewechselt werden und kochbar sein. Unterhose und Hose sollen locker und luftdurchlässig sein, um einen Wärmestau und mechanische Irritationen zu vermeiden.

Colpitis senilis

Die Colpitis senilis wird i. d. R. nicht durch spezifische Keime verursacht, sondern eher durch den Abfall der Östrogenkonzentration in der Menopause. Der geringe Östrogenspiegel verursacht eine Atrophie der Vaginalhaut und die saure Vaginalflora schwindet. In der Folge wird die Scheide anfälliger für die Besiedlung durch pathogene Keime, die nicht selten der Analregion entstammen.

Das Ziel der Therapie muss demnach der Aufbau eines funktionstüchtigen Epithels sein. Hierfür eignet sich die Gabe östrogenhaltiger Scheidenzäpfchen. Eine solche Dauertherapie ist auch bei Karzinompatientinnen möglich, da die Zäpfchen den Östrogenspiegel des Blutes nicht erhöhen.

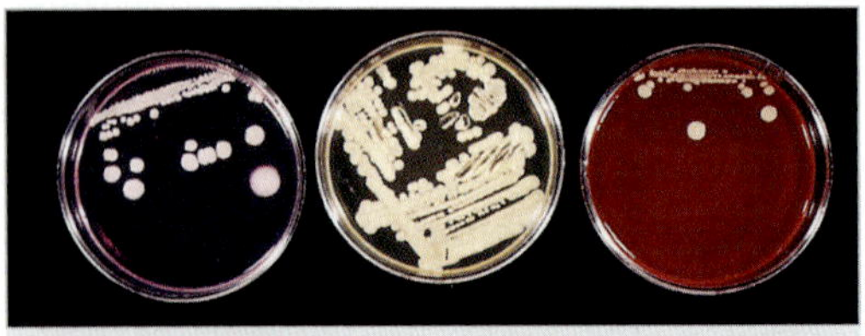

Abb. 10.9 Candida albicans. Der Nachweis erfolgt durch Anzucht der Hefen im mikrobiologischen Labor. Die Pilze sind in der Gram-Färbung positiv und deutlich sichtbar (aus Hof H, Dörries R. Duale Reihe Medizinische Mikrobiologie. Thieme 2009).

Merke

Ein erhöhter Östrogenspiegel kann sich bei verschiedenen gynäkologischen Erkrankungen (z. B. Karzinomen) nachteilig auswirken, da Östrogene eine proliferative, d. h. gewebevermehrende Wirkung haben.

Zur Beseitigung der Erreger sind Antibiotika indiziert.

10.3.5 Bartholinitis

Definition

Die **Bartholinitis** ist eine Entzündung des Ausführungsgangs der Bartholin-Drüse.

Anatomie

Rechts und links neben dem Scheideneingang liegen die beiden Bartholin-Drüsen (► Abb. 10.11). Sie sind erbsengroß und sezernieren ein helles, wasserklares Sekret. Ihre

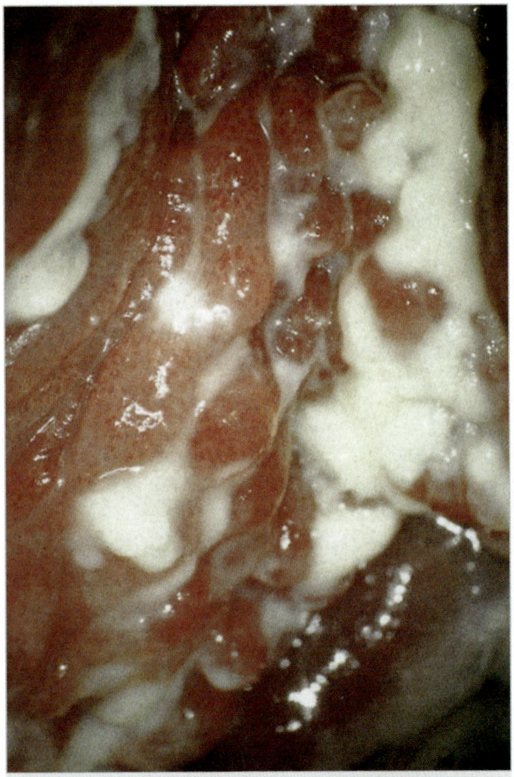

Abb. 10.10 Soorkolpitis. Deutlich sichtbar sind die Rötung der Vaginalwand und ein gelblicher, krümeliger Ausfluss (aus Petersen EE. Infektionen in Gynäkologie und Geburtshilfe. Thieme 2011).

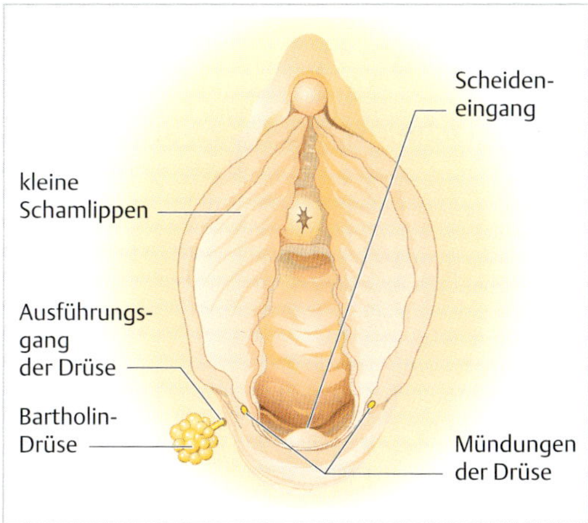

Abb. 10.11 Bartholin-Drüse. Dargestellt sind die rechte Bartholin-Drüse sowie die Mündungen beider Drüsen links und rechts vom Scheideneingang.

Aufgabe ist es, diese Flüssigkeit beim Geschlechtsverkehr abzusondern, um die Reibung zu vermindern und so Epithelschäden vorzubeugen. Die Bartholin-Drüsen haben ihren Ausgang auf der jeweiligen Innenseite der kleinen Schamlippen.

Pathogenese

Über die Mündungen der Bartholin-Drüsen können Erreger eindringen. Dies können Staphylokokken, Streptokokken, Gonokokken oder Kolibakterien sein. Wird einer der Drüsenausführungsgänge im Rahmen einer Entzündung verlegt oder verschlossen, entsteht ein Empyem (Eiteransammlung in einer präformierten Höhle) im davor befindlichen Bereich. Wird umliegendes Gewebe ggf. durch eine eitrige Einschmelzung mitbetroffen, entsteht ein Abszess. Eine Infektion der Drüse selbst kommt selten vor.

Symptome

Im Rahmen der Entzündungsreaktion zeigen sich ganz typisch einseitige Schwellung und Rötung (▸ Abb. 10.12). Die Patientinnen klagen oft über so große Schmerzen, dass sie kaum sitzen oder gehen können.

Diagnostik

Die Diagnose ergibt sich aus den charakteristischen Symptomen und der Anamnese. Aufgrund der hohen Schmerzhaftigkeit sollte der Arzt auf eine Spekulumuntersuchung zur Diagnosestellung verzichten. Bei Verdacht auf eine Gonokokkeninfektion empfiehlt sich jedoch ein Abstrich, auch im Bereich der Harnröhre.

Therapie

Zunächst wird versucht, das entzündliche Geschehen konservativ zu behandeln. Dazu bietet sich eine resorbierende Behandlung an. Wärme (z. B. Rotlicht) fördert die Abkapselung des Entzündungsherdes vom gesunden Gewebe.

▸ **Marsupialisation.** Führt diese Therapie nicht zum Erfolg, ist eine Marsupialisation angezeigt (▸ Abb. 10.13). Wie bei allen infizierten Wunden strebt man auch hier die offene Wundheilung an. Dabei kommt es zu einer Auskrempelung der Gangwände durch Vernähen mit den Hauträndern. Dadurch ergibt sich die Möglichkeit, den Eiter abfließen zu lassen. So wird die Funktion der Drüse erhalten. Die Marsupialisation stellt außerdem eine wichtige Rezidivprophylaxe dar. Die Fäden werden nach wenigen Tagen gezogen und die Wunde ist gemeinhin innerhalb von 4–6 Wochen völlig verheilt.

Sollte es trotz Therapie immer wieder zu Rezidiven kommen, kann die ganze Drüse entfernt werden.

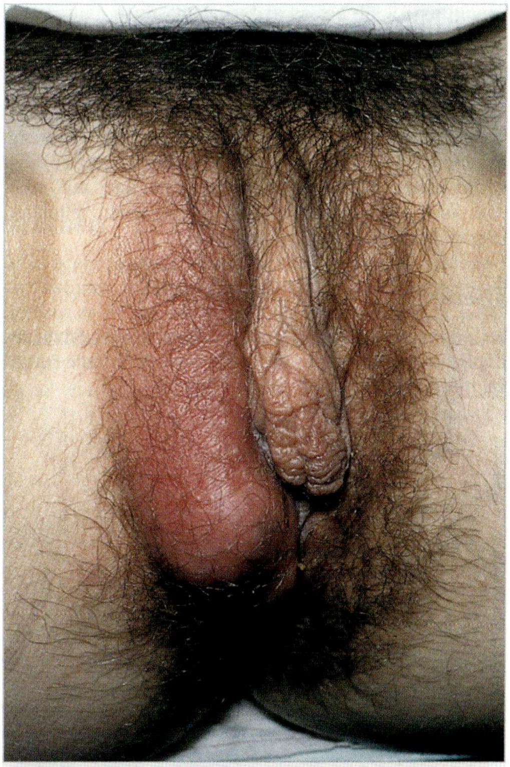

Abb. 10.12 Akute Bartholinitis. Die rechte große Schamlippe ist gerötet und geschwollen (aus Breckwoldt M, Kaufmann M, Pfleiderer A. Gynäkologie und Geburtshilfe. Thieme 2007).

10

sie Queyrat. Hierbei handelt es sich um ein Carcinoma in situ der Haut bzw. der Schleimhaut.

Definition

Bei einem **Carcinoma in situ** handelt es sich um eine tumoröse Veränderung des Epithelgewebes (Deckgewebe). Die Zellen sind zwar entartet, jedoch ist die Basalmembran, auf der sie sitzen, intakt. Solange dies so bleibt, findet kein infiltratives Wachstum statt.

Unter einer **Präkanzerose** versteht man eine Veränderung des Gewebes, die als Vorstadium eines bösartigen Prozesses gilt.

Histologisch handelt es sich in den meisten Fällen um ein Plattenepithelkarzinom, jedoch können ebenso andere Hauttumoren, wie Melanome oder Sarkome, einen bösartigen Prozess der Vulva darstellen.

An der Vulva ist auch das Auftreten von Basaliomen möglich. Diese wachsen zerstörend in das umliegende Gewebe ein, metastasieren jedoch nicht. Aus diesem Grunde werden sie als semimaligne Tumoren bezeichnet.

Symptome

Merke

Die Symptome des Frühstadiums sind unspezifisch. Daher sollte ein Vulvakarzinom bei Hautveränderungen, Verhärtungen (oft als Warze verkannt), nicht abheilenden Wunden oder therapieresistenten Ekzemen in Betracht gezogen werden.

Manchmal verursacht ein Vulvakarzinom chronischen Juckreiz. In aller Regel treten sehr früh Schmerzen auf. Diese sind, ebenso wie ein Wundgefühl, auf eine Vulvitis zurückzuführen, die durch eine Infektion des Karzinoms entsteht. Im Spätstadium entwickelt sich ein blumenkohlartig wachsender Tumor (▸ Abb. 10.16). Blutige Flüssigkeit tritt aus und die Leistenlymphknoten schwellen an. Wenn die Harnröhre bzw. die Harnblase in das Tumorgeschehen miteinbezogen ist, findet sich auch Blut im Urin.

Diagnostik

Untersuchungsmethoden wie die Inspektion, Tastuntersuchung und Kolposkopie können den Verdacht auf ein Vulvakarzinom lenken. Allerdings vermag nur eine feingewebliche Untersuchung des Vulvagewebes diese Diagnose zu sichern. Zur Einteilung der Stadien untersucht man Harnröhre und Harnblase mittels Zystoskopie und den Mastdarm mithilfe der Rektoskopie.

Metastasierung

Merke

Die Vulva ist sehr reich an Lymphgefäßen. Dies wirkt sich im Falle des Karzinoms nachteilig aus, weil infolgedessen bereits im Stadium 1 eine Metastasierung in die Leisten- und später in die Beckenlymphknoten erfolgen kann.

Eine hämatogene Metastasierung, die den Herzmuskel, die Leber, das Skelett und die Lunge betrifft, tritt erst im Spätstadium auf. Im fortgeschrittenen Stadium kommt es zu einer direkten Ausdehnung auf Scheide, Harnröhre oder Mastdarm, Fistelbildungen sind möglich. Aufgrund der nah aneinander befindlichen Schleimhautoberflächen sind Abklatschmetastasen nicht selten.

▸ Tab. 10.2 zeigt die Einteilung des Vulvakarzinoms anhand der TNM-Klassifikation auf.

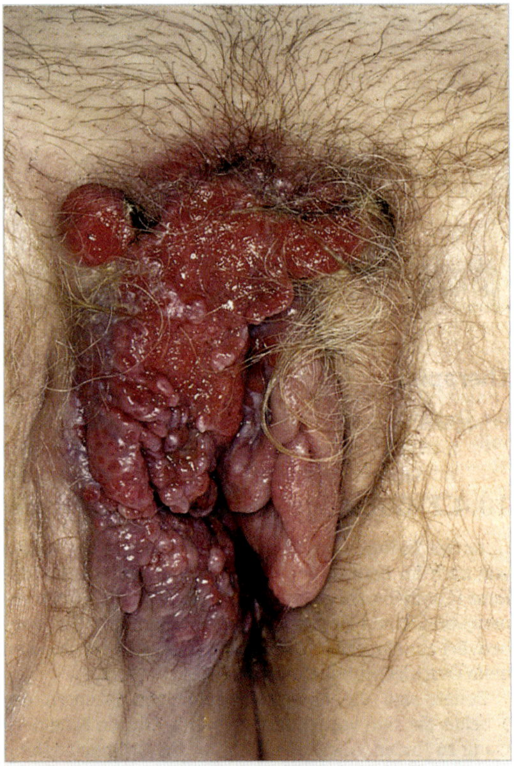

Abb. 10.16 Vulvakarzinom der rechten Schamlippe. Kitzler und Schamhügel sind bereits mitbetroffen (aus Breckwoldt M, Kaufmann M, Pfleiderer A. Gynäkologie und Geburtshilfe. Thieme 2007).

Tab. 10.2 TNM-Klassifikation des Vulvakarzinoms.

TNM-Kategorie	Kennzeichen
Primärtumor (T = Tumor)	
TX	der Primärtumor (der zuerst entstandene Tumor) kann nicht beurteilt werden
T0	es ist kein Anhalt für einen Primärtumor vorhanden
Tis	Carcinoma in situ
T1	der Tumor ist begrenzt auf die Vulva oder die Vulva und den Damm
T1a	Durchmesser beträgt < 2 cm und die Invasionstiefe (= Eindringtiefe) < 1 mm
T1b	Durchmesser beträgt > 2 cm oder die Invasionstiefe > 1 mm
T2	der Tumor infiltriert die vorderen Anteile von Vulva, Vagina oder Damm
T3	Tumor jeglicher Größe mit Infiltration der oberen 2 Drittel von Harnröhre oder Vagina oder befällt die Schleimhaut von Anus, Harnblase oder Rektum oder der Tumor ist am Beckenknochen fixiert
regionäre Lymphknoten (N = Nodus lymphaticus)	
NX	regionäre (= örtliche) Lymphknoten können nicht beurteilt werden
N0	keine regionären Lymphknotenmetastasen
N1a	1–2 befallene Lymphknoten < 5 mm
N1b	1 befallener Lymphknoten > 5 mm
N2a	3 oder mehr befallene Lymphknoten < 5 mm
N2b	2 oder mehr befallene Lymphknoten > 5 mm
N2c	Lymphknotenmetastasen mit Ausbreitung außerhalb der Lymphknotenkapsel
N3	geschwürig veränderte oder verbackene Lymphknoten
Fernmetastasen (M = Metastase)	
MX	Fernmetastasen können nicht beurteilt werden
M0	keine Fernmetastasen
M1	Fernmetastasen

Therapie

Die operative Therapie richtet sich nach der Größe des Tumors. Bei kleinen Geschwülsten kann eine Ausschneidung oder eine halbseitige Entfernung der Vulva (Hemivulvektomie) genügen.

Ist dies nicht ausreichend, müssen eine radikale Entfernung der Vulva (Vulvektomie) (▶ Abb. 10.17) bei gleichzeitiger Entfernung der Leistenlymphknoten und ggf. der Beckenlymphknoten sowie eine anschließende plastische Deckung erfolgen. Sind benachbarte Organe befallen, ist eine Erweiterung der Operation erforderlich.

Bei inoperablen Karzinomen ist eine primäre Strahlentherapie angezeigt. Sieht man in der Operation eine Behandlungschance, wird man diese bevorzugen, da die Strahlenbehandlung sehr reich an Nebenwirkungen (Geschwürbildung, Entzündungen) ist.

Prognose

Die Prognose ist letztlich von der Invasionstiefe des Karzinoms und der Lokalisation des Lymphknotenbefalls abhängig. So sinkt bei einem Befall der pelvinen Lymphknoten die 5-Jahre-Überlebensrate auf 0–25 %. Jede 3. Patientin erleidet ein Lokalrezidiv.

10.5.2 Vaginalkarzinom

Definition

Das **Vaginalkarzinom** ist ein bösartiger, epithelialer Tumor der Scheide.

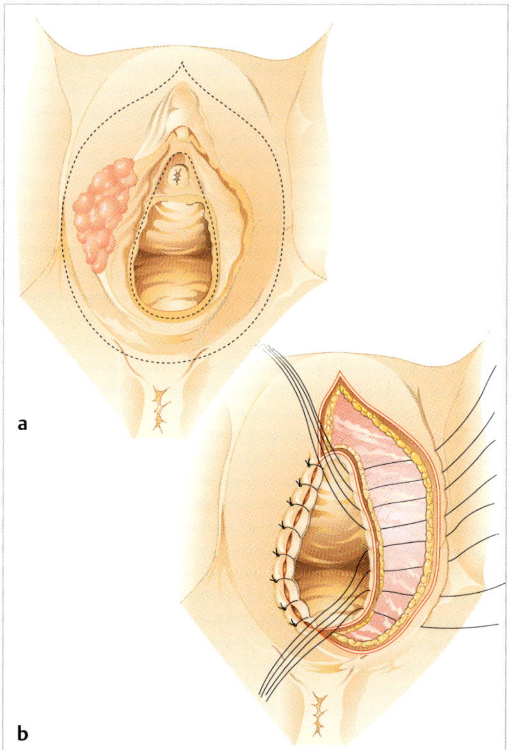

Abb. 10.17 Umschneidung eines Vulvakarzinoms.
a Umschneidungsfigur. **b** Der Gewebedefekt wird gedeckt.

Ursachen

Eine sichere Aussage über die Ursachen bzw. auslösenden Faktoren des Vaginalkarzinoms kann man nicht treffen. Man hat jedoch beobachtet, dass diese Tumoren nach einer Bestrahlung des Beckens oder einer anhaltenden Irritation der Vagina (z. B. bei langfristiger Benutzung von Intrauterinpessaren) vermehrt auftreten.

Präkanzerosen

Die plattenepithelialen Präkanzerosen in der Scheide sind denen der Vulva sehr ähnlich. Es können Rötungen oder Verhornungen mit Bildung weißlicher Herde (Leukoplakie) beobachtet werden. Die Frau ist dabei beschwerdefrei.

Formen

Karzinome der Vagina sind selten. Häufiger findet man Metastasen anderer Karzinome (z. B. aus dem Endometrium, der Vulva, der Zervix oder dem Eierstock) in der Vagina.

Merke

Die häufigste Form des Vaginalkarzinoms ist das Plattenepithelkarzinom, das hauptsächlich bei älteren Frauen vorkommt.

Symptome

Das Karzinom der Vagina verursacht erst dann Symptome, wenn ein geschwüriger Zerfall der Oberfläche vorliegt. Die Symptomatik äußert sich in einem blutig-wässrigen, oft übel riechenden Ausfluss. Es kann jedoch auch zu Blutungen kommen, die häufig nach dem Geschlechtsverkehr auftreten.

Diagnostik

Merke

Das Plattenepithelkarzinom der Vagina zeigt sich bei der Inspektion meist als unregelmäßiger, höckeriger Tumor. Die Tumoroberfläche weist frühzeitig einen ulzerösen Zerfall und daher eine starke Blutungsneigung auf.

Die Diagnosestellung beginnt mit einer Inspektion der Vaginalhaut im Rahmen der Spekulumuntersuchung. Auch die Palpation der Vagina kann einen Anhaltspunkt auf Gewebeveränderungen geben, weil die Vaginalwand im betroffenen Gebiet eine geringere Verschieblichkeit aufweist. Da kleine Herde, insbesondere im symptomfreien Stadium der Erkrankung leicht bei der Inspektion übersehen werden, können eine Kolposkopie und die Schiller-Jod-Probe (▸ S. 52) weiteren Aufschluss bringen.

Metastasierung

Karzinome der Scheide wachsen binnen kurzer Zeit in das Bindegewebe ein, das die Vagina umgibt, und erreichen so Blase, Mastdarm, Gebärmutter und Vulva. Infolge der guten Lymphdrainage der Vagina werden die Lymphknoten des kleinen Beckens frühzeitig befallen. In fortgeschrittenen Stadien der Erkrankung kann es – wie beim Zervixkarzinom – zu einer tumorösen Ausmauerung des kleinen Beckens kommen.

Die Einteilung des Vaginalkarzinoms anhand der TNM-Klassifikation (▸ Tab. 10.3) erfolgt entsprechend der des Zervixkarzinoms (▸ S. 107).

Tab. 10.3 TNM-Klassifikation des Vaginalkarzinoms.

TNM-Kategorie	Kennzeichen
Primärtumor (T = Tumor)	
TX	der Primärtumor (der zuerst entstandene Tumor) kann nicht beurteilt werden
T0	es besteht kein Anhalt für einen Primärtumor
Tis	es liegt ein Carcinoma in situ vor
T1	der Tumor ist auf die Scheide begrenzt
T2	das Karzinom infiltriert benachbartes Gewebe, erreicht jedoch nicht die Beckenwand
T3	der Tumor erreicht die Beckenwand
T4	das Karzinom befällt die Schleimhaut der Harnblase und/oder des Mastdarms und/oder überschreitet die Grenzen des kleinen Beckens
regionäre Lymphknoten (N = Nodus lymphaticus)	
NX	regionäre (= örtliche) Lymphknoten können nicht beurteilt werden
N0	es liegen keine Tochtergeschwülste an den regionären Lymphknoten vor
	obere zwei Drittel:
N1	Metastasen finden sich im Bereich der Beckenlymphknoten
	unteres Drittel:
N1	es liegen unilaterale Metastasen der Leistenlymphknoten vor
N2	die Leistenlymphknoten sind beidseitig befallen
Fernmetastasen (M = Metastase)	
MX	Fernmetastasen können nicht beurteilt werden
M0	keine Fernmetastasen
M1	Fernmetastasen liegen vor

Therapie

Die Therapie eines Vaginalkarzinoms muss man individuell planen. Ungünstig für die Behandlung wirken sich dabei die Nähe zu Darm und Harnblase wie auch das frühe Einwachsen des Vaginalkarzinoms in diese Organe aus. Die Form der Therapie ist abhängig von der Lokalisation des Tumors.

Merke

Karzinome im unteren Vaginaldrittel behandelt man wie das Vulvakarzinom. Bei Tumoren des oberen Scheidendrittels entspricht die Therapie der des Zervixkarzinoms (▶ S. 108).

Besteht keine Möglichkeit einer operativen Therapie, ist eine primäre Strahlenbehandlung indiziert. Auch sie entspricht der Kontakt- und Perkutanbestrahlung des Zervixkarzinoms. Der Nachteil der Strahlenbehandlung ist jedoch die Neigung zur radiogenen Fistelbildung im Bereich von Harnröhre, Harnblase und Mastdarm.

Prognose

Die Prognose hängt maßgeblich von der Größe und Ausbreitung des Tumors ab. Die Heilungserfolge des Vaginalkarzinoms liegen allerdings weit unter denen des Zervixkarzinoms, da die Früherkennung und auch die Therapie des Tumors schwierig sind. Die 5-Jahre-Überlebensrate liegt etwa bei 40%. Eine noch schlechtere Prognose haben Melanome und Sarkome der Vagina.

Sekundäre Vaginalkarzinome

Definition

Ein **sekundäres Vaginalkarzinom** liegt vor, wenn die Scheide von Metastasen anderer Tumoren befallen ist. Sekundäre Vaginalkarzinome kommen gut 3-mal so oft vor wie die oben beschriebenen primären Vaginalkarzinome.

Ein kontinuierlicher Befall der Vagina findet sich v. a. beim Zervixkarzinom, aber auch bei Durchbruch eines Karzinoms von Harnröhre, Harnblase oder Mastdarm.

Eine diskontinuierliche Metastasierung, also über den Blut- oder Lymphweg, liegt in erster Linie bei Patientinnen mit Zervix-, Endometrium- oder Chorionkarzinom vor. Die Diagnose wird über eine Gewebeentnahme mit nachfolgender feingeweblicher Untersuchung gestellt. Die Behandlung ist abhängig vom Sitz des Primärtumors.

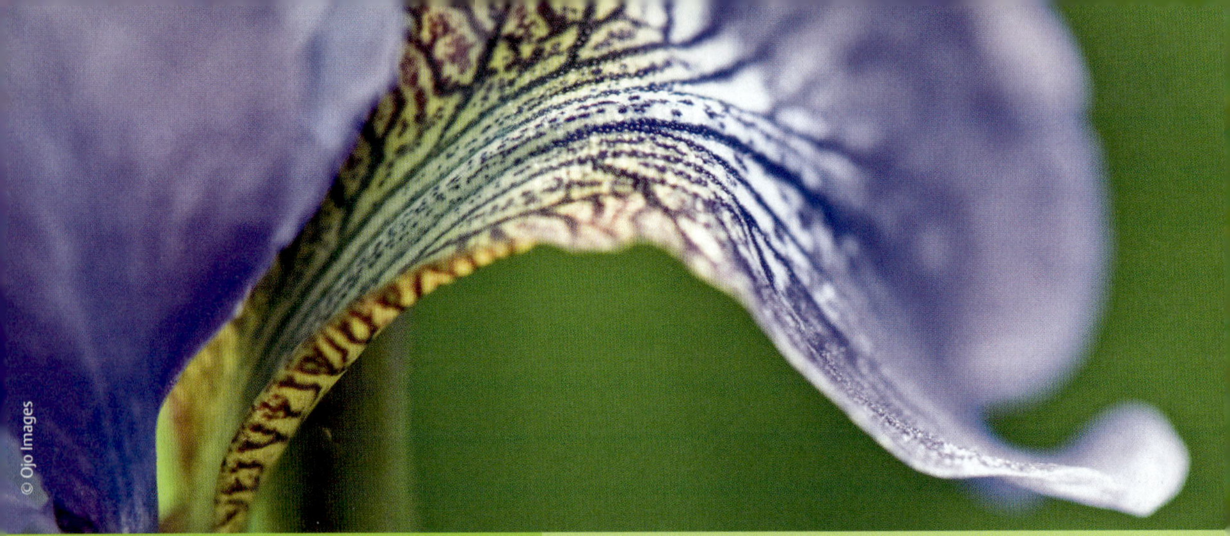

Kapitel 11

Erkrankungen des Uterus

11.1 Anatomie und Physiologie

Die Gebärmutter hat die Aufgabe, die befruchtete Eizelle aufzunehmen und zu versorgen. Sie schützt das Embryo bzw. den Fötus und sorgt dann mit ihrer Wehentätigkeit für die Austreibung während der Geburt.

Die Größe der Gebärmutter ist unterschiedlich, denn sie hängt nicht zuletzt vom Alter und von der Anzahl der Geburten ab. Gemeinhin wird die Gebärmutter jedoch als 10 cm lang, 5 cm breit und 3 cm dick beschrieben (▶ Abb. 11.1). Ihr Gewicht liegt etwa bei 50–100 g. Optisch erinnert sie an eine Birne und hat bei der nicht schwangeren Frau die Beschaffenheit eines angespannten Skelettmuskels. Während der Schwangerschaft ist die Gebärmutter weich und entspannt.

11.1.1 Wandschichten des Uterus

Der Uterus setzt sich aus 3 Schichten zusammen:

- Endometrium (Schleimhaut)
- Myometrium (Muskelschicht)
- Perimetrium (Bauchfellüberzug)

▶ **Endometrium.** Die innere Schicht ist das Endometrium (▶ Kap. 2.1.2, ▶ S. 22), eine Schleimhautschicht, die reich an Blutgefäßen und Drüsen ist. Seine Hauptaufgabe besteht in der Ernährung des Keimlings.

▶ **Myometrium.** Die mittlere Schicht, das Myometrium, ist ungleich dicker als die beiden anderen und besteht aus spiralig angeordneten Muskelzügen und Bindegewebe. Die wichtigste Aufgabe des Myometriums ist die Austreibung des Kindes unter der Geburt sowie der Nachgeburt. Es dient aber auch durch Kontraktion der Muskulatur der Kompression eröffneter Gefäße und damit der Blutstillung, z. B. im Rahmen der Menstruation oder der Nachgeburtsperiode.

▶ **Perimetrium.** Von außen ist die Gebärmutter vom Perimetrium, einem Bauchfellüberzug, umgeben. Der Uterus hat dadurch die Möglichkeit, sich bei einer Schwangerschaft durch Verdrängung der anderen Organe im ganzen Bauchraum auszudehnen.

11.1.2 Lage des Uterus

Merke M!

Die typische Lage der Gebärmutter wird als Anteversio-Anteflexio-Lage bezeichnet.

Der Begriff *Anteversio uteri* beschreibt den Winkel zwischen Scheide und Gebärmutter, *Anteflexio uteri* den stumpfen Winkel zwischen Gebärmutterhals und Gebärmutterkörper (▶ Abb. 11.2). Beide Winkel sind nach vorne gerichtet (▶ Kap. 14.1.1, ▶ S. 153). Jede 10. Frau hat jedoch einen retroflektierten Uterus. Dies ist aber nur in seltenen Fällen medizinisch relevant.

Der Uterus liegt zwischen Harnblase und Mastdarm. Uterus und Mastdarm begrenzen eine diagnostisch bedeutsame Bauchfellvertiefung, den Douglas-Raum (▶ Abb. 11.3).

11.2 Fehlbildungen des Uterus

Fehlbildungen des Uterus entstehen v. a., wenn sich während der embryonalen Entwicklung die pränatal bestehenden Müller-Gänge nur mangelhaft miteinander verschmelzen. Insbesondere das Bestehenbleiben der mittleren Scheidewand (Septum) ist verantwortlich für spätere Fehlentwicklungen im Uterovaginaltrakt.

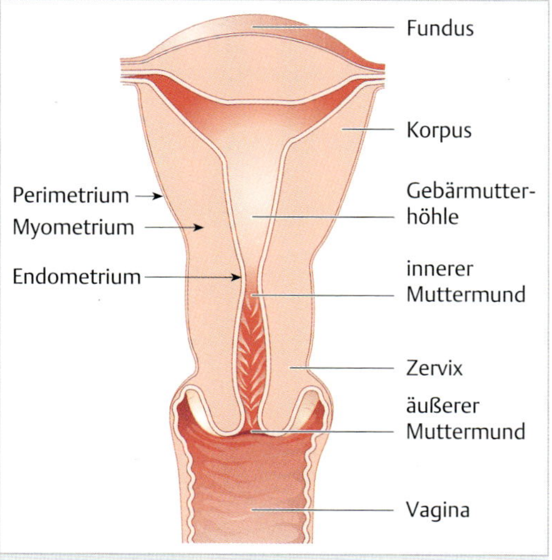

Abb. 11.1 Uterus (Längsschnitt).

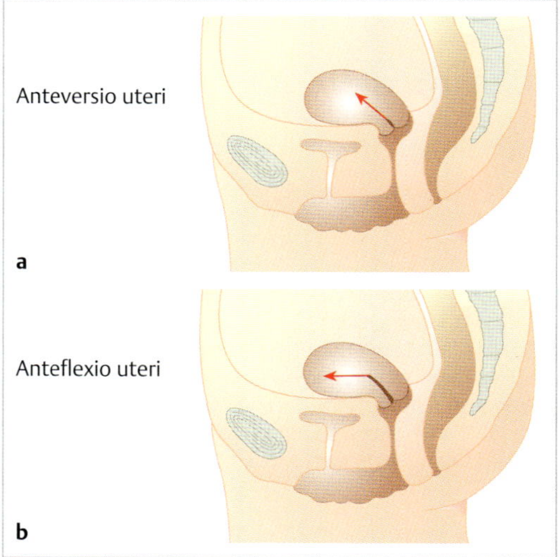

Abb. 11.2 Lage des Uterus. **a** Anteversio uteri. **b** Anteflexio uteri.

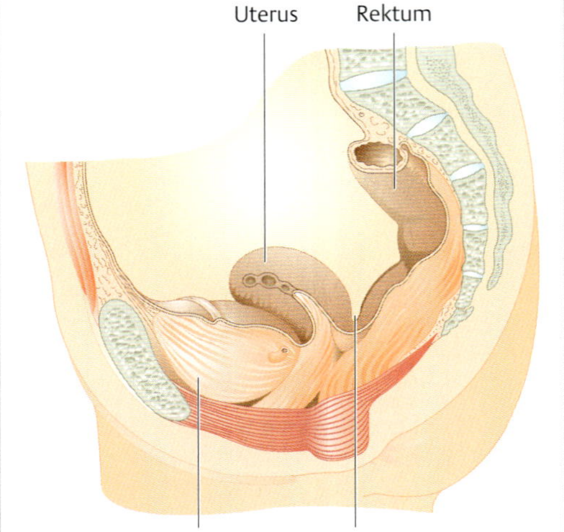

Abb. 11.3 Lage des Uterus. Die Gebärmutter liegt zwischen Harnblase und Mastdarm.

Wissen

Der Müller-Gang gehört zu den embryonalen Genitalanlagen. Aus ihm entwickeln sich im Verlauf der normalen Sexualdifferenzierung der Eileiter und der Uterovaginalkanal.

Man kann folgende Formen der Fehlbildung unterscheiden:
- Aplasie
- Doppelmissbildungen
- Septierungen

11.2.1 Aplasie

Definition

Bei einer **Aplasie** ist ein Organ zwar angelegt, jedoch nicht entwickelt.

Der Bereich der Müller-Gänge, aus denen sich der Uterus entwickelt, kann vereinzelt nicht ausgebildet sein, sodass sich statt der Gebärmutter ein solider Strang bildet. Da die Eierstöcke in ihrer Hormonproduktion nicht beeinträchtigt sind, findet eine normale weibliche Entwicklung statt. Die Patientinnen haben keine Menstruationsblutungen und sind nicht in der Lage, Kinder zu bekommen.

11.2.2 Doppelmissbildungen und Septierungen

Uterine Missbildungen findet man bei rund 1–2 % der Frauen. Neben der Aplasie kommen folgende Missbildungen und Septierungen vor:
- **Uterus didelphys** (didelphys = mit gedoppeltem Uterus): Es entwickeln sich 2 gleich große Uteri und in der Regel auch 2 Scheiden.
- **Uterus duplex bicornis** (duplex = doppelt, cornu = Horn): Unter Verschmelzung der mittleren Wandbereiche haben sich 2 Uteri mit jeweils einem Gebärmutterhals entwickelt (▶ Abb. 11.4).
- **Uterus bicornis unicollis** (collum = Hals): Man findet 2 Gebärmutterkörper mit nur einem Gebärmutterhals. Die Vagina weist in diesem Fall keine Fehlbildungen auf.
- **Uterus septus**: Die Gebärmutter ist hier durch eine Trennwand geteilt.
- **Uterus subseptus**: Hier liegt die gleiche Problematik wie beim Uterus septus vor, jedoch ist die Gebärmutterhöhle nur zum Teil septiert.

Symptome

Da bei den oben genannten Fehlbildungen gewöhnlich die Eierstöcke intakt sind, entwickeln sich die betroffenen Frauen ganz normal. Auch Menarche und Regelblutungen verlaufen regelrecht. Da kaum Symptome auftreten, werden die Fehlbildungen meist erst festgestellt, wenn ein Kinderwunsch besteht. Die Austragung einer Schwangerschaft ist durchaus möglich, jedoch ist das Risiko einer Fehlgeburt hoch. In manchen Fällen können die Uterusmissbildungen auch eine Sterilität mit sich bringen.

Diagnostik

Sofern kein konkreter Verdacht auf eine Fehlbildung vorliegt, ist die Diagnosestellung durch eine Spekulum- oder Tastuntersuchung schwierig. Konkrete Ergebnisse können neben der Sonografie die Hysterografie (Kontrastdarstel-

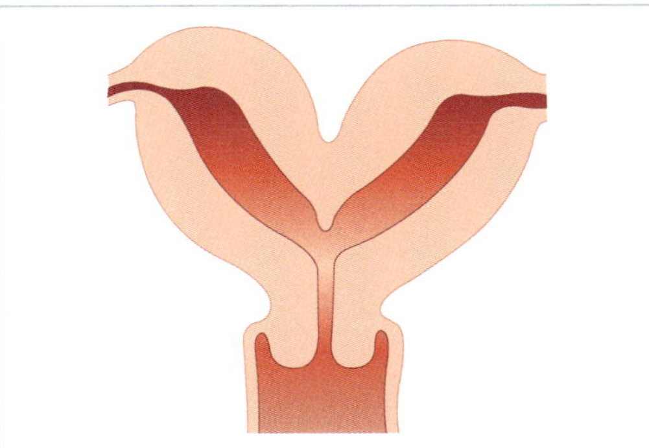

Abb. 11.4 Uterus duplex bicornis. Die 2-hörnige Gebärmutter ist nicht birnenförmig, sondern sieht eher wie ein Herz aus.

lung der Gebärmutterhöhle), die Hysteroskopie (endoskopische Untersuchung der Gebärmutterhöhle, Zugang über die Scheide) und die Laparoskopie (Endoskopie des Bauchraums, Zugang durch die Bauchdecke) bringen.

Therapie

Bei Sterilität oder einer hohen Fehlgeburtenrate kann der Versuch einer operativen Korrektur unternommen werden. Diese ist jedoch meist nur bei geringgradigen und symmetrischen Fehlbildungen erfolgreich. Während dann die Rate der Fehlgeburten auf 25 % sinkt, vervierfacht sich die Aussicht auf eine Schwangerschaft.

11.3 Zervix

11.3.1 Entzündliche Erkrankungen der Zervix (Zervizitis)

Definition

Die **Zervizitis** ist eine Entzündung des einschichtigen Zylinderepithels des Gebärmutterhalses.

Erreger

Chlamydien stehen als Verursacher der Zervizitis an erster Stelle. Gonokokkeninfektionen werden heutzutage seltener angetroffen. Daneben können auch Mykoplasmen, Streptokokken der Gruppe A und Herpes-simplex-Viren eine Gebärmutterhalsentzündung verursachen.

Pathogenese

Hauptangriffspunkt ist nicht das widerstandsfähige, mehrschichtige Plattenepithel, sondern das einschichtige Zylinderepithel, das bei jungen Frauen häufig als Ektopie (s. Vorstufen des Zervixkarzinoms, ▸ S. 103) auf der Portio zu beobachten ist (▸ Abb. 11.5).

Allgemein ausgedrückt ist eine Ektopie die Verlagerung eines Gewebes an einen Ort des Körpers, an dem sich dieses Gewebe normalerweise nicht befindet. Im konkreten Fall handelt es sich um eine physiologische Epithelverschiebung aus dem Gebärmutterhalskanal auf den Muttermund.

Je größer die Ektopie, desto leichter erfolgt die Infektion mit den oben genannten Erregern. So ist auch zu erklären, dass der Altersgipfel bei der Zervizitis zwischen 15 und 25 Jahren liegt. Im Verlauf des Lebens wird die Portio mehr und mehr von dem mehrschichtigen Plattenepithel der Vagina überzogen, sodass die Wahrscheinlichkeit einer Infektion sinkt.

Merke

Die Zervizitis ist oft die Ursache für eine aufsteigende Infektion, für die junge Frauen besonders anfällig sind.

Symptome

Die Gebärmutterhalsentzündung ist gewöhnlich symptomarm, charakteristisch ist jedoch ein verstärkter gelblicher Ausfluss. Außerdem ist eine entzündete Zervix verletzlicher, was zu Kontaktblutungen führen kann (▸ Abb. 11.6).

Diagnostik

Bei der Spekulumuntersuchung fällt zunächst einmal der vermehrte gelbliche Schleim auf, der die Zervix komplett verdecken kann. Der Gebärmutterhals selbst ist oftmals angeschwollen und gerötet. Eine Tastuntersuchung der Portio ist schmerzhaft.

Therapie

Bei einer akuten, eitrigen Zervizitis ist eine Therapie mit Antibiotika indiziert.

11.3.2 Bösartige Tumoren der Zervix

Vorstufen des Zervixkarzinoms

Heutzutage nehmen die Erkennung und Behandlung der Vor- und Frühstadien einen großen Raum im klinischen Handeln ein. Im Folgenden werden diese Vorstufen des Zervixkarzinoms, die sog. Präkanzerosen, vorgestellt.

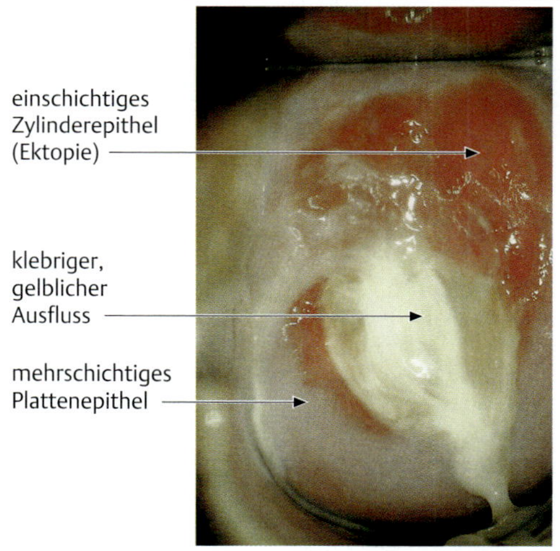

Abb. 11.5 Zervizitis. Portio einer Patientin mit Chlamydienzervizitis (Petersen EE. Infektionen in Gynäkologie und Geburtshilfe. Thieme 1997).

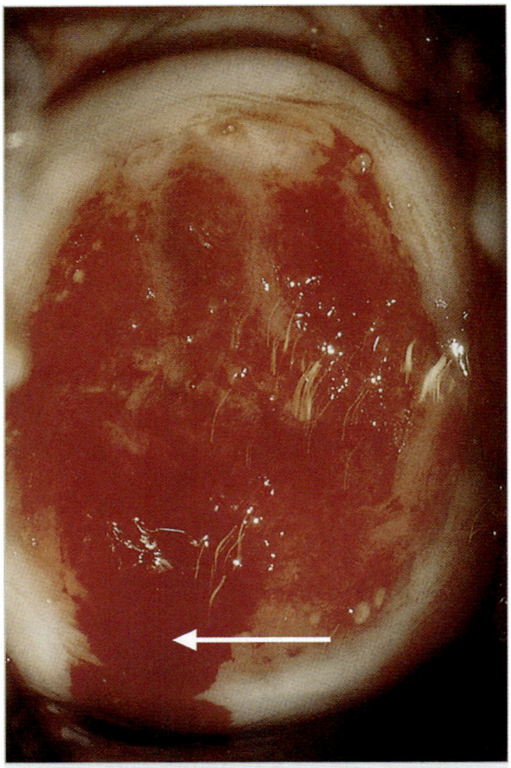

Abb. 11.6 Kontaktblutung. Portio einer Patientin mit Chlamydienzervizitis und einer Kontaktblutung (Pfeil) (Petersen EE. Infektionen in Gynäkologie und Geburtshilfe. Thieme 1997).

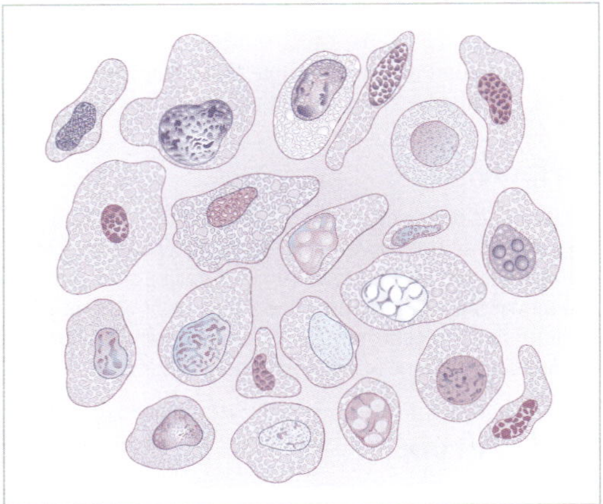

Abb. 11.7 Carcinoma in situ. Histologisches Bild des CIS. Man findet u. a. vielgestaltige Zellen, eine gestörte Epithelschichtung, Zellkerne von unterschiedlicher Gestalt und Größe und einen erhöhten DNA-Gehalt der Zellkerne.

Dysplasie/CIN

Definition

Eine **Dysplasie** ist eine Fehlbildung aufgrund einer gestörten Entwicklung eines Gewebes oder Organs. Unter einer **epithelialen Dysplasie** versteht man Zellatypien in Verbindung mit einem gestörten Aufbau des Epithels.

Bei dysplastischen Veränderungen der Zervix spricht man von einer **zervikalen intraepithelialen Neoplasie**, kurz CIN. Das bedeutet eine (pathologische) Neubildung von Gewebe innerhalb des Epithels der Zervix.

Die CIN wird in verschiedene Grade unterteilt:

- **CIN I:** Die Veränderungen sind gering ausgeprägt, eine spontane Rückbildung ist möglich.
- **CIN II:** Die Anomalien sind höhergradig, eine Spontanrückbildung ist unsicher.
- **CIN III** oder **Carcinoma in situ (CIS):** Der Übergang in ein invasives Karzinom ist wahrscheinlicher, aber nicht zwingend (▶ Abb. 11.8).

Das CIS (▶ S. 96) zeichnet sich dadurch aus, dass zwar entartete Zellen vorliegen (▶ Abb. 11.7), die Basalmembran jedoch nicht durchbrochen ist. Solange aber diese Membran intakt ist, kann kein Einbruch ins Gewebe erfolgen.

Präkanzerose

Definition

Man spricht daher von einer **Präkanzerose**, d. h., es liegt eine Veränderung vor, welche die Entstehung eines invasiven Karzinoms wahrscheinlich macht, jedoch noch keinen Krebs im eigentlichen Sinne darstellt.

Nach Durchbrechung der Basalmembran entsteht zunächst ein Mikrokarzinom. Dieses ist als invasives Karzinom von sehr geringer Ausdehnung (Tiefenausdehnung bis 5 mm, Flächenausdehnung bis 7 mm) definiert. Es ist nur über eine Gewebeuntersuchung zu diagnostizieren.

▶ Abb. 11.8 zeigt die Wahrscheinlichkeiten einer Reversibilität (Rückbildung, roter Pfeil) und Progression (Fortschreiten, blauer Pfeil) der einzelnen Stufen des Zervixkarzinoms. Der Begriff „klinisch“ ist im Sinne von „symptomatisch“ zu bewerten; d. h., ein präklinisches Karzinom ist ein bösartiger Tumor, der noch keine Symptome aufweist.

Lokalisation

Die Lokalisation der oben genannten Veränderungen steht im Zusammenhang mit dem Alter der betroffenen Frauen. Dies ist anhand der Grenze zwischen dem Plattenepithel und dem Zylinderepithel zu erklären. Die Scheide weist ein mehrschichtiges unverhorntes Plattenepithel auf, die Gebärmutter hingegen ist mit einem einschichtigen Zylinderepithel ausgekleidet. Die Grenze zwischen den beiden Epithelien (Übergangszone) liegt je

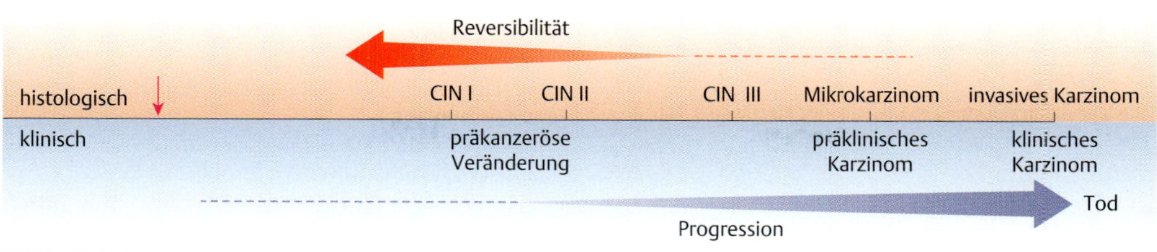

Abb. 11.8 Prognose. Vor- und Frühstadien des Zervixkarzinoms.

nach Alter der Frau an einer unterschiedlichen Stelle des Gebärmutterhalses: Bei geschlechtsreifen Frauen ist die Epithelgrenze meist auf der Portio lokalisiert (▸ Abb. 11.9a), bei älteren Frauen hingegen ist sie innerhalb des Gebärmutterhalses zu finden (▸ Abb. 11.9b).

Merke

Die Übergangszone zwischen Platten- und Zylinderepithel ist medizinisch bedeutsam, da in diesem Bereich erhöhte Zellteilungen und Reifungsprozesse ablaufen, die diese Zone offensichtlich für krebserzeugende Einflüsse empfindlicher machen.

Diagnostik

Mithilfe der Kolposkopie (▸ S. 52) kann man die Portio 10- bis 40-mal vergrößert darstellen, um sie nach verdächtigen Bezirken zu untersuchen. Ein Abstrich soll Informationen über den Grad der Dysplasie erbringen. Zu diesem Zweck wird er nach dem *Verfahren nach Papanicolaou* gefärbt (▸ Tab. 11.1).

Der Abstrich und die Kolposkopie können lediglich Hinweise auf ein Karzinom geben. Bei verdächtigen Befunden muss die Diagnose histologisch durch eine Probeentnahme gesichert werden. Der nächste Schritt ist – je nach Ergebnis – eine Konisation (▸ S. 63).

Therapie

Bei leichten bis mäßigen Dysplasien (CIN I, II) ist eine Therapie nicht zwingend notwendig. Jedoch sollten regelmäßige Kontrollen folgen. Weist die Patientin eine CIN III oder ein Carcinoma in situ auf, kann dies im Rahmen der Konisation behandelt werden. Nötige Voraussetzung ist, dass die Konisation eindeutig im Gesunden erfolgt.

Die Therapie der Frühstadien (Mikrokarzinom) richtet sich nach der Ausdehnung und der bereits erfolgten Metastasierung, nach Möglichkeit aber auch nach dem Kinderwunsch der Patientin. So reicht das therapeutische Spektrum von der Konisation mit engmaschiger Kontrolle bis hin zur operativen Entfernung der Gebärmutter.

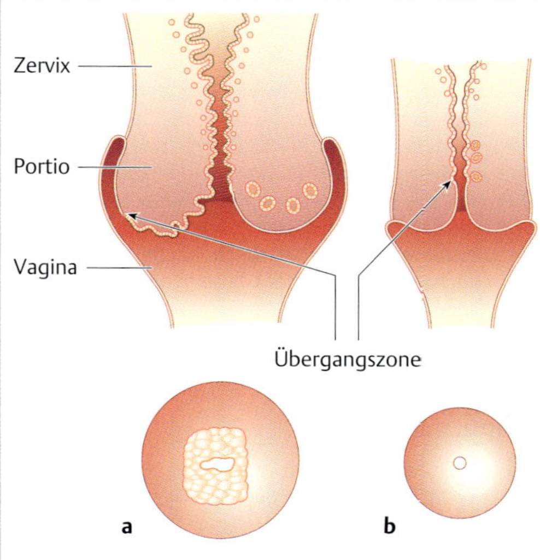

Abb. 11.9 Übergangszone. Lokalisation in verschiedenen Lebensaltern. **a** Frau im geschlechtsreifen Alter. **b** Frau im Senium.

Tab. 11.1 Papanicolaou-Schema.

Gruppe	Kennzeichen
I	unverdächtig, normales Zellbild
II	unverdächtig, aber mit leichten entzündlichen oder degenerativen Veränderungen
III	schwere entzündliche oder degenerative Erscheinungen machen die Befunderhebung unsicher; um bösartige Veränderungen auszuschließen, sollte eine histologische, also feingewebliche, Untersuchung durchgeführt werden
III D (= CIN I, II)	Dysplasie leichten bis mäßigen Grades
Iva (= CIN III)	schwere Dysplasie oder Carcinoma in situ
IVb	schwere Dysplasie oder Carcinoma in situ, ein invasives Zervixkarzinom ist nicht auszuschließen
V	inavsives Karzinom

Zervixkarzinom

Definition

Das **Zervixkarzinom** ist ein bösartiger epithelialer Tumor des Gebärmutterhalses.

Histologie

Der überwiegende Teil der Zervixkarzinome sind Plattenepithelkarzinome. Nur ein sehr geringer Anteil von etwa 4–5 % weist ein Karzinom des Zylinderepithels (Adenokarzinom) auf.

Risikofaktoren

Der Erkrankungsgipfel liegt zwischen dem 40. und 50. Lebensjahr. Es bestehen auch Zusammenhänge zwischen der Empfänglichkeit für die Krankheit und dem Sexualleben der betroffenen Frau. So tritt das Zervixkarzinom bei Frauen mit häufig wechselnden Partnern oder frühzeitig (vor dem 17. Lebensjahr) begonnenem, regelmäßigem Geschlechtsverkehr merklich häufiger auf als bei jungfräulichen Frauen. Zudem besteht ein Kontext zwischen einer Infektion mit dem Papillomavirus (▶ S. 171) und der Entstehung eines Zervixkarzinoms. Ein höheres Risiko besteht auch bei Raucherinnen.

Symptome

Im frühen Stadium finden sich keine Symptome. Dies unterstreicht die Bedeutung der Vorsorgeuntersuchungen. Im fortgeschrittenen Stadium stehen Blutungsbeschwerden als erste Symptome im Vordergrund. So können azyklische Blutungen (Metrorrhagien), Schmierblutungen, Blutungen in der Postmenopause oder auch Kontaktblutungen nach dem Geschlechtsverkehr Hinweise auf das Karzinom sein. Des Weiteren treten ein übel riechender, gelb-brauner Ausfluss sowie Schmerzen (im fortgeschrittenen Stadium) auf. Ödeme können Hinweise auf eine Verlegung von Lymphgefäßen sein.

Diagnostik

Der kolposkopische Befund zeigt eine blutige Oberfläche der Portio, die von Kratern und Geschwüren durchsetzt ist (▶ Abb. 11.10). Außerdem muss die Ausbreitung des Tumors eingehend abgeklärt werden.

Metastasierung

Die Metastasierung von Tumoren kann *kontinuierlich* oder *diskontinuierlich* erfolgen.

Kontinuierlich bedeutet, dass die Tochtergeschwülste vom Primärtumor ausgehend in benachbarte Körperregionen einwachsen. Man könnte theoretisch von einer Metastase aus den Weg zurück zum Primärtumor verfolgen. Ein kontinuierliches Wachstum wird also beim Zervixkarzinom z. B. den Gebärmutterkörper, die Scheide oder die Parametrien betreffen.

Diskontinuierliches Wachstum heißt, dass die Tumorzellen in die Blut- oder Lymphgefäße eingeschwemmt werden, um sich von dort aus z. B. in der Lunge anzusiedeln. Eine direkte Verbindung zum Primärtumor besteht dann nicht mehr.

Bei der lokalen Ausdehnung des Tumors unterscheidet man 3 Wachstumsrichtungen (▶ Abb. 11.11).

Merke

Ein Tumor von 10–20 mm Größe metastasiert bereits frühzeitig in die iliakalen und parametranen Lymphknoten (▶ Abb. 11.12). Mit zunehmendem Wachstum nimmt die lymphogene Metastasierung entsprechend zu.

Da der Gebärmutterhals in direkter Nachbarschaft zur Harnblase und zum Mastdarm liegt, können diese Organe v. a. im fortgeschrittenen Stadium der Erkrankung durch das massive Tumorwachstum stark beeinträchtigt werden. Bei Befall der Harnblase wird man blutigen Urin finden. Eine Mitbeteiligung des Mastdarms kann zu so starken Einengungen führen, dass das Anlegen eines künstlichen Darmausgangs unumgänglich ist.

Durch den Zerfall des Karzinoms können sich Gänge, sog. Fisteln, zwischen Gebärmutter, Harnblase (Abgang von Urin aus der Scheide) und Mastdarm bilden (▶ Abb. 11.13).

Auch Fernmetastasen sind im Rahmen des Zervixkarzinoms möglich. Sie betreffen in erster Linie Leber, Lunge, Skelett und Gehirn. Hämatogene Metastasen sind selten und treten erst spät in Erscheinung.

▶ Tab. 11.2 zeigt die Einteilung des Zervixkarzinoms anhand der TNM-Klassifikation auf.

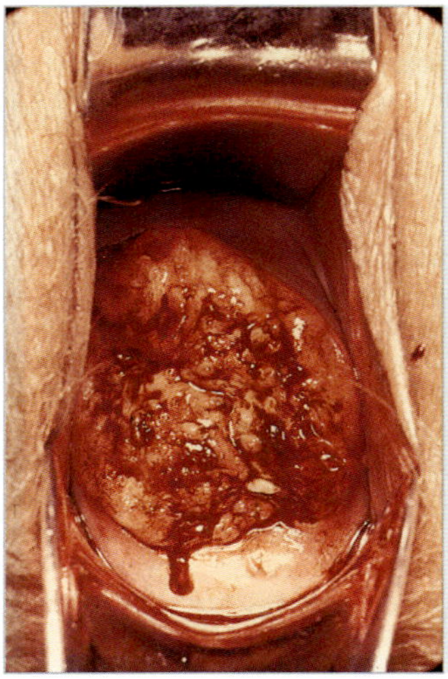

Abb. 11.10 Zervixkarzinom. Makroskopisch sichtbarer Tumor am Gebärmutterhals während einer Spekulumuntersuchung (aus Breckwoldt M, Kaufmann M, Pfleiderer A. Gynäkologie und Geburtshilfe. Thieme 2007).

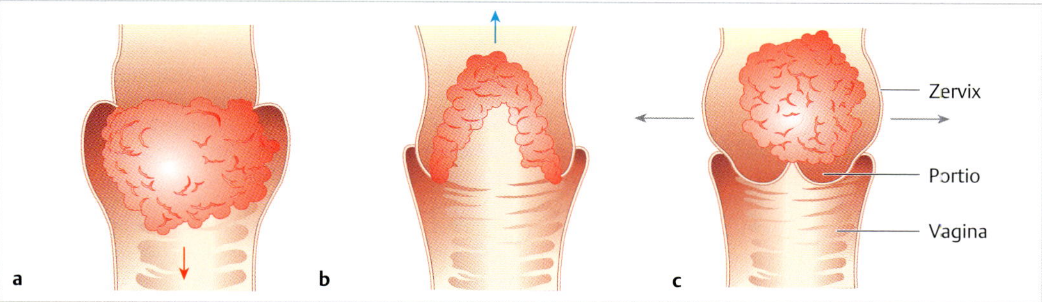

Abb. 11.11 Wachstumsformen des Zervixkarzinoms. **a** Exophytisches Wachstum. **b** Endophytisches Wachstum. **c** Zervixhöhlenkarzinom.

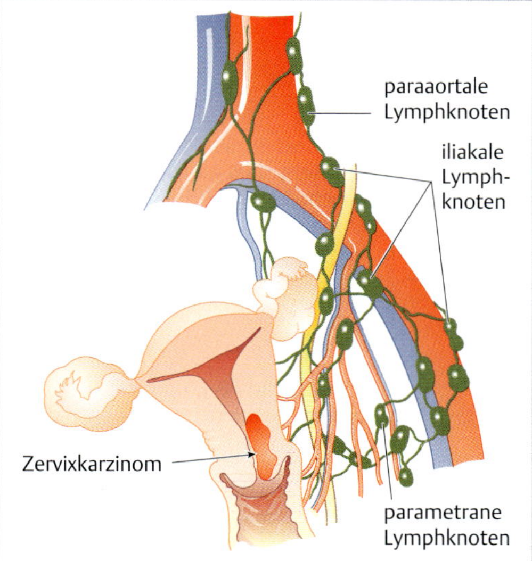

Abb. 11.12 Lymphogene Metastasierung. Lymphdrainage des Gebärmutterhalses.

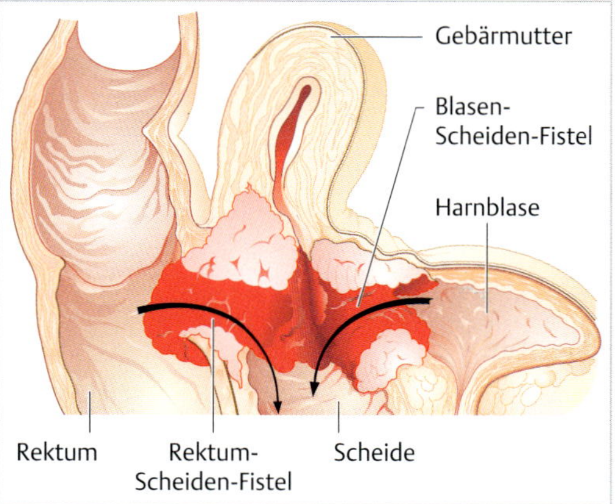

Abb. 11.13 Fisteln. Bei diesem Zervixkarzinom im fortgeschrittenen Stadium bricht das Karzinom in Harnblase und Mastdarm ein, es bilden sich Fisteln (s. Pfeile).

Tab. 11.2 TNM-Klassifikation des Zervixkarzinoms.

TNM-Kategorie	Kennzeichen
Primärtumor (T = Tumor)	
TX	der Primärtumor (der zuerst entstandene Tumor) kann nicht beurteilt werden
T0	es ist kein Anhalt für einen Primärtumor vorhanden
Tis	ein nicht invasives Karzinom (Carcinoma in situ) liegt vor
T1	invasives Karzinom, das auf den Gebärmutterhals begrenzt ist
T1a	keine Krankheitssymptome; mikroinvasives, ausschließlich mikroskopisch diagnostizierbares Karzinom
T1b	makroinvasives Karzinom
T2	das Karzinom hat den Gebärmutterhals überschritten, die Beckenwand und/oder das untere Drittel der Scheide noch nicht erreicht
T3	das Karzinom hat in seiner Ausbreitung die Beckenwand und/oder das untere Scheidendrittel erreicht
T4	das Karzinom durchsetzt die Schleimhaut von Mastdarm und/oder passiert die Grenzen des kleinen Beckens
regionäre Lymphknoten (N = Nodus lymphaticus)	
NX	regionäre (örtliche) Lymphknoten können nicht beurteilt werden
N0	es liegen keine regionären Lymphknotenmetastasen vor
N1	regionäre Lymphknotenmetastasen sind nachgewiesen
Fernmetastasen (M = Metastase)	
MX	Fernmetastasen sind nicht beurteilbar
M0	es liegen keine Fernmetastasen vor
M1	Fernmetastasen sind nachgewiesen

11

Therapie

Die Therapie des Stadiums 1a wurde bereits auf ▶ S. 105 beschrieben. Im Stadium 1b ist eine Operation die Therapie der Wahl.

▶ **Operation nach Wertheim-Meigs.** Bei dieser Operation werden folgende Strukturen entfernt:
- Gebärmutter
- Parametrien
- Scheidenmanschette
- pelvine und ggf. auch paraaortale Lymphknoten

Speziell bei einem nach außen hin gerichteten Wachstum auf der Portio ist die Gefahr von Metastasen im Eierstock ausgesprochen gering (< 1 %). Dies ist insofern therapeutisch bedeutsam, als dass die Ovarien bei einer OP nicht obligatorisch mitentfernt werden müssen.

Im Stadium 2 ist eine operative Therapie in Kombination mit einer Strahlentherapie indiziert. Ist eine Operation mit Entfernung des Karzinoms im Gesunden nicht möglich, gibt man der primären Strahlentherapie den Vorzug. Das heißt, allein die Strahlentherapie kommt zur Anwendung, auf Chemotherapie und Operation wird verzichtet.

Ab Stadium 3 ist im Allgemeinen nur noch eine Verbindung aus Kontakt- und perkutaner Hochvoltbestrahlung möglich.

> **Merke**
>
> Bei der Strahlentherapie gilt es zu bedenken, dass eine effiziente Strahlendosis angemessen hoch sein muss. Dies geht jedoch mit entsprechenden Nebenwirkungen einher. Betroffen sind vor allem Haut, Darm, Harnblase und Skelett.

11

Prognose

Die Prognose ist abhängig vom Stadium, den geweblichen Eigenschaften des Tumors und vom Lymphknotenbefall. So liegt die 5-Jahre-Überlebensrate bei Tumoren des Stadiums 1b bei etwa 80 % und sinkt bei Karzinomen des Stadiums 4 auf 0–10 %.

11.4 Korpus

11.4.1 Entzündungen des Korpus (Endometritis)

> **Definition**
>
> Die **Endometritis** ist eine Entzündung der Gebärmutterschleimhaut.

Ursachen

Die Endometritis wird in den meisten Fällen durch ein Aufsteigen von Keimen in die Gebärmutterhöhle verursacht. Dies kann auf verschiedene Arten erfolgen:
- in der Folge physiologischer Ereignisse (Menstruation, Geburt, s. Endometritis puerperalis, ▶ S. 308)
- iatrogen (Sondierung, Abrasio)

Seltener wird eine Endometritis durch Keimabstieg (z. B. bei einer Salpingitis, ▶ S. 118) oder hämatogen verursacht.

> **Merke**
>
> Der Begriff *iatrogen* bedeutet, dass eine Erkrankung durch ärztliches Handeln verursacht wurde. Ein häufiges Beispiel ist die Infektion nach einem therapeutischen oder diagnostischen Eingriff.

Symptome

Die Symptomatik bei einer Patientin mit unspezifischer Endometritis ist nicht sehr stark ausgeprägt. Sie empfindet leichte Unterbauchschmerzen. Der Bauch ist beim Abtasten gering druckschmerzhaftig, eine Temperaturerhöhung ist im Normalfall nur bei Beteiligung der Adnexe zu verzeichnen.

> **Merke**
>
> Das charakteristische Merkmal der Endometritis sind unregelmäßige atypische Blutungen.

Bei älteren Frauen kann sich aufgrund des engen Zervixkanals im Rahmen der Endometritis eine Pyometra (Eiteransammlung in der Gebärmutterhöhle, ▶ Abb. 11.20) entwickeln.

Diagnostik

Die Diagnose kann bereits anamnestisch vorgenommen werden, da die Endometritis gewöhnlich immer in Verbindung mit einem disponierenden Ereignis (Menstruation, ärztlicher Eingriff) steht.

> **Merke**
>
> Bei Blutungsanomalien muss immer ein Karzinom ausgeschlossen werden.

Therapie

In leichten Fällen, bei denen sich die Entzündung auf die Lamina functionalis beschränkt und keine Gefahr für eine Aszension (Keimaufstieg) in die Adnexe abzusehen ist, kann man auf die Selbstheilung bauen, da die entzündete Gebärmutterschleimhaut im Rahmen der folgenden Menstruation ausgestoßen wird. Möchte man diesen Effekt unterstützen, kann über einige Tage ein Östrogen-

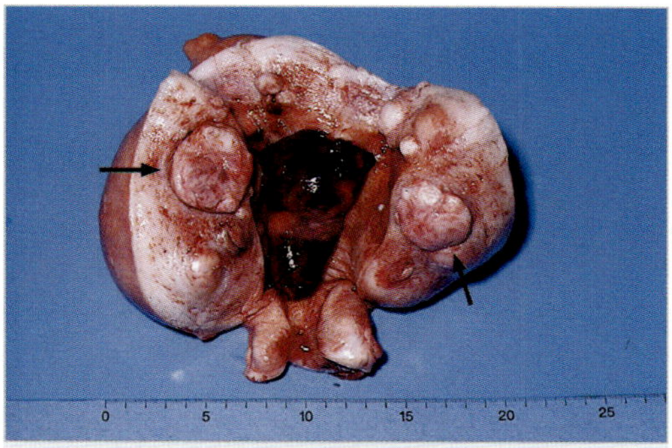

Abb. 11.14 Operationspräparat. Gebärmutter mit intramuralen Tumoren (s. Pfeile). In der Uterusmitte ist ein infarziertes, submuköses Myom erkennbar (aus Breckwoldt M, Kaufmann M, Pfleiderer A. Gynäkologie und Geburtshilfe. Thieme 2007).

sequenzpräparat gegeben werden. Es folgt eine Entzugsblutung. Dieser Vorgang wird als *hormonelle Abrasio* bezeichnet. Bei einer Endometritis im Rahmen der Aszension ist im Allgemeinen die Behandlung der Grundkrankheit mit Antibiotika ausreichend.

11.4.2 Myome

Definition

Ein **Myom** ist ein gutartiger Tumor, der aus Muskel- und Bindegewebe besteht (▶ Abb. 11.14), denn ein Muskel setzt sich nicht allein aus Muskelzellen zusammen, sondern hat auch bindegewebige Anteile.

Das Myom ist von einer Kapsel umgeben. Sie entsteht aufgrund des Drucks, der auf das Tumor umgebende Gewebe entsteht.

Merke

Myome kommen sehr häufig vor. Man geht davon aus, dass bei jeder 5. Frau über 35 Jahren ein solcher Tumor in der Gebärmutter zu finden ist.

Symptome

Die Symptomatik richtet sich nach dem Sitz des Tumors (▶ Abb. 11.15). Dieser kann wie folgt lokalisiert sein:

- intramural
- subserös
- submukös
- intraligamentär

Intramurales Myom

Definition

Intramural bedeutet, dass der Tumor in einer Organwand, in diesem Fall der Muskelschicht der Gebärmutter, lokalisiert ist.

Aus dem Sitz des Myoms resultiert eine Menorrhagie (Zyklusstörung, ▶ S. 25). Je nach Größe der Geschwulst können Druckerscheinungen auf Nachbarorgane möglich sind. Ist die Harnblase davon betroffen, verspürt die Frau einen häufigen Harndrang bei normaler Ausscheidungsmenge, Druckerscheinungen am Darm können zur Erschwerung der Stuhlentleerung führen.

Subseröses Myom

Definition

Beim **subserösen Myom** liegt der Tumor unterhalb einer serösen Haut. Diese umgibt die Gebärmutter von außen und heißt Perimetrium.

Da der Tumor in dieser Lage weder das Endometrium berührt noch die kontraktionsbedingte Blutstillung durch die Muskelschicht beeinträchtigt, ist nicht mit Blutungsstörungen zu rechnen. Dafür birgt diese Lokalisation andere Gefahren.

▶ **Gestieltes Myom.** Der Tumor kann sich zu einem gestielten Myom (▶ Abb. 11.16) entwickeln, d. h., er ist nur noch durch einen gefäßführenden Stiel mit der Gebärmutter verbunden. „Verdreht" sich dieser Stiel (Torsion)

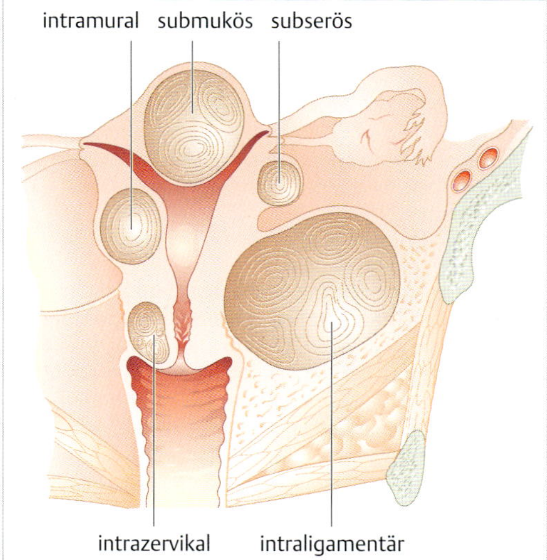

Abb. 11.15 Lokalisation der Myome. Sie können an unterschiedlichen Stellen innerhalb der Gebärmutter entstehen.

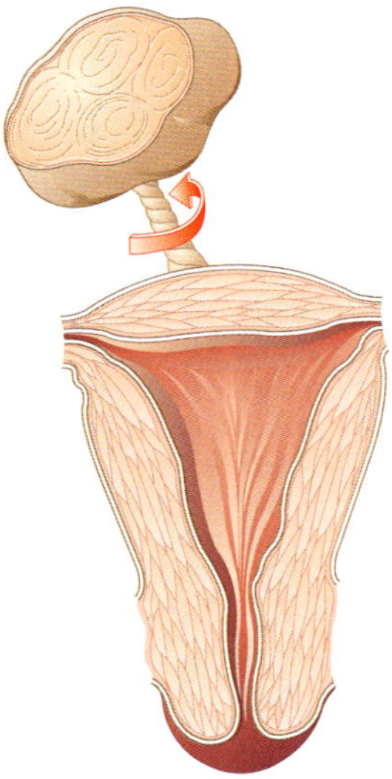

Abb. 11.16 Gestieltes, subseröses Myom mit Torsion. Die Verdrehung des Gefäßstiels kann zu einem akuten Abdomen führen.

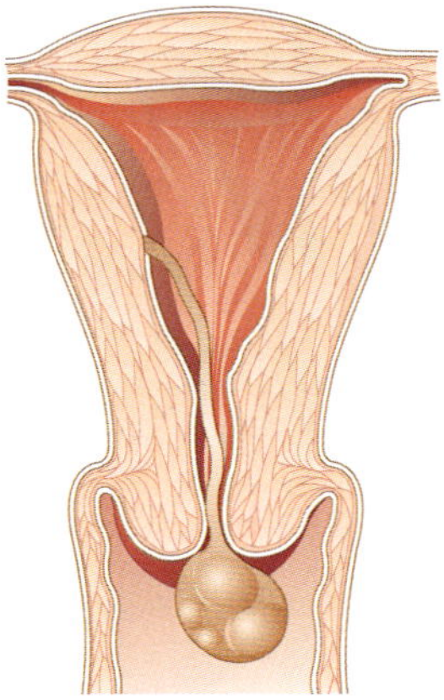

Abb. 11.17 Myoma in statu nascendi. Ein submuköses Myom kann in die Scheide „hineingeboren" werden.

führt dies zu schwerwiegenden Komplikationen. Denn durch die Achsendrehung werden die für die Blutversorgung notwendigen Gefäße komprimiert. Die venösen Gefäße sind zuerst verlegt, da die Arterien einen höheren Druck aufweisen. Die Folge ist ein arterieller Zufluss bei behindertem, venösem Abfluss. Das kann zu Stauungen und Gefäßzerreißungen im Myom mit darauf folgender Einblutung führen. Wird auch die Arterie blockiert, kommt es zu einer Ischämie mit nachfolgender Nekrose. Die Patientin erleidet ein akutes Abdomen.

Submuköses Myom

Definition

Der Begriff **submukös** verweist auf einen Prozess unterhalb der Schleimhaut, der Tumor liegt also direkt am Endometrium.

Durch submuköse Myome ist die Regeneration der darüber befindlichen Schleimhaut gestört. Dies kann Blutungen außerhalb des Zyklus (Metrorrhagie, ▶ S. 25) zur Folge haben. Außerdem besteht die Gefahr, dass sich das Myom zu einem gestielten Tumor entwickelt und in die Gebärmutterhöhle hineinwächst. Die Gebärmutter empfindet ihn dann als Fremdkörper, den sie mittels Muskelkontraktionen aus der Gebärmutterhöhle entfernen will. Daraus resultieren wehenartige Schmerzen und unter Umständen die „Geburt" des Myoms in den Gebärmutterhalskanal (Myoma in statu nascendi, ▶ Abb. 11.17). Auch bei submukösen Tumoren sind Torsionen (Achsendrehungen) möglich.

Intraligamentäres Myom

Definition

Die bindegewebigen Bänder des menschlichen Körpers werden als Ligamente bezeichnet. Das **intraligamentäre Myom** ist aus der Gebärmutter herausgewachsen und sitzt zwischen den Blättern des Ligamentums latum.

Beim intraligamentären Myom besteht die Gefahr, dass der Harnleiter, die Blutgefäße oder die Nerven komprimiert werden. Blutungsstörungen treten nicht auf.

Diagnostik

Abgesehen vom submukösen Myom sind die Tumoren meist gut tastbar. Jedoch kann der Palpationsbefund alleine die Diagnose nicht sichern, da man differenzialdiagnostisch auch an andere Tumoren des Uterus oder der Ovarien denken muss.

Wissen

Myome treten nicht selten gleichzeitig mit Korpuskarzinomen auf. Daher wäre es ein Kunstfehler, etwaige Blutungen dem bereits entdeckten Myom zuzuschreiben und auf eine weiterführende Diagnostik zu verzichten.

Myom und Schwangerschaft

Sicherlich kann eine Frau, die ein Myom hat, schwanger werden. Daraus ergeben sich jedoch einige Probleme, da sich u.a. die Myome durch den hormonell bedingten Wachstumsreiz während der Schwangerschaft vergrößern. Zu den häufigsten Komplikationen bei Schwangerschaften mit gleichzeitiger Myomdiagnose gehören:

- **Gestörte Nidation (Einbettung):** Dieser Vorgang kann durch ein größeres, submukös gelegenes Myom empfindlich gestört werden, da es einen Endometriumschaden hervorruft.
- **Lageanomalien:** Bei größeren Myomen sind durch die Einengung des Raums (▸ Abb. 11.18) kindliche Entwicklungsstörungen möglich.
- **Plazenta („Mutterkuchen"):** Hier kann es zu Funktionseinschränkungen kommen, wenn die Plazenta über dem Myom liegt. Die ungestörte Kontraktionsfähigkeit des Myometriums ist wichtig für die Lösung der Plazenta und die Blutstillung in der Nachgeburtsperiode. Ist die Muskelschicht jedoch durch ein Myom in ihrer Funktion behindert, ist mit einer verzögerten Plazentalösung und einer atonischen, d.h. aufgrund einer Kontraktionsschwäche entstandenen Nachblutung zu rechnen.
- **Geburtshindernis:** Myome können ein Geburtshindernis darstellen. Bei diesen Patientinnen ist ein Kaiserschnitt indiziert.
- **Schwangerschaft nach Myomentfernung:** Nach einer Myomoperation kommt es zur Narbenbildung. In diesem Bereich weist die Gebärmutter eine niedrigere Wandstabilität auf, was im Falle einer Schwangerschaft zu schwerwiegenden Komplikationen (Narbenruptur) führen kann.

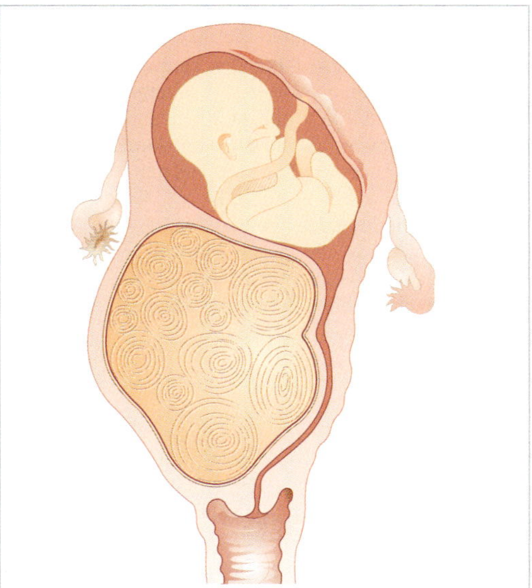

Abb. 11.18 Myom als Geburtshindernis. Schwangerschaft mit einem großen zervikalen Myom.

Therapie

Kleine, symptomlose Myome bedürfen keiner Therapie. Im anderen Fall können Myome sowohl konservativ als auch operativ behandelt werden.

Konservative Therapie

Beschränkt sich die Symptomatik der Patientin ausschließlich auf Blutungsstörungen, ist eine konservative Behandlung meist ausreichend. Dies trifft umso mehr für Frauen zu, bei denen die Menopause kurz bevorsteht.

Merke

M!

In der Postmenopause kommt es erfahrungsgemäß durch das Ausbleiben der Östrogenstimulation zu einem Abschluss des Wachstums und einer Verkleinerung der Myome. Folglich ist auch mit einem Ende der Blutungsstörungen zu rechnen.

Zur konservativen Therapie eignen sich zyklische Gaben von Gestagenen bzw. die Gabe von gestagenbetonten Ovulationshemmern. Eine weitere Möglichkeit besteht in der Verabreichung von GnRH-(Gonadotropin-Releasing-Hormon-)Agonisten. Sie bewirken eine Hemmung der FSH- und LH-Freisetzung (FSH = follikelstimulierendes Hormon, LH = luteinisierendes Hormon) aus dem Hypophysenvorderlappen und führen so zur Funktionsruhe des Ovars. Damit werden östrogenstimulierte Myome in ihrer Größe reduziert. Diese Medikamente dürfen allerdings nur über einen relativ kurzen Zeitraum (4–6 Monate) gegeben werden, da ansonsten die Begleiterscheinungen des künstlichen Östrogenmangels negative Auswirkungen (Hitzewallungen, Schweißausbrüche oder Demineralisierung der Knochen) auf die Patientin haben können.

Operative Therapie

Die Indikation zur Operation wird gestellt, wenn

- sich der Tumor schnell vergrößert
- das Myom in der Postmenopause wächst
- die Organzugehörigkeit unklar ist
- das Myom auf Nachbarorgane, Blutgefäße oder Nerven drückt
- ständige Blutungen auftreten, die zu einer Anämie führen können
- Infertilität oder gehäufte Fehlgeburten durch das Vorhandensein eines Myoms auftreten
- Zwingend notwendig ist die Operation bei akuten Komplikationen wie einer Totalnekrose des Myoms, Einblutungen oder einer Torsion mit akutem Abdomen.

Manchmal ist es günstiger, nicht direkt zu operieren, sondern erst eine Verkleinerung der Myome durch eine Hormontherapie anzustreben, sodass das Ausmaß des operativen Eingriffs geringer wird. Als organerhaltende Operation kommt eine *Myomenukleation* infrage (▸ Abb. 11.19), bei der man die Geschwulst ausschält. Sind jedoch akute Komplikationen, Druckerscheinungen oder eine

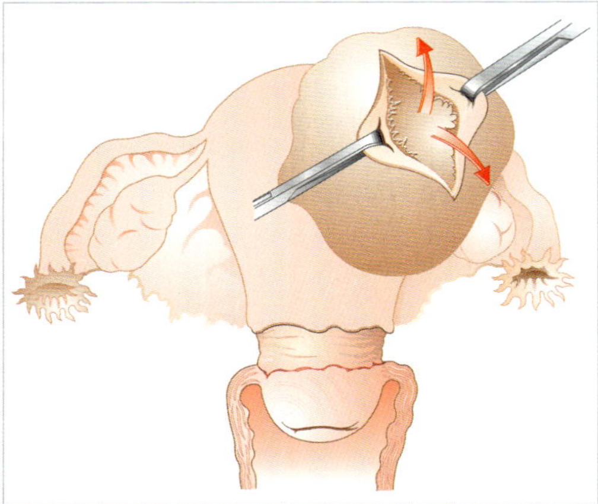

Abb. 11.19 Myomenuklation. Ausschälung eines isolierten Myomknotens.

blutungsbedingte Anämie vorhanden, empfiehlt sich eine operative Entfernung der Gebärmutter.

> **Merke**
>
> Myome haben eine Entartungswahrscheinlichkeit von unter 0,5 %.

11.4.3 Bösartige Tumoren des Korpus

Endometriumkarzinom (Korpuskarzinom)

> **Definition**
>
> Das **Endometriumkarzinom** (Synonym: Korpuskarzinom) ist ein bösartiger Tumor der Gebärmutterschleimhaut.

> **Merke**
>
> In den westlichen Industrieländern nimmt die Erkrankung an Häufigkeit zu. Jährlich erkranken nach Schätzungen des Robert Koch-Instituts etwa 11 300 Frauen an Gebärmutterkörperkrebs, während man beim Zervixkarzinom von 6 500 Neuerkrankungen ausgeht.

Histologie

Beim Endometriumkarzinom handelt es sich meist um ein Adenokarzinom, d. h., der Tumor geht vom Zylinderepithel der Gebärmutterschleimhaut aus.

Risikofaktoren

Der Aufbau des Endometriums wird durch die Hormone Östrogen und Progesteron reguliert. Wenn die Gebärmutterschleimhaut der Stimulation des Östrogens in zu starkem Maße unterworfen ist, kann es zur Gewebswucherung und zum Karzinom kommen.

Diesbezügliche Risikofaktoren sind z. B. eine späte Menopause, die alleinige Östrogeneinnahme über einen längeren Zeitraum oder häufige Zyklen ohne Eisprung (s. Follikelpersistenz, ► S. 79). Der Altersgipfel liegt bei 55–60 Jahren.

> **Merke**
>
> Patientinnen mit einem Endometriumkarzinom leiden häufig unter denselben Nebenerkrankungen; sie werden daher als Endometriumkarzinomsyndrom zusammengefasst: Hierzu gehören Adipositas, Diabetes mellitus und Hypertonie.

Symptome

Hauptsymptom des Endometriumkarzinoms sind Blutungen. Dabei kann es sich um Blutungen in der Postmenopause, um Menorrhagien, Metrorrhagien oder um Schmierblutungen handeln. Auch dunkler oder übel riechender Ausfluss kann auftreten.

Gewichtsverlust oder Schmerzen treten erst im fortgeschrittenen Stadium auf.

Bei Frauen im Senium ist der Zervikalkanal oft verengt. Dies kann sich nachteilig auswirken, wenn Tumorzellen, die in das Lumen des Uterus hineinwachsen, absterben. Die Konsequenz ist eine ballonartige Erweiterung der Gebärmutterhöhle. Kommt es zudem noch zu einer Infektion dieser Tumoranteile, wandern neben anderen Abwehrzellen auch neutrophile Granulozyten in die Gebärmutterhöhle ein. Diese Blutzellen sind zur Eiterbildung befähigt, sodass eine *Pyometra* (= Eiteransammlung in der Gebärmutterhöhle, ► Abb. 11.20) entsteht. Sie ist häufig der erste Hinweis auf ein Endometriumkarzinom. Die Patientinnen leiden unter beständigen Unterbauchschmerzen. Daher gilt es zunächst, der Patientin Linderung ihrer Beschwerden zu verschaffen. Das geschieht mittels einer Sonde, die in den Zervikalkanal eingeführt wird, um das eitrige Sekret abfließen zu lassen. Anschließend wird ein Fehling-Röhrchen eingelegt, damit der Eiter weiterhin abfließen kann.

Diagnostik

Das Endometriumkarzinom entwickelt sich meist im Fundusbereich, daher ist es der Untersuchung nicht so gut zugänglich wie das Zervixkarzinom.

Die wichtigste diagnostische Maßnahme ist die *fraktionierte Abrasio*, die auch als *Kürettage* oder Ausschabung bezeichnet wird. Dabei werden Proben dem Gebärmutterkörper und -hals entnommen und getrennt voneinander untersucht.

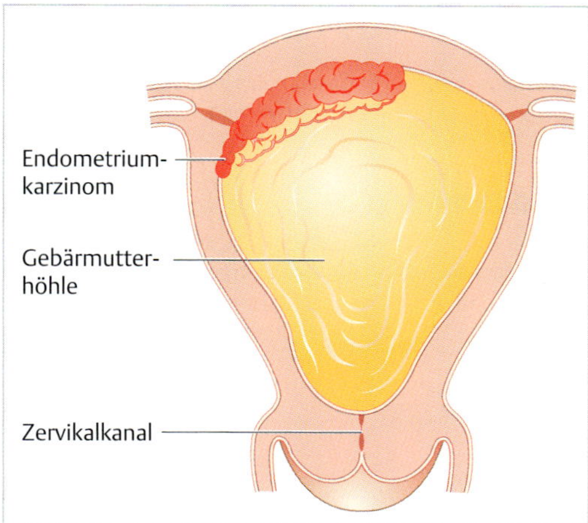

Abb. 11.20 Pyometra. Ansammlung von Eiter in der Uterushöhle.

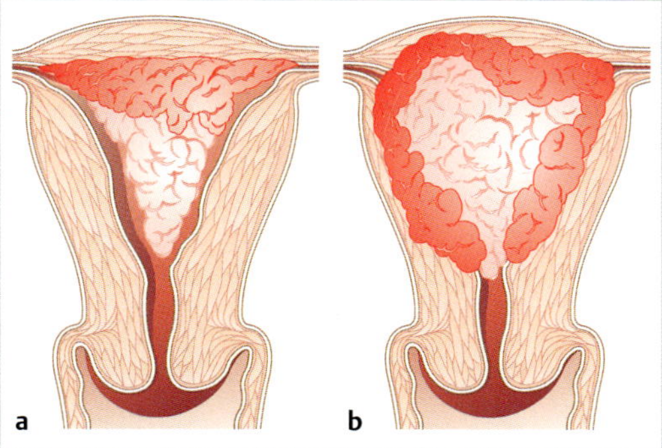

Abb. 11.21 Wachstumsarten des Endometriumkarzinoms. a Exophytische Ausbreitung in die Gebärmutterhöhle. **b** Endophytische Ausbreitung in das Myometrium.

Metastasierung

Im Rahmen der kontinuierlichen Metastasierung sind v. a. der Gebärmutterhals, die Eileiter, Eierstöcke und die Scheide (oberes Drittel und Vorderwand) betroffen. Außerdem kann der Tumor das Myometrium durchsetzen (▶ Abb. 11.21). Die diskontinuierliche Ausbreitung erfolgt vorwiegend auf lymphogenem Weg, wobei gewöhnlich die Lymphknoten im Bereich von Becken und Aorta befallen sind. Eine hämatogene Metastasierung ist selten, tritt aber dennoch häufiger auf als beim Zervixkarzinom. Fernmetastasen finden sich bevorzugt in Lunge (über die untere Hohlvene), Leber, Gehirn und Knochen.

▶ Tab. 11.3 zeigt die Einteilung des Endometriumkarzinoms anhand der TNM-Klassifikation auf.

Tab. 11.3 TNM-Klassifikation des Endometriumkarzinoms.

TNM-Kategorie	Kennzeichen
Primärtumor (T = Tumor)	
TX	der Primärtumor (der zuerst entstandene Tumor) kann nicht beurteilt werden
T0	es ist kein Anhalt für einen Primärtumor vorhanden
Tis	nicht invasives Karzinom (Carcinoma in situ) liegt vor
T1	der Tumor ist auf den Gebärmutterkörper begrenzt
T1a	der Tumor ist auf die Gebärmutterschleimhaut begrenzt
T1b	der Tumor befällt die Gebärmuttermuskulatur <50 %
T1c	der Tumor befällt die Gebärmuttermuskulatur >50 %
T2	der Tumor infiltriert den Gebärmutterhals, breitet sich aber nicht außerhalb der Gebärmutter aus
T2a	es ist zum Befall endozervikaler Drüsen (= Drüsen innerhalb des Gebärmutterhalses) gekommen
T2b	das Stroma des Gebärmutterhalses ist befallen
T3	lokale und/oder regionale Ausdehnung über die Gebärmutter hinaus
T3a	der Tumor befällt Adnexe und/oder Serosa
T3b	Vaginalmetastasen sind aufgetreten
T4	der Tumor ist über das kleine Becken ausgedehnt oder in ein angrenzendes Organ eingebrochen
regionäre Lymphknoten (N = Nodus lymphaticus)	
NX	regionäre (örtliche) Lymphknoten können nicht beurteilt werden
N0	es liegen keine regionären Lymphknotenmetastasen vor
N1	regionäre Lymphknotenmetastasen sind nachgewiesen
Fernmetastasen (M = Metastase)	
MX	Fernmetastasen sind nicht beurteilbar
M0	es liegen keine Fernmetastasen
M1	Fernmetastasen sind nachgewiesen

11

Therapie

Die Therapie unterscheidet sich von der des Zervixkarzinoms. Dies liegt daran, dass die Eierstöcke häufiger von Metastasen betroffen sind und der Tumor weniger strahlensensibel ist als das Zervixkarzinom.

Im Stadium 1 wird eine Hysterektomie mit Entfernung der Eierstöcke und einer kleinen Scheidenmanschette vorgenommen. Je nach Art des Tumors und dem klinischen Zustand der Patientin müssen ggf. auch Beckenlymphknoten entfernt werden.

Im Stadium 2 und 3 gleicht der Eingriff der Operation nach Wertheim-Meigs (▸ S. 108), wobei zusätzlich die Eierstöcke entfernt werden. In allen 3 Stadien kann eine nachfolgende Bestrahlung notwendig werden. Eine reine Bestrahlungstherapie ist bei inoperablen Patientinnen indiziert.

Eine weitere Behandlungsmöglichkeit ist die hoch dosierte Gestagentherapie. Sie kann durchgeführt werden, wenn Fernmetastasen vorliegen, findet aber auch bei Patientinnen Anwendung, bei denen weder eine Operation noch eine Bestrahlung möglich ist. Mit dieser Therapieform kann ein kurzfristiger Rückgang der Krankheitserscheinungen verzeichnet werden.

Prognose

Da das Endometriumkarzinom sehr früh Symptome entwickelt, wird es oft schon im Stadium 1 erkannt und kann dementsprechend gut operiert werden. Daher hat der Tumor mit einer 5-Jahre-Überlebensrate von 70–80 % eine relativ gute Prognose.

11.5 Trophoblasttumoren

Definition

Unter **Trophoblasttumoren** versteht man das unkontrollierte Wachstum des plazentaren Anteils einer Schwangerschaft. Man unterscheidet verschiedene (fließende) Übergänge der Bösartigkeit.

Das Besondere an diesen Tumoren ist, dass sich letztlich kindliche, d. h. nicht körpereigene Zellen im mütterlichen Organismus vermehren und sogar bösartig werden können. So sind alle Trophoblasttumoren an eine Schwangerschaft gebunden.

11.5.1 Blasenmole

Ursachen

Bei der Blasenmole kommt es zu einem Verlust des embryonalen und einer Degeneration des throphoblastären Anteils einer Schwangerschaft (s. Befruchtung und Frühentwicklung, ▸ S. 193). Die Ursache dieser Fehlentwicklung liegt meistens in chromosomalen Veränderungen.

Wissen

Alle Chromosomen in Blasenmolen sind väterlichen Ursprungs, es fehlen die mütterlichen.

Symptome

Klinisch fallen Patientinnen mit Blasenmolen durch vermehrte Übelkeit auf. Die Gebärmutter ist größer, als es der Zeit entspricht, und weicher, denn die Blasenmole besteht aus vielen blasig veränderten Zysten und Zotten (▸ Abb. 11.22). Die β-hCG-Werte sind extrem hoch, da Throphoblastzellen für die Produktion dieses Hormons verantwortlich sind.

Therapie

Therapeutisch steht die Entleerung des Uterus im Vordergrund. Hierzu ist eine vorsichtige Kürettage mit Unterstützung von Kontraktionsmitteln notwendig. Die Verletzungsgefahr für die Gebärmutter ist aufgrund ihrer sehr weichen Beschaffenheit sehr hoch. Die Übergänge einer Blasenmole in eine destruierende (zerstörende) Blasenmole sind fließend. Daher sind β-hCG-Kontrollen für mindestens 3 Monate notwendig. Liegt eine bösartige Entartung vor, wird eine Chemotherapie notwendig.

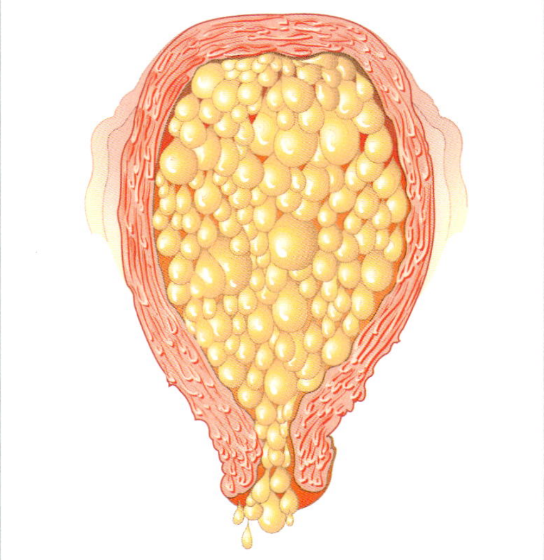

Abb. 11.22 Blasenmole. Die Bläschen werden im aufgeschnittenen Uterus sichtbar. Bei diesem weit fortgeschrittenen Befund gehen Bläschen nach außen ab.

11.5.2 Chorionkarzinom

Ursachen

Bei der fortschreitenden Entwicklung einer destruierenden Molenschwangerschaft kann ein Chorionkarzinom entstehen. Hierbei ist der Trophoblast in einen *bösartigen Tumor* umgewandelt, der nicht nur in die Gebärmutterwand einwächst, sondern auch zu Absiedelungen in anderen Organen führt. Aufgrund seiner Wachstumskraft (Schwangerschaft!) ist das Chorionkarzinom ein hochmaligner Tumor, der frühzeitig über den Blutweg Metastasen setzt, vor allem in die Lunge und das Gehirn.

Symptome

Klinisch können der vaginale Abgang von Zotten oder blaurote Knötchen in der Vagina als lokale Metastasen den Verdacht auf ein Chorionkarzinom lenken. Anhaltende Blutungen und mangelhafte Rückbildung des Uterus nach einer Schwangerschaft sind ebenfalls Hinweiszeichen. Der β-hCG-Wert ist sehr hoch. Da die Trophoblastzellen dieses Hormon produzieren, lässt sich das β-hCG als idealer Tumormarker zum Überprüfen der Therapie einsetzen.

Diagnostik

Die Diagnose wird histologisch gestellt. Eine allgemeine Untersuchung zum Auffinden von Metastasen schließt sich an.

Therapie

Therapeutisch steht die Chemotherapie im Vordergrund, die wegen des schnellen Wachstums der Tumorzellen eine gute Ansprechrate hat. Die Prognose liegt zwischen 80 und 100% Heilung. Nach Abschluss der Therapie sollten weiter regelmäßige Hormonkontrollen erfolgen, eine erneute Schwangerschaft ist möglich, wenn ein ausreichender zeitlicher Abstand eingehalten wird.

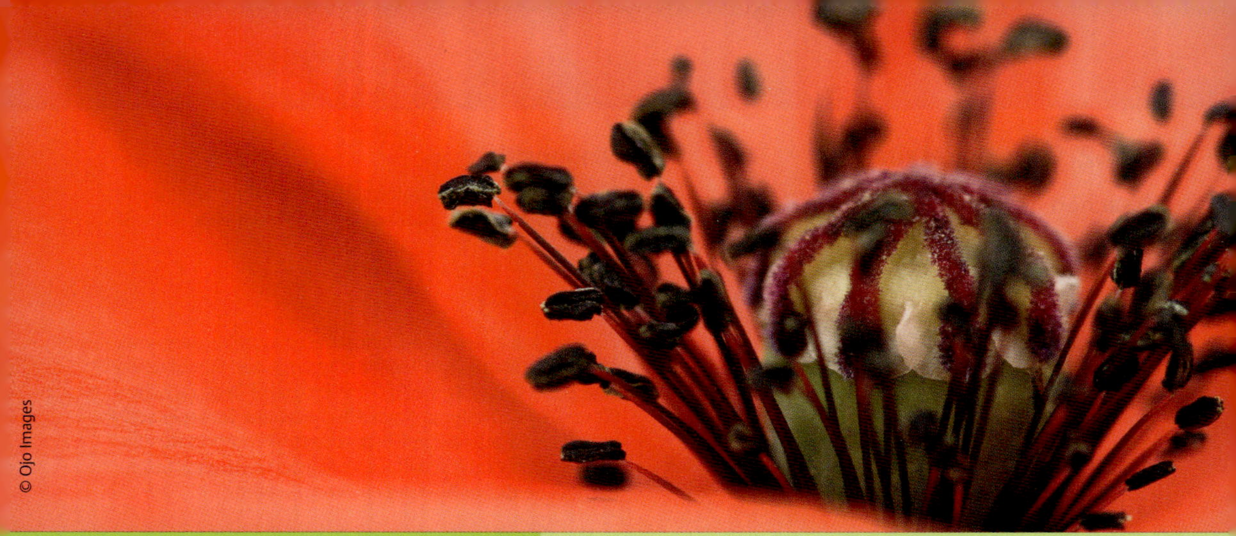

© Ojo Images

Kapitel 12

Erkrankungen der Adnexe

12.1 Anatomie und Physiologie

Definition

Als **Adnexe** bezeichnet man bei der Frau die Eierstöcke und die Eileiter.

12.1.1 Eileiter

Die Eileiter (Tubae uterinae, Kurzform „Tuben") sind paarig angelegte Schläuche von etwa 10–20 cm Länge. Die Aufgabe der Eileiter besteht darin, die Eizelle, die beim Eisprung (Ovulation) das Ovar verlässt, aufzufangen und zur Gebärmutter zu befördern.

Merke

Der Eileiter legt sich dem Eierstock nur lose an. Folglich verbindet der Eileiter die Gebärmutterhöhle mit der Bauchhöhle, womit im Grunde auch eine unmittelbare Verbindung zwischen Vulva und Bauchhöhle entsteht, die speziell bei aufsteigenden Infektionen von Bedeutung ist.

Der Eileiter beginnt an seinem uterinen Ende in der Muskelwand der Gebärmutter. Direkt hinter diesem Tubenabgang folgt ein enger Teil, der als Isthmus tubae uterinae bezeichnet wird. Dem Isthmus folgt die Ampulla tubae uterinae (▶ Abb. 12.1). Dort findet gewöhnlich die Befruchtung des Eies statt.

Das abdominale Ende der Tube heißt *Infundibulum*. Es ist trichterförmig erweitert und mit etwa 1 cm langen Fransen, den *Fimbrien*, versehen.

Histologie

Die Tubenwand setzt sich von innen nach außen aus Schleimhaut (Tunica mucosa), Muskelschicht (Tunica muscularis) und dem Bauchfell (Tunica serosa) zusammen.

Die Schleimhaut besteht aus einem einschichtigen Zylinderepithel mit beweglichen Kinozilien (Flimmerhaare) und Drüsenzellen.

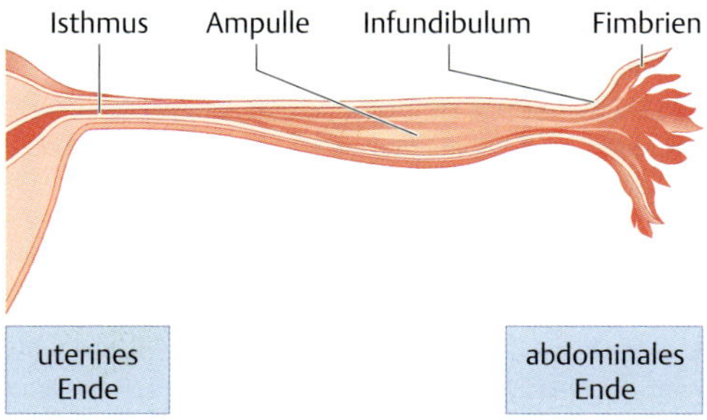

Abb. 12.1 Eileiter (Längsschnitt).

In der Muskelschicht des Eileiters findet man glatte Muskulatur, die in einer inneren Ringschicht und einer äußeren Längsschicht angeordnet ist. Damit ist die Muskulatur zu peristaltischen Bewegungen imstande, die der Tube die Möglichkeit geben, die Eizelle zu transportieren. Sie wird hierbei von den Zilien und den schleimproduzierenden Drüsenzellen unterstützt, die einen Gleitfilm in Richtung Gebärmutter aufbauen.

Die äußere Hülle besteht aus der Tela subserosa, die feine Muskelzüge, Gefäße und Nerven enthält und schließlich der Tela serosa (Bauchfell).

12.1.2 Eierstöcke

Die paarig angelegten Eierstöcke (Ovarien) sind 2–3 cm lang, 1,5–2 cm breit und 1–2 cm dick. Die Form ist plattoval. Die Ovarien liegen zwischen der inneren und äußeren Beckenschlagader (A. Iliaca interna bzw. externa, ▶ Abb. 12.2) in der Fossa ovarica (Eierstockgrube). Sie befinden sich innerhalb des Bauchfellraums, also intraperitoneal.

Merke

Hinter den Eierstöcken verlaufen die Harnleiter. Rechtsseitig stehen Ovar und Wurmfortsatz oft in enger räumlicher Beziehung, sodass eine Entzündung des Eierstocks fälschlicherweise als Appendizitis diagnostiziert werden könnte.

Der Eierstock besteht aus einer peripheren Rindenschicht und einer zentralen Markschicht. Die Rindenschicht setzt sich aus dem kubischen Keimepithel, der bindegewebsreichen Tunica albuginea und dem Füll- und Stützgewebe (Stroma ovarii) zusammen. Im Stroma ovarii befinden sich die Follikel (▶ Abb. 12.3). Diese können in unterschiedlichen Stadien als Primär-, Sekundär-, Tertiär- oder Graaf- Follikel vorliegen. Neben den Follikeln wird man, je nach Zyklustag, den Gelbkörper (Corpus luteum) finden.

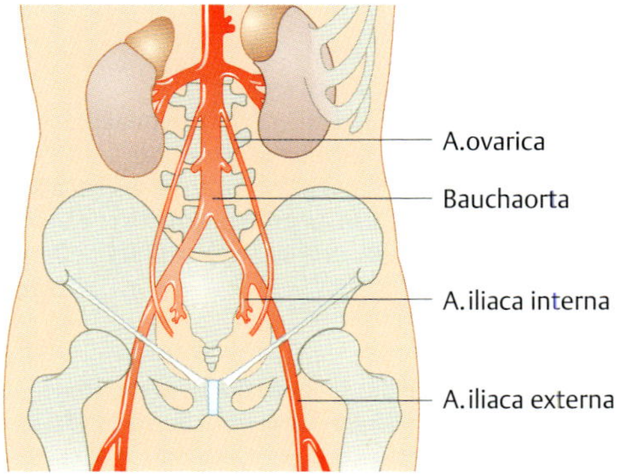

Abb. 12.2 Arterielle Blutversorgung. Dargestellt sind die Becken- und Ovarialarterien.

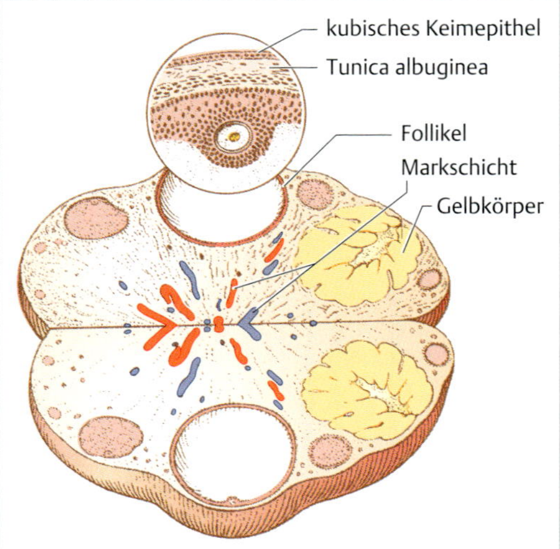

Abb. 12.3 Ovarium. Das Ovar ist aufgeschnitten und aufgeklappt. Die Vergrößerung (oben) zeigt einen Ausschnitt aus der Rindenschicht des Eierstocks.

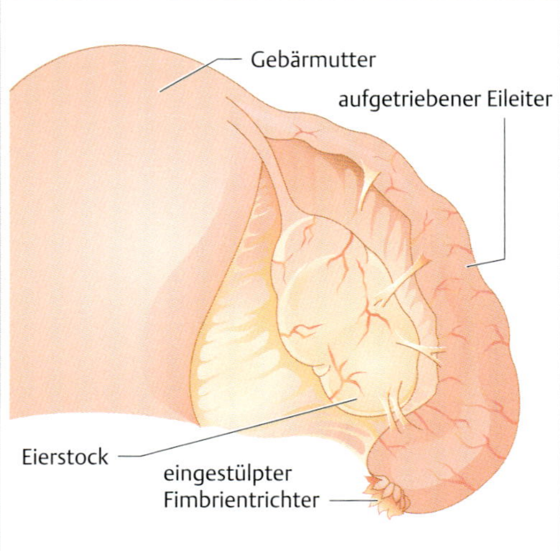

Abb. 12.4 Akute Adnexitis. Das bauchwärts gerichtete Ende des verdickten Eileiters beginnt sich zu verschließen. Erste Verwachsungen mit dem Eierstock sind zu erkennen.

Die Markschicht besteht aus lockerem Bindegewebe, Blut- und Lymphgefäßen sowie Nerven.

12.2 Entzündliche Erkrankungen der Adnexe

12.2.1 Akute Adnexitis

Definition

Die **Adnexitis** beschreibt eine entzündliche Erkrankung der Anhangsgebilde der Gebärmutter, also von Eileiter (Salpingits) und Eierstock (Oophoritis). Üblicherweise sind aber nur die Eileiter betroffen. Die Ovarien werden meist erst sekundär in diesen Prozess miteinbezogen.

Ursachen

Es gibt 3 mögliche Infektionswege:

1. durch aufsteigende (aszendierende) Keiminfektion (ausgehend von Scheide oder Gebärmutter)
2. durch Übergreifen krankhafter Prozesse aus benachbarten Strukturen (z. B. von einer Appendizitis)
3. in seltenen Fällen über den Blutweg bei Tuberkulose

Merke

Am häufigsten wird die Adnexitis durch aszendierende Keime aus Vagina oder Uterus verursacht, Sie tritt fast ausschließlich bei Frauen im geschlechtsreifen Alter auf.

Der Körper ist gemeinhin den Angriffen der Keime nicht schutzlos ausgeliefert (saures Scheidenmilieu, Zervixschleim), so dass eine Aszension am ehesten erfolgt:

- während oder nach der Menstruation
- nach einer Geburt oder Fehlgeburt
- nach ärztlichen Eingriffen
- bei Verwendung von Intrauterinpessaren zur Verhütung („Spirale")

Als Erreger kommen Kolibakterien, Chlamydien, Gonokokken, aber auch Staphylo- und Streptokokken in Betracht.

Haben sich die Tuben entzündet, kann es schon sehr früh zu einem reaktiven Verschluss des bauchwärts gerichteten Eileiterendes kommen. Die Gefahr eines Erregerübertritts in die freie Bauchhöhle wird dadurch verringert. Durch die verdickte Eileiterwand und die Ansammlung von Exsudat oder Eiter (Pyosalpinx) kann der Eileiter posthornförmig aufgetrieben werden (▸ Abb. 12.4).

Wissen

Ein Exsudat ist eine Flüssigkeit, die im Rahmen einer Entzündung aus den Gefäßen austritt. Je nach Eiweiß- und Zellgehalt weist sie eine unterschiedlich intensive Trübung auf.

▸ **Perisalpingitis.** Im weiteren Entzündungsverlauf ist die Umgebung der Eileiter mitbetroffen. Dies ist möglich, wenn die Entzündung auf die mittlere und äußere Wand der Tube übergreift. Man spricht hier von der Perisalpingitis.

Merke

Eine aszendierende Adnexitis tritt i. d. R. beidseitig auf.

Symptome

Die Symptome einer akuten Adnexitis sind unspezifisch. Meist kommt es zu akut auftretenden Schmerzen des Unterbauchs, begleitet von Fieber und möglichem Ausfluss sowie Schmierblutungen. Der Allgemeinzustand der Patientin ist reduziert. Greift der Entzündungsprozess auf das Bauchfell über, entwickelt sich ein lebensbedrohliches akutes Abdomen.

Diagnostik

Neben den genannten Symptomen reagiert die Patientin mit einer verstärkten Druckdolenz (dolent = schmerzhaft) im Bereich der angeschwollenen Adnexe. Bei der bimanuellen Untersuchung zeigt sich ein Portioschiebeschmerz.

Definition

Im Rahmen der bimanuellen Tastuntersuchung kann der Arzt mit der inneren Hand die Portio vom hinteren Scheidengewölbe her anheben. Verspürt die Patientin dabei Schmerzen, spricht man von einem **Portioschiebeschmerz.**

Im Labor sind der CRP-Wert (unspezifischer Entzündungsparameter) und die Blutsenkungsgeschwindigkeit erhöht, das Blutbild weist eine größere Anzahl Leukozyten auf. Mit der Sonografie kann sich der Arzt ein Bild über die Ausbreitung der Entzündung machen und bereits entstandene Abszesse oder Empyeme lokalisieren.

Merke

Es gilt immer zu bedenken, dass die Symptome nicht zwangsläufig auf eine Adnexitis hindeuten. Differenzialdiagnostisch können ebenso eine Appendizitis, eine Extrauteringravidität (Schwangerschaft außerhalb der Gebärmutterhöhle), eine Nephrolithiasis (Nierensteinleiden) oder ein stielgedrehter Ovarialtumor infrage kommen.

Therapie

Zunächst strebt man eine konservative Therapie an. Sie besteht aus Bettruhe, Kühlung und leichter Kost. Medikamentös sind Breitbandantibiotika, Antiphlogistika und manchmal Kortison indiziert. Bei einem akuten Abdomen oder gar einer Sepsis ist eine Laparoskopie oder eine Laparotomie erforderlich.

Da es sich bei der akuten Adnexitis meist um eine aszendierende Infektion handelt, muss natürlich auch der Ursprungsherd (z. B. Entzündung der Scheide oder des Gebärmutterhalses) saniert werden.

12.2.2 Chronische Adnexitis

Definition

Die **chronische Adnexitis** ist eine mögliche Folgeerkrankung der verschleppten akuten Adnexitis. Sie kann sich übergangslos aus der akuten Form entwickeln.

Symptome

Patientinnen mit einer chronischen Adnexitis leiden unter bohrenden Unterbauchschmerzen von wechselhafter Intensität. Eine Ausstrahlung der Schmerzen in den Oberschenkel ist möglich.

Diagnostik

Bei der Tastuntersuchung sind die entzündeten Adnexe zwar druckschmerzhaft, jedoch fehlt die Abwehrspannung. Der Eileiter ist aufgetrieben und ggf. mit Eiter gefüllt. Die Entzündungswerte im Blut sind erhöht. Um die Ursache der Entzündung gezielt beseitigen zu können, muss der Erreger bekannt sein. Hierfür ist ein laparoskopisch entnommener Abstrich oftmals unerlässlich.

Therapie

Wie bei der akuten Form ist eine stationäre Aufnahme der Patientin sinnvoll. Hier sind zunächst Bettruhe und eine medikamentöse Therapie mit Antibiotika und Antiphlogistika indiziert. Zur Lösung der Verwachsungen (Adhäsionen) mit benachbarten Organen kann eine Wärmetherapie (Moorbäder, Fangopackungen) angewendet werden. Bei mehrfachen Rezidiven müssen die entzündeten Eileiter operativ entfernt werden.

Prognose

Besteht bei der Patientin ein Kinderwunsch, ist die Prognose für eine Schwangerschaft bei der chronischen Adnexitis schlechter als bei der akuten Entzündungsform, da die Ampulle meist verschlossen bleibt. Operativ kann versucht werden, die Fertilität wiederherzustellen.

Komplikationen

Aufgrund der Entzündung kann es zu einer Schädigung der Eileiterwand kommen. Die Folgen sind eine eingeschränkte Beweglichkeit und/oder ein Verschluss des Eileiters. Durch die reduzierte Beweglichkeit steigt das Risiko einer Eileiterschwangerschaft um ein Vielfaches.

Merke

Ein beidseitiger Prozess kann zu einer sekundären Sterilität (► S. 79) führen.

12.3 Gutartige Erkrankungen der Adnexe

Während der Geschlechtsreife verändert sich die Struktur des Eierstocks fortwährend. Zum einen wachsen in der Ovarialrinde stets mehrere Follikel heran, zum anderen entsteht nach der Ovulation aus dem Graaf-Follikel (▸ Abb. 12.5) der Gelbkörper (▸ Abb. 12.6), der solide ist oder mit einem zystischen Hohlraum ausgefüllt sein kann.

Daher lassen sich „Ovarialzysten" beobachten, welche nur wachsende Follikel sind, und „Ovarialtumoren", bei denen es sich lediglich um den Gelbkörper handelt. Dieser weist aufgrund seiner Funktion als Hormondrüse eine gute Durchblutung auf, wie sie auch bei Karzinomen zu finden ist.

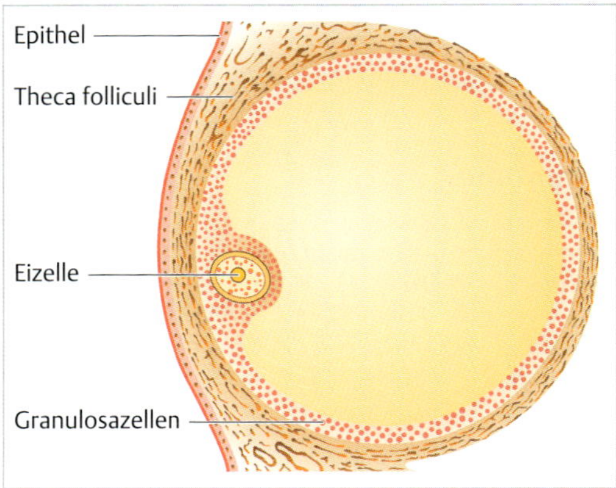

Abb. 12.5 Graaf-Follikel (in der Rindenschicht des Eierstocks).

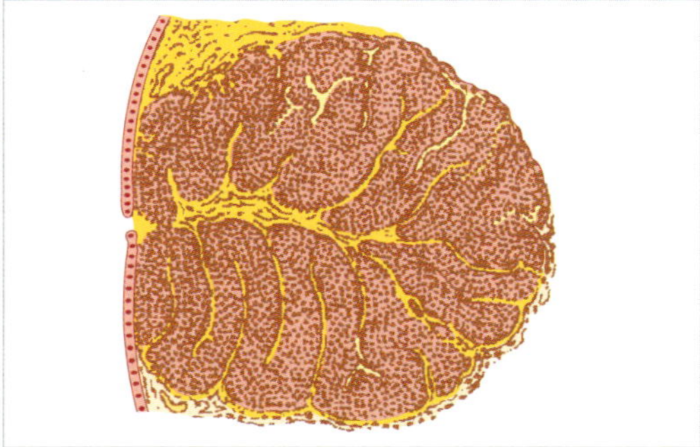

Abb. 12.6 Gelbkörper (Corpus luteum).

12.3.1 Retentionszysten/funktionelle Zysten des Ovars

Definition

Die relativ seltenen **Retentionszysten** sind Zysten, die aufgrund eines Sekretverhalts entstanden sind und sich über Jahre, unter Umständen bis ans Lebensende, nicht mehr verändern.

Funktionelle Zysten sind flüssigkeitsgefüllte Blasen im Eierstock, die unter hormonellem Einfluss entstehen.

Zu den funktionellen Zysten gehören:

- Follikelzysten
- Corpus-luteum-Zysten
- polyzystische Ovarien (▸ Kap. 2.3.2, ▸ S. 28)

Follikelzysten

Follikelzysten entstehen aufgrund einer hormonellen Störung, die den Eisprung verhindert. So können sich einkammerige Follikelzysten bilden, die bis zu 4–6 cm groß werden (▸ Abb. 12.7). Aufgrund ihrer Östrogenproduktion kann es zum übermäßigen Wachstum der Gebärmutterschleimhaut mit Blutungen kommen. Eine Therapie ist in den meisten Fällen nicht notwendig, da sich die Zysten nach etwa 2–3 Monaten spontan zurückbilden. Ist das nicht der Fall, muss eine weitere Diagnostik erfolgen.

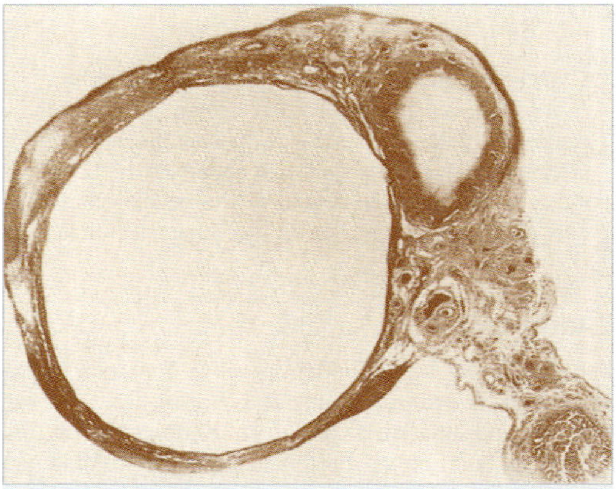

Abb. 12.7 Follikelzyste und Gelbkörperzyste. Eierstock mit Follikelzyste (links) und zystischem Gelbkörper (rechts).

Corpus-luteum-Zysten

Der Gelbkörper kann sich nach der Ovulation solide oder mit einem zystischen Hohlraum entwickeln. Ist die Zyste besonders groß (6–8 cm), spricht man von einer Corpus-luteum-Zyste. Insbesondere während der Schwangerschaft ist diese Form häufig anzutreffen. Sofern keine Komplikationen eintreten, braucht keine Therapie eingeleitet zu werden, da sich die Zysten binnen 2–4 Monaten spontan zurückbilden.

12.3.2 Gutartige Tumoren des Ovars

Die Eierstöcke bieten bezüglich ihrer geweblichen Bestandteile (Keimepithel, Follikel, Keimzellen, Bindegewebe) eine große Vielfalt. Dementsprechend hoch sind auch die Möglichkeiten der Tumorbildung. Der folgende Abschnitt berücksichtigt die wichtigsten Ovarialtumoren (▶ Abb. 12.8):

- Zystadenome (Kystome)
- Fibrome
- Granulosazell- und Thekazelltumoren
- Teratome

Zystadenome (Kystome)

Definition

Zystadenome (Synonym: Kystome) sind epitheliale Tumoren, die Zysten bilden. Man unterscheidet seröse und muzinöse Zystadenome (▶ Abb. 12.9).

▶ **Seröse Zystadenome.** Sie stellen die häufigsten Tumoren im Eierstock dar. Seröse Zystadenome sind bei Frauen aller Altersstufen anzutreffen und kommen überwiegend doppelseitig vor. In ihren Hohlräumen findet man ein klares, seröses, eiweißhaltiges Sekret.

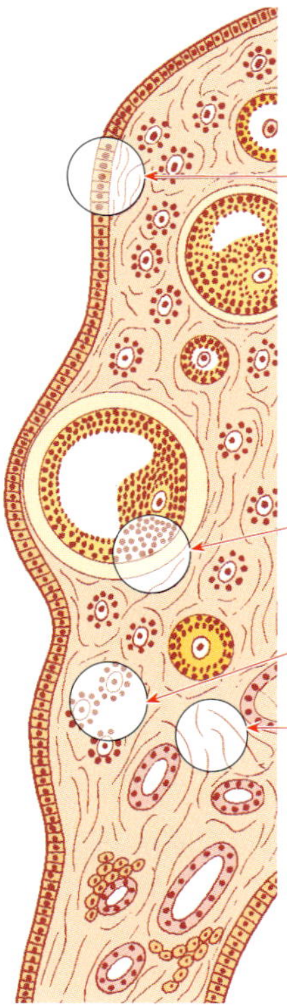

Abb. 12.8 Tumorbildung im Ovar. In den unterschiedlichen Geweben des Eierstocks können sich diverse Tumorarten entwickeln.

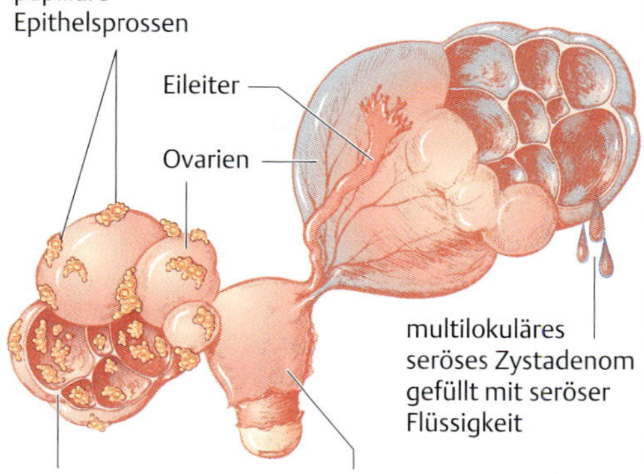

Abb. 12.9 Zystadenome. Eierstöcke mit verschiedenen Zystadenomen. Auffällig sind die verschobenen Größenverhältnisse von Gebärmutter und Ovar.

▶ **Muzinöse Zystadenome.** Muzinöse Zystadenome enthalten eine schleimige Flüssigkeit. Auch sie sind bei Frauen aller Altersstufen zu finden, treten aber eher einseitig auf.

Symptome

Zystadenome wachsen gewöhnlich in Richtung Bauchhöhle. Bei vermehrtem Wachstum wird die Frau eine Zunahme ihres Bauchumfangs bemerken. Insbesondere die muzinösen Zystadenome können so immens groß werden, dass sogar ein Druckgefühl im Bereich der oberen Bauchorgane (Magen, Leber) entstehen kann (▶ Abb. 12.10).

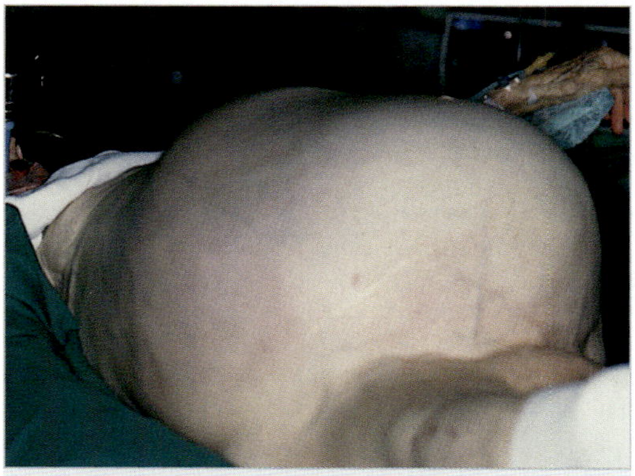

Abb. 12.10 Zystadenom. Patientin mit einem 22 kg schweren Zystadenom (aus Breckwoldt M, Kaufmann M, Pfleiderer A. Gynäkologie und Geburtshilfe. Thieme 2007).

Merke

Da Zystadenome einen hohen Eiweißverbrauch aufweisen, erleiden viele Patientinnen einen unerklärlichen Gewichtsverlust, so dass oft zuerst an einen bösartigen Prozess gedacht wird.

Pflege

Ernährung. Wenn der schlechte Allgemeinzustand einen zu großen negativen Einfluss auf den OP-Erfolg befürchten lässt, sollte dieser präoperativ in jedem Fall verbessert werden. Oftmals ist hier auch eine parenterale Ernährung angezeigt, da durch sehr große Zystadenome häufig Passagehindernisse im Darm entstehen können. Die Infusionslösungen werden über einen zentralen Venenkatheter infundiert.

Diagnose

Eine Verdachtsdiagnose kann bereits durch eine Tastuntersuchung gestellt werden. Weitere diagnostische Maßnahmen sind die Sonografieuntersuchung und die Laparoskopie. Eine Punktion sollte bei zweifelhaftem Befund unterlassen werden, da die Gefahr einer Absiedelung von Tumorzellen auf dem Bauchfell besteht. Eine sichere feingewebliche Diagnose ist daher nur im Rahmen einer Operation möglich.

Komplikationen

Der Tumor wird durch einen gefäßführenden Stiel mit Blut versorgt. Dieser kann allerdings durch die Peristaltik des Darms oder Bewegungen des gesamten Körpers verdreht werden (▸ Abb. 12.11). Ist das Gefäßlumen noch nicht komplett verschlossen, fließt das Blut zunächst in den arteriellen Gefäßen weiter, weil diese über einen höheren Druck verfügen. In der Folge kann das Blut zwar zu-, aber nicht mehr abfließen. Es kommt zu Einblutungen in den Tumor. Ist das Gefäßvolumen komplett verschlossen, findet keine Blutversorgung des Tumors mehr statt. Es entsteht ein Infarkt mit einer Nekrose, der sich klinisch als akutes Abdomen darstellt.

Eine Ruptur eines Zystadenoms ist selten (▸ Abb. 12.12). Sie erfolgt meist traumatisch (z. B. durch einen Unfall) oder iatrogen (z. B. im Rahmen einer Operation). Besonders problematisch ist die Ruptur eines muzinösen Zystadenoms. Hierbei kommt es zu einer Absiedelung muzinöser Zellen auf dem Bauchfell (Pseudomyxoma peritonei = Gallertbauch). In der Folge treten Schleimmassen innerhalb der Bauchhöhle auf, die nur schwer zu therapieren sind und innerhalb von Monaten oder Jahren zum Tod führen können.

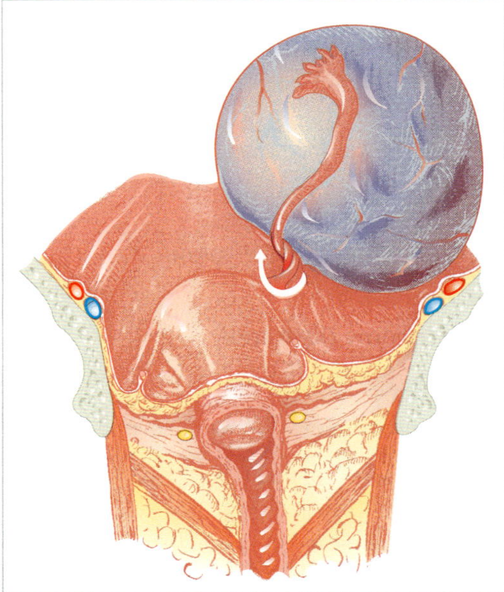

Abb. 12.11 Stieldrehung (bei einem Eierstocktumor).

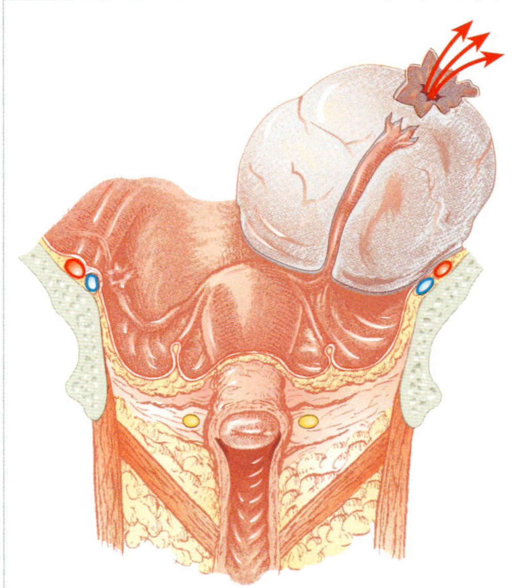

Abb. 12.12 Spontanruptur (bei einem zystischen Eierstocktumor).

Fibrome

Definition

Das **Fibrom** ist ein solider Tumor, der sich aus Bindegewebe zusammensetzt und meist einseitig vorkommt.

Das Fibrom ist in allen Altersgruppen zu finden, Frauen in der Postmenopause sind jedoch häufiger betroffen. Oft treten zusätzlich Aszites und Pleuraergüsse auf. Man spricht dann vom *Meigs-Syndrom* (▸ Abb. 12.13). Die Therapie besteht in der Entfernung des betroffenen Eierstocks.

Granulosazell- und Thekazelltumoren

Definition

Granulosazell- und Thekazelltumoren gehören zu den Keimstrang-Stroma-Tumoren. Sie sind selten und gehen mit einer unphysiologischen Östrogenproduktion einher.

Symptome

Das klinische Bild wird bei beiden Tumoren durch die verstärkte Östrogenbildung dominiert und ist altersabhängig:

- Beim Kind entsteht eine Pubertas praecox, d. h. eine vor dem 8. Lebensjahr einsetzende Pubertät.
- Bei der geschlechtsreifen Frau führt das gewebeaufbauende Östrogen zu einer Wucherung der Gebärmutterschleimhaut. Die Folge sind Blutungen.
- Bei Frauen in der Postmenopause kommt es zu postmenopausalen Blutungen.

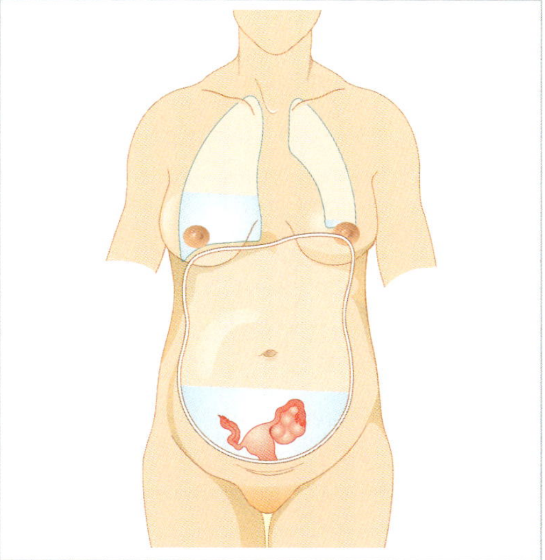

Abb. 12.13 **Meigs-Syndrom.** Bei der Patientin haben sich Ergüsse in der Pleurahöhle und im Bauchraum gebildet.

Therapie

Die Therapie beim Kind und bei der geschlechtsreifen Frau besteht in der Entfernung des betroffenen Ovars.

Merke

Aufgrund der schleimhautstimulierenden Wirkung des Östrogens bildet sich in gut 10 % der Fälle zusätzlich auch ein Endometriumkarzinom.

Um dies zu vermeiden, sollte die Therapie bei Frauen im geschlechtsreifen Alter um eine fraktionierte Abrasio erweitert werden. Patientinnen in der Postmenopause werden sowohl beide Eierstöcke als auch die Gebärmutter entfernt. Damit entgehen diese Frauen dem Risiko, an einem Uterus- oder Ovarialkarzinom zu erkranken.

Teratome

Definition

Teratome sind meist gutartige Keimzell-Tumoren, die überwiegend bei jungen Frauen vorkommen. Sie können Anteile aller 3 Keimblätter enthalten. Die 3 Keimblätter sind Gewebsverbände, die sich im Rahmen der Embryonalentwicklung bilden. Aus ihnen entwickeln sich alle Gewebe und Organe des menschlichen Körpers.

▸ **Dermoidzysten.** Am häufigsten kommen die reifen zystischen Teratome, auch Dermoidzysten oder Dermoide genannt, vor. Sie entstehen meist einseitig, der andere Eierstock muss jedoch sehr genau beobachtet werden. Dermoide wachsen langsam und sind gemeinhin nicht mehr als faustgroß. Sie haben eine teigige Konsistenz und eine glatte Oberfläche (▸ Abb. 12.14).

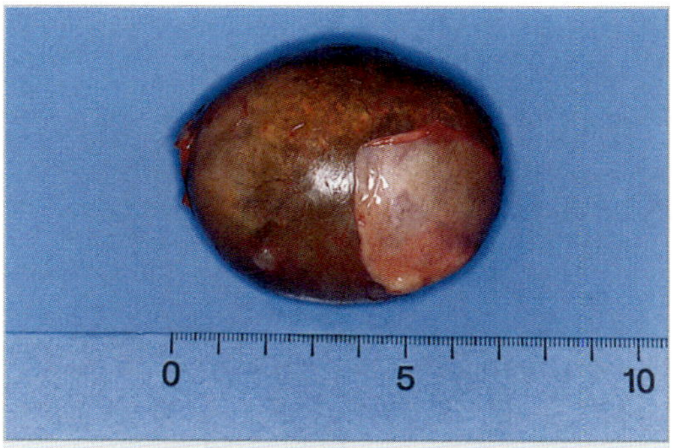

Abb. 12.14 **Oberfläche eines Teratoms** (Dermoidzyste) (aus Breckwoldt M, Kaufmann M, Pfleiderer A. Gynäkologie und Geburtshilfe. Thieme 2007).

12

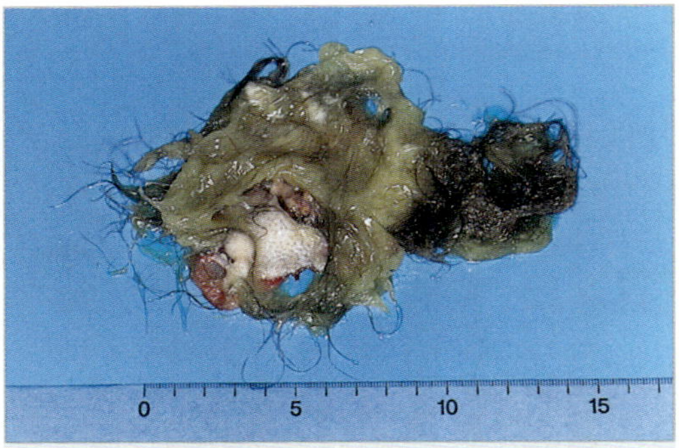

Abb. 12.15 Eröffnetes Teratom. Der Inhalt besteht hier aus Talg, Haaren, Haut und Zähnen (aus Breckwoldt M, Kaufmann M, Pfleiderer A. Gynäkologie und Geburtshilfe. Thieme 2007).

M!

Merke

Im Inneren des Tumors finden sich die unterschiedlichsten Gewebeanteile wie z. B. Oberhaut, Haare, Schleim, Knochen, Talg, Knorpel, Organanteile, Zähne (▶ Abb. 12.15).

Auch bei den eigentlich gutartigen Dermoidzysten kann es zur Entartung einzelner Gewebeanteile kommen.

▶ **Struma ovarii.** Eine besondere Form ist die Struma ovarii. Hierbei handelt es sich um ein Teratom, das zu großen Teilen aus aktivem Schilddrüsengewebe besteht. Demzufolge finden sich erhöhte Thyroxinwerte im Blut.

12

Symptome

Die Symptomatik ist abhängig von der Tumorgröße. Liegt eine Struma ovarii vor, leidet die Patientin unter den Zeichen einer Schilddrüsenüberfunktion.

Therapie

Die Therapie besteht in der Ausschälung des Teratoms oder ggf. einer Entfernung des betroffenen Eierstocks. Da der Tumor in 25 % aller Fälle beidseitig auftritt, müssen beide Ovarien untersucht werden.

12.3.3 Endometriose

[ ]

Definition

Die **Endometriose** ist eine gutartige Wucherung von Gebärmutterschleimhaut außerhalb des Endometriums (▶ Abb. 12.16).

Das Wachstum der Schleimhautinseln ist hormonabhängig und kommt daher nur im geschlechtsreifen Alter, hauptsächlich zwischen dem 20. und 40. Lebensjahr, vor. Nach der Menopause tritt eine Verkümmerung der Schleimhautwucherungen ein.

Ursachen

Die genaue Ursache der Endometriose ist immer noch unbekannt, es existieren jedoch zahlreiche Theorien. Allem Anschein nach handelt es sich um ein multifaktorielles Geschehen aus endokrinen, immunologischen, genetischen und mechanischen Faktoren.

Symptome

Die Symptomatik ist abhängig von der Lokalisation der Endometriose. Grundsätzlich gilt jedoch, dass Endometrioseherde den gleichen hormonabhängigen zyklischen Veränderungen unterworfen sind wie die Schleimhaut der Gebärmutter.

Daraus lässt sich schlussfolgern, dass die Endometriose außerhalb der Menstruation im Normalfall keine Probleme verursacht. Die Symptomatik tritt gemeinhin vor der Regelblutung auf. In dieser Zeit entsteht ein so genanntes prämenstruelles Ödem der Schleimhaut, das raumfordernd ist. Während der Menstruation lässt die Symptomatik nach.

M!

Merke

Endometrioseherde verändern sich während des Menstruationszyklus. Sie vergrößern sich im Rahmen eines prämenstruellen Ödems. Endometrioseherde „bluten".

Im Folgenden werden 3 Formen der Endometriose entsprechend ihrer Lokalisation vorgestellt:
- Endometriosis genitalis externa
- Endometriosis genitalis interna
- Endometriosis extragenitalis

Endometriosis genitalis externa

[ ]

Definition

Der Begriff **Endometriosis genitalis externa** beschreibt eine Endometriose innerhalb des Genitalbereichs (genitalis), aber außerhalb der Gebärmutter (externa), also z. B. im Eierstock, im Douglas-Raum, in der Scheide, der Vulva oder der Portio (▶ Abb. 12.16).

▶ **Ovarialendometriose.** Die Endometriosis genitalis externa im Eierstock wird als Endometriosis ovarii bezeichnet. Das Menstruationsblut kann im Ovar nicht resorbiert werden, dickt ein und bildet einen Hohlraum (Zyste), aus dem operativ altes, teerähnliches Blut entfernt wird. Man spricht von einer Teer- oder Schokoladenzyste (▶ Abb. 12.17).

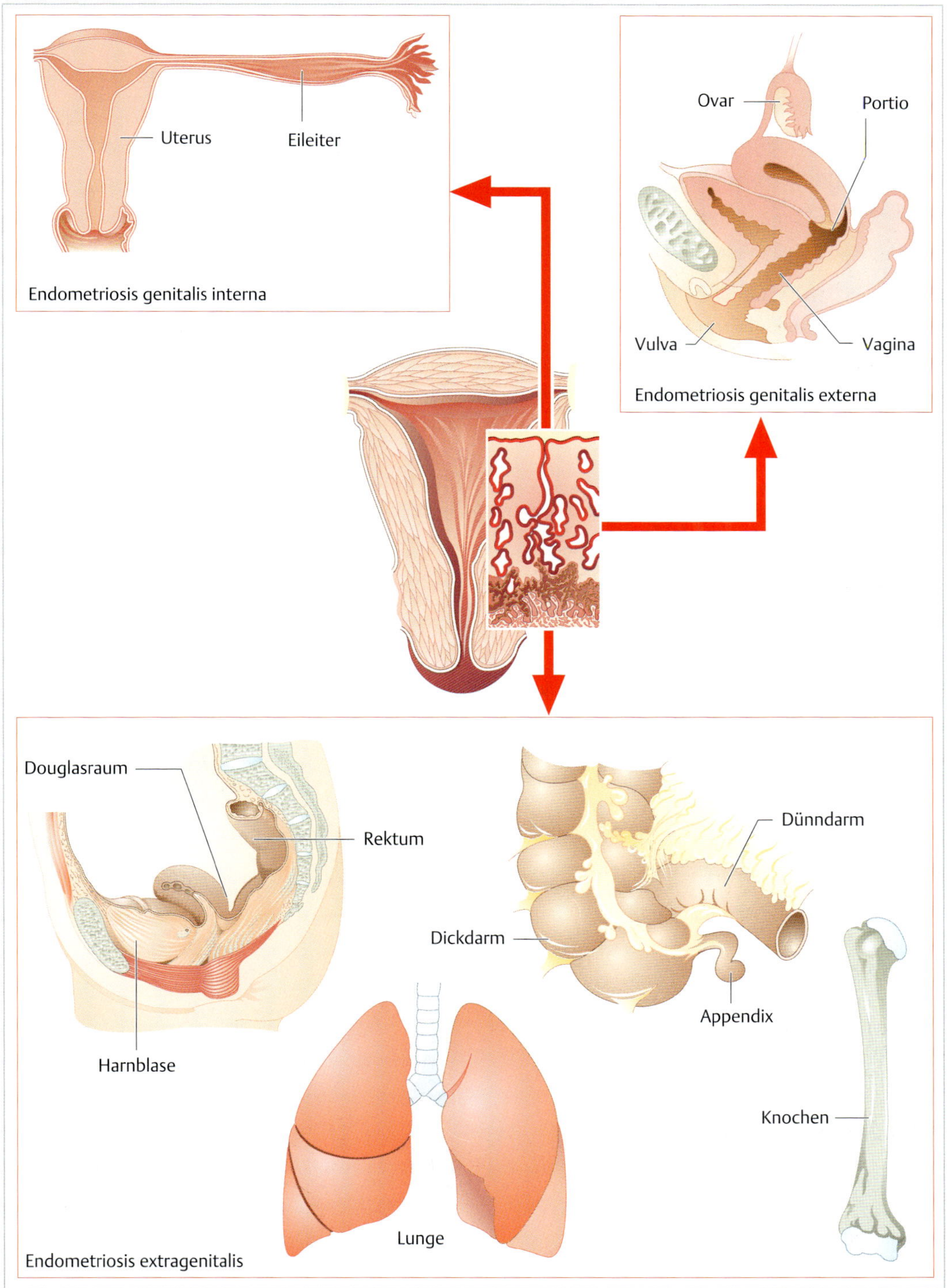

Abb. 12.16 Endometriose. Verschiedene Lokalisationen und ihre Einteilung.

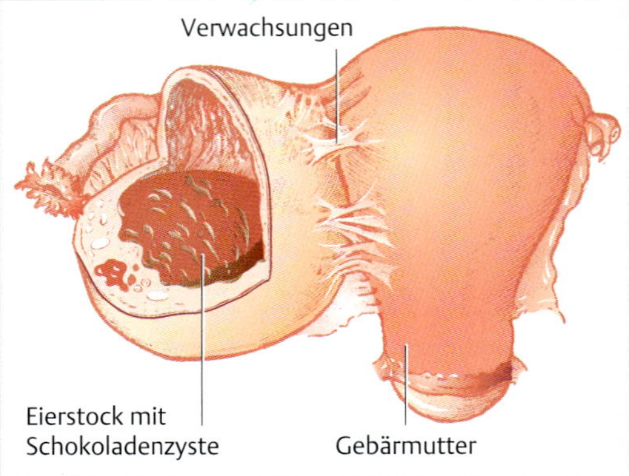

Abb. 12.17 Ovarialendometriose. Im Eierstock hat sich eine Zyste mit eingedicktem, teerähnlichem Blut gebildet (sog. Schokoladen- bzw. Teerzyste).

► **Vaginalendometriose.** Eine Vaginalendometriose (► Abb. 12.18) wird meist erst dann auffällig, wenn eine operative Entfernung des Uterus vorliegt. In diesem Fall kommt es weiterhin zu zyklischen Blutungen, da die Ovarien unversehrt sind und die Endometrioseherde innerhalb der Scheide mit Hormonen versorgen.

► **Douglas-Endometriose.** Der Douglas-Raum, die Bauchfellvertiefung zwischen Mastdarm und Gebärmutter, stellt den tiefsten Punkt des Bauchfellraums dar. Hier können Endometrioseherde (► Abb. 12.19) durch Vernarbung zu Verwachsungen von Gebärmutter und Mastdarm führen. Durch die eingeschränkte Bewegungsfreiheit der Gebärmutter hat die Frau Schmerzen beim Geschlechtsverkehr.

Endometriosis genitalis interna

Definition

Die **Endometriosis genitalis interna** bezeichnet die Endometriose innerhalb der Gebärmutter, aber außerhalb ihres Endometriums. Hier ist auch der Eileiter mitbetroffen, da seine Schleimhaut eine direkte Verbindung zur Gebärmutterschleimhaut aufweist (► Abb. 12.16).

Endometriosis tubae

Die Endometriosis tubae hat ihren Sitz im Eileiter. Sie kann zur Hämatosalpinx (Blutansammlung im dadurch verdickten Eileiter) führen. Außerdem können sich Entzündungsreaktionen mit Vernarbungen und/oder Tubenmotilitätsstörungen (Motilität = Bewegungsvermögen) ausbilden. Entwickeln sich diese Prozesse beidseitig, kann eine Sterilität die Folge sein.

Merke

Die Endometriose ist häufigste Ursache der sekundären Sterilität.

Da sich die Endometrioseherde aus Gebärmutterschleimhaut zusammensetzen, besteht zudem die Gefahr, dass sich eine befruchtete Eizelle im Endometriosegewebe der Tube einnistet mit der Folge einer Eileiterschwangerschaft.

12

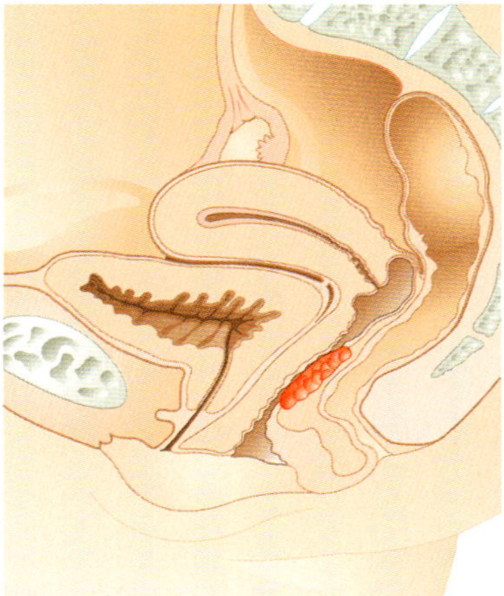

Abb. 12.18 Vaginalendometriose. Endometrioseherd in der Scheide.

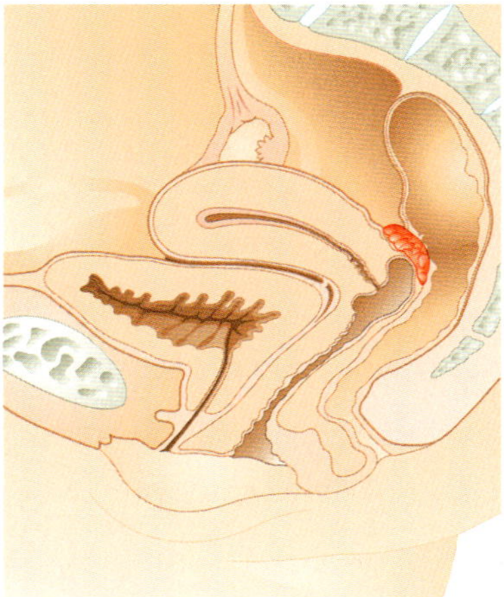

Abb. 12.19 Douglas-Endometriose. Endometrioseherde im Douglas-Raum können zu Verwachsungen und Vernarbungen von Gebärmutter und Mastdarm führen.

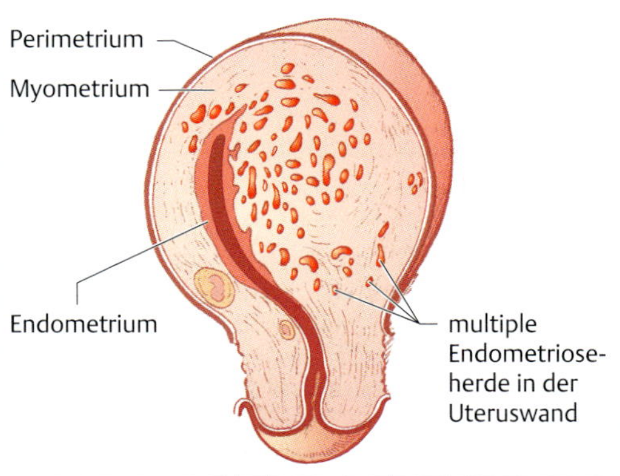

Abb. 12.20 Endometriosis uteri interna. Die Endometriose am Myometrium wird auch Adenomyosis uteri genannt.

Endometriosis uteri interna

Definition

Bei der **Endometriosis uteri interna** entwickelt sich Drüsengewebe in der Muskulatur der Gebärmutter (▶ Abb. 12.20).

Sie ist die häufigste Form der Endometriose und findet sich meist nach dem 35. Lebensjahr. Hinweis für das Vorliegen einer Endometriosis uteri interna ist eine Dysmenorrhö, die 2–4 Tage vor der Regelblutung aufgrund der Ödementwicklung in den Endometrioseherden beginnt. Mit Beginn der Menstruation klingen die Schmerzen ab, da sich die Anschwellung im Myometrium zurückbildet.

Bei dieser Form der Endometriose ist die Kontraktionsfähigkeit der Uterusmuskulatur behindert. Bei der Gewebeabstoßung im Rahmen der Menstruation ist es allerdings notwendig, kleine eröffnete Blutgefäße mittels Myometriumkontraktion zu verschließen. Geschieht dies nicht ausreichend, ergeben sich verstärkte und länger dauernde Regelblutungen. Die Gebärmutter ist zudem leicht vergrößert, unregelmäßig, derb und gering druckschmerzhaft.

Endometriosis extragenitalis

Definition

Die **Endometriosis extragenitalis** ist außerhalb der Geschlechtsorgane lokalisiert, also z. B. im Darm, in der Harnblase, im Peritoneum, an den Extremitäten oder in der Lunge (▶ Abb. 12.16).

Eine Endometriose im Darm ist ein verhältnismäßig häufiger Befund, bei dem es zum zyklischen Auftreten blutiger Stühle kommen kann. Bei einer Endometriose in der Harnblase ist eine zyklische Makrohämaturie (sichtbares Blut im Urin) möglich. Eine Hämoptoe (Aushusten blutigen Auswurfs oder reinen Blutes aus dem Atmungstrakt) kann Ausdruck einer pulmonalen Endometriose sein. Voraussetzung für oben genannte Symptome ist natürlich das Vorhandensein ausreichend großer Endometrioseherde. Insgesamt ist die extragenitale Endometriose selten.

Therapie

Die Therapie einer Endometriose orientiert sich am Alter und an den Beschwerden der Patientin. Bei Frauen ohne erkennbare Krankheitszeichen stellt die Endometriose ohnehin nur einen Zufallsbefund dar. Hier ist eine Therapie nicht zwingend notwendig.

Eine Endometriose kann allerdings die Patientin vor so große Probleme stellen, dass eine Behandlung unabdingbar wird. Herde von geringer Größe kann der Arzt laparoskopisch koagulieren. Größere Prozesse muss man im Rahmen einer Laparotomie entfernen.

Wie bereits erwähnt, sind die Endometriose und die damit verbundenen Beschwerden hormonabhängig. Dafür spricht auch die Tatsache, dass die Symptome mit der Menopause verschwinden. Aus diesem Grund hat sich neben der operativen Therapie die medikamentöse Behandlung durchgesetzt, die eine Hemmung der Ovarialfunktion zum Ziel hat. Sie ist indiziert, wenn die Endometriose operativ nicht therapierbar ist oder um einem Wiederauftreten der Erkrankung vorzubeugen. Um dies zu erreichen, werden Gestagene oder gestagenbetonte Ovulationshemmer eingesetzt.

Eine weitere Möglichkeit einer konservativen Einflussnahme ist der Gebrauch von Gonadotropin-Releasing-Hormon-Agonisten (GnRH-Agonisten). Sie bewirken eine Hemmung der FSH- und LH-Freisetzung aus der Hypophyse und führen so zur Funktionsruhe des Eierstocks.

Auch Schwangerschaft und Stillzeit können einen therapeutischen Effekt auf die Endometriose haben. Hierbei kann sie sich so zurückentwickeln, dass die Patientin bei kleinen Endometrioseherden auch nach der Schwangerschaft beschwerdefrei bleibt.

Die Entartungshäufigkeit ist bei der Endometriose schwer festzulegen. In der wissenschaftlichen Literatur finden sich Angaben zwischen 0,5 und 17 %.

12.4 Bösartige Tumoren der Adnexe

12.4.1 Tubenkarzinom

Definition

Das **Tubenkarzinom** gehört zu den seltenen bösartigen Tumoren des weiblichen Genitaltrakts. In den meisten Fällen handelt es sich um ein Adenokarzinom, das von der Eileiterschleimhaut ausgeht. Der Altersgipfel liegt um das 50. Lebensjahr.

Symptome

Das Tubenkarzinom entwickelt bereits im Frühstadium Symptome. Die Patientinnen haben Schmerzen auf der betroffenen Seite, Blutungen und einen eitrigen oder bernsteinfarbenen Ausfluss, der sich gelegentlich schwallartig aus der Vagina entleert (▸ Abb. 12.21). Letzterer ist ein charakteristisches Symptom für diese Erkrankung und lässt sich darauf zurückführen, dass das bauchwärts gerichtete Ende des Eileiters verschlossen ist und das vom Karzinom produzierte Sekret über Gebärmutter und Scheide abfließen muss.

Diagnostik

Tubenkarzinome treten meist einseitig auf. Sie sind bei der Palpationsuntersuchung tastbar und druckempfindlich. Daneben kommen diagnostische Maßnahmen wie bildgebende Verfahren, feingewebliche Untersuchungen oder die Laparoskopie zum Einsatz.

Ausbreitung

Der Eileiter weist eine starke Lymphdrainage auf, daher kommt es neben der Wandinfiltration vorwiegend zu lymphogenen Metastasen in die pelvinen oder paraaortalen Lymphknoten. Seltener ist auch eine Ausbreitung über den Blutweg ist möglich. Hier sind besonders Leber und Lunge betroffen.

Therapie

Die operative Therapie des Tubenkarzinoms entspricht der des Ovarialkarzinoms (▸ S. 129). Die Behandlung wird von einer postoperativen Chemotherapie begleitet. Ist keine Operation möglich, so versucht man den Patientinnen mit einer Kombination aus Chemo- und Strahlentherapie zu helfen.

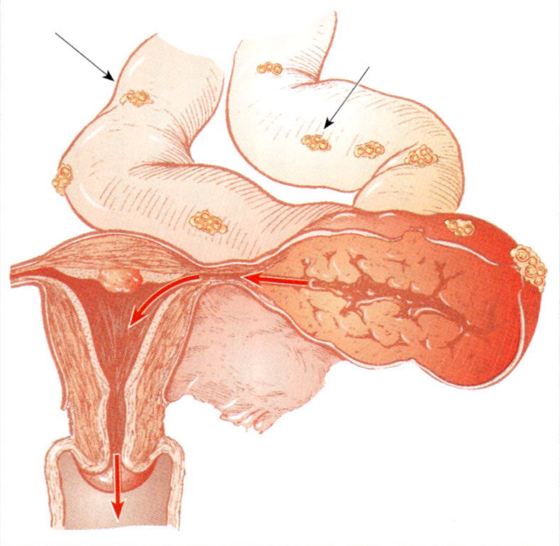

Abb. 12.21 Tubenkarzinom. Hier mit Metastasen in der Gebärmutter und auf dem Darm (schwarze Pfeile). Die roten Pfeile kennzeichnen den Sekretstrom in Richtung Scheide.

12.4.2 Ovarialkarzinom

Definition

Das **Ovarialkarzinom** ist ein bösartiger Tumor der Eierstöcke und meist epithelialen Ursprungs. Aufgrund der enormen feingeweblichen Variationsbreite werden im klinischen Sprachgebrauch aber auch andere bösartige Tumoren der Eierstöcke als Ovarialkarzinome bezeichnet.

Das Ovarialkarzinom ist der dritthäufigste Tumor des weiblichen Genitaltrakts. Leider hat das Karzinom eine denkbar schlechte Prognose, weil es aufgrund der spät auftretenden Symptomatik meist nicht rechtzeitig erkannt wird.

Das Haupterkrankungsalter liegt zwischen dem 50. und 70. Lebensjahr, wobei Ovarialkarzinome auch schon bei jungen Mädchen auftreten können.

Risikofaktoren

Merke

Die Wahrscheinlichkeit, an dem Tumor zu erkranken, steht im Zusammenhang mit der Häufigkeit von Ovulationen.

So konnte man feststellen, dass häufige Ovulationen, wie z. B. bei kinderlosen Frauen, mit einem höheren Karzinomrisiko einhergehen, umgekehrt aber Schwangerschaften oder die langjährige Einnahme von Ovulationshemmern das Risiko senken.

Histologie

Der Eierstock setzt sich aus einer Vielzahl von Geweben zusammen, aus denen sich ein Tumor bilden kann. Neben Keimstrangstroma- und Keimzelltumoren stellen die epithelialen Tumoren die Hauptgruppe dar. Hier herrschen vor allem die serösen Zystadenokarzinome vor (▸ Abb. 12.22).

In manchen Fällen sind Ovarialkarzinome jedoch keine Primärtumoren, sondern Metastasen anderer Karzinome. So werden ovarielle Metastasen des Magenkarzinoms als *Krukenberg-Tumoren* bezeichnet. Aber auch andere Organe wie z. B. die Schilddrüse, Brustdrüse, Bronchien, Gallenblase oder die Bauchspeicheldrüse können Metastasen in den Eierstock entsenden.

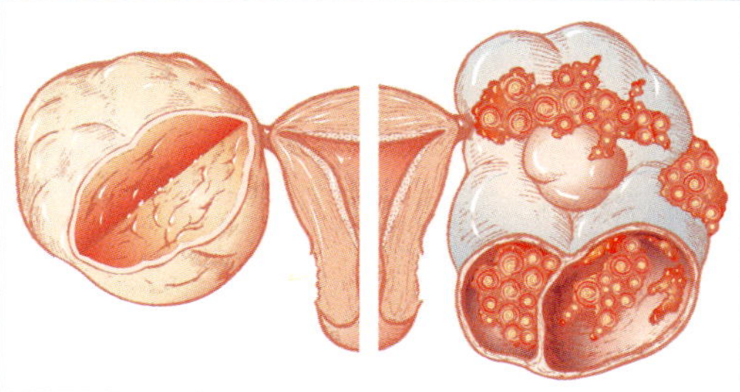

Abb. 12.22 Ovarialkarzinome. Links: solides Karzinom. Rechts: entartetes, papillär-seröses Zystadenom.

Symptome

Merke

Die schlechte Prognose des Ovarialkarzinoms resultiert aus dem Fehlen von Frühsymptomen.

Im Frühstadium verursacht das Ovarialkarzinom keine Symptome und wird daher erst spät erkannt.

Erst in fortgeschrittenem Stadium wird der Tumor symptomatisch, was eine kurative Behandlung oft unmöglich macht. Dementsprechend schlecht sind die Prognosen für Ovarialtumoren. Die Symptomatik ergibt sich hauptsächlich aus dem Befall der umliegenden Körperstrukturen und ist dementsprechend unspezifisch.

Folgende Symptome können ein Hinweis auf ein Ovarialkarzinom sein:

- Gewichtsabnahme
- Zunahme des Bauchumfangs
- Völlegefühl, Schmerzen im Unterbauch
- Störungen der Darmpassage, vermehrter Harndrang
- Fieber, BSG-Erhöhung

Merke

Ein wichtiges Spätsymptom für ein Ovarialkarzinom ist die Aszitesbildung (= Ansammlung von Flüssigkeit in der freien Bauchhöhle).

Bei hormonproduzierenden Tumoren kommen hinzu:

- Schmierblutungen
- Vermännlichung
- Pubertas praecox (bei jungen Mädchen)

Merke

25 % der Geschwülste des Eierstocks sind bösartig. Daher ist jeder Ovarialtumor so lange als Karzinom anzusehen, bis das Gegenteil bewiesen ist.

Diagnostik

Das Ovarialkarzinom ist der Diagnose nur schwer zugänglich. Neben Anamnese und Tastuntersuchung ist die Sonografie das wichtigste diagnostische Verfahren.

Metastasierung

Das Ovarialkarzinom kann sich über folgende Wege ausbreiten:

- kontinuierlich durch Einwachsen in die Nachbarorgane
- diskontinuierlich auf lymphogenem oder hämatogenem Weg
- diffus intraperitoneal durch Tumorzellabsiedlung auf das Bauchfell und die von ihm umgebenen Organe

Fernmetastasen finden sich bevorzugt an Leber und Lunge, gefolgt vom Skelett und dem Gehirn. Die Einteilung des Ovarialkarzinoms anhand der TNM-Klassifikation zeigt ▶ Tab. 12.1 auf.

Therapie

Aufgrund der zumeist späten Entdeckung des Ovarialkarzinoms ist ein radikales Vorgehen bei der Operation notwendig. Daher werden folgende Strukturen entfernt:

- Ovarien und Eileiter
- Gebärmutter
- das große Netz und der Appendix
- pelvine und paraaortale Lymphknoten
- makroskopisch sichtbare Tumorreste, befallene Organabschnitte

Kombiniert wird die operative Therapie mit einer Chemotherapie. Bei einem Rezidiv schließt sich eine erneute Operation mit dem Versuch an, möglichst große Tumormassen zu entfernen. Bei einer Aszitesbildung ist während der Operation die Gabe eines Zytostatikums intraperitoneal möglich und in vielen Fällen hilfreich.

Bei inoperabler Erkrankung kann der Versuch einer primären Zytostatikatherapie unternommen werden, sie hat allerdings geringe Erfolgsaussichten.

Tab. 12.1 TNM-Klassifikation des Ovarialkarzinoms.

TNM-Kategorie	Kennzeichen
Primärtumor (T = Tumor)	
Tis	ein nicht invasives Karzinom (Carcinoma in situ) liegt vor
T1	das Karzinom ist auf die Eierstöcke begrenzt, die Kapsel ist intakt
T1a	es ist nur ein Ovar befallen, kein Tumor auf der Oberfläche, kein Aszites
T1b	beide Eierstöcke sind befallen, kein Tumor auf der Oberfläche, kein Aszites
T1c	ein oder beide Eierstöcke sind befallen, der Tumor befindet sich auf der Oberfläche, die Kapsel ist perforiert oder rupturiert, im Aszites oder in der Peritonealspülung finden sich Tumorzellen
T2	das Karzinom eines oder beider Eierstöcke hat das kleine Becken infiltriert
T2a	Gebärmutter und/oder Eileiter sind mitbetroffen
T2b	der Tumor dehnt sich auf andere Gewebe im kleinen Becken aus
T2c	Gebärmutter, Eileiter oder andere Gewebe im kleinen Becken sind infiltriert, aber jetzt mit Karzinom auf der Oberfläche oder mit Kapselruptur; im Aszites oder der Peritonealspülung finden sich Tumorzellen
T3	das Karzinom metastasiert in den Peritonealraum außerhalb des kleinen Beckens und/oder es liegen regionäre Lymphknotenmetastasen vor
T3a	mikroskopische Peritonealmetastasierung außerhalb des kleinen Beckens
T3b	makroskopische Peritonealmetastasierung außerhalb des kleinen Beckens, größte Ausdehnung ≤ 2 cm
T3c	Peritonealmetastasen sind im Durchmesser > 2 cm groß und/oder es liegen regionäre Lymphknotenmetastasen vor
regionäre Lymphknoten (N = Nodus lymphaticus)	
NX	regionäre (örtliche) Lymphknoten können nicht beurteilt werden
N0	es liegen keine regionären Lymphknotenmetastasen vor
N1	regionäre Lymphknotenmetastasen sind nachgewiesen
Fernmetastasen (M = Metastase)	
MX	Fernmetastasen sind nicht beurteilbar
M0	es liegen keine Fernmetastasen vor
M1	Fernmetastasen sind nachgewiesen

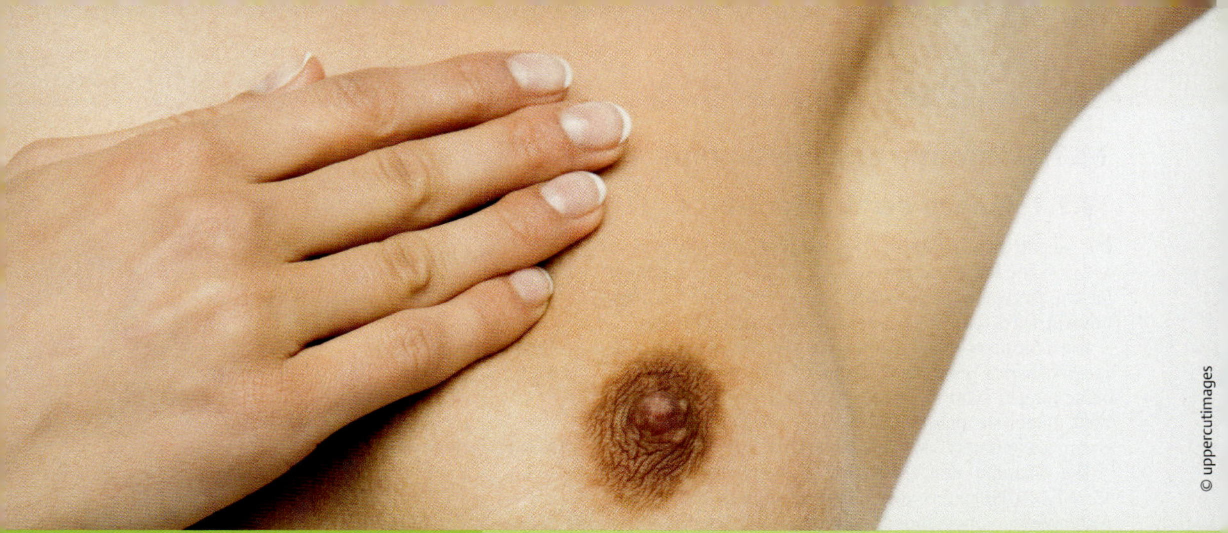

Kapitel 13

Erkrankungen der Brustdrüse

13.1 Anatomie und Physiologie

13.1.1 Aufbau der Brustdrüsen

Die beiden Brustdrüsen (Mammae) befinden sich etwa auf gleicher Höhe mit der 3.–6. Rippe. Der Busen, der oft fälschlicherweise als Synonym für die weibliche Brust gebraucht wird, bildet den Bereich zwischen den Brüsten.

Die Mammae von Jungen und Mädchen sind grundsätzlich gleich aufgebaut. Während sich die Brustdrüse beim Jungen schon frühzeitig nicht mehr weiterentwickelt, bildet sie sich beim Mädchen mit der Pubertät zu einem sekundären Geschlechtsmerkmal aus.

Die Mamma der erwachsenen Frau setzt sich aus 15–20 Drüsenlappen zusammen, die durch Binde- und Fettgewebe voneinander getrennt sind (▶ Abb. 13.1). Innerhalb der Lappen befinden sich milchproduzierende Drüsenzellen. Jeder der Lappen hat einen baumartig verzweigten Milchgang, der sich knapp vor der Brustwarze zu dem Milchsäckchen erweitert. Diesem schließt sich ein kurzer Ausführungsgang an, der auf der Oberfläche der Brustwarze endet.

Die Mamma besteht insbesondere bei der nicht schwangeren Frau zu einem großen Teil aus Fettgewebe, das nicht zuletzt auch für die äußere Form der Brustdrüse verantwortlich ist (▶ Abb. 13.2). Das bedeutet, dass eine große Brust nicht unbedingt mehr Drüsengewebe hat als eine flache Brust. Daher korreliert die Größe der Mamma nicht mit der Stillfähigkeit der Frau. Zwischen Drüsen- und Fettgewebe findet sich Bindegewebe, das für die Straffheit der Brust verantwortlich ist. Im Alter wird dieses Gewebe zusehends schlaffer, was zu einem Herabsinken der Brust führt.

Über Bündel von straffem Bindegewebe ist die Mamma mit der Muskelhülle des großen Brustmuskels (M. pectoralis major) verbunden. Gegen diese Hülle ist die gesunde Brustdrüse gut verschieblich. Pathologische Veränderungen, z. B. bei Tumoren, können diese Verschieblichkeit einschränken, daher ist sie ein wesentlicher diagnostischer Faktor.

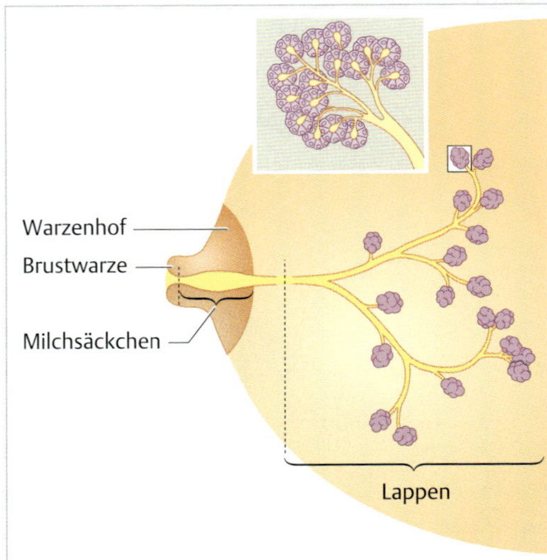

Abb. 13.1 Weibliche Brustdrüse in der schematischen Darstellung.

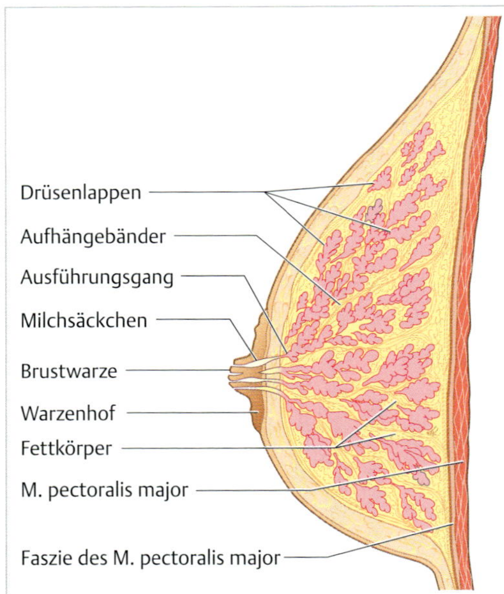

Abb. 13.2 Weibliche Brustdrüse im Längsschnitt. Sie hat ausgeprägte Drüsenlappen, die ihr Sekret über Ausführungsgänge in die Milchseen unter der Brustwarze abgeben.

13

13.1.2 Brustwarze und Warzenhof

Die Struktur, die gemeinhin als Brustwarze (Mamille) bezeichnet wird, setzt sich aus der Brustwarze und dem Warzenhof zusammen. Die Brustwarze liegt im Zentrum des Warzenhofs. Auf ihrer Oberfläche münden die Milchgänge der einzelnen Lappen. Die Brustwarze ist vom Warzenhof umgeben. Unter dem Warzenhof versteht man ein scharf begrenztes, hyperpigmentiertes Areal mit auffallend zarter Haut, unter der sich ein System von Drüsen befindet, deren Mündungen an seiner Oberfläche als Höckerchen zu sehen sind. Es handelt sich dabei um Schweiß- und Talgdrüsen, die die Haut des Warzenhofs feucht und geschmeidig halten. Dies ist besonders in der Stillzeit von Bedeutung, da Brustwarze und Warzenhof in dieser Zeit einer starken mechanischen Belastung ausgesetzt sind.

Unter der Brustwarze findet man ein Muskelfasernetz, das schraubenförmig gegliedert ist. Diese Muskeln dienen der Erektion der Brustwarze. Da die Muskelzüge auch in den Warzenhof ausstrahlen, wird er bei der Erektion der Brustwarze zusammengezogen und dementsprechend kleiner. Das Aufrichten der Brustwarze erfolgt reflektorisch auf einen Berührungsreiz hin.

Merke

Neben einer sexuellen Signalwirkung hat der Erektionsreflex in erster Linie die Aufgabe, den Stillvorgang zu unterstützen, indem sich die erigierte Brustwarze in den Mund des Säuglings hineinschiebt.

13.2 Spezielle Diagnostik der Brust

13.2.1 Untersuchung der Brust

Selbstuntersuchung

Für die Früherkennung des Mammakarzinoms stellt die Selbstuntersuchung der Frau eine wichtige Unterstützung dar. Während der Vorsorgeuntersuchung sollte daher die Möglichkeit genutzt werden, die Patientin zur Selbstuntersuchung (▸ Abb. 13.3) anzuleiten.

Pflege

Beobachtung. Die Selbstuntersuchung sollte einmal monatlich, vorzugsweise am 5. oder 6. Tag nach der Periode durchgeführt werden, da zu dieser Zeit die prämenstruelle Spannung der Brust nachlässt. Es ist empfehlenswert, die Untersuchung z. B. während des Duschens vorzunehmen, da die Palpation durch die feuchte Haut vereinfacht wird.

Gegen eine Selbstuntersuchung spricht eine verstärkte Krebsangst der Patientin (Karzinophobie), da auch eine gesunde Brust häufig knotige Veränderungen aufweist, die die Patientin in starke Angst versetzen können.

Inspektion

Die Inspektion der Brust durch den Gynäkologen erfolgt an der stehenden, liegenden oder sitzenden Patientin. Im Verlauf der Untersuchung achtet der Arzt auf Symmetrie in Form und Größe. Brustwarzen und Warzenhof werden auf Einziehungen, ekzematöse/geschwürige Veränderungen und Mamillensekretion hin untersucht. Bei der Inspektion der Haut beurteilt der Arzt ein vergröbertes Hautrelief, Vorwölbungen oder Einziehungen, auffällige Venenzeichnung und Verfärbungen (▸ Abb. 13.14).

Palpation

An die Inspektion der Brust schließt sich die Tastuntersuchung an. Hierbei wird die Brust mit der Hohlhand fixiert, derweil die andere Hand die Brust palpiert. Seitens der Systematik kann auf zweierlei Weise vorgegangen werden. Falls die Patientin wegen eines von ihr entdeckten Knotens zum Arzt kommt, wird dieser zunächst die Gegenseite abtasten und sich dann der betroffenen Seite zuwenden, um Vergleichswerte zu haben. Falls die Patientin nicht mit einem konkreten Anliegen kommt, beginnt der Arzt mit der Palpation des oberen äußeren Quadranten, weil dort die meisten Tumoren lokalisiert sind. Dann werden die anderen 3 Quadranten systematisch untersucht. Wird bei der Palpation ein Tumor getastet, so sollte er nach Größe und Verschieblichkeit beurteilt werden.

Den Abschluss der Tastuntersuchung bildet eine Sekretprovokation an beiden Brüsten. Falls Sekret gewonnen wird, prüft der Arzt dies auf Farbe und Konsistenz. Zusätzlich kann ein Abstrich vorgenommen werden.

Nach der Tastuntersuchung der Brust folgt die Palpation der Lymphknoten. Hier sind folgende Lymphabflussgebiete von Bedeutung:

- Achselhöhle
- infra- und supraklavikuläre Gruben
- Hals

Die folgenden Zusatzuntersuchungen sind indiziert, wenn sich aus der Anamnese eine verstärkte Mammakarzinombelastung ergibt oder der Befund der vorausgegangenen Untersuchungen auffällig oder uneindeutig war.

13.2.2 Mammografie

Definition

Die **Mammografie** ist eine Röntgenuntersuchung der Brust. Sie stellt die wichtigste und aussagekräftigste apparative Untersuchungsmethode der Brust dar.

Die Mammografie weist eine hohe Treffsicherheit auf und bietet eine gute differenzialdiagnostische Abklärung der Befunde. Ein weiterer Vorteil ist, dass nicht nur kleine Karzinome, sondern auch Brustveränderungen mit erhöhtem Krebsrisiko erkannt werden können. Damit hat sich die Früherkennung des Mammakarzinoms merklich verbessert.

▸ **Indikationen.** Eine Indikation zur Mammografie ist gegeben

- bei erhöhter Krebsgefährdung, d. h. bei:
  - familiär auftretenden Brustkrebserkrankungen (z. B. Mutter, Schwester)
  - bereits bestehender einseitiger Brustkrebserkrankung der Frau
  - kontrollbedürftigen Befunden von vorausgegangenen Mammografien
  - Frauen mit erhöhtem Lebensalter
  - pathologischem Ausfluss aus einer Brustwarze
  - vorbestehendem gynäkologischem Karzinom (z. B. Korpuskarzinom)
- wenn eine Tastuntersuchung der Brust unsicher oder erschwert ist, d. h. bei:
  - klinischen Befunden, die karzinomverdächtig sind
  - Frauen, die eine knotige Mastopathie aufweisen oder schwer zu untersuchende Brüste haben (z. B. große Brüste)
  - Tastbefunden, die schwer einzuordnen sind
- bei der Nachsorge

13

Untersuchungsablauf		Beobachtungsschwerpunkte
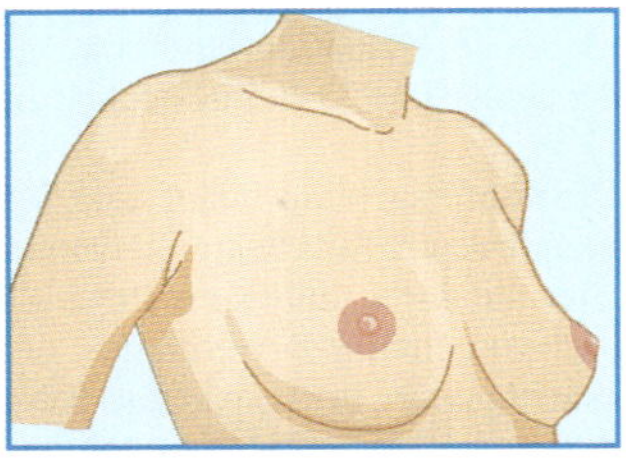	Inspektion der Brüste, Mamillen und des Warzenvorhofes bei locker herabhängenden Armen	• Haben sich Brustgröße und Form der Brüste im Vergleich zur letzten Inspektion verändert? • Besteht eine auffällige Seitendifferenz? • Hat die Brusthaut sich verändert? • Sind z. B. Einziehungen der Haut, Vorwölbungen, Rötungen, Schuppungen oder Hautveränderungen sichtbar? • Haben sich Brustwarzen oder Warzenvorhof verändert?
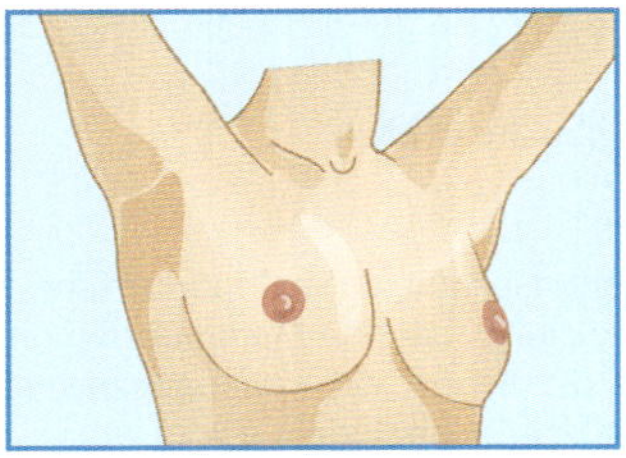	Inspektion der Brüste, Mamillen und des Warzenvorhofes mit erhobenen Armen bzw. beim mehrmaligen langsamen Anheben	• Sind bei gehobenen Armen bzw. beim Bewegen Hauteinziehungen sichtbar? • Sind Veränderungen am Unterrand der Brust (Umschlagfalte) sichtbar? • Verhalten sich die Mamillen gleichseitig? • Zieht die Brustwarze die Brust in eine bestimmte Richtung?
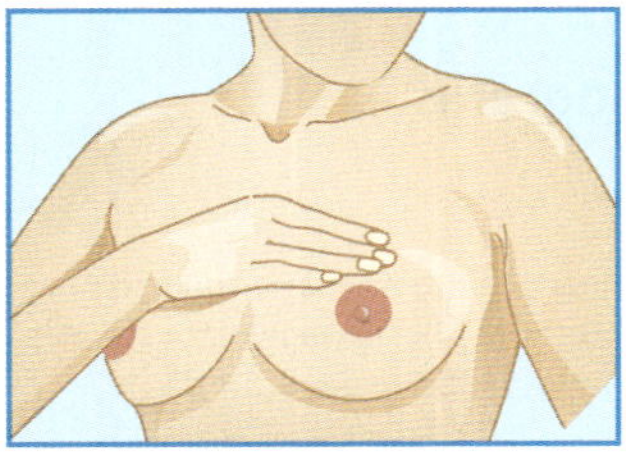	Abtasten der Brüste und der Achselhöhlen im Stehen • Beim Abtasten wird oben außen begonnen und nach und nach jeder Quadrant untersucht	• Gedanklich sollte die Brust durch senkrechte und waagerechte Linien in Segmente (Quadranten) eingeteilt werden. Untersucht wird jeweils mit der gegenüberliegenden Hand. • Sind Knoten fühlbar? • Schmerzt irgendeine Stelle besonders?
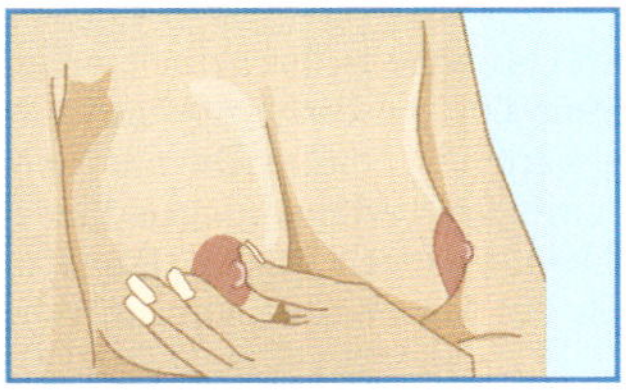	Abtasten der Mamille und des Warzenvorhofs	• Tritt Sekret aus der Mamille beim Zusammendrücken des Brustwarzenvorhofs? • Welche Farbe hat das Sekret?
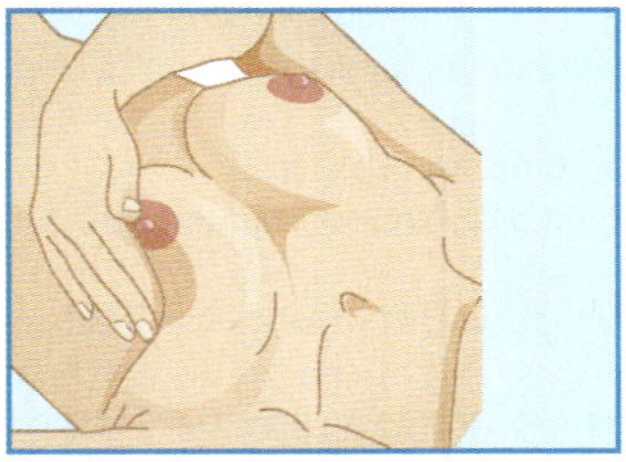	Abtasten der Brüste im Liegen	Besonders die unteren Partien der Brust sind im Liegen besser zugänglich. Das Abtasten erfolgt wieder kreisförmig, ausgehend vom oberen äußeren Quadranten.
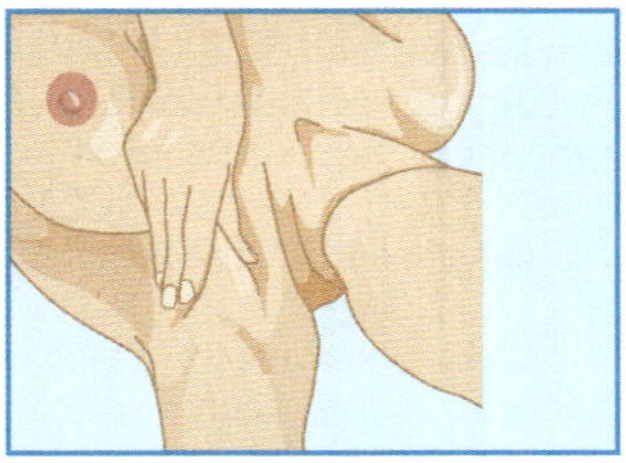	Abtasten der Achselhöhlen im Liegen	Der Arm wird abgespreizt, die Finger in die Achselhöhle gelegt, der Arm am Körper angelegt. Nun wird mit leichtem Druck gegen den Brustkorb ausgetastet.

Abb. 13.3 Selbstuntersuchung der Brust. Informationsblatt für Patientinnen, ihre Brust selbst auf Veränderungen und Knotenbildung hin zu untersuchen (aus Schewior-Popp S, Sitzmann F, Ullrich L. Thiemes Pflege. Thieme 2012).

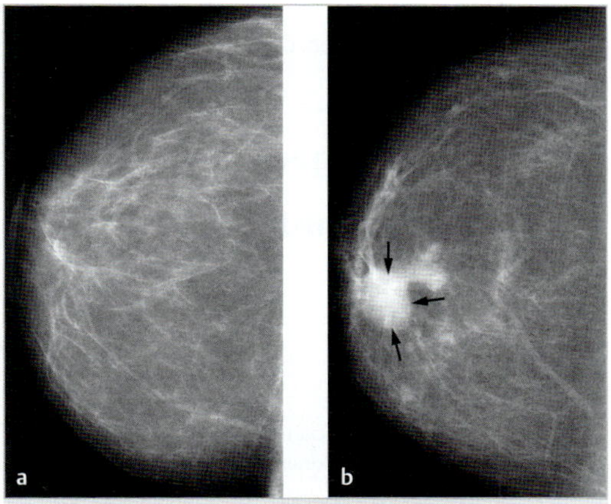

Abb. 13.4 Mammografie. **a** Unauffällige Brustdrüse. **b** Die Pfeile markieren ein deutlich erkennbares Mammakarzinom (aus Paetz B. Chirurgie für Pflegeberufe. Thieme 2009).

Im Rahmen des Mamma-Screening-Programms wird die Mammografie i. d. R. ab dem 50. Lebensjahr eingesetzt. Vom 50.–69. Lebensjahr kann dann in 2-jährlichem Abstand mammografiert werden.

► **Vorgehen.** Von beiden Brüsten (► Abb. 13.4) werden jeweils zwei Röntgenaufnahmen in unterschiedlichen Ebenen gemacht. Bei der mediolateralen Aufnahme wird die Platte mit dem Filmmaterial im Bereich der äußeren seitlichen Brustwand platziert, wohingegen die Platte bei der kraniokaudalen Aufnahme unter die Brust gelegt wird.

► **Beurteilung.** Bei der Interpretation der mammografischen Aufnahmen achtet der Arzt auf:
- unscharf begrenzte, sternförmige Verschattungen mit strahlenförmigen Ausläufern
- gruppierten Mikrokalk
- diffuse Verdichtungen oder Rundherde

13.2.3 Galaktografie

Definition

Unter einer **Galaktografie** versteht man die radiologische Darstellung eines Milchgangs.

► **Indikationen.** Sie ist bei Sekretion aus der Mamille unklarer Genese indiziert, vor allem wenn diese einseitig auftritt oder blutig erscheint.

► **Vorgehen.** Bei der Galaktografie wird der betroffene Milchgang mit einer dünnen Knopfkanüle sondiert und anschließend mit einem Kontrastmittel gefüllt.

► **Beurteilung.** Anhand dieser Untersuchung können folgende pathologische Veränderungen der Milchgänge dargestellt werden:
- Gangabbrüche
- Stenosen der Milchgänge
- Füllungsdefekte
- Kaliberschwankungen
- Lichtungsausweitungen des Milchgangs

13.2.4 Sonografie

Die Sonografie bzw. Ultraschalluntersuchung (► Kap. 6.3, ► S. 55) stellt neben der Mammografie und der klinischen Untersuchung die wichtigste Methode zur Diagnose von Mammaerkrankungen dar (► Abb. 13.5).

► **Indikationen.** Die Sonografie der Brust wird eingesetzt:
- zur zusätzlichen Abklärung auffälliger Palpationsbefunde
- zur Abklärung dichter, mastopathisch veränderter Drüsenkörper
- zur ergänzenden Beurteilung mammografischer Daten, die symptomatisch nicht erhoben werden konnten
- als Zusatzuntersuchung nach einer Brustrekonstruktion

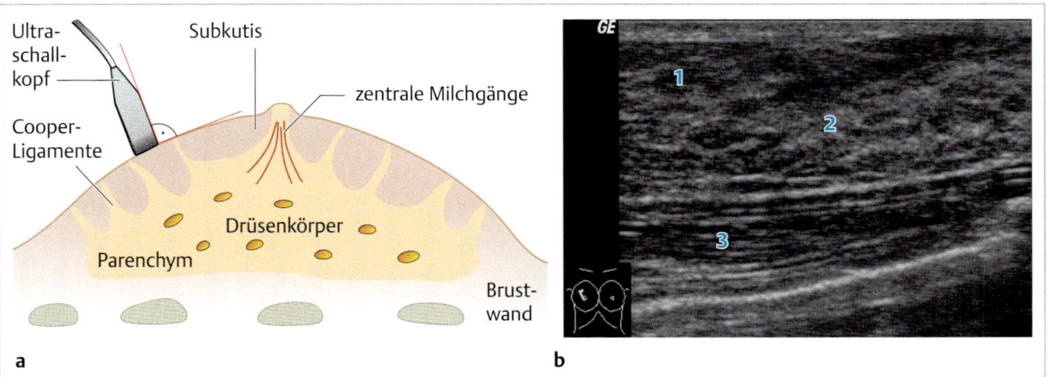

Abb. 13.5 Sonografie. Darstellung der verschiedenen Schichten der Mamma. **a** Zeichnung der im Ultraschall sichtbaren anatomischen Strukturen der weiblichen Brustdrüse. Der Ultraschallkopf wird senkrecht zur Hautoberfläche gehalten. **b** Sonografisches Bild der Mamma einer 25-jährigen Frau. Dünnes, subkutanes Fettgewebe (1), parenchymreicher Drüsenkörper (2), M. pectoralis major (3) (aus Sohn C, Tercanli S, Holzgreve W. Ultraschall in Gynäkologie und Geburtshilfe. Thieme 2002).

13

- Da maligne Tumoren i. d. R. gut durchblutet sind, können manchmal mithilfe der Doppler-Sonografie auch kleine, mammografisch nicht erfassbare Mammakarzinome durch den Nachweis eines verstärkten Gefäßreichtums festgestellt werden.

Außerdem schafft die Sonografie die Voraussetzung, Herde in der Tiefe der Brust gezielt punktieren zu können.

▸ **Vorgehen und Beurteilung.** Die Untersuchung erfolgt in Rückenlage. Die Arme sind hinter dem Kopf verschränkt. Beide Brüste werden mit dem Schallkopf in allen Quadranten auf Strukturänderungen untersucht. Mit dieser Untersuchung kann man gezielt verschiedene Krankheiten der Brust unterscheiden. So ist z. B. eine Differenzierung zwischen soliden und zystischen Strukturen möglich.

13.2.5 Computertomografie und Kernspintomografie

Definition

Computertomografie (CT) und **Kernspintomografie** (Magnetresonanztomografie, MRT) sind bildgebende Verfahren, mit denen Schnittbilder hergestellt werden können.

▸ **Vorgehen.** Beim CT werden Schnittbilder mithilfe von Röntgenstrahlen hergestellt. Bei der Kernspintomografie wird eine gänzlich andere Technik angewendet. Hier werden ein starkes Magnetfeld und Hochfrequenz eingesetzt. Eine Belastung durch Röntgenstrahlen besteht nicht.

▸ **Beurteilung.** Die Computertomografie hat eine gute Auflösung, sodass auch kleine invasive Herde entdeckt werden können. Dies gilt auch für maligne Prozesse nahe der Brustwand, auch wenn diese durch ein Silikonpolster, z. B. nach Brustrekonstruktion oder -vergrößerung, überdeckt werden. Die Methode ist allerdings sehr aufwendig, mit hohen Kosten und nicht zuletzt mit einer hohen Strahlenbelastung verbunden. Sie ist daher speziellen Fragestellungen vorbehalten.

Die Kernspintomografie ist eine sehr empfindliche Methode, mit der man schon kleine Mammakarzinome und Tumorvorstufen nachweisen kann. Daher findet sie ihren Einsatz z. B. bei der Früherkennung von Brustkrebs bei Hochrisikopatienten (familiäres Risiko) oder zur Absicherung unklarer sonografischer oder mammografischer Befunde.

13.2.6 Gewebeentnahme aus der Brust

Letzten Aufschluss über die Dignität eines Befundes erbringt die Gewebeentnahme bzw. Probeexision (PE) mit anschließender histologischer Untersuchung (▸ Kap. 6.5, ▸ S. 56). Gemeinhin wird eine *Stanzbiopsie* durchgeführt, um Tumoren oder verdächtige Bezirke abzuklären. Eine weitere Möglichkeit bietet die intraoperative *Schnellschnittuntersuchung*.

13.3 Fehlbildungen der Brust

13.3.1 Angeborene Mammaanomalien

Polymastie

Definition

Bei der **Polymastie** findet man zusätzliche kleine Brüste neben der normal vorhandenen Brust. Diese zusätzlichen Brüste können mit einer Brustwarze ausgestattet sein.

Die Lokalisation dieser Brüste stimmt mit der Milchleiste überein, die sich beim Embryo von der Achselhöhle bis in die Leistengegend erstreckt (▸ Abb. 13.6). Aus der Milchleiste gehen später die Knospen für die Milchdrüsen hervor. Die zusätzlichen Brustdrüsen sind i. d. R. klein und machen der Frau keine Beschwerden. Sie beinhalten jedoch funktionelles Brustgewebe, das denselben Veränderungen unterworfen ist wie die normale Mamma auch. Daher schwellen die akzessorischen Brustdrüsen während der Stillzeit möglicherweise an. Der entstehende Milchstau kann – da die Abflusswege fehlen – zu einer Mastitis puerperalis führen.

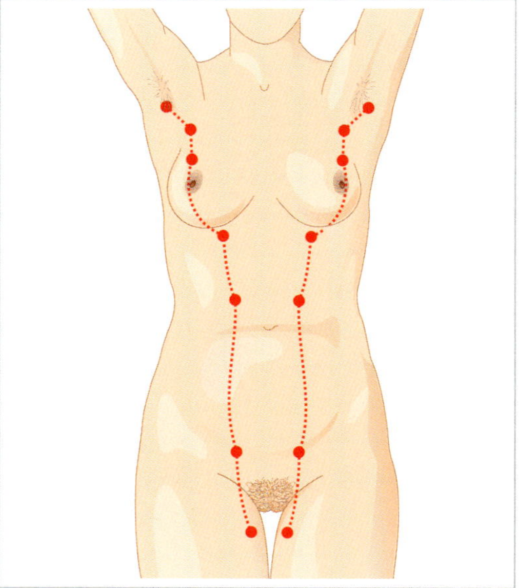

Abb. 13.6 Polymastie. Ehemaliger Verlauf der Milchleiste.

Amastie

Definition

Unter einer **Amastie** versteht man das angeborene, einseitige oder beidseitige Fehlen der Brust.

Diese Anomalie ist sehr selten, tritt jedoch häufig in Kombination mit anderen Anomalien, wie z.B. einer Fehlbildung der Thoraxwand, auf.

Hypomastie

Definition

Die **Hypomastie** definiert eine unzureichend entwickelte Brust. Eine extrem unterentwickelte Brust wird als **Mikromastie** bezeichnet.

Die Brust bleibt sehr klein, was für viele Frauen eine starke psychische Belastung darstellt. Eine Hormonbehandlung ist möglich, bringt jedoch nur einen vorübergehenden Erfolg. Daher bleibt den betroffenen Frauen oft nur die chirurgische Brustvergrößerung.

Anisomastie

Definition

Hat eine Frau unterschiedlich große Brüste, spricht man von einer **Anisomastie.**

Diese Anomalie wird augenscheinlich, wenn die Brustentwicklung (Thelarche im 10.–12. Lebensjahr, ▶ S. 16) beginnt. Man darf davon ausgehen, dass gut 60% aller Frauen unterschiedlich große Brüste haben. Bei einer ausgeprägten Anisomastie kann der Leidensdruck für die Frauen jedoch so groß werden, dass eine plastische Korrektur indiziert ist.

Polythelie

Definition

Das Vorkommen überzähliger Brustwarzen wird als **Polythelie** bezeichnet.

Die überzähligen Brustwarzen finden sich vorwiegend im Bereich der oben genannten Milchleiste. Sie kommen gewöhnlich nur einseitig vor und bedürfen keiner Therapie.

13.3.2 Erworbene Mammaanomalien

Mammahypertrophie

Definition

Die **Mammahypertrophie** bezeichnet eine starke Größenzunahme der Brust.

Die Hypertrophie entwickelt sich im Normalfall schon während der Pubertät und ist dann gewöhnlich nur operativ zu beheben. Sie kann jedoch auch während der Schwangerschaft vorkommen und bildet sich nach der Geburt meist spontan zurück. Ebenso ist eine Gewebevermehrung nach der Menopause möglich. Viele Frauen empfinden ihre große Brust als optischen Makel, daneben können aber auch medizinische Gründe wie Haltungs- oder Rückenbeschwerden zu einer operativen Verkleinerung der Brust (Reduktionsplastik) zwingen.

Mastoptose

Definition

Unter **Mastoptose** versteht man eine Hängebrust.

Eine Mastoptose findet man häufig bei adipösen Frauen mit einer sehr fettreichen Brust, aber auch bei Frauen im fortgeschrittenen Alter, bei denen sie sich aufgrund einer physiologischen Bindegewebsschwäche ausbildet. Im Falle einer fettreichen Brust entspricht die Therapie der der Mammahypertrophie.

Die operative Brustkorrektur stellt einen Wahleingriff dar. Die Patientin muss darüber aufgeklärt werden, dass bei dem Eingriff, wie bei jeder anderen Operation, Wundheilungsstörungen, Infektionen oder Nekrosen auftreten können. Daneben kann aber auch die Stillfähigkeit der Frau beeinträchtigt werden. Außerdem besteht die Möglichkeit, dass Gefühlsstörungen im Bereich der Brustwarze sowie langfristig Veränderungen von Form und Größe der Brust in Erscheinung treten.

13.4 Entzündungen der Brust

13.4.1 Mastitis nonpuerperalis

Definition

Die **Mastitis** ist eine Entzündung der Brustdrüse. Man unterscheidet zwischen der **Mastitis puerperalis**, die im Wochenbett auftritt, und der **Mastitis nonpuerperalis**, einer Brustentzündung außerhalb der Stillzeit.

Erreger/Übertragung

Den Hauptteil der Erreger machen Staphylococci aurei und koagulasenegative Staphylokokken aus. Es kommen jedoch auch Kolibakterien, Streptokokken oder Anaerobier infrage. Meist sind mehrere verschiedene Erreger an der Infektion beteiligt.

Ursache für die Mastitis nonpuerperalis ist gemeinhin ein infizierter Sekretstau in den Milchgängen der Mamma. Häufig besteht eine Abwehrschwäche. Da diese Form der Brustentzündung jedoch außerhalb des Wochenbetts auftritt, entsteht der Sekretstau nicht durch eine physiologische Laktation, sondern oft durch eine vermehrte Ausschüttung des Prolaktins (Hyperprolaktinämie, ▶ Abb. 13.7).

Häufigkeit

Das Haupterkrankungsalter (60% der Betroffenen sind jünger als 30 Jahre) deckt sich mit dem der Mastitis puerperalis, die Mastitis nonpuerperalis ist jedoch seltener.

Symptome

Im Gegensatz zur puerperalen Brustentzündung tritt die Mastitis nonpuerperalis i.d.R. nur einseitig auf. Der Allgemeinzustand ist meist nicht beeinträchtigt. Die Entzündungen sind hartnäckig und oftmals rezidivierend. Klinisch stehen Rötung, eine leichte Schwellung, Überwärmung und Schmerzen im Vordergrund. Häufig bildet sich auch ein Abszess.

Diagnostik

Die Diagnose lässt sich anhand der oben beschriebenen Symptome stellen. Jede Mastitis nonpuerperalis sollte jedoch histologisch abgeklärt werden, da auch ein Karzinom Ursache einer rezidivierenden Entzündung sein kann. Außerdem weist das inflammatorische Mammakarzinom, ein prognostisch ungünstiger Tumor, eine ganz ähnliche Symptomatik auf. Zusätzlich muss der Prolaktinspiegel überprüft werden.

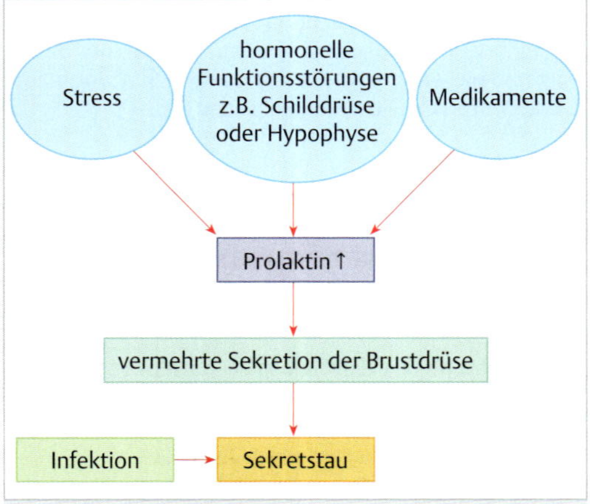

Abb. 13.7 Hyperprolaktinämie. Stress, Medikamente oder hormonelle Störungen können die Prolaktinausschüttung erhöhen und so auch außerhalb der Stillzeit zu einer vermehrten Sekretion der Brustdrüse und zu einem Sekretstau führen.

Therapie

Die Therapie der Mastitis nonpuerperalis besteht in der Sanierung der Ursache. Medikamentös sind Prolaktinhemmer, Antibiotika und Antiphlogistika indiziert. Abszesse verlangen ein chirurgisches Vorgehen.

Merke

Die nonpuerperale Mastitis neigt zur Chronifizierung.

13.5 Gutartige Erkrankungen der Brustdrüse

Die häufigsten gutartigen Veränderungen der Brustdrüse sind:
- Mastodynie/Mastalgie
- Mastopathie
- Milchgangspapillome
- Fibroadenome

Sehr viel seltener kommt es zur Bildung von:
- Lipomen (Fettgewebsneubildungen)
- Fibromen (Bindegewebsgeschwülste)
- Myomen (Tumoren, die überwiegend aus Muskelgewebe bestehen)
- Angiomen (geschwulstartige Neubildungen, die aus Gefäßsprossung entstehen)
- Myxomen (gutartige Tumoren aus ungeformter bindegewebiger und schleimiger Grundsubstanz)

13.5.1 Mastodynie/Mastalgie

Definition

Mastodynie und **Mastalgie** bezeichnen ein schmerzhaftes Spannungsgefühl in der Brust. Ist dies zyklusabhängig, spricht man von einer Mastodynie, während die Mastalgie zyklusunabhängig auftritt.

▶ **Mastalgie.** Die Mastalgie findet man z.B. bei einem Mammakarzinom, aber auch bei Interkostalneuralgien oder beim Mondor-Syndrom (Entzündung einer oberflächlichen Brustvene) und Tietze-Syndrom (entzündliche Verdickung der Rippenknorpel).

▶ **Mastodynie.** Bei der häufigeren Mastodynie handelt sich um ein Symptom, das oft prämenstruell oder in Verbindung mit einer Mastopathie oder Hyperprolaktinämie auftritt. Meist sind beide Brüste betroffen.

Die Diagnose wird neben der klinischen Untersuchung hauptsächlich über die Sonografie und Mammografie erstellt, wobei immer ein Mammakarzinom sicher ausgeschlossen werden muss. Die Therapie erfolgt mit Pflanzenextrakten (z.B. Mönchspfeffer), lokaler Progesteronanwendung oder gestagenbetonten Ovulationshemmern. Sollte dies zu keinem Erfolg führen, können auch Medikamente wie Tamoxifen, Danazol oder Dopaminagonisten zum Einsatz kommen.

13.5.2 Mastopathie

Definition

Unter einer **Mastopathie** versteht man hormonabhängige Veränderungen im funktionellen Brustdrüsengewebe. Sie können sklerotisch, zystisch oder proliferativ sein.

Vorkommen

Die Mastopathie ist die häufigste Erkrankung der Brustdrüse. Man findet sie bei jeder 2. Frau in unterschiedlich starker Ausprägung. Das Erkrankungsalter liegt bei 35–50 Jahren.

Grade

Nach Prechtel kann man die Mastopathie bezüglich der Veränderungen des Epithels in 3 Grade einteilen:

- Grad I: einfache Mastopathie ohne Epithelzellwucherung und Zellatypien
- Grad II: Mastopathie mit Epithelzellwucherung, aber ohne atypische Zellen
- Grad III: Mastopathie mit atypischer Epithelzellvermehrung

Merke

Mastopathien vom Grad III können in ein Karzinom übergehen.

Ursachen

Die Mastopathie entsteht aufgrund eines hormonellen Ungleichgewichts, d. h., es bestehen ein Mangel an Progesteron und ein relativer Östrogenüberschuss. Funktionsstörungen der Schilddrüse und ein erhöhter Prolaktinspiegel werden ebenfalls mit der Mastopathie in Verbindung gebracht.

Symptome

Symptomatisch findet man folgende Trias:

- Knoten unterschiedlicher Größe
- schmerzhaftes Spannungsgefühl (Mastodynie)
- wässrige, milchige, zeitweilig auch bräunlich gefärbte Sekrete aus der Brustwarze

Diagnose

Bei Patientinnen mit Mastopathie wird man im Rahmen der Tastuntersuchung Verhärtungen unterschiedlicher Größe und Qualität (feinkörnig, knotig, höckerig) vorfinden. Sie sind gut verschieblich und häufig druckschmerzhaft. Eine spontane oder provozierte Sekretion aus den Mamillen ist möglich. Im Rahmen einer Mammografie findet man diffuse Verdichtungen des Brustdrüsengewebes. Hier lassen sich besonders gut zystische Veränderungen darstellen.

Merke

Bei allen verdächtigen Befunden sollten immer eine Biopsie/Probeexzision (PE) und eine feingewebliche Untersuchung vorgenommen werden.

Therapie

Zur Behandlung der Mastopathie gibt es medikamentöse und operative Methoden.

Die medikamentöse Behandlung ist i. d. R. symptomatisch. Aufgrund des hormonellen Ungleichgewichts empfiehlt sich bei den Mastopathien vom Grad I und II die lokale Gabe von Progesteron, das mithilfe eines Gels auf die Brust aufgetragen wird. Systemisch helfen gestagenbetonte Ovulationshemmer.

Bei einer Mastopathie Grad III wird aufgrund des erhöhten Entartungsrisikos eine subkutane Mastektomie diskutiert. Hierbei wird der gesamte Drüsenkörper entfernt, die Brustwarze jedoch belassen. Ist nur ein Teilbereich der Brust betroffen, kann die Operation auf eine Quadrantenresektion beschränkt bleiben.

13.5.3 Milchgangspapillome

Definition

Bei einem **Papillom** handelt es sich um einen meist gutartigen Tumor, der aus gefäßhaltigem Bindegewebe besteht und mit einem Epithel überzogen ist. Milchgangspapillome gehen aus übermäßig proliferierenden Milchgangsepithelien hervor.

Symptome

Papillome sind vornehmlich im zentralen Bereich der Brustdrüse unterhalb der Mamille zu finden. Typisch ist die häufig vorkommende blutige oder seröse Mamillensekretion.

Diagnostik

Da man den Großteil der Papillome weder palpatorisch noch sonografisch oder mammografisch erfassen kann, ist die Galaktografie (▸ S. 135) das diagnostische Mittel der Wahl. Hier zeigen sich Aussparungen im Lumen des Milchgangs oder Milchgangsabbrüche als Hinweis auf eine Papillomatose.

Therapie

Nach vorhergehender Darstellung des Milchgangs ist eine lokale Entfernung in Kombination mit einer histologischen Untersuchung ausreichend. Die Entartungswahrscheinlichkeit einzelner Milchgangspapillome ist gering, beim Vorkommen mehrerer Papillome steigt sie jedoch an.

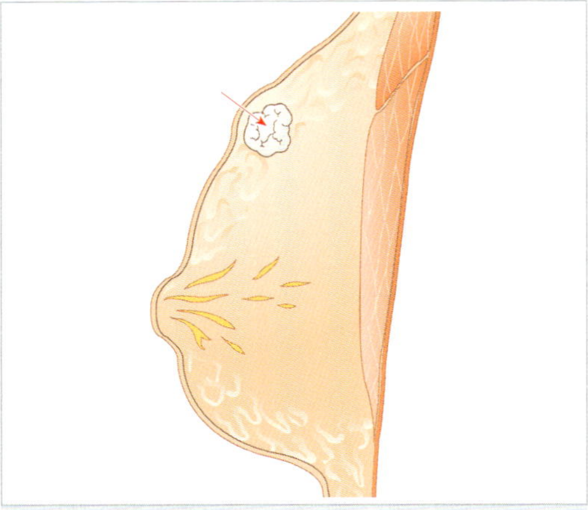

Abb. 13.8 Fibroadenom in der schematischen Darstellung. Die Haut der Brust ist leicht vorgewölbt (Pfeil).

13.5.4 Fibroadenom

Definition

Das **Fibroadenom** (▶ Abb. 13.8) ist der häufigste gutartige Tumor der Brustdrüse vor der Menopause. Der gemischt epithelial-mesenchymale Tumor ist von einer glattwandigen Bindegewebskapsel umgeben, kommt meist einseitig vor, kann aber durchaus auch beidseitig und multipel auftreten.

Vorkommen

Fibroadenome machen 20 % aller Erkrankungen der Brustdrüse aus. Man findet sie hauptsächlich bei jüngeren Frauen zwischen dem 20. und 40. Lebensjahr.

Symptome

Bei der Tastuntersuchung zeigt sich das Fibroadenom als kugeliger, gut abgrenzbarer und verschieblicher Knoten der Brustdrüse. Es hat eine derbe Konsistenz und eine glatte, manchmal auch gelappte Oberfläche. Fibroadenome sind nicht druckschmerzhaft und man findet im Gegensatz zum Mammakarzinom keine Hautveränderungen über dem Tumor. Es ist lediglich eine Vorwölbung der Haut zu verzeichnen, wenn der Tumor nah unter der Hautoberfläche liegt und die Brust der Frau sehr klein ist.

Fibroadenome wachsen langsam. Die meisten sind kleiner als 5 cm. Eine erhöhte Wachstumstendenz besteht jedoch in der Pubertät, während der Schwangerschaft und vor der Menopause.

Diagnostik

Merke

Prinzipiell muss jeder solide Knoten der Brustdrüse histologisch abgeklärt werden.

Da die gutartigen Mammatumoren im Allgemeinen keine größeren Probleme bereiten, gilt die Diagnostik in erster Linie dem Ausschluss eines Mammakarzinoms. Hierfür stehen die Tastuntersuchung, die Sonografie (▶ Abb. 13.9), die Mammografie oder eine zytologische Abklärung nach erfolgter Mamma-Stanz-Biopsie zur Verfügung.

Therapie

Die Therapie besteht (z. B. bei Wachstumstendenz) in der Entfernung des Tumors. Nach Möglichkeit wird von einem perimamillären Hautschnitt aus operiert. Dadurch können kosmetisch unschöne Narben vermieden werden.

13.6 Bösartige Tumoren der Brustdrüse

13.6.1 Präkanzerosen

Formen

Als Präkanzerose gilt das Carcinoma in situ (CIS) der Brustdrüse. Hier lassen sich 2 Formen unterscheiden:

- **duktales Carcinoma in situ (DCIS):** Bei dieser häufig auftretenden Präkanzerose finden sich atypische Epithelzellen in den Milchgängen. Das DCIS geht frühzeitig in ein invasives Karzinom über.

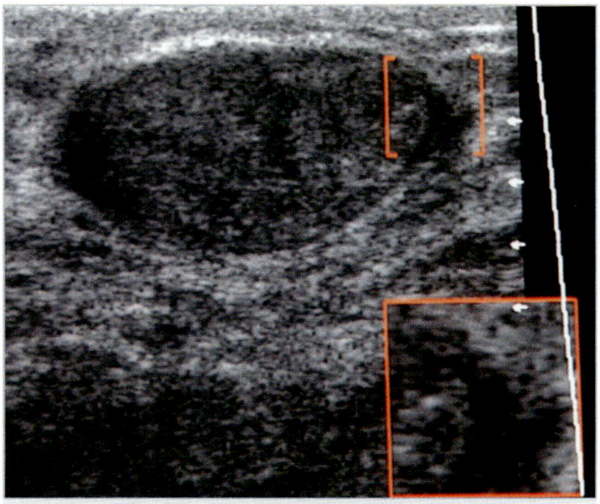

Abb. 13.9 Fibroadenom in sonografischer Aufnahme. Das scharf begrenzte Fibroadenom ist deutlich erkennbar (aus Sohn C, Krapfl-Gast AS, Schiesser M. Checkliste Sonographie in Gynäkologie und Geburtshilfe. Thieme 2001).

- **Carcinoma lobulare in situ (CLIS):** Diese Krebsvorstufe tritt nur selten auf und hat eine geringe maligne Potenz. Atypische Epithelzellen finden sich hier in den Läppchen und den Drüsenendstücken.

Diagnostik

Das CIS bildet keinen Knoten, daher kann es bei der Tastuntersuchung nicht detektiert werden. Zu diagnostizieren ist das Carcinoma in situ durch mammografisch nachweisbare Mikroverkalkungen oder durch verdickte Milchgänge im sonografischen Bild.

Therapie

Das duktale Carcinoma in situ (DCIS) muss im Gesunden entfernt werden. Gelingt dies, kann man die Brust erhalten. Bei einem multizentrischen Vorkommen (d. h., mehrere Tumorherde entwickeln sich in unterschiedlichen Quadranten) oder einem Morbus Paget (Einbeziehung der Brustwarze) ist eine Mastektomie meist unumgänglich.

13.6.2 Mammakarzinom

Definition

Das **Mammakarzinom** ist ein bösartiger epithelialer Tumor der Brustdrüse.

Häufigkeit

Merke

Der Brustkrebs ist die häufigste bösartige Erkrankung der Frau. Man kann davon ausgehen, dass in Deutschland etwa jede 7. Frau im Laufe ihres Lebens an einem Mammakarzinom erkranken wird.

Die Wahrscheinlichkeit, an Brustkrebs zu erkranken, steigt zwischen dem 20. und 40. Lebensjahr und noch einmal in der Postmenopause. Der Brustkrebs ist bei Frauen zwischen dem 35. und 55. Lebensjahr die häufigste Todesursache.

Risikofaktoren

Die eigentliche Ursache für die Entstehung des Mammakarzinoms ist noch nicht hinreichend geklärt. Man hat jedoch festgestellt, dass folgende Risikofaktoren mit einer unterschiedlich hohen Wahrscheinlichkeit das Auftreten eines Mammakarzinoms begünstigen:
- familiäre Belastung: Ist bereits eine Verwandte 1. Grades (Mutter, Tochter, Schwester) an einem Mammakarzinom erkrankt, steigt das Brustkrebsrisiko deutlich an.
- BRCA1 (Breast cancer 1): BRCA1 ist ein defektes Gen, das mit einem Brustkrebsrisiko von bis zu 90 % verbunden ist. Vergleichbares gilt für das weitere „Brustkrebsgen" BRCA2.
- endokrine Faktoren: Eine Verbindung zwischen Hormonersatzpräparaten und dem Mammakarzinom ist gesichert. Es wurde beobachtet, dass Frauen, die länger unter Hormoneinfluss standen, ein höheres Brustkrebsrisiko haben.

Weitere Faktoren sind:
- ehemaliges Karzinom der kontralateralen Brust
- vorausgegangenes Carcinoma in situ
- Mastopathie Grad III
- Adipositas
- mangelnde Bewegung
- Rauchen

Morphologie

Man kann grob 2 Hauptformen unterscheiden:
- duktales Karzinom (Ductus = der Gang)
- lobuläres Karzinom (Lobus = der Lappen)

Rund 80 % aller Mammakarzinome sind duktale Karzinome. Sie gehen von den Gangepithelien aus. In ca. 33 % aller Fälle entstehen sie multizentrisch, d. h. an verschiedenen Stellen der Brust. Die lobulären Karzinome kommen mit einem Anteil von 10–15 % deutlich seltener vor. Sie gehen von den Drüsenläppchen aus und entstehen in der Mehrzahl auch multizentrisch.

▶ **Morbus Paget.** Eine Sonderform des Mammakarzinoms ist der Morbus Paget (▶ Abb. 13.10). Hierbei handelt es sich um eine intraepidermale Ausbreitung des Karzinoms auf der Brustwarze bzw. dem Warzenhof (▶ Abb. 13.11). Man findet ein rötliches, nässendes und schuppendes „Ekzem" an der Brustwarze. In den meisten Fällen ist der Morbus Paget der Brustwarze das äußere Kennzeichen eines invasiven duktalen Karzinoms, das sich in den Milchgängen ausbreitet (▶ Abb. 13.11).

Lokalisation

Ein Mammakarzinom kann sich multizentrisch aus mehreren Herden zusammensetzen.

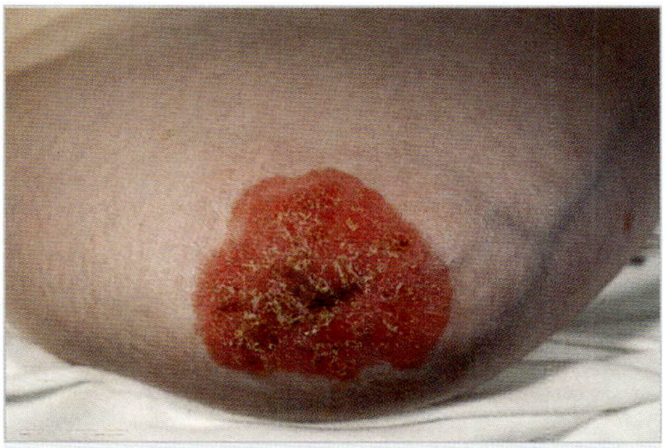

Abb. 13.10 Morbus Paget der Mamille. Das scharf begrenzte, ekzemähnliche Karzinom verursacht Schmerzen und Juckreiz (aus Moll I. Duale Reihe Dermatologie. Thieme 2010).

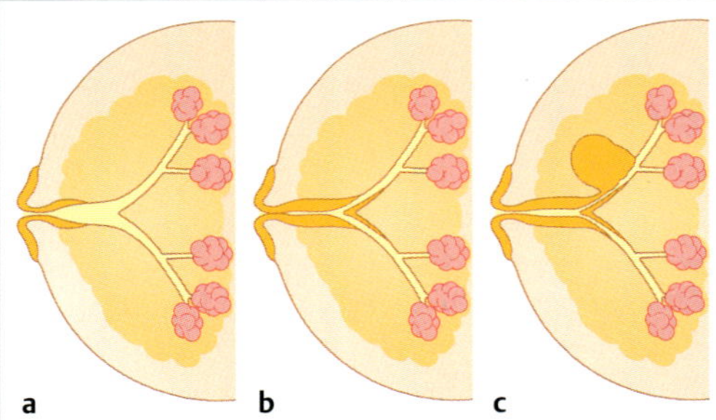

Abb. 13.11 Ausbreitung des Morbus Paget. a–b Schematische Darstellung der Ausbreitung entlang der Milchgänge. **c** Die Grafik zeigt zusätzlich ein invasives duktales Karzinom.

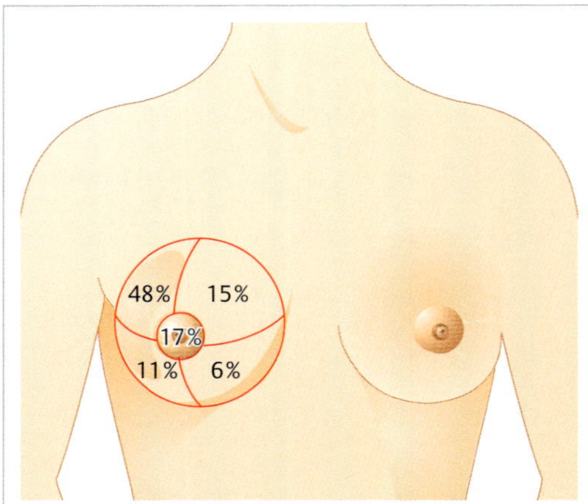

Abb. 13.12 Lokalisationen des Mammakarzinoms. Prozentuale Verteilung des Mammakarzinoms in den verschiedenen Quadranten der Brust.

> **Merke**
>
> Die häufigste Lokalisation eines Mammakarzinom ist mit 48 % der obere äußere Quadrant.

Nachfolgend entfallen 17 % auf den retromamillären Bereich in der Brustmitte, 15 % auf den inneren oberen Quadranten, 11 % auf den äußeren unteren Quadranten und lediglich 6 % auf den inneren unteren Quadranten (▶ Abb. 13.12).

Metastasierung

Die Metastasierung erfolgt vornehmlich auf dem Lymphweg (▶ Abb. 13.13). Hier sind schon sehr früh die axillären Lymphknoten betroffen, die sich bei Tumorbefall als feste, zum Teil verwachsene Geschwulste tasten lassen. Je nach Sitz des Karzinoms kann auch eine Tumorausbreitung über die supraklavikulären (über dem Schlüsselbein), die parasternalen (neben dem Brustbein) und die retrosternalen (hinter dem Brustbein) Lymphknoten erfolgen.

> **Merke**
>
> Nicht jeder tastbare Lymphknoten ist karzinomverdächtig. Sie stellen bei schlanken und jungen Frauen oft einen Normalbefund dar.

Das Mammakarzinom metastasiert häufig und frühzeitig. Fernmetastasen findet man insbesondere in den Knochen, wo sie Schmerzen verursachen. Weitere Metastasen können sich in Leber, Lunge, Pleura, Nebenniere, im zentralen Nervensystem, in den Eierstöcken und der Gebärmutter bilden.

▶ Tab. 13.1 zeigt die Einteilung der Tumorstadien des Mammakarzinoms nach dem TNM-System.

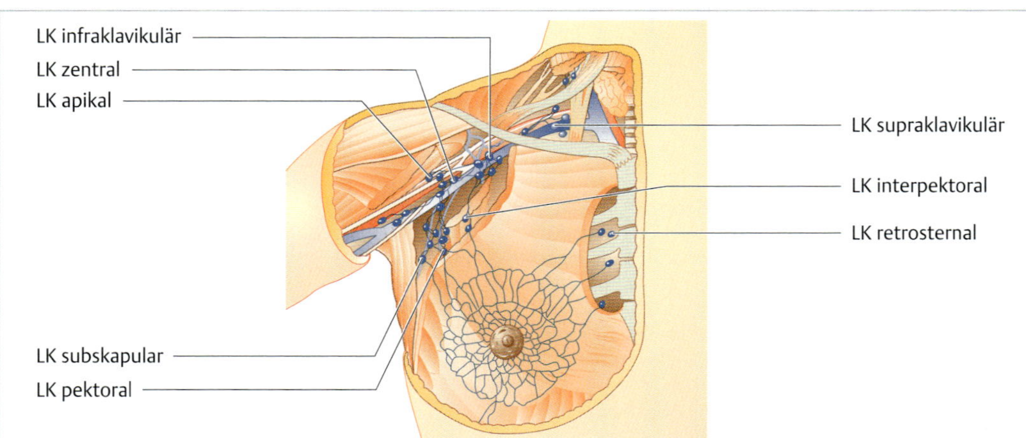

Abb. 13.13 Lymphogene Metastasierung. Über die Lymphabflüsse der Brustdrüse metastasiert das Mammakarzinom früh in die Achselhöhle und in benachbarte Regionen (LK = Lymphknoten).

Tab. 13.1 TNM-Klassifikation des Mammakarzinoms.

TNM-Kategorie	Kennzeichen
Primärtumor (T = Tumor)	
TX	der Primärtumor (der zuerst entstandene Tumor) kann nicht beurteilt werden
T0	es gibt keinen Anhaltspunkt für einen Primärtumor
Tis	ein Carcinoma in situ liegt vor
T1	der Tumor ist <2 cm
T2	der Tumor ist 2–5 cm groß
T3	der Tumor ist >5 cm
T4	der Tumor hat eine beliebige Größe und dehnt sich auf Brustwand und/oder Haut aus
T4a	die Brustwand ist befallen
T4b	Apfelsinenhaut-Phänomen liegt vor, Geschwüre oder Tochtergeschwulste finden sich in der ipsilateralen Brust
T4c	Brustwand und Haut sind befallen
T4 d	ein inflammatorisches Mammakarzinom liegt vor
regionäre Lymphknoten (N = Nodus lymphaticus)	
NX	regionäre (örtliche) Lymphknoten sind nicht beurteilbar
N0	es gibt keinen Anhaltspunkt für befallene regionäre Lymphknoten
N1	Tochtergeschwulste finden sich in verschieblichen ipsilateralen axillären Lymphknoten (ipsilateral = auf der gleichen Seite)
N2	es finden sich Tochtergeschwulste in fixierten ipsilateralen Lymphknoten
N3	Tochtergeschwulste in ipsilateralen Lymphknoten im Bereich der A. mammaria interna sind nachgewiesen
Fernmetastasen (M = Metastase)	
MX	Metastasen sind nicht beurteilbar
M0	es liegen keine Fernmetastasen vor
M1	Fernmetastasen sind nachgewiesen

Symptome/Befunde

Das Mammakarzinom weist leider keine Frühsymptome auf. Folgende Befunde sollten jedoch zum Ausschluss eines Mammakarzinoms diagnostisch abgeklärt werden:

- **Asymmetrie der Brüste** (▸ Abb. 13.14a): Bei ungleich großen Brüsten gilt es zunächst einmal festzustellen, wann diese Veränderung aufgetreten ist, da es sich auch um eine harmlose Anomalie handeln kann. Man darf im Übrigen nicht davon ausgehen, dass der Tumor in der größeren Brust zu finden ist, da Karzinome Schrumpfungsprozesse an der Brust hervorrufen können, wodurch sich die Brust insgesamt verkleinert.
- **Tastbarer Knoten in der Brust:** Es handelt sich hierbei gewöhnlich um den ersten Befund. Der Knoten zeichnet sich dadurch aus, dass er meistens derb und schlecht verschieblich ist. Er ist unscharf von der Umgebung abzugrenzen (▸ Abb. 13.14b) und weist in den meisten Fällen keine Druckschmerzhaftigkeit auf.

Merke

M!

Ein tastbarer Knoten in der Brust einer alten Frau ist fast immer ein Karzinom. Bei Frauen, die jünger als 25 Jahre sind, tritt ein Mammakarzinom so selten auf, dass man i. d. R. von einem Fibroadenom ausgehen kann. Trotzdem kann auch hier ein bösartiger Prozess vorliegen.

- **Vergrößerte Lymphknoten:** Das Mammakarzinom verursacht in erster Linie tastbare Lymphknoten im Bereich der Achselhöhle (▸ Abb. 13.14e), des Brustbeins und des Schlüsselbeins. Gemeinhin sind pathologische Lymphknoten als derb, schmerzlos und nicht verschieblich zu tasten.
- **Plateau-Phänomen:** Beim Mammakarzinom wird die Verschieblichkeit der Haut über dem Tumor so stark reduziert, dass sich beim Verschieben der Haut eine Einziehung („Plateau") bemerkbar macht (▸ Abb. 13.14c).
- **Veränderungen der Mamille:** An der Brustwarze können die unterschiedlichsten Veränderungen auftreten.

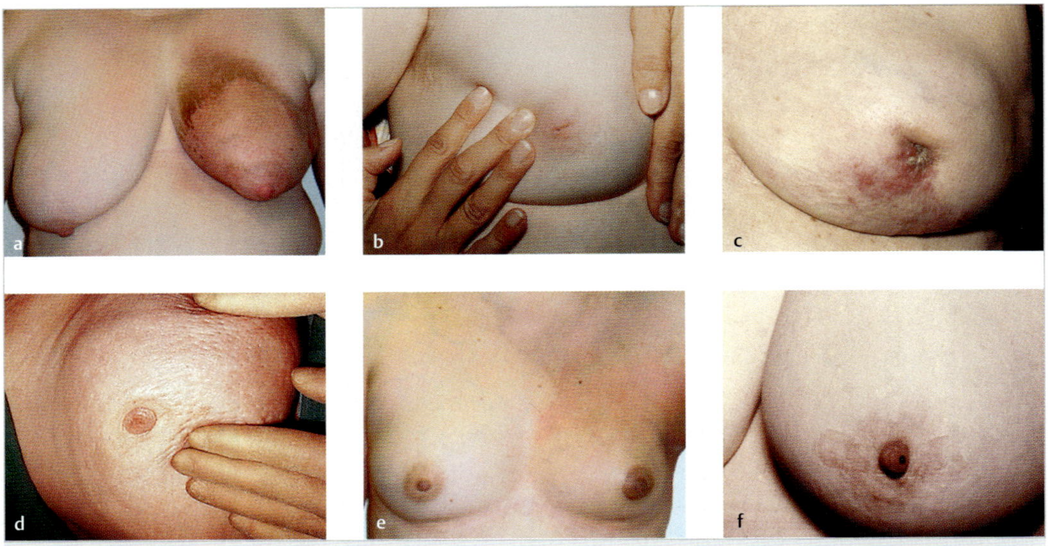

Abb. 13.14 Mögliche klinische Befunde bei einem Mammakarzinom. **a** Asymetrie und Hyperpigmentierung. **b** Tastbarer derber Knoten (Tumor). **c** Plateau-Phänomen mit zusätzlichen Ulzerationen der Brustwarze. **d** Orangenhaut (Peau d'orange). **e** Inflammatorisches Mammakarzinom. Rötung der Haut durch Begleitmastitis und tumoröse Vorwölbung im Bereich der linken Axilla durch ausgedehnten Lymphknotenbefall. **f** Blutende Mamma (Abb. a und e aus Gätje R et al. Kurzlehrbuch Gynäkologie und Geburtshilfe. Thieme 2011; Abb. b aus Stauber M, Weyerstahl T. Duale Reihe Gynäkologie und Geburtshilfe. Thieme 2007; Abb. c aus Breckwoldt M, Kaufmann M, Pfleiderer A. Gynäkologie und Geburtshilfe. Thieme 2007; Abb. d und f aus Paetz B. Chirurgie für Pflegeberufe. Thieme 2009).

Eine dieser Veränderungen ist der Morbus Paget (▶ S. 141). Ebenso wie die Haut kann auch die Brustwarze durch den Tumor fixiert und eingezogen werden (▶ Abb. 13.14c). Sie erinnert dann optisch an eine Hohlwarze.

- **Apfelsinenhaut** (Peau-d'orange-Phänomen, ▶ Abb. 13.14d): Unter der Apfelsinenhaut versteht man ein begrenztes Areal mit großporiger Haut. Die Ursache für diese Erscheinung ist eine tumorbedingte Störung des Lymphabflusses mit nachfolgendem Lymphödem. Die Poren entstehen dadurch, dass die Haarfollikel vom Ödem verschont bleiben und so die charakteristischen Einsenkungen bilden.
- **Rötungen der Brust:** Es kann im Rahmen eines Mammakarzinoms zu einer diffusen, flächenhaften Rötung der Brust kommen. Man spricht dann von dem prognostisch sehr ungünstigen *inflammatorischen* Mammakarzinom (▶ Abb. 13.14e), welches differenzialdiagnostisch sorgfältig von der Mastitis nonpuerperalis abgegrenzt werden muss.
- **Absonderungen aus der Brustwarze:** Eine pathologische Absonderung von Sekreten aus der Brustwarze tritt bei vielen Erkrankungen der weiblichen Brust auf. Beim Mammakarzinom ist diese Sekretion auf eine Seite beschränkt und oftmals blutig(▶ Abb. 13.14f).
- **Schmerzen:** Schmerzen in der Brust treten beim Mammakarzinom selten auf. Auch der Tumor an sich ist meist nicht druckschmerzhaft. Daraus lässt sich allerdings nicht folgern, dass man bei Schmerzhaftigkeit ein Mammakarzinom ausschließen kann.

Diagnostik

M!

Merke

Der Großteil der Mammakarzinome verursacht keine oder nur uncharakteristische Beschwerden. Daher ist die Selbstuntersuchung durch die Frau von besonderer Bedeutung. Die meisten Tumoren werden nämlich nicht durch den Arzt, sondern von der Frau selbst entdeckt.

Besteht ein Verdacht, wird der behandelnde Arzt die folgenden diagnostischen Schritte durchführen.

Anamnese

Die Anamnese beinhaltet folgende Teilbereiche und Aspekte

- Allgemeine Anamnese: Bestehen aktuelle Beschwerden, Vorerkrankungen usw.?
- Familienanamnese: Gibt es ggf. eine Brustkrebserkrankung bei Verwandten 1. Grades?
- Medikamentenanamnese: Welche Medikamente werden eingenommen? Insbesondere wird nach Östrogen- oder Gestagenpräparaten gefragt.

Inspektion

Bei der Inspektion der Brust wird v. a. auf folgende Veränderungen geachtet:

- Symmetrieverlust der Brüste
- Einziehungen der Haut

- Apfelsinenhaut-Phänomen
- Rötungen der Brust
- Einziehungen der Brustwarzen
- Ekzeme im Bereich der Brustwarze
- Absonderungen aus der Brustwarze

Palpation

Die Tastuntersuchung gibt Aufschluss über:
- Konsistenzunterschiede im Bereich der Brust selbst
- tastbare Tumoren
- Tumorbeweglichkeit/-konsistenz
- vergrößerte Lymphknoten

Mammografie

Die Mammografie stellt für die Brustkrebsdiagnostik die apparative Untersuchungsmethode mit der größten Aussagekraft dar.
- Bei der Auswertung der mammografischen Bilder wird der Arzt vor allem auf unscharf begrenzte, sternförmige Verschattungen achten, die mit strahlenförmigen Ausläufern versehen sind.
- Ebenso wichtig sind gruppierte Mikroverkalkungen (▶ Abb. 13.15). Eine solche Gruppe gilt als Anhaltspunkt für ein Karzinom, wenn sie etwa 10 Verkalkungen umfasst.

Wissen

Die Mikroverkalkungen entstehen durch Zerfall von Zellen in den betroffenen Milchgängen, da die nekrotischen Zellen Kalk einlagern.

Galaktografie

Mithilfe der Galaktografie können Ausdehnung und Lokalisation eines Tumors in den Milchgängen nachgewiesen werden.

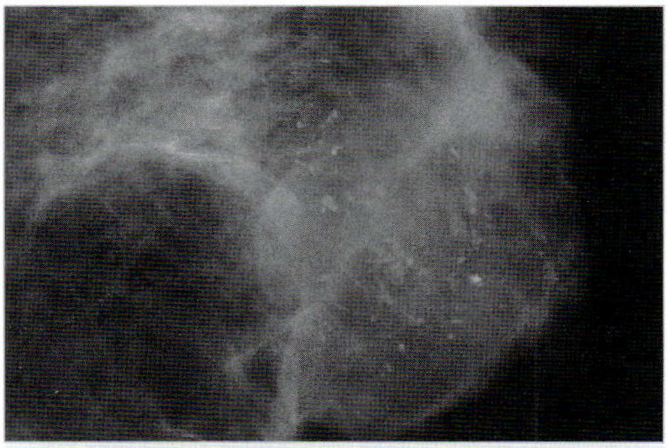

Abb. 13.15 Mikroverkalkungen. Mammografisches Bild mit einer Vielzahl von Mikroverkalkungen (aus Breckwoldt M, Kaufmann M, Pfleiderer A. Gynäkologie und Geburtshilfe. Thieme 2007).

Sonografie

Die Sonografie erlangt in der Diagnostik des Mammakarzinoms eine immer größere Bedeutung, was nicht zuletzt auch in der einfachen Anwendung und der geringeren Belastung der Patientin begründet ist.

Karzinome sind aufgrund ihres rapiden Wachstums gut durchblutet. Die damit verbundene Erhöhung der Gefäßversorgung lässt sich mit der *Doppler-Sonografie* nachweisen (▶ Abb. 13.16). Vorteilhaft ist, dass auch sehr kleine Tumoren gut dargestellt werden können.

Biopsie

Die Stanzbiopsie (= Probeexzision, PE) ist die einzige Methode, die letzte Klarheit über die Art der Mammaerkrankung bringen kann. Sie ist indiziert bei allen verdächtigen Befunden, wie tastbare Knoten, die nicht spontan verschwinden, oder einer sezernierenden Brustdrüse. Ist ein nachweisbarer Tumor vorhanden, wird dieser mittels Stanzbiopsie untersucht. Eine weitere Möglichkeit stellt der Schnellschnitt während der Operation dar.

Therapie

Durch die Vielfalt der Möglichkeiten ist eine individuelle Therapiestrategie notwendig. Die verschiedenen Verfahren können kurativ und/oder palliativ eingesetzt werden. Bei der Auswahl der Methoden muss immer bedacht werden, dass Mammakarzinome multizentrisch vorkommen und sehr früh Metastasen bilden können.

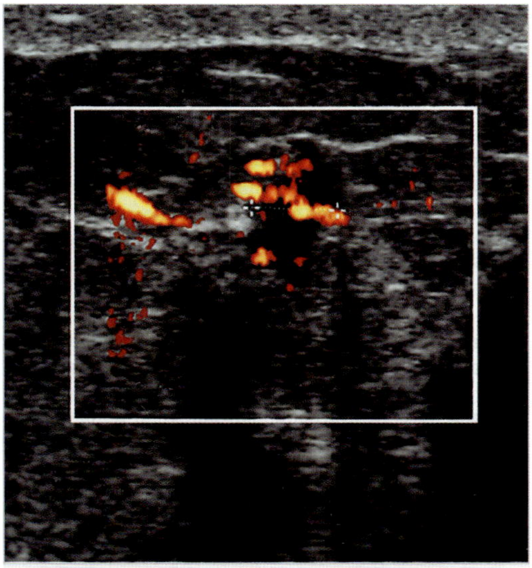

Abb. 13.16 Doppler-Sonografie. Die Blutgefäße eines Mammakarzinoms sind deutlich zu erkennen (aus Breckwoldt M, Kaufmann M, Pfleiderer A. Gynäkologie und Geburtshilfe. Thieme 2007).

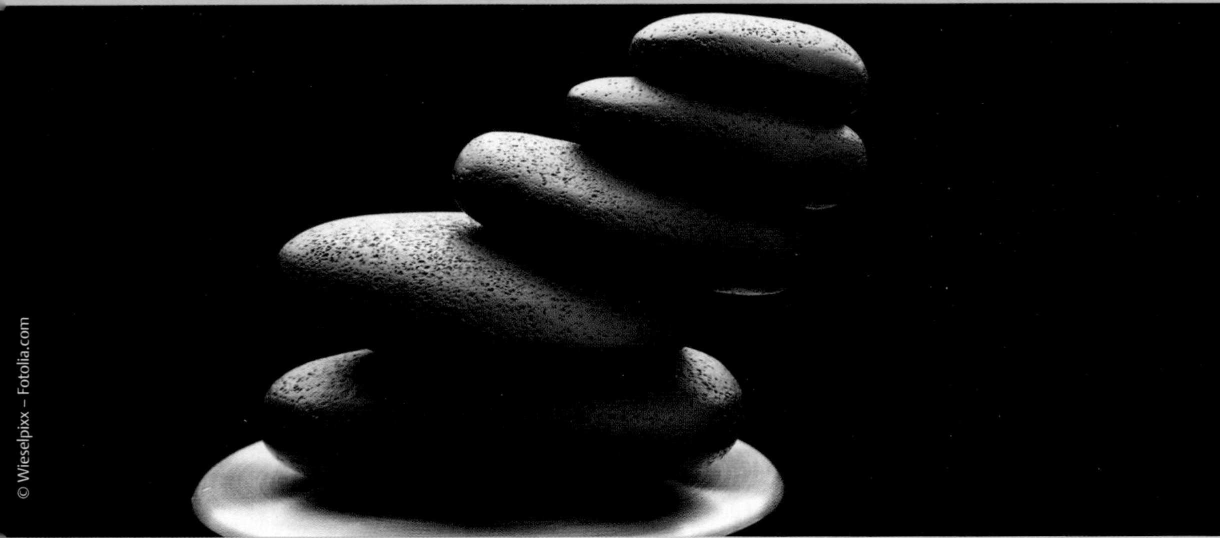

Kapitel 14

Lageveränderungen der Beckenorgane und Blasenfunktionsstörungen

14.1 Anatomie und Physiologie

14.1.1 Lage der Genital- und Beckenorgane

Die normale Lage der Genital- und Beckenorgane lässt sich am einfachsten mittels einer Seitenansicht erklären (▶ Abb. 14.1). Die räumliche Nähe des Uterus zwischen Blase und Rektum mit ihren unterschiedlichen Füllungszuständen macht eine flexible Aufhängung nötig. Der Uterus liegt der Harnblase locker an. Füllt sich die Harnblase, kann sich der Uteruskörper nach oben verschieben.

Merke

M!

Nur im Bereich der Zervix sind Blase und Uterus fest verbunden, ansonsten sind beide vom Peritoneum überzogen (▶ Abb. 14.1).

▶ **Fixierung der Genitalorgane.** Die Befestigung der Genitalorgane wird durch mehrere Mechanismen gewährleistet (▶ Abb. 14.2). Zum einen werden Uterus und Adnexe durch Bänder (Ligamenta) gestützt, v. a. durch ein Band, das die Zervix seitlich an der Beckenwand fixiert. Die runden Mutterbänder entsprechen dem Samenstrang des Mannes und ziehen in den Leistenkanal. Sie stabilisieren das Corpus uteri. Ein weiteres Band überzieht Uterus und Anhänge wie ein Umhang. Die hinteren Bänder befestigen den Uterus steißbeinwärts (▶ Abb. 14.3). Diese Bänder muss man sich als bindegewebige, teils muskuläre Verbindungen vorstellen, die nicht immer deutlich voneinander abzugrenzen sind. Zwischen ihnen befindet sich der Douglas-Raum, der tiefste Punkt im Becken. Die anderen Bänder sind weniger stabilisierend, in ihnen verlaufen die wichtigsten Gefäßversorgungen.

Der Spannungszustand der Bauchdecken ist ebenfalls für die Stabilität im kleinen Becken mitverantwortlich. Der Beckenboden soll das Becken nach unten verschließen und Druckerhöhungen im Bauchraum standhalten. Da der Uterus während der Schwangerschaft ausgeprägten Größenveränderungen unterworfen ist, ist eine gute Mobilität innerhalb des kleinen Beckens wichtig. Der Geburtsvorgang stellt eine außerordentliche Dehnung für den gesamten Stütz- und Halteapparat dar. Die dachziegelartige Übereinanderlagerung der einzelnen Muskelschichten des Beckenbodens machen den Durchtritt des Kopfes unter der Geburt möglich, im Wochenbett stabilisieren sich die gedehnten Muskeln und Bänder wieder. Dies muss jedoch durch geeignete Maßnahmen aktiv unterstützt werden.

1. Peritoneum
2. Lig. teres uteri, a., v. epigastrica inf.
3. Lig. suspensorium ovarii mit Ovarialgefäßen
4. Harnleiter (Ureter)
5. Ovar mit Follikel
6. Uterushöhle
7. Zervix
8. Douglas-Raum
9. Harnröhrenöffnung außen
10. Harnröhre (Urethra)
11. Vagina
12. Harnröhrenöffnung innen
13. Scheidengewölbe
14. Zervixachse
15. Korpusachse
16. Rektum

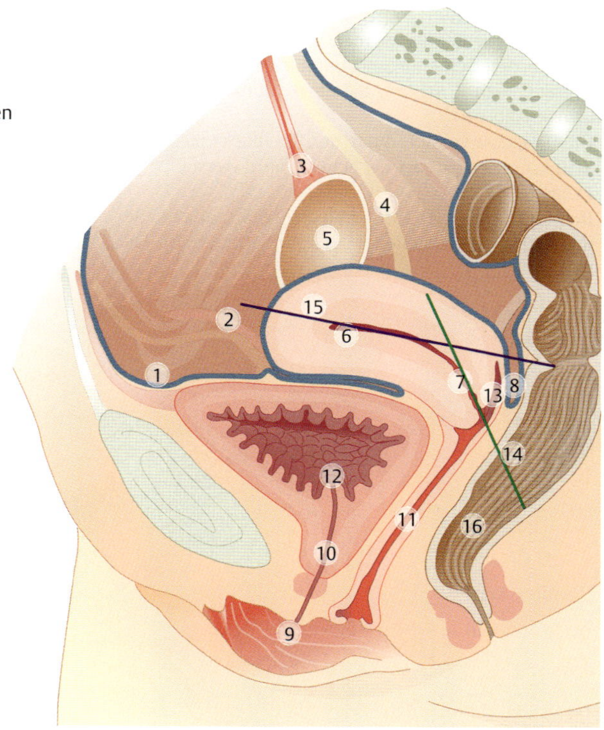

Abb. 14.1 Genitalorgane. Normale Lage der Genitalorgane in der Seitenansicht. Beachten Sie die enge Beziehung von Uterus und Vagina mit Blase und Rektum. Das Peritoneum (blau dargestellt) überzieht die Blase und den Uterus nur teilweise. Die Zervix- (14) und Korpusachse (15) sind eingezeichnet.

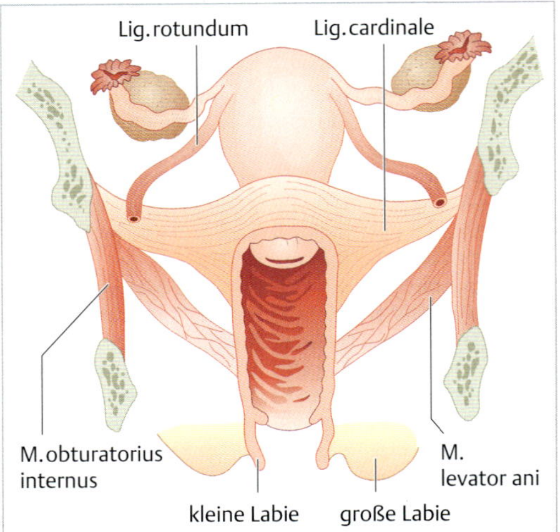

Abb. 14.2 Bandapparat der Genitalorgane. Die Zervix wird durch das Lig. cardinale seitlich an der Beckenwand fixiert. Die Ligg. rotunda stabilisieren das Corpus uteri.

14.1.2 Position des Uterus

Neben den Beziehungen der Eingeweideorgane im kleinen Becken zueinander werden verschiedene Positionen innerhalb der Genitalorgane unterschieden. Am Uterus beschreibt man 2 Achsen, die einen Winkel zueinander bilden (▸ Abb. 14.1):

- Die Halsachse verläuft durch den Zervikalkanal, ihre Krümmung gegenüber der Scheide wird *-versio* genannt.
- Die Körperachse verläuft durch die Gebärmutterhöhle, ihre Krümmung gegenüber der Zervixachse heißt *-flexio*.

M!

Merke

Die normale Position des Uterus ist die Anteversio-Anteflexio-Lage (lat.: ante = vor), d. h., dass sowohl Gebärmutterhals als auch Körper nach vorne geneigt sind.

Außer der *Retroflexio* (lat.: retro = hinter), bei der der Uteruskörper nach hinten geneigt ist, wird noch eine *Hyperanteflexion* unterschieden, die keinen Krankheitswert hat, bei der es aber wegen der extrem nach vorne weisenden Korpusachse bei Kürettagen häufiger zu Verletzungen kommt. Um den Uterus in Streckstellung zu bringen, wird bei Kürettagen oder auch beim Einlegen einer Spirale die Zervix mit einer Kugelzange angehakt und relativ kräftig nach unten gezogen. Lageanomalien können so oft ausgeglichen werden.

14.2 Lage- und Haltungsveränderungen der Beckenorgane

14.2.1 Retroflexio uteri

[ ]

Definition

Bei der **Retroflexio uteri** ist die Gebärmutter nach hinten geknickt. Man unterscheidet eine mobile von einer fixierten Form.

Eine Retroflexio uteri mobilis kommt häufig vor und hat an sich keinen Krankheitswert. Die Flexio ist oft mit einer Retroversio kombiniert. Richtet sich der Uterus von allein wieder auf, macht diese Lageanomalie keine Beschwerden.

▸ **Retrofixatio.** Ist eine Lageveränderung jedoch nicht möglich (z. B. durch Verwachsungen bei einer Endometriose oder nach einer Adnexitis), kann es zu Kreuzschmerzen oder chronischen Unterbauchschmerzen kommen, man spricht dann von einer *Retrofixatio* (▸ Abb. 14.4). Hier ist die Gebärmutter im Douglas-Raum fest-

14

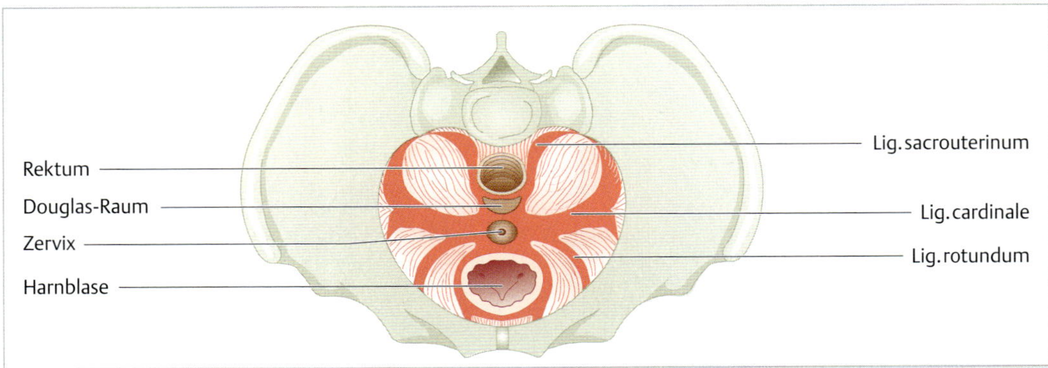

Abb. 14.3 Fixierung des Uterus. Ligamentäre Befestigung der Gebärmutter im Beckenbindegewebe in der Ansicht von oben.

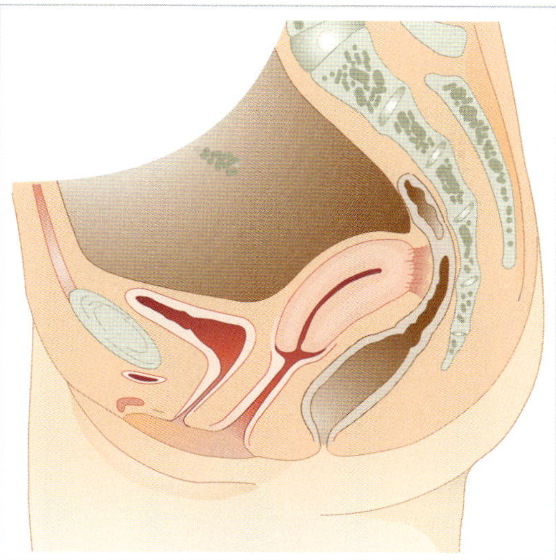

Abb. 14.4 Retrofixatio. Der Uterus ist durch Verwachsungen mit dem Douglas-Peritoneum retroflektiert und fixiert. Die rektale Untersuchung ist schmerzhaft (nach Breckwoldt M, Kaufmann M, Pfleiderer A. Gynäkologie und Geburtshilfe. Thieme 2007).

gewachsen; die Tastuntersuchung bereitet, besonders wenn rektal untersucht wird, Schmerzen. In solchen Fällen kann eine operative Lösung der Verwachsungen notwendig werden.

Die früher häufig durchgeführten Aufrichtungsoperationen haben sich nicht bewährt und werden heute nur noch in Ausnahmefällen vorgenommen. Bei einem retroflektierten Uterus in der Schwangerschaft sorgt das Wachstum der Gebärmutter allein schon dafür, dass sie sich aufrichtet.

14.2.2 Deszensus und Prolaps

Definition

Unter einem **Deszensus uteri** versteht man die Senkung des inneren Genitales bis zur Vulva. Treten Teile der Beckeneingeweide über den Hymenalsaum (Jungfernhäutchen) nach außen, bezeichnet man das als **Prolaps** oder **Vorfall**. Hierbei unterscheidet man einen **Partialprolaps**, bei dem Uterus und Vagina teilweise hervortreten (▸ Abb. 14.5), von einem **Totalprolaps**, bei dem sie vollständig vor der Vulva liegen (▸ Abb. 14.6).

▸ **Zystozele und Rekotzele.** Da das obere Scheidendrittel eng mit der Blasenhinterwand verbunden ist, kommt es beim Deszensus ebenfalls zu einer Aussackung der Blase. Diese Aussackung der vorderen Vaginalwand zusammen mit der Wand der Harnblase nennt man Zystozele (▸ Abb. 14.7). Nach hinten kann die Rektumwand in gleicher Weise in die Scheide „durchhängen“ (Rektozele, ▸ Abb. 14.8). Oft liegt beides kombiniert vor.

▸ **Scheidenstumpfprolaps.** Nach einer Hysterektomie kann es vorkommen, dass sich der Scheidenstumpf zusammen mit Blase und Rektum nach unten senkt. Man spricht dann von einem Scheidenstumpfprolaps.

Ursachen

Häufig liegt eine allgemeine Bindegewebsschwäche vor. Solche Patientinnen haben oft auch Varizen und neigen zu Striae-Bildung („Schwangerschaftsstreifen“). Diese Schwäche ist erblich und therapeutisch nicht beeinflussbar.

Eine weitere Ursache stellt die Insuffizienz des Beckenbodens dar. Sie kommt durch Überdehnung zustande, z. B. nach einer Geburt. Unter der Geburt entstehen Risse oder Überdehnungen der Beckenbodenmuskulatur. Wenn diese schlecht heilen oder nicht wieder trainiert werden, kann daraus eine Senkung resultieren. Besonders gefährdet sind Frauen mit großen Kindern und rasch aufeinanderfolgenden Entbindungen.

Adipositas stellt wegen des erhöhten Drucks auf das Eingeweidepaket ebenfalls eine Deszensusursache dar, zumal bei adipösen Frauen auch die Spannung der Bauchdeckenmuskulatur oft zu schwach ist. Die gleiche Druckerhöhung belastet den Beckenboden auch beim schweren Heben. Deshalb sollten Wöchnerinnen dies unterlassen. Um Rücken und Beckenboden zu schonen, soll v. a. das Anheben schwerer Lasten vom Boden vermieden werden.

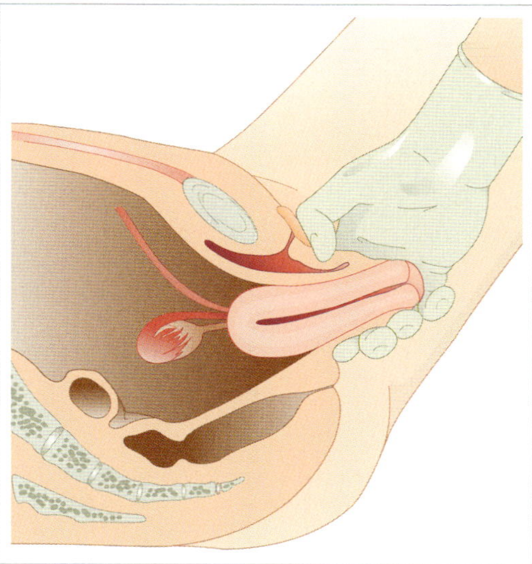

Abb. 14.5 Partialprolaps. Die Hand des Untersuchers kann den Uterus nicht vollständig umfassen (nach Breckwoldt M, Kaufmann M, Pfleiderer A. Gynäkologie und Geburtshilfe. Thieme 2007).

14

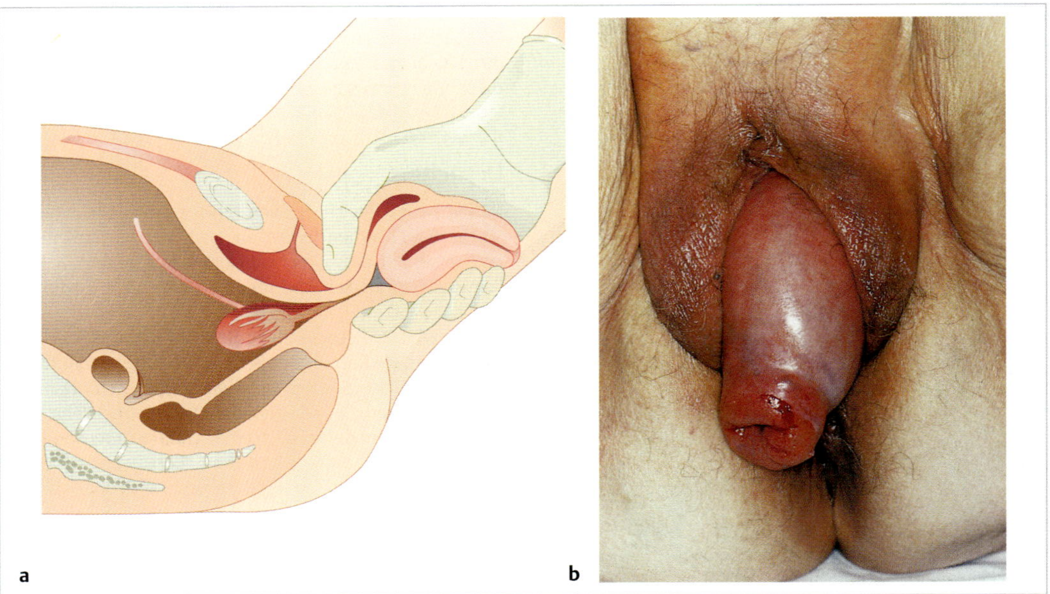

Abb. 14.6 Totalprolaps. a Der Uterus liegt vollständig vor der Vulva. Die Hand des Untersuchers umfasst den Uterus komplett. Die Scheide und die Blasenwand treten mit nach außen, wie in der Zeichnung zu erkennen. **b** Klinisches Bild einer Patientin mit Totalprolaps. Man erkennt ein kleines Druckulkus am Rande der Portio (nach Breckwoldt M, Kaufmann M, Pfleiderer A. Gynäkologie und Geburtshilfe. Thieme 2007).

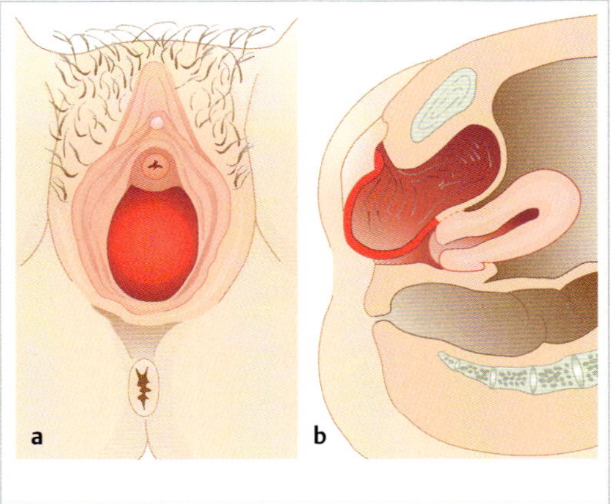

Abb. 14.7 Zystozele. a Klinischer Befund bei der Untersuchung. **b** Schnittbild von der Seite. Beachten Sie die Aussackung der Blase (rot).

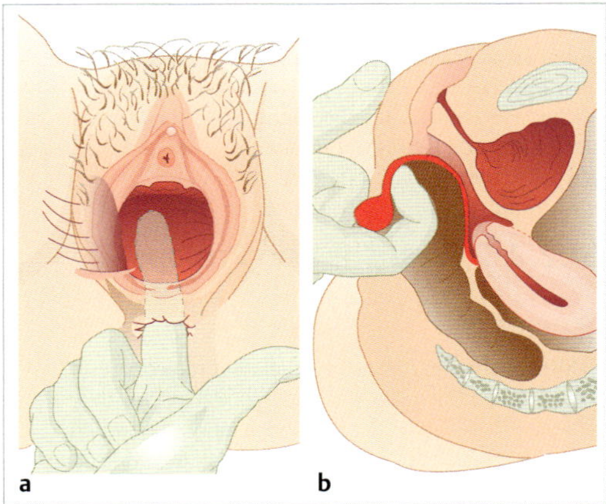

Abb. 14.8 Rektozele. Der rektal eingeführte Finger tastet die Rektozele aus. Kotmassen bleiben in der Aussackung hängen und erschweren die Stuhlentleerung. **a** Klinisches Bild bei der Untersuchung. **b** Schnittbild von der Seite. Die Aussackung des Rektums ist rot dargestellt.

Pflege

Insbesondere Frauen mit „schwachem“ Bindegewebe müssen durch geeignete sportliche Betätigung und eine konsequente Beckenbodengymnastik diesen Mangel auszugleichen versuchen; sie sollten besonders auf ihr Gewicht achten.

Symptome

Die Beschwerden, die durch die Senkung hervorgerufen werden, sind sowohl vom Ausmaß der Senkung als auch vom Empfinden der Frau abhängig. Typischerweise klagen die Frauen über ein Druckgefühl nach unten, „als falle etwas aus der Scheide“. Vor allem beim Totalprolaps kommt es zu einem Fremdkörpergefühl. Als besonders unangenehm wird das Hinsetzen empfunden. Betroffene Frauen klagen auch häufig über Kreuzschmerzen. Der gesenkte Uterus zieht an den Bändern, v. a. an der Verbindung zum Kreuzbein, was Schmerzen auslöst. Druckulzerationen, z. T. mit Blutungen oder Infektionen, sind besonders beim Totalprolaps ein Problem, da diese nur sehr schwer abheilen.

Störungen bei der Ausscheidung

Durch die anatomische Nähe bedingt und durch Zysto- und Rektozele verursacht, kann es zu Inkontinenz, zu Restharnbildung und zu einer mechanisch bedingten Obstipation kommen. Wenn der Uterus tiefer tritt, kann er die Harnröhre abquetschen und das Wasserlassen erschweren.

Ebenso behindern in den Zelen verbliebene Urin- oder Stuhlreste den freien Abfluss. Hier kann es zu einer Überlaufinkontinenz kommen, bei der eine große Menge Restharn in der Blase verbleibt und immer nur der „Überstand“ miktioniert wird. Der im Alter physiologisch auftretende Hormonmangel führt zu einer Austrocknung der Scheidenhaut. Dadurch werden die elastischen Fasern deutlich schwächer. Eine Senkung wird dadurch verstärkt. Auch treten häufiger Dysurien und Pollakisurien auf, die einerseits durch immer wieder auftretende Blasenentzündungen und durch den Hormonmangel begünstigt werden. Eine Senkung wiederum verschlechtert diese Symptome weiter.

Merke

Zelen verursachen Restharn und als Folge davon eine Blasenentzündung.

Bei jüngeren Frauen, die von einer Senkung seltener betroffen sind, können Menstruationsbeschwerden auftreten.

Diagnostik

Die Diagnose wird klinisch gestellt. Bei der Spekulumeinstellung fällt das Tiefertreten der Portio im Liegen und beim Pressversuch auf. Die Aussackungen der Vaginalwand vorne und/oder hinten geben den Hinweis auf die Mitbeteiligung von Blase und Darm. Bei der bimanuellen Untersuchung lässt der Arzt die Frau den Beckenboden anspannen, um sich einen Eindruck über die muskulären Schwächen zu verschaffen. Beim Totalprolaps kann der gesamte Uteruskörper vor der Vulva getastet werden, beim Partialprolaps nur ein Teil. Da bei den älteren Frauen der Korpus oft sehr klein und die Zervix durch die Senkung sehr lang gezogen ist, kann die Unterscheidung manchmal schwierig sein.

▸ **Quetschhahnmechanismus.** Wenn eine ausgedehnte Zystozele vorliegt, muss man vor einer Operation klären, ob ein sog. Quetschhahnmechanismus entstanden ist. Dabei wird die Harnröhre vom Uterus abgedrückt. Beseitigt man die Senkung, indem man die Gebärmutter entfernt, tritt eine Inkontinenz auf, die vorher verdeckt war. Um dies zu prüfen, wird ein großer Wattetupfer oder ein Pessar eingelegt, um die Gebärmutter oben zu halten. Dann wird die Patientin gebeten umherzulaufen. Tritt kein Urin aus, reicht die Korrektur der Senkung; liegt aber zusätzlich eine Inkontinenz vor, muss diese entsprechend behandelt werden.

Therapie

Man unterscheidet konservative Therapieansätze von operativen Maßnahmen.

▸ **Östrogentherapie.** Aus den oben ausgeführten Gründen ist zunächst eine ausreichende lokale Östrogenisierung nötig. Dazu werden Salben mit Vaginalzäpfchen kombiniert. Auch eine unterstützende orale Gabe von Östrogenen ist möglich, hier muss der Arzt jedoch die Nebenwirkungen beachten.

▸ **Physiotherapie.** Durch Physiotherapie wird versucht, sowohl den Beckenboden als auch die Bauchdecken zu trainieren. Es ist viel Einfühlungsvermögen seitens der Physiotherapeuten notwendig, da viele Patientinnen mit dem Begriff „Beckenboden“ wenig anfangen können. Besonders beim beginnenden Deszensus, zur Prophylaxe nach der Entbindung oder nach einer erfolgten Senkungsoperation ist die Physiotherapie sehr erfolgreich (s. a. Stressinkontinenztherapie, ▸ S. 160).

▸ **Pessartherapie.** Die Pessartherapie dient häufig zur Überbrückung bis zur Operation oder wird in der Diagnostik eingesetzt. Sie kann auch bei inoperablen Patientinnen eine Hilfe sein. Hierzu wird ein Pessar, entweder eine Schale, ein Ring oder ein Würfel (▸ Abb. 14.9), in die Vagina eingeführt, um den Uterus oben zu halten. Das Pessar „reitet“ dabei auf den Beckenbodenmuskelschenkeln und wird dadurch fixiert (▸ Abb. 14.10).

Da aber Reinigung und Wechsel meist von den Patientinnen nicht selbst durchgeführt werden können, ist eine lang andauernde Pessartherapie nicht praktikabel. Außerdem kommt es bei den Pessarträgerinnen häufig zu Druckulzerationen mit Blutungen und zu Infektionen.

In letzter Zeit wird der Pessar-Therapie wieder mehr Bedeutung zugewiesen. Vor allem bei Frauen, die sich nicht operieren lassen wollen oder den Kinderwunsch nicht abgeschlossen haben, können Inkontinenztampons oder Würfelpessare, die z. B. nur beim Sport getragen werden, hilfreich sein.

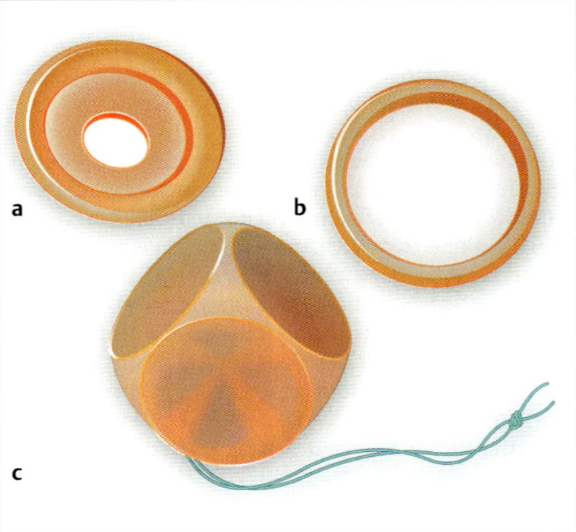

Abb. 14.9 Scheidenpessare. Je nach Symptomatik werden verschiedene Modelle verwendet. **a** Schalenpessar. **b** Ringpessar. **c** Würfelpessar.

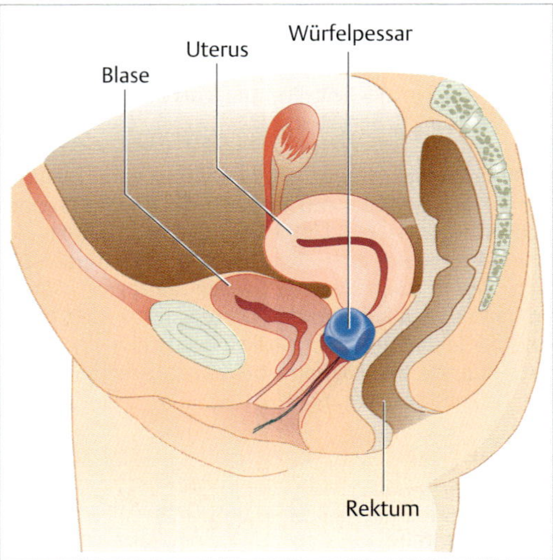

Abb. 14.10 Pessar in situ. Ein Würfelpessar liegt in der Scheide. Zum Einsetzen können diese weichen Pessare zusammengedrückt werden.

Pflege

Beobachtung. Ein nicht passendes Pessar verursacht Schmerzen, wenn es zu groß ist, es verrutscht, oder wird verloren, wenn es zu klein ist. Wird ein Pessar falsch platziert, kann es u. U. zum Harnstau kommen, wenn die Harnröhre komprimiert oder abgeknickt wird. Informieren Sie daher die Patientin und weisen Sie sie darauf hin, sich sofort zu melden, wenn sie Harndrang hat, jedoch nicht oder nur mit stärkerem Pressen Wasser lassen kann.

▸ **Operative Therapie.** Operative Verfahren dienen der Rekonstruktion des Beckenbodens und werden von vaginal aus durchgeführt. Dabei werden die Scheidenwände rekonstruiert. Scheidenverschließende Operationen werden nur noch in Ausnahmefällen durchgeführt.

Liegt eine Inkontinenz vor, muss diese durch ein geeignetes Verfahren zusätzlich behandelt werden. Scheidenplastiken sind keine Inkontinenzoperationen.

Prognose

Senkungen sind trotz Operation mit einem hohen Rezidivrisiko behaftet, da an den Ursachen oft nichts geändert werden kann. So sind die Gewichtsreduktion bei adipösen Frauen und die Durchführung der Beckenbodengymnastik das beste Mittel gegen ein Rezidiv.

14.3 Blasenfunktionsstörungen

Lageanomalien führen oft zu Blasenfunktionsstörungen. Harninkontinenz und Senkungen sind 2 verschiedene Krankheitsbilder, die gerne gemeinsam genannt werden, aber unterschiedliche Störungen im Leben einer Frau verursachen. Durch eine Senkung der Gebärmutter und/oder der Scheidenwände kann es zur Restharnbildung, Blasenentleerungsstörungen, Überlaufinkontinenz oder Mischinkontinenzen kommen. Eine diffizile anatomische und eine funktionelle Untersuchung sind notwendig, um die beste Therapieform zu finden. Dabei steht der Leidensdruck der Patientin an erster Stelle.

14.3.1 Diagnostik

Anamnese

Eine genaue Befragung der Patientin ist notwendig, v. a. um den Leidensdruck zu ermitteln. Die meisten Patientinnen kommen mit einer leichten Inkontinenz sehr gut klar und wünschen keine Therapie. Oft sind es nur leichte Veränderungen im Trinkverhalten, die schon zur Besserung der Blasenkapazität führen. Die Patientin wird aufgefordert, ein Miktionsprotokoll oder Tagebuch zu führen. Hierbei notiert sie die Trinkmengen und Miktionen sowie die Anzahl der nassen Vorlagen bei manifester Inkontinenz.

Klinische Untersuchung

Bei der klinischen Untersuchung steht die Unterscheidung zwischen traumatisch bedingter Gewebezerstörung, v. a. nach Entbindung(en) und Bindegewebsschwäche im Vordergrund. Ein Hustentest zeigt die Belastbarkeit der Harnröhre. Tritt beim Husten Urin aus, ist das für eine Inkontinenz beweisend.

Labor und apparative Methoden

Zeigen Urinstatus (Urin-Stix) und ggf. Urinsediment eine Entzündung auf, ist diese häufig chronisch und verschlechtert die Inkontinenz. Zudem ist sie ein erster Hinweis auf eine Restharnbildung. Diese lässt sich nach Miktion am besten durch den Ultraschall aufzeigen und quantifizieren. Die Gewinnung von Katheterurin ist nur in seltenen Ausnahmefällen notwendig. Eine Introitussonografie legt Schwächen im Winkel zwischen Harnblase und Urethra offen. Bei Inkontinenz können mittels Messplatz die Druckverhältnisse bestimmt werden. Bei chronischer Entzündung bietet sich eine Zystoskopie an. Radiologische Verfahren wie das i. v.-Pyelogramm oder das Zystourethrogramm sind selten notwendig, aber bei bestimmten Fragestellungen durchführbar.

Pflege

Mittelstrahlgewinnung. Die Patientin wird zur Gewinnung der Mittelstrahlurinprobe aktiv angeleitet. Sie sollte ihre Schamlippen manuell spreizen, damit der Urin nicht mit vaginalem Fluor in Kontakt kommt. Jetzt wird die 1. Portion verworfen und erst dann ein Urinbecher untergehalten. Die mittlere Portion gelangt so zur Untersuchung in den Becher. Der Rest aus der Blase kann dann verworfen werden. Die meisten Patientinnen wissen nicht, warum nur der Mittelstrahlurin gesammelt werden darf. Daher sollten Pflegende deutlich darauf hinweisen, dass nur so Kontaminationen vermieden werden können und unverfälschte Laborergebnisse möglich sind. Wenn eine Patientin nicht in der Lage ist, Urin sauber zu gewinnen, muss über eine Einmalkatheterisierung nachgedacht werden.

14.3.2 Harninkontinenz

Definition

Unter **Harninkontinenz** versteht man den unwillkürlichen Abgang von Urin.

Dieses sehr häufig vorkommende Krankheitsbild muss differenziert betrachtet werden. Man kann viele unterschiedliche Formen und Ursachen voneinander abgrenzen. Bei der Therapie spielt der Leidensdruck der Patientinnen eine besondere Rolle. Frauen sind von einer Inkontinenz häufiger als Männer betroffen, da ihre Urethra kürzer ist und der Beckenboden durch die Belastungen von Schwangerschaft und Geburt für die Kontinenz ungünstiger gebaut und entsprechend beansprucht ist. Außerdem spielt im Alter ein „physiologischer" Hormonmangel eine sehr große Rolle.

Physiologie der Miktion und des Blasenverschlusses

Für die Kontinenz sind mehrere Mechanismen von Bedeutung. Sympathikus und Parasympathikus (vegetatives Nervensystem) sowie die willkürlich innervierte Muskulatur übernehmen bei der Blasenfüllung und -entleerung wichtige Aufgaben (▶ Abb. 14.11).

Der quergestreifte Urethraverschlussmuskel ist eigentlich kein separater Muskel, sondern wirkt zusammen mit Fasern aus dem Beckenboden eher funktionell als Schließmuskel. Die Muskulatur der Harnröhre selbst besteht aus einer innen längs und außen zirkulär verlaufenden Muskelschicht. Da ein Teil der Urethra innerhalb des Bauches liegt und dieser Teil durch Bänder am Schambein fixiert wird, wird die Harnröhre bei einer intraabdominalen Druckerhöhung gegen die Symphyse abgedrückt. Dies ist die so genannte Druckreserve. Bei einer Senkung funktioniert dieser Mechanismus nicht mehr, da hier die Urethra zu tief liegt.

Merke

Für die Kontinenz ist eine ausreichende Versorgung mit Hormonen besonders wichtig.

Die Östrogene verbessern die Durchblutung der Schleimhaut und sorgen für eine stärkere Blutfülle der Venen und somit für eine höhere Verschlussfähigkeit.

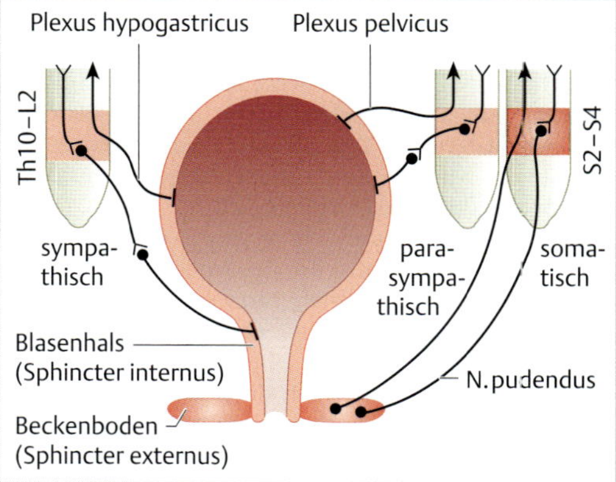

Abb. 14.11 Innervation der Blase. Die Mechanismen der Blasenfüllung und -entleerung sind kompliziert. Das vegetative Nervensystem (Sympathikus und Parasympathikus) und die willkürlich innervierte Muskulatur übernehmen hier wesentliche Funktionen.

Stressinkontinenz

Definition

Wenn bei erhöhtem intraabdominalem Druck Urin unwillkürlich abgeht, weil der Verschlussmechanismus defekt ist, spricht man von **Stress- oder Belastungsinkontinenz.**

Es werden **3 Grade** unterschieden:

- **Grad 1:** Urinabgang bei geringer körperlicher Belastung wie Husten, Niesen, Lachen und Pressen
- **Grad 2:** Urinabgang bei körperlicher Arbeit, Treppensteigen oder Laufen
- **Grad 3:** Urinabgang im Liegen

Die Gradeinteilung erfolgt nach den Angaben der Frau, der Arzt kann jedoch auch einen Vorlagentest machen, um die ablaufenden Urinmengen zu objektivieren. Dazu wird eine Vorlage vor und nach einer körperlichen Belastung, wie z. B. Treppensteigen, gewogen. Zusammen mit der Anamnese sollte gleichzeitig nach Hinweisen für eine Blasenentzündung, wie Brennen beim Wasserlassen oder häufiger Harndrang, gesucht werden.

Diagnostik

Die Diagnose ergibt sich aus der typischen Anamnese und dem Untersuchungsbefund. Häufig ist die Stressinkontinenz zusammen mit einem Deszensus anzutreffen.

Therapie

Die Therapie orientiert sich sowohl an den objektiven Befunden als auch am sehr unterschiedlichen Leidensdruck der Patientinnen.

▸ **Konservative Verfahren.** Im Vordergrund stehen konservative Maßnahmen wie Beckenbodengymnastik oder spezielle Trainingsmethoden. Hierfür gibt es Hilfsmittel, z. B. kleine Gewichte (Vaginalkonen), die bei Belastungssituationen, wie z. B. dem Treppensteigen, fest in der Scheide zu halten sind (▸ Abb. 14.12).

Wenig verwendet, aber sehr wirkungsvoll sind elektronische Geräte, die sowohl den Beckenboden stimulieren als auch den selbst erzeugten intravaginalen Druck messen können (sog. Biofeedback-Verfahren, ▸ Abb. 14.13).

▸ **Operative Verfahren.** Wenn diese konservativen Verfahren neben einer ausreichenden Hormontherapie nicht zum Erfolg führen, können operative Maßnahmen ergriffen werden. Grundsätzlich unterscheidet man hier vaginale und abdominale Operationstechniken.

Ziel der meisten vaginalen Eingriffe sind die Stabilisierung der Urethra und die Rekonstruktion des Winkels zwischen Urethra und Blase. Hier ist v. a. das TVT (tension-free vaginal tape) und deren Nachfolger zu nennen. Hierbei wird ein Gewebeband unterhalb der Urethra eingelegt. Dieses Band braucht nicht angenäht zu werden, weil es durch gewebespezifische Eigenschaften wie ein Klettband funktioniert. Diese Verfahren werden mit einer

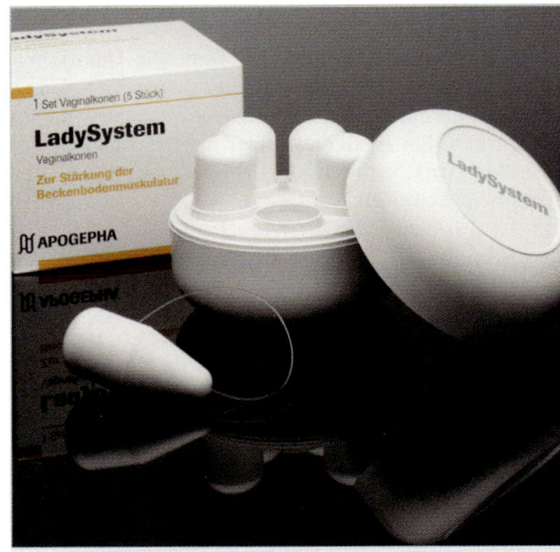

Abb. 14.12 Vaginalkonen. Sie können zur Behandlung eines Descensus genitalis in die Scheide eingeführt werden (© APOGEPHA Arzneimittel GmbH, Dresden).

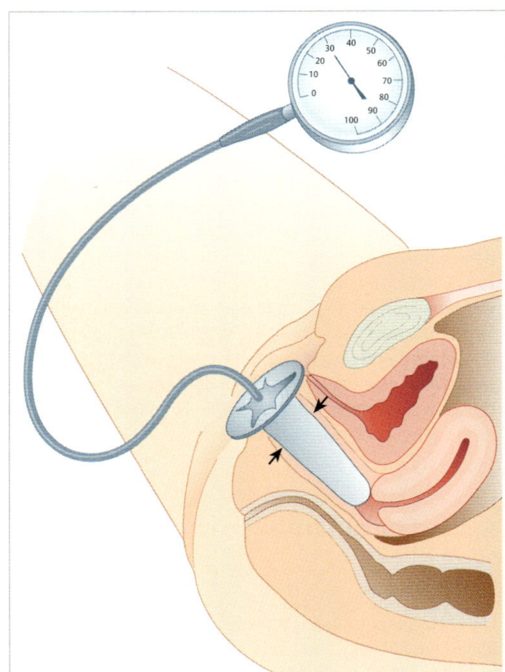

Abb. 14.13 Biofeedback-Verfahren. Bei der Elektrostimulation wird zunächst eine passive Stimulation durch kleine Stromstöße durchgeführt. Hierbei lernt die Patientin ihre eigene Beckenbodenmuskulatur zu spüren. Erst dann folgt eine aktive Phase, bei der die Patientin den Beckenboden anspannt. Der von ihr erzeugte Druck wird gemessen und ihr mitgeteilt (Biofeedback). So lernt sie, die richtigen Muskeln anzuspannen und zu lösen.

vaginalen Hysterektomie und/oder mit der Scheidenplastik kombiniert, wenn es dafür eine eigene Indikation gibt.

Seltener werden Inkontinenzoperationen von der Bauchdecke aus (abdominal) durchgeführt. Hier wird das Gewebe neben dem Übergang der Harnröhre aus der Blase an ein Band seitlich von der Symphyse festgenäht.

Komplikationen

Bei allen operativen Verfahren besteht die Gefahr der Überkorrektur. Dann kommt es zum Harnverhalt. Deshalb wird nach einer solchen Operation meist für eine längere Zeit ein Blasendauerkatheter gelegt. Leider sind Rezidive nicht selten, da die Ursachen (z.B. schwaches Bindegewebe) nicht behoben werden können. Daher sollte postoperativ ein intensives Training folgen.

Dranginkontinenz (OAB)

Definition

Dranginkontinenz bzw. Urge-Inkontinenz (engl.: overacive bladder = OAB) beschreibt einen plötzlich auftretenden starken Harndrang mit unwillkürlichem Harnabgang.

Eine Dranginkontinenz ist gekennzeichnet durch ständigen Harndrang. Es kommt hierbei zu unwillkürlichen Kontraktionen des Detrusormuskels und dadurch zu einem Harnfluss. Ursache ist oft eine Entzündung der Blase, v.a., wenn diese bereits chronisch ist. Auch Blasentumoren, vorangegangene Strahlentherapien oder Operationen können eine Urge-Inkontinenz auslösen. Neurologische Erkrankungen sowie psychosomatische Aspekte spielen ebenso eine Rolle. Heute spricht man auch von einer überaktiven Blase (OAB).

Merke

Häufige Ursache für eine Urge-Inkontinenz ist ein Östrogenmangel.

Diagnostik

Für die Diagnostik ist auch hier die Anamnese besonders wichtig. Welche Form der Urge-Inkontinenz vorliegt, kann dann anhand des anatomischen Bildes sowie einer urodynamischen Untersuchung festgestellt werden. Dazu wird ein Katheter in die Blase eingeführt; unter Füllung der Blase mit warmer physiologischer Kochsalzlösung werden dann verschiedene Messungen durchgeführt. Außerdem sollte eine Zystoskopie (Blasenspiegelung) vorgenommen und eine Urinkultur angelegt werden.

Therapie

Die Therapie richtet sich natürlich nach der Ursache. Operationen führen in diesen Fällen eher zu einer Verschlechterung des Krankheitsbildes.

Die *Östrogentherapie* steht an erster Stelle, weil damit oft auch chronische Blasenentzündungen gebessert werden können. Blasentraining mit Miktionskontrolle ist fester Bestandteil der Therapie, aber den Patientinnen mitunter schwierig zu vermitteln. Hier sind einfühlsame Therapeuten besonders wichtig. Medikamentös können Spasmolytika und manchmal auch zentral wirksame Substanzen, wie z.B. Valium, helfen.

▸ **Reflexinkontinenz.** Von der Urge-Inkontinenz muss die Reflexinkontinenz unterschieden werden, bei der es ohne Harndrang zu reflektorischen Blasenentleerungen kommt. Die Reflexinkontinenz ist meist die Folge von Rückenmarksstörungen (z.B. bei einer Querschnittlähmung).

Überlaufinkontinenz

Definition

Ist die Blase zu sehr gefüllt, kommt es bei den betroffenen Frauen unwillkürlich zu einem teilweisen Abfließen des Urins (**Überlaufinkontinenz**). Es bleibt jedoch eine große Menge Restharn in der Blase zurück.

Diese Form der Harninkontinenz kommt nach radikalen gynäkologischen Operationen, wie z.B. beim Zervixkarzinom, vor. Durch eine Verletzung von Nerven kann die Blase nicht adäquat entleert werden. Auch im Rahmen einer diabetischen Neuropathie kann die Blasensensibilität gestört sein. Mechanisch bedingt kommt es beim *Quetschhahnphänomen* (▸ S.157) zu Entleerungsstörungen, wenn ein Hindernis die Urethra abdrückt. Das kann bei Tumoren oder (häufiger) beim Deszensus der Fall sein.

Therapie

Die Therapie orientiert sich an den Ursachen. Bei operierten oder bestrahlten Patientinnen können Medikamente helfen, die die Blasenentleerung fördern (z.B. Doryl oder Ubretid). α-Rezeptoren-Blocker, wie Dibenzyran, erniedrigen den Tonus des Sphinkters und erleichtern so die Miktion. Liegt ein Prolaps vor, sollte dieser natürlich operativ angegangen werden.

Harnfisteln

Definition

Harnfisteln nennt man Verbindungen des harnableitenden Systems mit Hohlorganen der Umgebung. Ist die Scheide betroffen, kommt es zu einem Harnabgang über die Vagina (▸ Abb. 14.14).

Für die Diagnose ist die Anamnese von entscheidender Bedeutung. In unklaren Fällen wird die Blase mit blau eingefärbter Kochsalzlösung aufgefüllt und die Verbindungsstelle gesucht. In schwierigen Fällen kann auch ein intravenöses Urogramm notwendig sein.

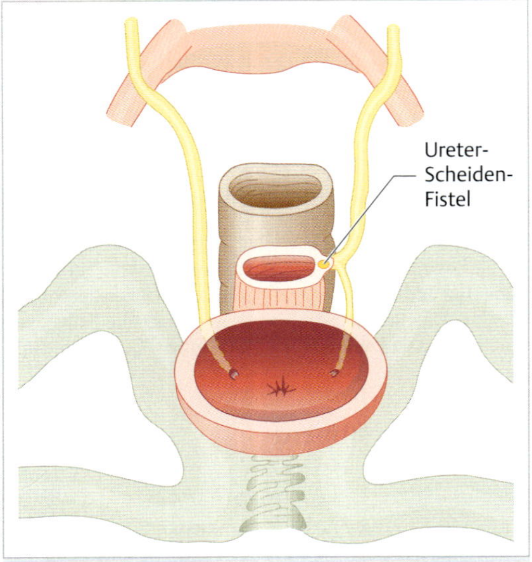

Abb. 14.14 Fistel. Bei dieser Ureter-Scheiden-Fistel kann der Urin über die Scheide abfließen.

Als Ursachen kommen infrage:

- Verletzungen
- schwere Geburten mit ausgedehnten Geburtsverletzungen
- Operationen
- Tumorleiden

Harnfisteln müssen sehr sorgfältig operiert werden. Oft ist die Zusammenarbeit mehrerer medizinischer Disziplinen notwendig. Zur „Trockenlegung" solcher Fisteln werden zwischenzeitlich auch Nierenbeckenschienungen vorgenommen.

Pflegeschwerpunkt Urininkontinenz

Neben dem Beckenbodentraining sind es die Kontinenz-Trainingsprogramme und die Versorgung mit den richtigen Pflegehilfsmitteln, die den betroffenen Patientinnen deutlich mehr Sicherheit und eine höhere Lebensqualität verschaffen. Wenn auch das Thema intime Bereiche berührt, ist Offenheit die Ausgangsbasis für die Erlangung der Kontinenz. Auch bei diesem Thema ist das Vertrauen in die Pflegeperson sehr wichtig.

Am Beginn aller Aktivitäten steht eine Pflegeanamnese, die sich überwiegend mit der Kontinenz und den Ausscheidungsgewohnheiten beschäftigt, darüber hinaus aber auch Lebensaktivitäten wie z. B. Essen und Trinken, Bewegen, Kommunikation usw. berührt. Wichtig ist es zu ermitteln, um welche Inkontinenz es sich handelt und wann der Urinabgang erfolgt (z. B. beim Husten, Niesen, auf dem Weg zur Toilette usw.). Es ist sinnvoll, über 3–4 Tage ein Protokoll zu führen, um die Inkontinenz individuell beurteilen zu können.

Das Alter der Patientin, Einschränkungen der Beweglichkeit, neurologische Erkrankungen wie z. B. Demenz, Sehstörungen usw. geben ebenfalls Aufschlüsse, mit welchen Maßnahmen sich das Problem lösen lassen könnte. ► Tab. 14.1 benennt die Störfaktoren, was sie bewirken und welche Pflegemaßnahmen ergriffen werden können.

Kontinenztrainingsprogramm

► **Beckenbodentraining.** Das Beckenbodentraining wird meist von Physiotherapeuten durchgeführt. Das Hauptziel der funktionellen Übungen ist die Wiederherstellung der Funktionsfähigkeit der Beckenbodenmuskulatur. Im Einzelnen geht es darum:

- die Beckenbodenmuskeln bewusst zu spüren
- die Koordination der Aktivität der Beckenbodenmuskeln mit der des Zwerchfells wiederherzustellen
- die Aktivität der Muskeln rund um den Beckenboden und die Funktion der Beckenbodenmuskeln zu koordinieren und
- die Muskelfasern zu trainieren

► **Toilettentraining.** Das Toilettentraining umfasst verschiedene Formen des Blasentrainings. Beim Blasentraining „Bladder Drill", das bei bestimmten Formen der Dranginkontinenz angewendet wird, darf die Patientin nur zu ganz bestimmten Zeiten Wasser lassen, egal ob sie Harndrang hat oder während der Zeitintervalle unkontrolliert Urin verliert. Die Ergebnisse werden im Protokoll dokumentiert. Das Ziel ist die Gewöhnung der Blase an bestimmte Entleerungszeiten.

Hilfsmittel

Bei der Wahl der Hilfsmittel sollten folgende Kriterien beachtet werden:

- Die Größe der Hilfsmittel muss den Ausscheidungsmengen angepasst werden.
- Es sollte möglichst einfach anwendbar und hautverträglich sein.
- Es sollte zwischen Tag- und Nachtlösungen unterschieden werden.

Es hat sich als sehr sinnvoll herausgestellt, zum Beratungsgespräch einen Mitarbeiter des örtlichen Sanitätshauses hinzuzuziehen. Manche Kliniken verfügen über speziell geschulte Inkontinenzberater, denen sich die Patientin anvertrauen kann. Die Pflegeperson bildet dabei das Bindeglied und kann auf der Station für die nötige Unterstützung und die besten Voraussetzungen, z. B. für ein Toilettentraining, sorgen.

Tab. 14.1 Häufige kontinenzgefährdende Faktoren, ihre Folgen und Pflegeangebote (mod. n. Schewior-Popp S, Sitzmann F, Ullrich L. Thiemes Pflege. Thieme 2012).

Faktoren	mögliche Folgen	Pflegemaßnahmen in Zusammenarbeit mit anderen Berufsgruppen
physiologische Altersveränderungen: • verminderte Blasenkapazität • abnehmende Kontraktionskraft des Blasenmuskels • Abnahme der Toleranzzeit zwischen Wahrnehmung des Harn-/Stuhldrangs und Zeitpunkt der Entleerung • Östrogenmangel bei Frauen mit atrophischer Urethritis und Kolpitis	• Miktion bei 200–250 ml • Gefahr der Restharnbildung • Gefahr des unwillkürlichen Harn- und Stuhlverlusts • pH-Wertveränderungen in der Vagina, vermehrter Harndrang, Infektionsneigung	• Miktionsvolumen erfassen durch Abmessen des Urins beim Toilettengang • Restharn in Absprache mit dem Arzt überprüfen (Ultraschall) • Toleranzzeit feststellen • Genitale inspizieren • Gefühl der Trockenheit der Scheide erfragen, Patientinnen über die Veränderung informieren, evtl. bei der Verabreichung von Östrogenen unterstützen
Verschlussleistung des Beckenbodens für die Blase durch Druckbelastung gemindert (z. B. durch Adipositas, schweres Heben und Tragen)	• unzureichender Blasenverschluss	• Betroffene über die Funktion des Beckenbodens beim Blasenverschluss informieren • Beckenbodentraining • richtiges Heben und Tragen in Zusammenarbeit mit Physiotherapeuten schulen • zur Gewichtsreduktion informieren und anleiten
Obstipation (Verstopfung)	• Harndrang kann verstärkt werden	• Obstipation erfassen, Maßnahmen zur Obstipationsbehandlung und -prophylaxe einleiten • Betroffene über die Zusammenhänge informieren
Patientin hat akuten, symptomatischen Harnwegsinfekt	• Harndrang ist verstärkt • Toleranzzeit ist verringert	• Urin beobachten (Miktionsfrequenz, Geruch, Beimengungen usw.) • Patientin informieren (evtl. über Brennen, Schmerzen beim Wasserlassen, verstärkter Harndrang) • zur verstärkten Flüssigkeitszufuhr anregen
eingeschränkte Funktion der unteren Extremität (Gehen, Aufstehen, Hinsetzen)	• Zeit beim Gang zur Toilette ist verlängert • Zeitintervall zwischen Wahrnehmen des Harndrangs und willkürlicher Entleerung ist verlängert • Hinsetzen auf die Toilette ist erschwert	• funktionelle Fähigkeiten erfassen • Toilettengang einüben in Zusammenarbeit mit Physiotherapie (z. B. Einsatz von Gehhilfen, Toilettensitzerhöhung, Toilettenstuhl, Steckbecken; evtl. Angehörige zur Hilfestellung anleiten • Toilettentraining durchführen
eingeschränkte Funktion der oberen Extremität (Schulter-Arm-Bewegung, Feinmotorik)	• Öffnen und Ausziehen der Kleidung ist erschwert	• Kleidung verändern (z. B. Klettverschlüsse) • beim An- und Auskleiden assistieren • Selbsthilfetraining anbieten
eingeschränkte sprachliche Äußerungsfähigkeit in Verbindung mit eingeschränkter Selbstständigkeit (z. B. Schlaganfall)	• Patientinnen können erschwert Harndrang äußern und Hilfe beim Toilettengang erbitten	• auf nonverbale Äußerungen achten (z. B. Unruhe, Nesteln an der Kleidung) • mit Patientin Zeichen für Harndrang und Hilfe vereinbaren (z. B. Patientin. zeigt auf Unterbauch) • Klingel bereitstellen

Tab. 14.1 (Fortsetzung).

Faktoren	mögliche Folgen	Pflegemaßnahmen in Zusammenarbeit mit anderen Berufsgruppen
eingeschränkte Orientierung (z. B. Sehstörung, Verwirrtheit)	• Auffinden der Toilette ist erschwert oder nicht möglich, Gefahr des Urinverlusts	• Gang zur Toilette einüben • Toilette kennzeichnen (z. B. durch Symbole) • evtl. Toilettenstuhl oder andere Hilfen anbieten
eingeschränkte kognitive Fähigkeiten (z. B. Entwicklungsverzögerung, geistige Behinderung, demenzielle Erkrankung)	• Harndrang kann nicht interpretiert werden	• Verhalten beobachten • Toilettentraining durchführen • Orientierungshilfen anbieten • beim Toilettengang assistieren • auf einfache Wortwahl achten • Angehörige über die Fähigkeitsstörung und notwendige Hilfestellungen beraten und anleiten
psychische Belastungen (z. B. Abhängigkeit von der Hilfe anderer, Angst, Verunsicherung, Veränderung der Lebenssituation, Depression)	• Hilfe zum Toilettengang wird als beschämend erlebt, nicht in Anspruch genommen • Antriebshemmung durch Depression • Toilettengang wird hinausgezögert	• vertrauensvolle Pflegebeziehung aufbauen • Gesprächsbereitschaft signalisieren • auf Ängste eingehen • zum Krankenhausaufenthalt und zur Erkrankung informieren • zum Toilettengang auffordern bzw. erinnern • Selbstständigkeit beim Toilettengang unterstützen
Einnahme bestimmter Medikamente	• Anticholinergika, Opioide, Ca-Antagonisten: Kontraktionsschwäche des Blasenmuskels • Diuretika: verstärkte Urinproduktion • Sedativa: verzögerte Wahrnehmung des Harndrangs, Verwirrtheit	• Patientin nach dem Toilettengang nach dem Gefühl der entleerten Blase fragen • Ein- und Ausfuhr kontrollieren • Restharn in Rücksprache mit dem Arzt kontrollieren • Patientin auf Nebenwirkungen beobachten • Verhalten beobachten (z. B. Orientierung)
Blasenreizstoffe (Alkohol, Koffein) verstärken Harndrang und Diurese	• Ausscheidung wird angeregt • Harndrang wird verstärkt wahrgenommen	• über Wirkung aufklären • zur Selbstbeobachtung anleiten
kontinenzgefährdende Umgebungsfaktoren: • entfernt gelegene Toilette, schwer zugängliche Toilette • niedrige Toilette • unsaubere, kalte Toilette • Toilette ist schlecht auffindbar	• Toilettengang ist zeitaufwendig • Hinsetzen und Aufstehen sind erschwert • Toilettengang wird hinausgezögert • Toilettengang ist zeitaufwendig	• Patientin beim Toilettengang beobachten, Störfaktoren feststellen • Selbsthilfetraining in Zusammenarbeit mit Physiotherapie und Ergotherapie • ggf. Veränderungen der Toilette (z. B. Haltegriffe, Türverbreiterung) • Toilettenstuhl bereitstellen • Toilettensitzerhöhung ergänzen • für gutes Raumklima in der Toilette sorgen • deutliche Kennzeichnung der Toilette in Institutionen, Weg zur Toilette einüben

14.3.3 Harnverhalt

Definition

Ein **Harnverhalt** geht mit der Unfähigkeit einher, die Blase zu entleeren.

Symptome

Es werden akute Entleerungsstörungen von chronischen unterschieden, Letztere verlaufen für die Patientin meist unbemerkt. Die akute Entleerungsstörung geht oft mit Schmerzen einher, die Blase ist prall gefüllt, die Miktion kommt nicht in Gang. Das kommt nach gynäkologischen Operationen oder nach Entbindungen vor. Auch ein Blasenstein oder eine Überdehnung der Blase führen zu Entleerungsstörungen. Liegt eine chronische Entleerungsstörung vor (z. B. beim Quetschhahnphänomen, ▶ S. 157) kommt die Restharnbildung meist unbemerkt zustande.

Diagnostik

Wegweisend ist die Sonografie. Hier zeigt sich das Ausmaß der Restharnbildung.

Therapie

Zunächst wird eine Einmalkatheterisierung vorgenommen. Dann erfolgt die Suche nach der Ursache. Wenn kein anatomisches Korrelat vorliegt, kann medikamentös versucht werden, die Blasenentleerung zu erleichtern. Entzündungen werden behandelt. Sollte durch eine Operation oder durch eine neurologische Erkrankung die Innervation der Blase zerstört sein, können wiederholte Einmalkatheterisierungen vonseiten der Patientin selbst notwendig sein. Hier ist auf ausreichende Hygiene zu achten.

Pflege

Einmalkatheterisierung. Zur sterilen Entleerung der Blase wird die Patientin auf den Rücken gelagert, sie zieht die Beine an und lässt diese zur Seite fallen. Auf eine entspannte Lage ist zu achten. Alle Utensilien, die gebraucht werden, sollten in greifbarer Nähe stehen. Jetzt werden die Labien der Patientin mit der einen Hand gespreizt. Die andere Hand wischt den Harnröhreneingang mit in Schleimhautdesinfektionsmittel getauchte Tupfer von oben nach unten ab (▶ Abb. 14.15). Dieser Vorgang wird 3-mal wiederholt. Dann wird der Einmalkatheder in die Blase eingeführt. Zu beachten ist, dass nach der erfolgten Desinfektion die Labien gespreizt bleiben, um eine erneute Kontamination zu vermeiden. Jetzt können auch Urinproben gewonnen werden.

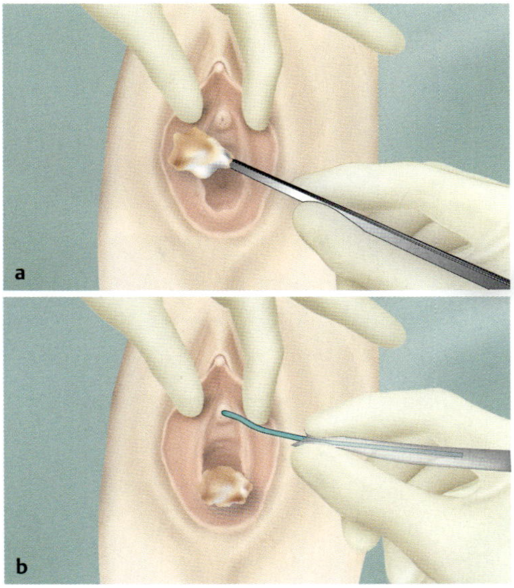

Abb. 14.15 Katheterisieren bei der Frau. a Die Gegend um die Harnröhrenöffnung von der Symphyse bis zum Anus hin desinfizieren. **b** Katheter in die Harnröhre einführen (nach Schewior-Popp S, Sitzmann F, Ullrich L. Thiemes Pflege. Thieme 2012).

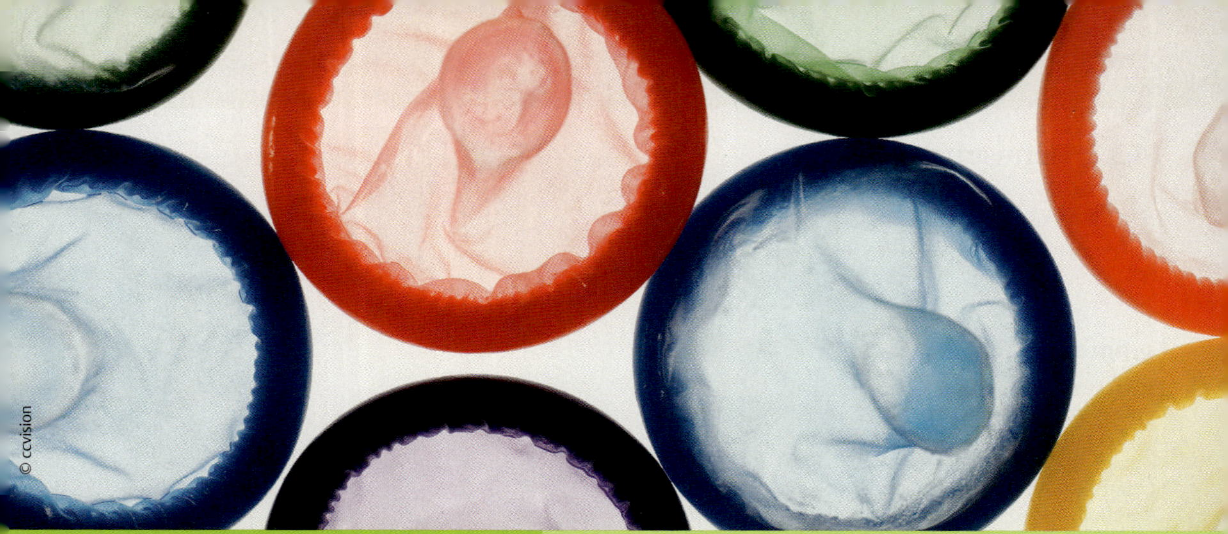

Kapitel 15

Sexuell übertragbare Erkrankungen

erweichte Strukturen, die an der Oberfläche geschwürig verändert sein können.

Eine weitere Krankheitsfolge, die *kardiovaskuläre Syphilis*, tritt erst nach 10–15 Jahren auf. Hier kann sich infolge einer Aortenentzündung ein Aneurysma entwickeln.

Lues IV (Quartärstadium/Neurolues)

Nach 10–20 Jahren kann auch das Nervensystem in Form der progressiven Paralyse und der Tabes dorsalis in Mitleidenschaft gezogen werden:

- Die progressive Paralyse ist gekennzeichnet durch eine Meningoenzephalitis mit fortschreitender Demenz bzw. einer Psychose.
- Bei der Tabes dorsalis hingegen kommt es zu einer Entmarkung der Rückenmarkshinterstränge. Symptomatisch finden sich u. a. lanzinierende Schmerzen, Schwinden der Patellar- und Achillessehnenreflexe sowie Gangstörungen.

Diagnostik

Auch bei der Lues ist der Erregernachweis entscheidend. Der direkte Nachweis erfolgt mikroskopisch, der indirekte serologisch über die Suche nach Antikörpern.

Zunächst wird nach Treponema-Antikörpern gesucht. Diese bilden sich nach der Infektion und sind lebenslang, auch nach erfolgreicher Therapie, nachweisbar. Daran schließen sich Tests zur Beurteilung des Therapieverlaufs und des Therapieerfolgs an. Zur Syphilis-Grunddiagnostik gehören somit u. a. folgende Laboruntersuchungen:

- TPHA-Test (Treponema-pallidum-Hämagglutinationstest): Er dient als qualitativer Suchtest.
- FTA-Abs-Test (Fluoreszenz-Treponemen-Antikörper-Absorptionstest): Er wird u. a. zur Bestätigung eines positiven TPHA-Tests eingesetzt.
- VDRL-Test (Venereal Disease Research Laboratory): Mit ihm kann der Therapieerfolg beurteilt werden.

Therapie

Therapeutisch ist Penicillin G das Mittel der Wahl. Bei Penicillinallergie kommen Tetrazykline oder Erythromycin infrage. Die Patientin muss mit den Antibiotika über längere Zeit hoch dosiert behandelt werden. 24 Stunden nach Therapiebeginn ist keine Infektiosität mehr vorhanden. Nach Abschluss der Behandlung sollte ein VDRL-Test zur Evaluation des Therapieerfolgs durchgeführt werden. Wichtig ist auch die Partnerbehandlung.

Merke

Zu Beginn der Therapie kann es kurzfristig zu einer Verschlimmerung der Symptome kommen. Dies wird als „Herxheimer-Reaktion" bezeichnet und beruht auf der Freisetzung der Toxine beim Zerfall der Bakterien.

15.3 Virale sexuell übertragbare Infektionen

15.3.1 Papillomavirusinfektion (HPV)

Definition

Humane Papillomaviren verursachen unterschiedliche Hautwarzen. Zurzeit kennt man weit mehr als 100 HPV-Typen.

Erreger und Übertragung

Humane Papillomaviren sind unbehüllte, doppelsträngige DNA-Viren. Man hat mittlerweile über 100 verschiedene Typen identifizieren können, von denen rund 20 im menschlichen Anogenitaltrakt symptomatisch werden können. Manche Genotypen führen eher zu gutartigen (Low-Risk-Genotypen), andere wiederum zu bösartigen Veränderungen des Epithels (High-Risk-Genotypen). Ziel sind die Basalzellen, wobei schon kleinste Verletzungen die Entstehung einer Infektion begünstigen. Hier kommt besonders die Übergangszone des Gebärmutterhalses als Prädilektionsstelle in Betracht.

Je nach Virustyp äußern sich HPV-Infektionen als:

- spitze Kondylome (Warzen des Genitaltrakts)
- Verrucae vulgares (Warzen der verhornenden Haut)
- Papillome (gutartige epitheliale Hauttumoren mit einem zentralen Bindegewebeanteil) z. B. des Kehlkopfes oder der Bindehaut

Die nachfolgend beschriebenen HPV-Typen kommen im Genitalbereich vor und werden durch Geschlechtsverkehr übertragen.

Merke

Auch eine Immunschwäche kann eine Erkrankung durch den HPV fördern. Bei einem stark reduzierten Immunsystem sollte man daher an eine zusätzliche Infektion mit dem AIDS-Virus denken.

Die Durchseuchung mit Papillomaviren ist sehr hoch. Es ist anzunehmen, dass gut die Hälfte aller Erwachsenen mit diesem Virus infiziert ist, jedoch treten nur bei etwa 1 % der Betroffenen Symptome auf.

Symptome

Humane Papillomaviren vermehren sich in den Plattenepithelien und regen das Zellwachstum der Haut an, wobei Kondylome (Warzen) eine sehr langsame Wachstumsgeschwindigkeit aufweisen. Je nach Virustyp kommt es dabei zu unterschiedlichen Hauterscheinungen. Die HPV-Typen 6 und 11 sind für die Entstehung der Condylomata acuminata verantwortlich. Darunter versteht man spitze, hahnenkammartig angeordnete Knötchen, die hauptsächlich die kleinen und großen Schamlippen,

Scheide, Gebärmuttermund und den Analbereich befallen (▶ Abb. 15.7).

HPV-16 oder -18 verursachen fleckförmige papulöse Hauterscheinungen von 2–3 mm Größe mit glatter oder körniger Oberfläche.

Vielfach verläuft die Infektion asymptomatisch. Es kann allerdings auch zu Entzündungsreaktionen an Vulva und Scheide kommen, die von Ausfluss und Juckreiz begleitet sind.

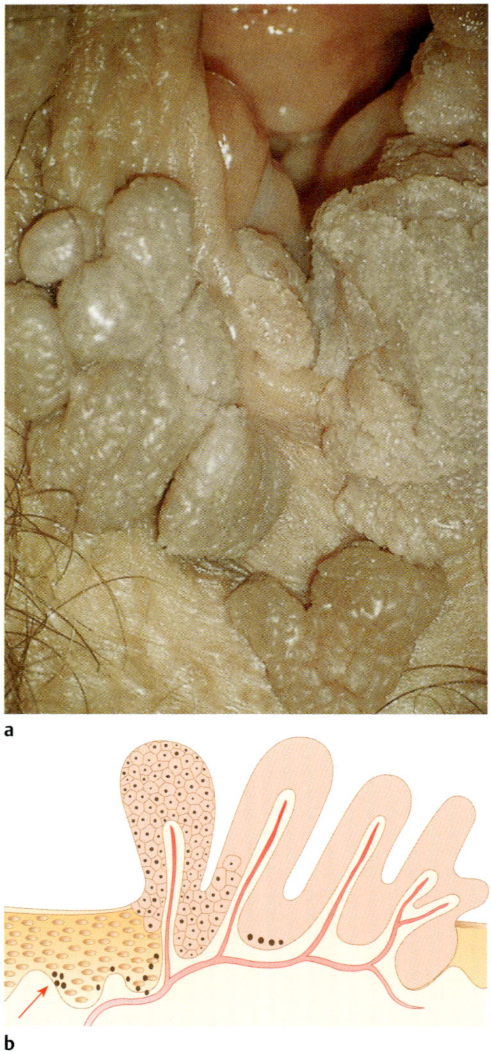

Abb. 15.7 Condylomata acuminata (Feigwarzen). a Mehr als 2 Jahre alte Feigwarzen. Die Therapie bestand in einer Abtragung (aus Petersen EE. Infektionen in Gynäkologie und Geburtshilfe. Thieme 1997). **b** Die Viren (s. Pfeil), die in der Realität noch nicht einmal lichtmikroskopisch erkennbar sind, wurden stark vergrößert dargestellt.

Diagnostik

Im Bereich der Vulva findet man warzenartige Tumoren. Papillomaviren lassen sich nicht in Zellkulturen vermehren, jedoch ist es möglich, den Virustyp zu bestimmen, indem man den Virus-DNS-Nachweis erbringt.

Komplikationen

Ist der Geburtsweg stark mit Kondylomen befallen, kann sich das Kind während einer vaginalen Entbindung infizieren. Dann muss beim Neugeborenen in erster Linie mit dem Auftreten von Kehlkopfpapillomen gerechnet werden. Können die Kondylome nicht vorgeburtlich beseitigt werden, kann man einen Kaiserschnitt in Erwägung ziehen. Dieser wird aber nur in besonders ausgeprägten Fällen durchgeführt, da die Kondylome keine hohen Erregerzahlen aufweisen und daher das Risiko einer Infektion für das Neugeborene geringer ist als vielfach angenommen.

Merke

M!

Von großer Bedeutung ist der Zusammenhang zwischen der HPV-Infektion und der Entstehung zervikaler intraepithelialer Neoplasien (▶ S. 104) bis hin zum Zervixkarzinom. Hier sind es speziell die Subtypen 16 und 18, die eine für das Tumorwachstum notwendige Zellvermehrung aufrechterhalten.

Frauen mit nachgewiesener HPV-Infektion sollten wegen der erhöhten Wahrscheinlichkeit, Neoplasien zu entwickeln, häufiger auf entsprechende Veränderungen untersucht werden.

Therapie

Merke

M!

Die Behandlung der Kondylome kann neben der Behebung des Grundleidens nur symptomatisch sein, da sich das Virus nicht eliminieren lässt.

Es bestehen 3 Therapiemöglichkeiten:

1. **Operativ:** Die Kondylome können mittels Laser- oder Elektrokoagulation, Schlingenabtragung oder mit dem scharfen Löffel entfernt werden.
2. **Verätzung:** Durch die Anwendung hochprozentiger Säuren wie Trichloressigsäure oder Solco-Derman kommt es zu einer lokalen Zerstörung der Warzen.
3. **Medikamentös:** Hier kommen u. a. Substanzen wie Interferon-α oder Imiquimod (Aldara) als therapeutische Option in Betracht. Interferon-α kann die Virenreplikation (Vervielfältigung der DNA) in der Wirtszelle hemmen, Imiquimod dagegen ist ein Immunmodulator und regt das Immunsystem der Haut an, selbst gegen die Viren aktiv zu werden.

Die antitumorale Wirksamkeit der α-Interferone beruht zum einen auf einer antiproliferativen Wirkung, d. h., die Tumorzellen werden in ihrer gesteigerten Teilungsaktivität gehemmt, und zum anderen sowohl auf der Aktivierung von natürlichen Killerzellen, die Tumorzellen selbst abtöten können, als auch auf der Differenzierungsinduktion.

Bei allen genannten Therapiemaßnahmen muss mit einem Rezidivrisiko von etwa 25 % gerechnet werden.

Prävention

Die Ständige Impfkommission (STIKO) empfiehlt seit 2007 eine Impfung gegen die HPV-Typen 16 und 18 für alle Mädchen von 12 bis 17 Jahren. Der Impfstoff ist am effektivsten, wenn noch keine HPV-Infektion stattgefunden hat. Da es nach Aufnahme erster sexueller Kontakte schnell zu einer Durchseuchung mit HPV kommt, sollte die Impfung vor dem ersten Geschlechtsverkehr durchgeführt werden.

15.3.2 Herpes genitalis

Definition

Herpes genitalis ist eine Infektion mit Herpesviren im Bereich der Genitalorgane.

Erreger und Übertragung

Der Herpes genitalis wird in den meisten Fällen durch das Herpes-Simplex-Virus (HSV) hervorgerufen:

- **Herpes-Simplex-Virus Typ 1 (HSV 1):** Etwa 90 % aller Erwachsenen sind mit dem Erreger infiziert, er verursacht vornehmlich Symptome im Mund-/Gesichtsbereich wie z. B. Herpes labialis (Lippenherpes).
- **Herpes-Simplex-Virus Typ 2 (HSV 2):** Es ist für 50–70 % der Herpes-genitalis-Erkrankungen verantwortlich.

Von den beiden Herpes-simplex-Typen ist der Typ 2 gefährlicher. Der Verlauf der Erkrankung ist schwerwiegender, Rezidive treten häufiger auf.

Das Virus wird durch Kontaktinfektion beim Geschlechtsverkehr oder während der Geburt übertragen. Die Inkubationszeit beträgt 3–8 Tage. Die Viren sind nicht auf die genannten Lokalisationen beschränkt, d. h., auch das HSV 1 kann z. B. beim Oralverkehr zum Herpes im Genitalbereich führen, während HSV 2 Symptome im Mund-/Gesichtsbereich auslösen kann.

Formen

Auch hier kann man 2 Formen unterscheiden:

- **Primärer Herpes genitalis:** Er entsteht nach der erstmaligen Infektion mit dem Herpes-simplex-Virus.
- **Rezidivierender Herpes genitalis:** Er entsteht durch Reaktivierung des bereits im Körper befindlichen Virus (s. Pathophysiologie). Die Erkrankung weist einen milderen Verlauf auf.

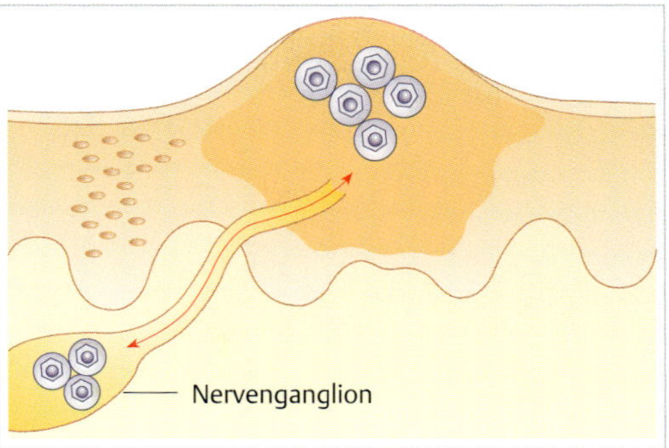

Abb. 15.8 Herpes-simplex-Viren. Nach der Erstinfektion verbleiben die Viren (hier stark vergrößert dargestellt) latent, aber lebenslang in den Nervenganglien. Vorn dort können sie jederzeit reaktiviert werden.

Pathophysiologie

Es gehört zur Überlebensstrategie des Virus, sich nach erfolgter Infektion in ein Ganglion zurückzuziehen (▶ Abb. 15.8). Dort ist das Herpesvirus für das Immunsystem des Körpers nicht angreifbar und kann daher in den meisten Fällen auch nicht mehr aus dem Organismus entfernt werden.

Merke

Die Reaktivierung des Virus kann durch Infektionskrankheiten, Stress, Menstruation, aber auch durch Geschlechtsverkehr oder starke Sonnenbestrahlung erfolgen.

Symptome

Für die Schwere der Infektion ist es maßgeblich, ob die Frau zum Zeitpunkt der Infektion schon über Antikörper gegen das HSV 1 verfügt. Da Typ 1 und 2 eine Verwandtschaft aufweisen, können Antikörper gegen HSV 1 in einem gewissen Umfang auch gegen die Infektion mit dem HSV 2 schützen.

Nach der Inkubationszeit von 3–8 Tagen kommt es zum Auftreten der ersten Symptome. Typisch für den Herpes genitalis ist das gruppenweise Auftreten von Bläschen an der Innenseite der großen und kleinen Schamlippen, an Vulva, Scheide oder Muttermund. Außerdem leiden die Patientinnen an Juckreiz und brennenden Schmerzen.

Die Bläschen rupturieren und es entstehen kleine, scharf begrenzte Geschwüre, denen eine Krustenbildung folgt (▶ Abb. 15.9). Über das Krustenstadium verheilen die Hauterscheinungen ohne Bildung von Narben.

Bei einer primären Infektion mit HSV kann es zu Allgemeinsymptomen kommen. Fieber, Schmerzen beim Wasserlassen und beim Stuhlgang sowie Muskel- und Gelenkbeschwerden können auftreten. Typisch sind auch geschwollene, schmerzhafte Leistenlymphknoten (▶ Abb. 15.10). Bei einem nicht behandelten primären Herpes genitalis muss man mit einer Krankheitsdauer von etwa 2–3 Wochen rechnen.

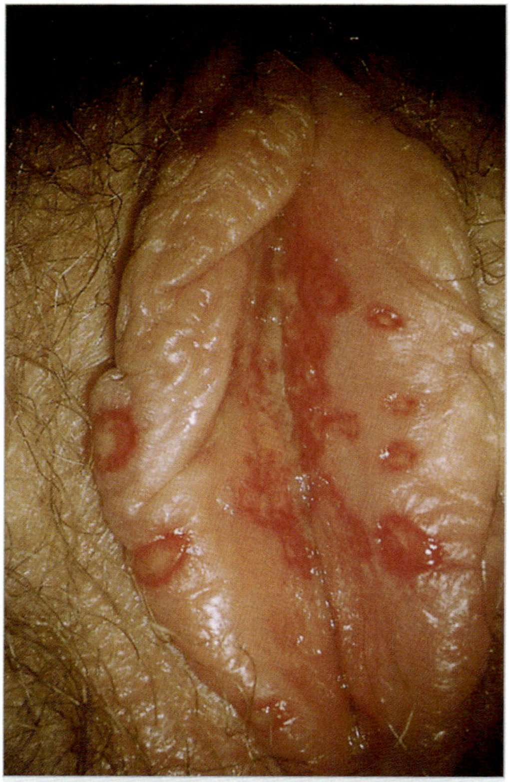

Abb. 15.9 Primärer Herpes genitalis im Ulkusstadium. Herpesinfektion der Vulva 8 Tage nach der Infektion (aus Petersen EE. Infektionen in Gynäkologie und Geburtshilfe. Thieme 2011).

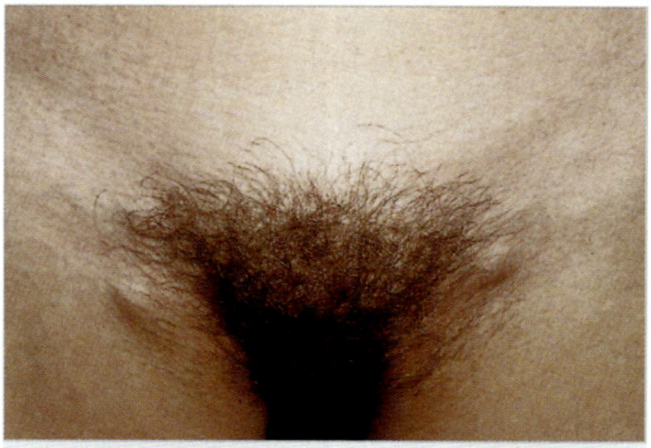

Abb. 15.10 Leistenlymphknoten. Typische Schwellung bei Herpes genitalis (aus Petersen EE. Infektionen in Gynäkologie und Geburtshilfe. Thieme 2011).

Diagnostik

Das klinische Bild und der typische Verlauf der Erkrankung dienen der Diagnosestellung. Zur Sicherung kann man Abstriche aus dem Bläscheninhalt vornehmen und einen Virusnachweis anstreben. Weitere Möglichkeiten sind die immunologische Suche nach Virusantigenen und der serodiagnostische Nachweis von IgM- und IgG-Antikörpern.

Komplikationen

Breiten sich die Viren im ganzen Körper aus, sind Entzündungen des Gehirns oder Neuralgien möglich (Neuralgien beschreiben Schmerzsyndrome, die sich auf das Ausbreitungsgebiet eines Nervs beschränken).

Die primäre Herpesinfektion kann während der Schwangerschaft auf das Kind übergehen und zu einer schweren Infektion führen, die mit einer hohen Sterblichkeitsrate belastet ist. Gefährlicher ist jedoch der Erregerkontakt während der vaginalen Entbindung, sodass bei der Primärinfektion eine Entbindung per Kaiserschnitt indiziert ist.

Nach der Geburt sollte rechtzeitig eine vorbeugende Behandlung des Neugeborenen mit Aciclovir erfolgen. Bei chronisch rezidivierendem Herpes genitalis ist keine Indikation für einen Kaiserschnitt gegeben, da das Risiko für das Neugeborene als gering einzuschätzen ist.

Therapie

Zur Behandlung einer Herpesinfektion dient Aciclovir. Dosierung und Verabreichungsart richten sich nach dem Schweregrad der Erkrankung:
- bei Befall einzelner, kleiner Hautareale → 5-mal täglich Aciclovirsalbe
- bei ausgedehntem Hautbefall → Aciclovir 5-mal 200 mg täglich p. o.
- bei schweren Allgemeinsymptomen → Aciclovir per Infusion

Außerdem kann eine symptomatische Behandlung zur Reduzierung der Entzündungszeichen oder Schmerzen vonnöten sein. Bei einer bakteriellen Superinfektion ist eine Antibiotikatherapie angezeigt.

15.3.3 HIV-Infektion (AIDS)

Definition

AIDS (acquired immune deficiency syndrome) ist ein erworbenes Immundefektsyndrom und steht für eine Kombination von Symptomen, die beim Menschen als Folge einer Infektion mit dem HI-Virus auftreten können.

Erreger und Übertragung

AIDS wird durch die Infektion mit den beiden humanpathogenen Retroviren HIV-I (human immunodeficiency virus) und HIV-II verursacht.

Die Übertragung erfolgt durch:

- **Sexualkontakte:** Das HI-Virus wird insbesondere bei Anal- und Vaginalverkehr übertragen, da hier mit einem erhöhten Verletzungsrisiko der Schleimhäute zu rechnen ist.
- **Blutkontakte:** Hier ist v. a. Ansteckungsgefahr durch die gemeinsame Benutzung von Injektionsmaterial bei Drogenabhängigen zu nennen.
- **Blutkonserven:** Deutschland liegt die Wahrscheinlichkeit, sich durch eine Blutkonserve mit dem HI-Virus zu infizieren, bei etwa 0,0001 %.
- **Plazenta:** Die Infizierung eines Un- bzw. Neugeborenen durch die Mutter nennt man auch *vertikale Übertragung*. Sie kann während der Schwangerschaft, bei der Geburt oder über die Muttermilch erfolgen.

Pathophysiologie

Die Oberfläche des Virus hat ein Eiweiß, das die Bindung des Virus an Rezeptoren der T-Helferzellen ermöglicht. Auch kann das Protein an die Oberfläche einiger Fress- und Gehirnzellen andocken. Das Virus vermehrt sich in diesen Zellen.

Da das Virus hauptsächlich Zellen des Immunsystems befällt, ist es nicht verwunderlich, dass nach seiner Aktivierung ein zellulärer Immundefekt auftritt.

Merke

Kommt es zu einem Abfall der T-Helferzellen unter eine kritische Grenze, können selbst harmlose Erreger schwere und teilweise sogar tödliche Infektionen bei den betroffenen Personen auslösen.

Definition

Breiten sich Erreger auf dem Boden einer gestörten immunologischen Abwehr aus, so spricht man von **opportunistischen Infektionen**.

Symptome

Bei den meisten HIV-positiven Patienten kommt es nach einer Latenzzeit, die bis zu 12 Jahre dauern kann, zu Symptomen, die in 4 Stadien eingeteilt werden können:

- **Akute Infektion:** Es entstehen unspezifische, grippeähnliche Symptome. Diese können Tage, aber auch mehrere Wochen andauern.
- **Asymptomatische Phase:** Die Patienten sind symptomfrei. Das Virus ist jedoch im Organismus und vermehrt sich in den Abwehrzellen.
- **AIDS-related Complex (ARC):** Im Anschluss an die asymptomatische Phase entwickelt sich bei etwa der Hälfte der Infizierten ein Stadium, das v. a. durch Lymphknotenschwellungen charakterisiert ist.
- **Vollbild AIDS:** Das Vollbild des AIDS zeichnet sich durch opportunistische Infektionen, Tumoren und Befall des ZNS aus.

Darüber hinaus können folgende Symptome auftreten:

- **allgemeine Symptome:** Nachtschweiß, Fieber, Abnahme des Körpergewichts, Diarrhö
- **neurologische Symptome:** Myelopathie, Neuropathie, Meningitiden, Demenz
- **opportunistische Infektionen:** Zytomegalie, Herpes simplex, Pneumocystis carinii, Toxoplasmose, Pilzinfektionen
- **Neoplasien:** Kaposi-Sarkom, Non-Hodgkin-Lymphome

Diagnostik

In der Regel wird die Diagnose durch serologische Untersuchungen gestellt. Die spezifischen Antikörper sind gewöhnlich 1–3 Monate nach der Infektion nachweisbar. Sollte der Suchtest positiv sein, wird die Diagnose zur Absicherung durch eine 2. Blutprobe mittels einer anderen Testmethode bestätigt.

Merke

Ein HIV-Test darf nur durchgeführt werden, wenn das Einverständnis der Patientin vorliegt!

Therapie

AIDS kann auch heute noch nicht geheilt werden. Daher ist es das Therapieziel, die Vermehrung der HI-Viren zu hemmen. Man bedient sich heute einer Kombination aus mehreren antiviralen Substanzen. Durch das Eindämmen der Virusvermehrung kann sich die Zahl der T-Helferzellen steigern und den Verlauf der Krankheit verlangsamen.

Wichtig ist auch eine Prophylaxe (insbesondere gegen die Pneumocystis-carinii-Infektion) bzw. die Therapie opportunistischer Infektionen. Hierfür werden u. a. Antibiotika gegen Bakterien, Antimykotika gegen Pilze und Virostatika gegen die Viren eingesetzt.

15.4 Parasitäre sexuell übertragbare Infektionen

15.4.1 Trichomoniasis

Definition

Die **Trichomoniasis** gehört zu den sexuell übertragbaren Erkrankungen und wird durch die Infektion mit einem Geißeltierchen (Trichomonas vaginalis) ausgelöst.

Erreger und Übertragung

Erreger der Trichomoniasis ist Trichomonas vaginalis. Trichomonaden sind sehr bewegliche Einzeller mit Geißeln, mit denen sie sich fortbewegen können (auch Flagellaten genannt).

15

Symptome

Trichomonas vaginalis führt zu Entzündungen der Scheide und Harnröhre. Die Frau leidet unter einem unangenehm riechenden, häufig schaumigen, grünlichen Fluor.

Hinzu kommen die Beschwerden, die die Entzündungen mit sich bringen. Eine Infektion muss aber nicht zwangsläufig zu Symptomen führen. Bei etwa der Hälfte der infizierten Frauen und bei 90% der betroffenen Männer treten keine Krankheitszeichen auf.

Diagnostik

Bei der vaginalen Untersuchung mittels Spekulum sieht man neben einer Rötung der Vaginalwand viele stecknadelkopfgroße, rötliche Knötchen. Außerdem stellt der typische Ausfluss einen diagnostischen Hinweis dar. Auch beim mikroskopischen Trichomonadennachweis eröffnet sich dem Untersucher ein charakteristisches Bild. Im Dunkelfeld oder mit dem Phasenkontrastmikroskop sieht man birnenförmige, begeißelte Erreger, die sich ruckartig bewegen (▶ Abb. 15.11).

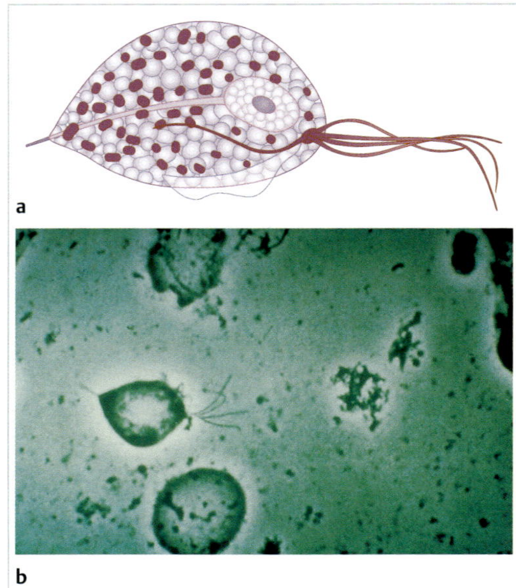

Abb. 15.11 Trichomonaden. **a** Trichomonas vaginalis. **b** Trichomonadennachweis mit dem Phasenkontrastmikroskop (aus Breckwoldt M, Kaufmann M, Pfleiderer A. Gynäkologie und Geburtshilfe. Thieme 2007).

Therapie

Mittel der Wahl sind Nitroimidazolpräparate. Im Allgemeinen reicht eine Einmalbehandlung mit 2 g Metronidazol p. o. aus. Bei einer Chronifizierung ist eine orale Therapie über 5–10 Tage indiziert.

15.4.2 Phthiriasis pubis

Definition

Als **Phthiriasis pubis** bezeichnet man den Befall mit Filzläusen.

Erreger und Übertragung

Die Filzlaus ist etwa 2 mm groß, hat einen gedrungenen, schildförmigen Körper und weist typische zapfenförmige Fortsätze am Hinterleib und sehr starke Fußklauen auf. Der Blutsauger befällt gewöhnlich den Schamhaarbereich (▶ Abb. 15.12), kann aber auch im Körperhaar oder sehr selten im Kopfhaar zu finden sein. Die Filzläuse leben auf der Haut und profitieren vom Blut und von der menschlichen Körperwärme, die sie zum Überleben brauchen. Die Eier, die man auch als *Nissen* bezeichnet, werden von den Weibchen in die Haare des Wirts geklebt.

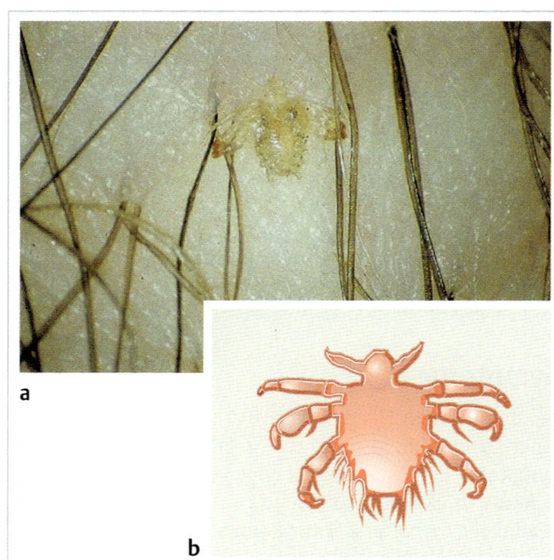

Abb. 15.12 Filzlaus. **a** Man kann erkennen, wie sich die Laus an 2 Schamhaaren angeheftet hat (aus Petersen EE. Infektionen in Gynäkologie und Geburtshilfe. Thieme 2011). **b** Filzlaus.

Symptome

Im Vordergrund steht ein starker Juckreiz, außerdem können ekzemartige Hautveränderungen auftreten.

Diagnostik

Erster Hinweis auf den Filzlausbefall sind neben den klinischen Zeichen die Nissen, die in der Schambehaarung kleben. Danach kann man die Diagnose mikroskopisch bestätigen.

Therapie

Zur Behandlung dient Lindan-Gel, das auf die betroffenen Gebiete appliziert wird. Lindan ist ein Insektizid, das bei Insekten zur Lähmung des Nervensystems führt. Eine Partnerbehandlung ist erforderlich. Da Filzläuse auch über unbelebte Gegenstände übertragen werden können, sollte man zum Ausschluss einer erneuten Infektion Bett- und Unterwäsche auskochen.

15.4.3 Skabies (Acarodermatitis)

Definition

Skabies (Synonym: Krätze) ist eine parasitäre Hauterkrankung, die durch die Krätzmilbe ausgelöst wird.

Erreger und Übertragung

Die etwa 0,3 mm großen Krätzemilben werden beim Geschlechtsverkehr durch Kontaktinfektion übertragen. Selten, aber möglich ist auch die Übertragung durch gemeinsame Benutzung von Bettwäsche oder Ähnlichem.

Das Weibchen der Milbe bohrt Gänge in die Hornschicht der Oberhaut und legt darin ihre Eier ab, die dann als kleine dunkle Punkte noch mit bloßem Auge zu sehen sind.

Symptome

Das Hauptsymptom ist ein hochgradiger Juckreiz, der insbesondere bei Bettwärme auftritt.

Diagnostik

Im Bereich der Infektion findet man gerötete, intrakutane Milbengänge. Der exakte Nachweis erfolgt mikroskopisch. Der Körper der Krätze-Milbe ist rund und weist 2 dreieckige, haarige Fortsätze im Mundbereich auf (▶ Abb. 15.13).

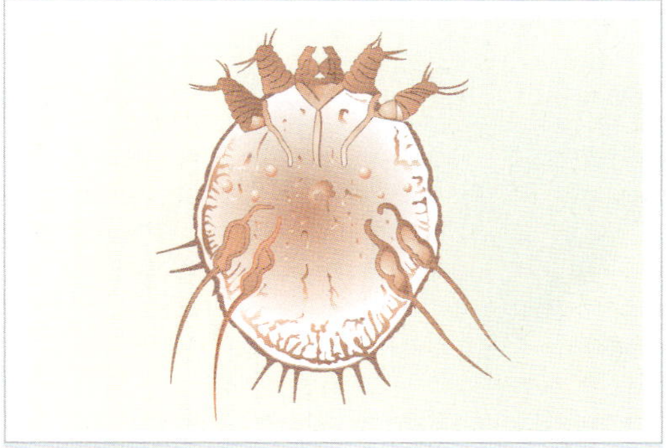

Abb. 15.13 Milbe.

Therapie

Die Behandlung entspricht der Therapie bei Filzlausbefall, d. h., Lindan-Gel wird auf die betroffenen Stellen appliziert. Um erneute Infektionen auszuschließen, sollten Bett- und Unterwäsche ausgekocht werden.

15.5 Mykotische sexuell übertragbare Infektionen

Die häufigsten Erreger von Pilzerkrankungen im Genitalbereich sind Candida albicans und Candida glabrata, die auf sexuellem Weg übertragen werden können. Allerdings leiden auch viele Frauen während der Menstruation oder bei Antibiotikaeinnahme unter vermehrtem Befall der Genitalregion mit Hefepilzen. Symptome, Diagnostik und Therapie entsprechen der Soorkolpitis, die in ▶ Kap. 10.3.4 (▶ S. 92) dargestellt wird.

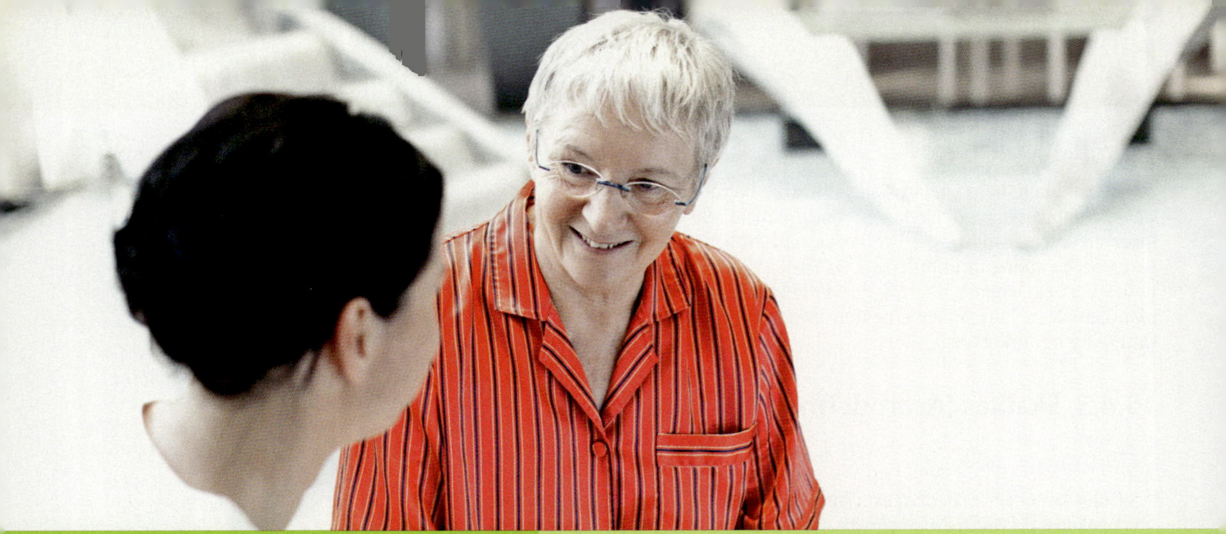

Kapitel 16

Psychosomatik in der Gynäkologie

16.1 Grundlagen

Definition

Psychosomatische Erkrankungen sind eine Gruppe verschiedenster körperlicher Krankheiten, deren Entwicklung oder Fortbestehen durch psychische Faktoren bestimmt werden.

Schon seit Anfang des vorigen Jahrhunderts ist der Einfluss psychischer Vorgänge für die Entstehung von Erkrankungen bekannt. Auch in der Gynäkologie spielen psychosomatische Interaktionen eine Rolle, sodass bei der Diagnosestellung in manchen Fällen Zweifel auftreten, ob die von der Patientin geäußerten Beschwerden allein mithilfe des organischen Befunds zu erklären sind.

Merke

Psychosomatische Erkrankungen in der Gynäkologie sind (neben gegenwärtigen situationsbedingten Konflikten) größtenteils auf zwei Problemkreise zurückzuführen: den gestörten Reifungsvorgang und die Erlebnis-Fehlreaktion.

16.2 Der Reifungsvorgang und seine Störungen

Definition

Die **Reifung der Frau** ist ein Entwicklungsvorgang mit dem Ziel, den femininen Habitus zu bejahen und Sexualität ohne inneren Konflikt ausüben zu können. Häufig wird in den Reifungsprozess die Bereitwilligkeit zur Mutterschaft als Reifungsziel miteinbezogen.

Aus der Ablehnung der femininen Körperlichkeit kann möglicherweise ein Konflikt mit den funktionellen weiblich-körperlichen Prozessen resultieren.

Die Bereitschaft zu Weiblichkeit, Sexualität und Mutterschaft ist nicht von vornherein existent, sondern das Resultat des o.g. körperlichen und psychischen Reifungsprozesses. Hier spielen Zeit, Leitbilder, die Erziehung, aber auch andere äußere Einflüsse eine wichtige Rolle.

16.2.1 Faktoren der psychosexuellen Entwicklung

Zeitfaktor

Merke

Zeit ist für die Reifung sowohl in körperlicher als auch in psychischer Hinsicht sehr wichtig. Denn die körperliche und psychosexuelle Reifung vollziehen sich stufenweise, wobei der körperliche Reifungsprozess gemeinhin früher beendet ist.

Dieses Auseinanderstreben der beiden Reifungsvorgänge ist als normal anzusehen, solange keine prägnante Verzögerung der psychosexuellen Reifung zu verzeichnen ist. Im Falle einer solchen Retardierung treten häufig in der Sexualität oder Schwangerschaft Probleme auf, die in einer Abwehrhaltung begründet sind und sich z.B. als *Dyspareunie* (schmerzhafter Geschlechtsverkehr) oder verstärktes Schwangerschaftserbrechen bemerkbar machen können.

Daneben kann es zu einem breiten Spektrum anderer Symptome kommen, denn Ursache und Wirkung sind von Frau zu Frau unterschiedlich. Dyspareunie und vermehrtes Schwangerschaftserbrechen können auch eine Vielzahl anderer Ursachen haben. Keinesfalls basieren die genannten Beispiele immer auf psychosomatischen Erkrankungen. Dies gilt auch für die nachfolgend beschriebenen Krankheitsbilder.

Leitbilder

Merke

Leitbilder entstammen dem sozialen Umfeld, können aber auch in Form fiktiver Personen, z.B. aus Film und Literatur, für das Mädchen eine Rolle spielen.

Eine Schlüsselstellung im Leitbildspektrum nimmt die Familie ein, wobei die Eltern zu Repräsentanten der Frauen- und Männerrolle werden. So kann der Vater die aktuelle und spätere Einstellung des Mädchens zum männlichen Geschlecht sowohl positiv als auch negativ beeinflussen.

Die Mutter lebt eine Frauenrolle vor, mit der sich das Mädchen ein Stück weit identifizieren wird. Negative Leitbilder können die Einstellung sowohl in Bezug auf Männer als auch auf die eigene Weiblichkeit so stark beeinflussen, dass ggf. psychosexuelle Hemmungen und Vorbehalte das Ergebnis sind. Ebenso kann sich die Beziehung der Eltern zueinander auf die Haltung des Mädchens zu Partnerschaft und Ehe auswirken.

Erlebnis-Fehlreaktion

Merke

Negative Erlebnisse können eine einmal erreichte Stufe der Reifung verändern.

Die Gefahr besteht, dass das Negative zwar im Bewusstsein verdrängt wird, im Unterbewusstsein jedoch mit dem Erlebnis oder dem Erlebnispartner verbunden bleibt. So vermag der Prozess der Reifung gestört werden, wenn die Realität des ersten sexuellen Erlebens nicht mit den daran gestellten Erwartungen einhergeht. Dabei spielt es keine Rolle, ob dies aufgrund einer falschen Erwartung geschieht oder einem Fehlverhalten des Partners zuzuschreiben ist.

Die endgültigen Auswirkungen eines Erlebnisses können sich verschiedenartig darstellen und hängen von der

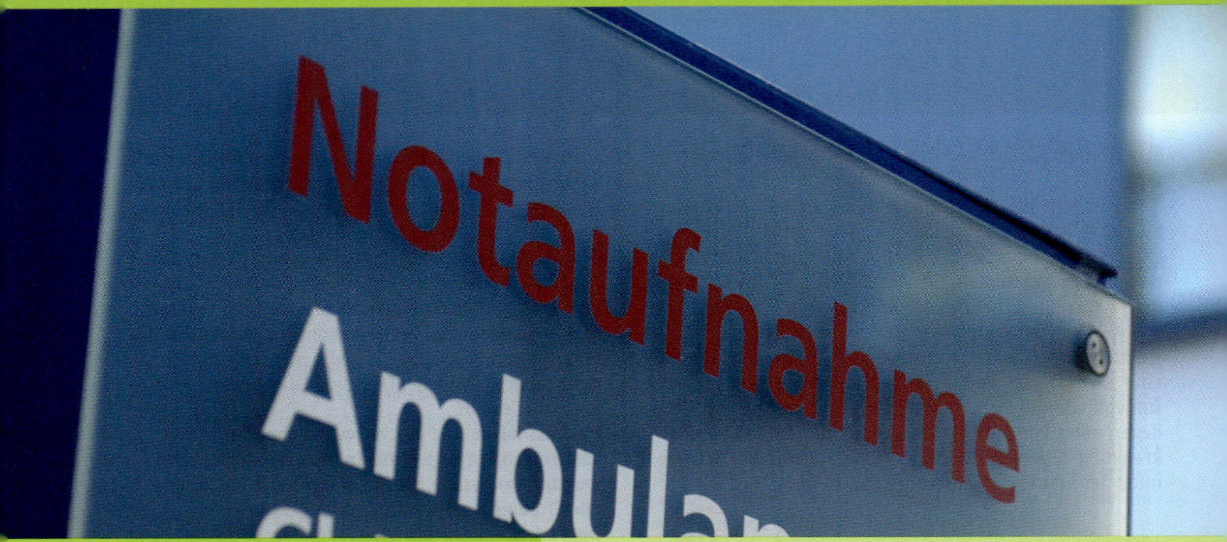

Kapitel 17

Akute Notfallsituationen

17.1 Irreguläre genitale Blutungen

Zyklische Blutungen aus der Scheide sind während der Geschlechtsreife Kennzeichen normaler hormoneller Vorgänge.

Definition

Genitalblutungen werden als **irregulär** bezeichnet, wenn sie:
- unabhängig vom normalen Menstruationszyklus auftreten
- in Art oder Stärke von der normalen Monatsblutung abweichen
- in der Postmenopause in Erscheinung treten

Irreguläre Blutungen in der Gynäkologie sind meist nur bei Schwangeren oder gebärenden Frauen als akute Notfälle anzusehen; sie müssen allerdings abgeklärt werden, da sie Zeichen einer Erkrankung, ggf. sogar eines bösartigen Prozesses sein können.

17.1.1 Symptome

Die Symptomatik ist abhängig von der Schwere der Blutung und kann von einer nur laborchemisch relevanten Anämie bis hin zu Blutungsschock und Tod führen.

17.1.2 Ursachen und Diagnostik

Um die Ursache der Blutungen zu ermitteln, muss eine Differenzialdiagnostik in Erwägung gezogen werden, d. h. eine Diagnostik, mit deren Hilfe eine bestimmte Erkrankung in einer Gruppe symptomatisch ähnlicher Krankheiten abgegrenzt und erkannt wird (► Abb. 17.1). Dabei müssen unterschiedliche Kriterien beachtet werden:
- Lebensphase der Frau
- Blutungsquelle
- Hormonhaushalt
- extragenitale Erkrankungen
- Schwangerschaft, Geburt, Wochenbett

Lebensphase der Frau

► **Vor der Pubertät.** Treten genitale Blutungen bereits vor der Pubertät auf, muss an eine mögliche Vergewaltigung gedacht werden. Es kann jedoch auch ein Fremdkörper in der Scheide, eine Entzündung oder – in sehr seltenen Fällen – ein Tumor als Ursache infrage kommen. Ein anderer Grund ist eine vermehrte Östrogenwirkung, wie sie bei der *Pubertas praecox* (Einsetzen der Pubertät vor dem 8. Lebensjahr) oder bei östrogenbildenden Eierstocktumoren vorkommt.

► **Während der Geschlechtsreife.** In der geschlechtsreifen Phase der Frau sind v. a. Schwangerschaftskomplikationen für irreguläre Blutungen verantwortlich. Darüber hinaus können unterschiedliche Erkrankungen Blutungen am Uterus, an der Zervix oder an Vulva und Vagina verursachen. ► Tab. 17.1 zeigt eine Übersicht.

► **In der Postmenopause.** In dieser Lebensphase weist eine irreguläre genitale Blutung sehr häufig auf einen bösartigen Prozess hin (z. B. ein Endometrium-, Vulva- oder Ovarialkarzinom). Die Blutung kann jedoch auch Ausdruck einer Entzündung (z. B. Kolpitis senilis, Endometritis) oder gutartiger Tumoren wie Myome oder Polypen sein.

Blutungsquelle

Um die Blutungsquelle ausfindig zu machen, wird eine aszendierende (= aufsteigende) Diagnostik durchgeführt, das bedeutet, dass der Untersuchungsgang bei der Vulva beginnt und bei den Adnexen endet (► Abb. 17.2).

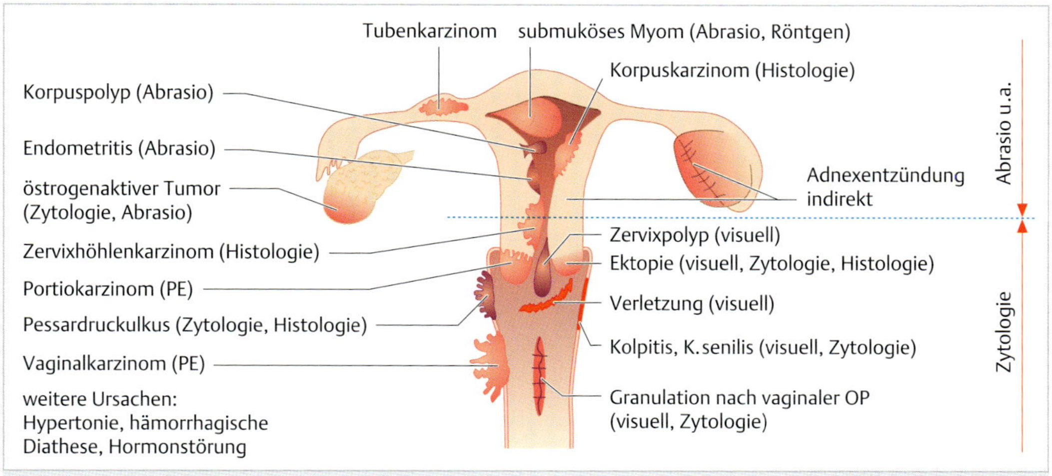

Abb. 17.1 Mögliche Ursachen irregulärer genitaler Blutungen. Die diagnostischen Wege sind in Klammern mit angegeben.

Tab. 17.1 Ursachen irregulärer genitaler Blutungen während der geschlechtsreifen Phase.

Ort der Blutung	Ursachen
Gebärmutter	• Entzugsblutung, Mittelblutung, Durchbruchblutung • Myome • Gebärmutterpolypen • Entzündungen von Gebärmutter, Eileiter oder Eierstock • hormonbildende Eierstocktumoren • Endometriumkarzinom • Intrauterinpessar („Spirale")
Gebärmutterhals	• Kontaktblutungen bei Ektopie der Portio • Zervixkarzinom
Vulva, Scheide	• Verletzungen durch Unfall, Fremdkörper, Vergewaltigung, Masturbation oder Geschlechtsverkehr

Tab. 17.2 Ursachen und Diagnosen von Blutungen während der Schwangerschaft.

Ursache	Diagnose
Abort	• Inspektion • Ultraschalluntersuchung • Schwangerschaftstest
Placenta praevia	• Sonografie • vorsichtige Spekulumeinstellung
vorzeitige Lösung der Plazenta	• Ultraschalluntersuchung • die Patientin hat eine brettharte Gebärmutter und Schmerzen • CTG-Veränderungen
extrauterine Schwangerschaft (z. B. Eileiterschwangerschaft)	• β-hCG-Test • im Ultraschallbild sieht man eine leere Gebärmutter trotz positiven Schwangerschaftstests • u. U. Nachweis eines Adnextumors oder freier Flüssigkeit im Bauchraum

Hormonhaushalt

Besteht der Verdacht, dass die Blutung hormonell gesteuert ist, wird überprüft, ob es sich um eine exogene (medikamentöse) oder endogene (z. B. hormonbildender Tumor) Zufuhr von Hormonen handelt. Hinweise können dabei ein Abstrich aus der Scheide oder eine feingewebliche Untersuchung der Gebärmutterschleimhaut bringen.

Extragenitale Erkrankungen

Die Ursache für eine genitale Blutung kann auch außerhalb des Genitaltrakts zu finden sein. So besteht die Möglichkeit, dass die Blutung durch eine Blutgerinnungsstörung verursacht wird. Ebenso kommen Bluthochdruck, Nieren- oder Lebererkrankungen in Betracht. Die Diagnose wird, neben der körperlichen Untersuchung, über die Erhebung von Laborwerten gesichert.

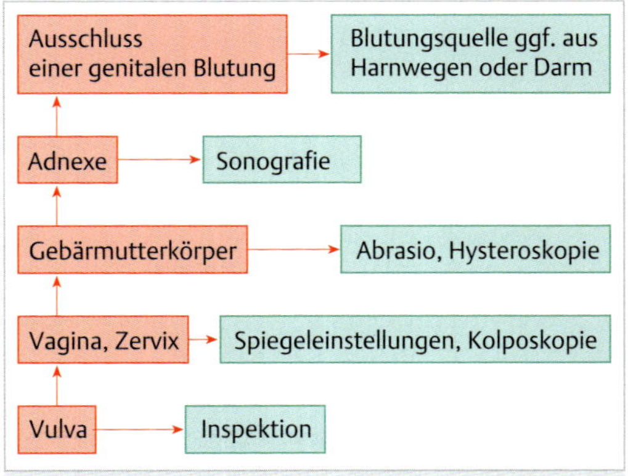

Abb. 17.2 Aszendierende Diagnostik der Blutungsquelle. Beginnend bei der Vulva wird aufsteigend Organ für Organ als Ort der Blutung ausgeschlossen.

Schwangerschaft, Geburt, Wochenbett

Bei gynäkologischen Erkrankungen findet man meist nur schwache Blutungen, die Raum für eine umfassende Diagnostik lassen. In der Schwangerschaft und unter der Geburt sind Blutungen oft schwerwiegender Natur oder sogar lebensbedrohlich. In diesem Fall ist eine sofortige Behandlung in einer geburtshilflichen Abteilung erforderlich. Hier ist neben einer Kreislaufstabilisierung eine zügige Diagnosestellung wichtig.

▶ Tab. 17.2 zeigt häufige Blutungsursachen in der Schwangerschaft mit den zugehörigen diagnostischen Schritten.

Merke

Irreguläre Blutungen während der Schwangerschaft oder der Geburt sind gynäkologische Notfälle und können lebensbedrohlich sein. Sie bedürfen einer umgehenden Behandlung in der Klinik.

17.1.3 Therapie

Die Therapien irregulärer Blutungen sind ebenso vielfältig wie deren Ursachen. Sie reichen von der medikamentösen Korrektur einer Hormonstörung bis hin zur notfallmäßigen Entfernung der Gebärmutter.

17.2 Akutes Abdomen

Definition

Der Begriff **„akutes Abdomen"** bezeichnet einen lebensbedrohlichen Zustand, der durch unterschiedliche Erkrankungen verursacht werden kann.

17.2.1 Symptome

Mögliche Symptome sind:
- akute Bauchschmerzen
- Erbrechen
- Stuhlverstopfung
- gespannte Bauchdecke mit Abwehrreaktion
- schwere Beeinträchtigung des Allgemeinzustandes
- Fieber

M!

Merke

In der Gynäkologie stehen bei einem akuten Abdomen die Diagnosen extrauterine Schwangerschaft, Entzündung der Adnexe oder Stieldrehung eines Ovarialtumors im Vordergrund (▸ Tab. 17.3).

17.2.2 Ursachen und Diagnostik

Der erste diagnostische Schritt besteht in der Erhebung einer Anamnese. Die Patientin wird eingehend über die Entstehung der Schmerzen befragt. Es ist wichtig, die Schmerzqualitäten zu unterscheiden. Man kann diese in einen viszeralen und somatischen Schmerz unterteilen.

▸ **Viszerale Schmerzen.** Sie gehen von den Bauchorganen und dem innen liegenden Blatt des Bauchfells aus. Sie werden als dumpf, bohrend oder krampfartig empfunden. Der Schmerz ist diffus und wird meist beidseits der Mittellinie lokalisiert, ohne dass sich dort die Ursache des Schmerzes befinden muss.

▸ **Somatische Schmerzen.** Diese gehen von der Bauchwand und dem bauchwandgerichteten Blatt des Bauchfells aus. Die Patientin hat einseitige dumpfe, scharfe oder brennende Dauerschmerzen. Sie haben gegenüber den viszeralen Schmerzen den Vorteil, gut lokalisierbar zu sein. Zudem bessern sie sich bei Schonhaltung. ▸ Abb. 17.3 zeigt die Lokalisationen des Schmerzes bei verschiedenen Erkrankungen auf.

Tab. 17.3 Genitale Ursachen des akuten Abdomens.

	Ursachen außerhalb der Schwangerschaft	Ursachen während der Schwangerschaft
Entzündungen	• akute Adnexitis • Tuboovarialabszess • zerfallenes Karzinom • infiziertes Myom	• septischer Abort • Amnioninfektsyndrom • Fieber im Wochenbett
innere Blutungen	• Ruptur einer Eierstockzyste • Perforation eines Karzinoms • Blutungen nach Operationen	• vorzeitige Lösung der Plazenta • Extrauteringravidität • Ruptur der Gebärmutter

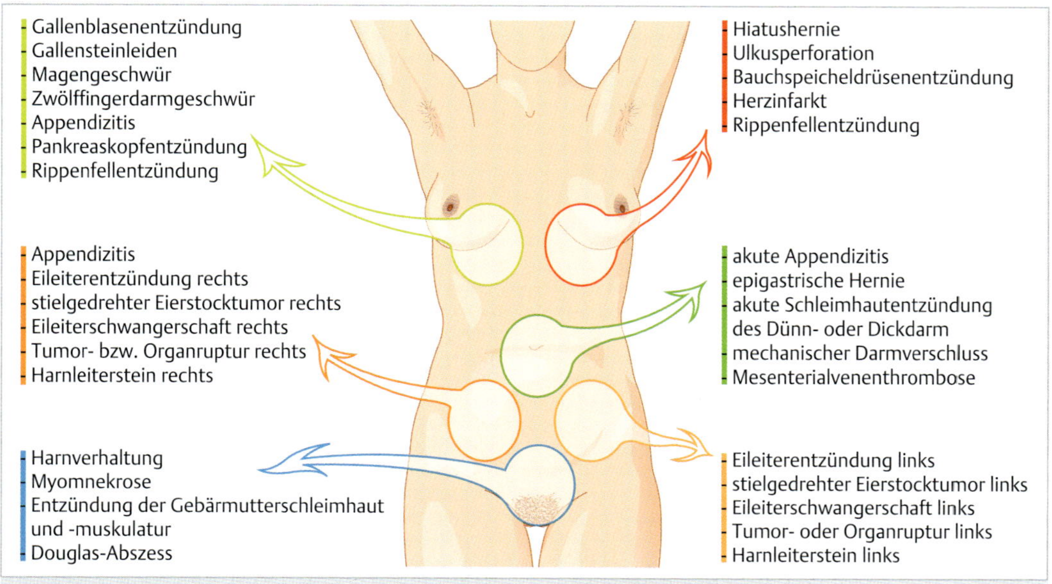

Abb. 17.3 Akutes Abdomen. Lokalisationen des Schmerzes bei verschiedenen Ursachen.

In der Gynäkologie oder Geburtshilfe sollte darüber hinaus ermittelt werden, ob die Patientin schwanger ist, ggf. müssen ein Schwangerschaftstest und eine sonografische Untersuchung vorgenommen werden. Zum Ausschluss einer entzündlichen Ursache können zunächst Temperaturmessung und Blutuntersuchung weitere Hinweise geben.

Differenzialdiagnostisch muss an eine innere Blutung gedacht werden. Daher werden zunächst Blutdruck und Puls gemessen. Weitere Zeichen können Blässe der Haut und Schleimhäute sowie ein Schwäche- bzw. Schwindelgefühl sein. Sonografisch kann zudem nach freier Flüssigkeit im Abdomen gesucht werden, da auch diese auf eine Blutung hinweisen kann.

17.2.3 Therapie

Das therapeutische Spektrum ist so vielfältig wie die Ursachen des akuten Abdomens und reicht von der konservativen Therapie bis zur chirurgischen Sanierung.

17.3 Toxisches Schocksyndrom

Definition

Das **Toxische Schocksyndrom** ist eine schwere Multiorganerkrankung. Es wird durch ein Toxin des Staphylococcus aureus ausgelöst.

Die Stämme des Kugelbakteriums Staphylococcus aureus können ein Gift bilden, das als Endotoxin F bezeichnet wird. Die Bakterien sind dadurch in der Lage, im Falle einer sehr starken Anreicherung bei der Frau einen Kreislaufschock auszulösen. Endotoxin F kann sich im Rahmen der Menstruation (Gebrauch von Tampons) anreichern, aber auch die Folge einer Geburt oder Operation sein.

17.3.1 Symptome und Diagnostik

Die Symptomatik ist vielfältig und kann von hohem Fieber, Hypotonie, Durchfall, Haut- und Schleimhautveränderungen bis zur Niereninsuffizienz reichen.

Die Diagnose wird über den Nachweis des verursachenden Erregers gestellt. Hierzu wird ein Abstrich aus der Scheide entnommen.

17.3.2 Therapie

Die Behandlung besteht in der Beseitigung der Ursache (z. B. die Entfernung des Tampons) und der Stabilisierung des Kreislaufs. Neben der intensivmedizinischen Therapie der Symptome wird gegen den Erreger antibiotisch vorgegangen.

Pflege

Beobachtung. Zeigt eine Patientin Schocksymptome ohne äußere Blutungen oder andere offensichtliche Ursachen, sollte auch an einen vergessenen Tampon gedacht werden. Das gilt für alle Frauen im gebärfähigen Alter. Manche Frau lässt das Rückholbändchen des Tampons nicht nach außen hängen, sodass es auf den ersten Blick nicht ersichtlich ist. Hätte die Patientin z. B. einen Unfall und wäre nicht mehr in der Lage, Auskunft zu geben, kann sich ein toxisches Schocksyndrom entwickeln. Daher sollte bei der Pflegeanamnese immer auch das Datum der letzten Menstruation erfragt werden. Ist die Patientin bewusstlos, kann ggf. der Partner Auskunft geben.

17.4 Überstimulationssyndrom

Definition

Patientinnen mit Kinderwunsch und Anzeichen einer Sterilität werden hormonell mit Gonadotropinen behandelt, um eine Follikelreifung zu erreichen. Unter dieser Therapie reifen im Gegensatz zum normalen Zyklus i. d. R. mehrere Follikel heran. Durch die erhöhte Abgabe von Östrogen aus den Follikeln kommt es zum sog. **ovariellen Überstimulationssyndrom.**

17.4.1 Symptome und Therapie

Der hohe Östrogenspiegel verursacht eine Verlagerung von Blutflüssigkeit in den Extravasalraum, den Raum außerhalb der Blutgefäße. Daraus resultieren Wasseransammlungen in Körperhöhlen und Gewebe.

Der Flüssigkeitsaustritt aus dem Gefäßsystem verursacht einen Aszites, einen Pleuraerguss oder Ödeme. Ovarialzysten füllen sich mit Wasser und nehmen deutlich an Größe zu. Es besteht die Gefahr einer Stieldrehung. Reißen die mit Wasser gefüllten Zysten auf, kann es zu Blutungen in den Bauchraum kommen.

Darüber hinaus erhöht der Flüssigkeitsaustritt ins Gewebe die Konzentration der Blutzellen. Dies wiederum erhöht die Thromboemboliegefahr erheblich.

Die Symptomatik des Überstimulationssyndroms lässt sich in 3 Grade einteilen, die unterschiedliche therapeutische Maßnahmen erfordern (▶ Tab. 17.4).

Im Normalfall bilden sich die Symptome etwa 3 Tage nach Beginn der Regelblutung spontan zurück. Ist eine Schwangerschaft eingetreten, wird die Symptomatik noch einige Wochen durch die erhöhte hCG-Konzentration im Blut erhalten bleiben. Sofern es keine Komplikationen gibt, kann man im 2. Schwangerschaftsdrittel mit einem Abklingen der Beschwerden rechnen.

Ein Überstimulationssyndrom lässt sich vermeiden, wenn die Behandlung mit Gonadotropinen unter ständiger ärztlicher Kontrolle vorgenommen wird. Gegebenenfalls muss auf eine Fortsetzung der Behandlung verzichtet werden.

Tab. 17.4 Gradeinteilung, Symptome und Therapie des Überstimulationssyndroms.

Grad	Symptome	Therapie
1	• erhöhte Östradiolkonzentration im Serum • Eierstöcke sind mäßig vergrößert (<5 cm)	• Medikamente absetzen • kontinuierlich ambulant überwachen
2	• Östradiolkonzentration stark erhöht • Eierstöcke weisen einen Durchmesser von 5–12 cm auf • Aszites • Übelkeit • Erbrechen • Durchfall	• symptomatische Therapie • stationäre Überwachung • Kontrolle von Kreislauf, Hämatokrit und Gerinnung
3	• große Eierstockzysten • Aszites • Pleuraergüsse • Hämokonzentration • Bauchschmerzen • Atembeschwerden • Thromboemboliegefahr	• Intensivtherapie mit Wasser-, Eiweiß-, Elektrolytersatz • Entlastung von Aszites und Hydrothorax • Thromboembolieprophylaxe

17.5 Vergewaltigung

Definition

Eine **Vergewaltigung** liegt nach § 177 StGB vor, wenn der Beischlaf mit Gewalt oder durch Drohung mit gegenwärtiger Gefahr für Leib und Leben erzwungen wird. Der Beischlaf gilt als vollzogen, wenn der Penis des Vergewaltigers in den Scheidenvorhof eindringt.

17.5.1 Diagnostik

Ist eine Frau vergewaltigt worden, wird eine gynäkologische Untersuchung erforderlich, die sich in einigen Punkten vom normalen Untersuchungsgang unterscheidet. Der Arzt, oder in diesem Fall besser die Ärztin, beginnt mit einer einfühlsamen Anamnese und führt dann eine Inspektion des gesamten Körpers durch. Hierbei wird auch nach Schürfwunden, Blutergüssen, Abwehrverletzungen, Schleimhautverletzungen oder Würgemalen gesucht.

Jeder Befund muss genauestens schriftlich dokumentiert und fotografiert werden. Ebenso wird im Rahmen der vaginalen Untersuchung nach Verletzungen, Rötungen, Schürfungen, Blutungen oder evtl. Zeichen einer Entjungferung gesucht.

Zudem entnimmt man Abstriche aus dem Vaginal- und Analbereich sowie aus dem Mund. Die Tupfer werden der Gerichtsmedizin zur Tätersuche mittels DNA-Analyse zur Verfügung gestellt. Auch die Schamhaare der Frau werden ausgekämmt und später auf Fremdhaare untersucht. Es erfolgt eine Blut- und Urinuntersuchung, um bereits vorhandene Infektionskrankheiten (Gonorrhö, Syphilis, AIDS, Hepatitis) nachzuweisen und eine Schwangerschaft auszuschließen.

Gegebenenfalls erhält die Patientin eine Postkoitalpille („Pille danach") zur Empfängnisverhütung.

17.5.2 Symptomatik und Therapie

Symptomatik und Therapie der Genitalverletzungen werden im folgenden Kapitel beschrieben. Wichtig ist immer zu sehen, dass auch eine massive psychische Traumatisierung vorliegt, auch wenn manchmal der äußere Schein das Gegenteil zu sagen scheint. Frauen gehen mit dem Geschehenen individuell unterschiedlich um. Während die eine Frau eine starke Angst ausstrahlt, scheint die andere ruhig und gefasst. Dies sagt jedoch nichts über das Ausmaß der Traumatisierung aus.

In der aktuellen Situation sollte die Patientin einfühlsam begeleitet werden und Zeit bekommen, über das Geschehene zu sprechen. Die Verarbeitung der Tat beginnt erst zu einem späteren Zeitpunkt. Hier ist es von Vorteil, wenn die betroffene Frau psychologische Hilfe in Anspruch nimmt oder Kontakt zu einer Selbsthilfegruppe herstellt.

17.6 Genitalverletzungen

Verletzungen der Scheide oder der Vulva können durch Geschlechtsverkehr, Masturbation, eine Vergewaltigung oder einen Unfall verursacht werden (▸ Abb. 17.4).

17.6.1 Symptome

Die Symptomatik ist abhängig vom Ausmaß der Verletzung. In jedem Fall kommt es zu einer Blutung, die mit akuten Schmerzen verbunden ist.

Ist das hintere Scheidengewölbe verletzt, kann es von dort aus in den Bauchraum hineinbluten. Im Rahmen der Untersuchung müssen auch Verletzungen der Nachbarorgane wie z. B. Mastdarm, Harnblase oder Harnröhre ausgeschlossen werden.

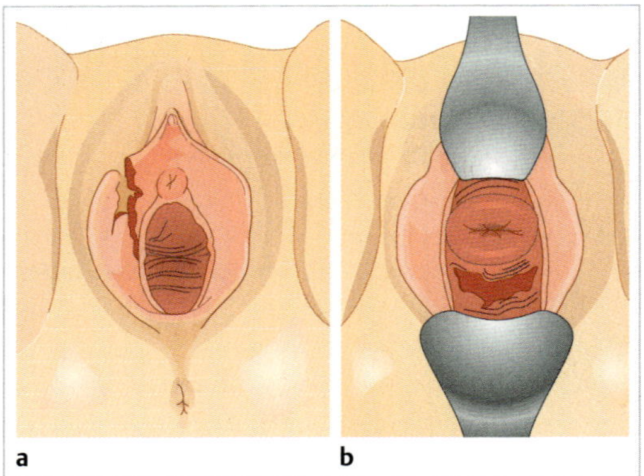

Abb. 17.4 **Genitalverletzungen.** **a** Risswunde rechts neben der Klitoris. **b** Durch Geschlechtsverkehr entstandene Verletzung des hinteren Scheidengewölbes.

17.6.2 Therapie

Die Behandlung einer solchen Verletzung besteht in einer Kompression der Wunde, gefolgt von einem chirurgischen Eingriff. Bei einer Verletzung des hinteren Scheidengewölbes mit Verdacht auf intraabdominelle Einblutung, sind weiterführende Maßnahmen wie z. B. eine Laparatomie angezeigt.

Teil III

Schwangerschaft, Geburt und Wochenbett

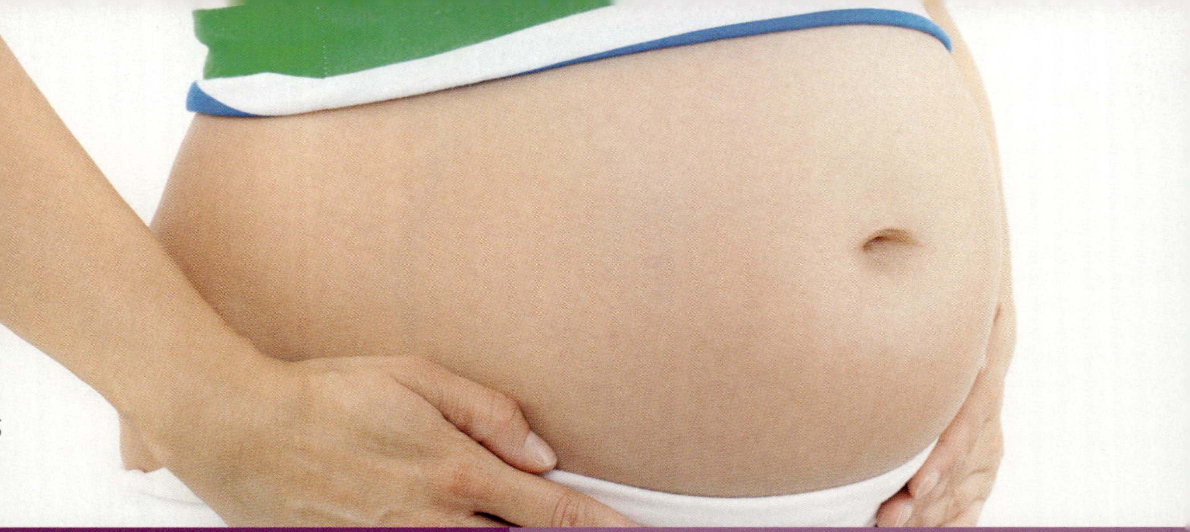

Kapitel 18

Schwangerschaft

18.1 Physiologie der Schwangerschaft

18.1.1 Befruchtung und Frühentwicklung

Für eine Schwangerschaft müssen eine befruchtungsfähige Eizelle und ein befruchtungsfähiges Spermium zur Verfügung stehen. Beim Geschlechtsverkehr gelangen die Samenfäden in das Scheidengewölbe, in welches die Portio eintaucht. In den im Gegensatz zum sauren Scheidenmilieu alkalischen Zervixdrüsen finden die Spermien ein ideales Milieu, um ein Depot zu bilden. Sie können in günstiger Umgebung bis zu 48 Stunden befruchtungsfähig bleiben. Der Zervixschleim verändert sich zyklisch und ist zum Zeitpunkt der Ovulation flüssiger und so für die Samenfäden gut durchdringbar (s. Billings-Methode zur Schwangerschaftsverhütung, ▶ S. 35).

Den Weg bis zum ampullären Ende des Eileiters, in dem die Befruchtung in den meisten Fällen stattfindet, bewältigen die Spermien durch eigene aktive Fortbewegung mittels ihrer Geißeln. Unterstützt wird die Wanderung durch den Orgasmus der Frau. Dieser ist aber für die Entstehung einer Schwangerschaft nicht notwendig.

> **Merke**
>
> Die Befruchtung findet am häufigsten im ampullären Anteil des Eileiters statt (▶ Abb. 18.1).

Die Eizelle ist während der Ovulation vom Fimbrientrichter aufgenommen worden. Sie bleibt nur wenige Stunden befruchtungsfähig. Treffen Eizelle und Samenzelle aufeinander, dringt das Spermium in die Eizelle ein. Normalerweise verhindert eine Befruchtung, dass ein 2. Spermium eindringen kann.

Die Verschmelzung von Eizelle und Samenzelle führt dazu, dass nun eine Zygote entsteht, die den typischen doppelten (=diploiden) Chromosomensatz hat. Jetzt beginnt eine rasante Zellteilung. Nach nur 4 Tagen ist die aus 32 Zellen bestehende Morula entstanden, gleichzeitig wird die befruchtete Eizelle mittels Flimmerepithelschlag, Sekretstrom und Peristaltik zum Uterus befördert (▶ Abb. 18.1). In der Morula bildet sich jetzt ein Hohlraum, es entwickelt sich die Blastozyste.

> **Merke**
>
> Aus der Blastozyste differenzieren sich die äußeren Zellen zum Trophoblasten, aus dem die Plazenta entsteht, und die inneren Zellen zum Embryoblasten, aus dem das Kind entsteht.

Wenn die Blastozyste in der Uterushöhle ankommt, trifft sie auf eine optimal vorbereitete Uterusschleimhaut, Dezidua, die es dem Trophoblasten erlaubt, sich darin einzunisten. Dieser Vorgang wird durch die Gestagene ermöglicht. Aufgrund der Vermehrung der Spiralarterien wird die Uterusschleimhaut besser mit Blut versorgt und durch das vermehrte Einlagern von Glykogen nährstoffreicher. Am Ende der Implantation verschließt sich die Uterusschleimhaut über der Blastozyste. Im Rahmen der Implantation kommt es manchmal zu einer geringfügigen Einnistungsblutung. Da diese aber im Zeitraum der zu erwartenden Regelblutung auftritt, kann die Blutung zu Verwechslungen in der Terminberechnung führen.

Bislang hat sich die Zygote aus ihrem Vorrat und den Nährstoffen des Tubensekrets ernährt. Jetzt eröffnet der in die Schleimhaut der Gebärmutter eindringende Trophoblast mütterliche Gefäße und sichert so die Versorgung des Embryos.

Plazenta

Entwicklung

Zusammen mit der Gebärmutterschleimhaut an der Einnistungsstelle bildet der Trophoblast die Plazenta. Hier wachsen die Zotten bis zur basalen Endometriumschicht

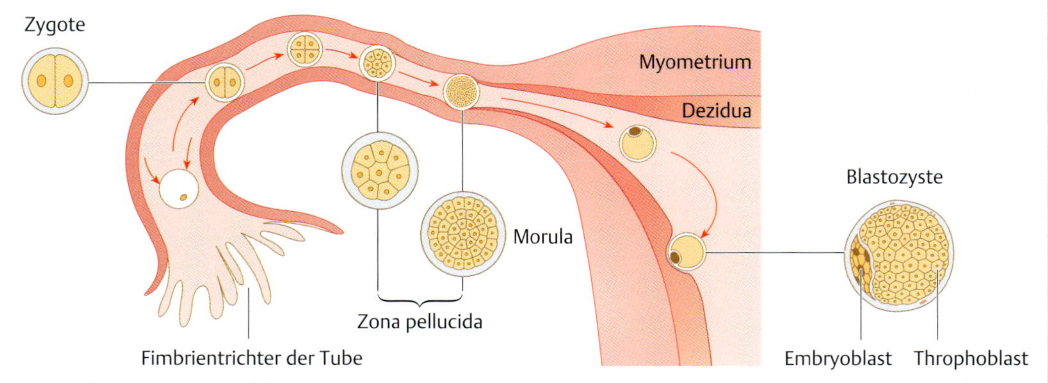

Abb. 18.1 Befruchtete Eizelle. Während der Wanderung der befruchteten Eizelle durch die Tube zum Uterus findet eine Zellvermehrung bis zur Blastozyste statt.

vor. Von der mütterlichen Seite aus ist gewährleistet, dass das Eindringen hier endet. Wenn dieser Mechanismus gestört ist, kann es in der Nachgeburtsperiode zu Ablösungsstörungen der Nachgeburt kommen (Placenta increta). Der wachsende Fetus braucht mehr Nährstoffe und so reift die Plazenta schnell aus. Es entstehen immer mehr Zotten, die die Austauschfläche vergrößern.

Die reife Plazenta

Die ausgereifte Plazenta ist oval und scheibenförmig mit ca. 20 cm Durchmesser und einer Dicke von ca. 2 cm. Nach der Ablösung ist die mütterliche Seite von einer dünnen Schicht Gebärmutterschleimhaut überzogen. Dem Fetus zugewandt ist ein spiegelnder Amnionüberzug und in der Mitte der Abgang der Nabelschnur zu sehen. Hier überziehen die Gefäße die Plazenta.

> **Merke** M!
>
> Die mütterliche Seite der Plazenta zeigt die Anhaftungsoberfläche an der Gebärmutterwand, während auf der fetalen Seite die sich aufzweigenden Nabelschnurgefäße zu sehen sind (▶ Abb. 18.2).

Physiologie der Plazenta

Die Kotyledonen stellen Strömungseinheiten einzelner Zottenbäume dar. Das Blut fließt über die Nabelschnur vom Kind in diese Zotten. Hier verteilt sich das Blut ähnlich wie in der Lunge. Die Zotten tauchen in Blutseen ein, die von mütterlichem Blut gefüllt sind. Da hier die Austauschfläche groß und die Schicht als sog. synzytiokapillare Membran sehr dünn ist, kann ein Stoffaustausch erfolgen (▶ Abb. 18.3). Man unterscheidet den passiven und den aktiven Transport. Zu dem passiven Stofftransport gehört die Diffusion, die zum Ziel hat, unterschiedliche Stoffkonzentrationen auszugleichen.

Dieses Diffusionsprinzip ist für Gase, also für Sauerstoff und Kohlendioxid wichtig. Glukose wird auch durch Diffusion übergeleitet, hier helfen aber besondere Trägermoleküle, damit eine genügende Energieversorgung des Fetus ermöglicht wird (sog. erleichterte Diffusion). Durch die Gefäßwände hindurch können zelluläre Blutbestandteile (z. B. Erythrozyten) wandern.

Bestimmte Nährstoffe und Immunglobuline werden durch aktiven Stofftransport durch die Zellmembran geleitet. Die Kenntnis über die Durchlässigkeit der Membran für einzelne Stoffe und Zellen ist wichtig, um beurteilen zu können, welche Medikamente oder Keime vom mütterlichen Organismus zum kindlichen gelangen können

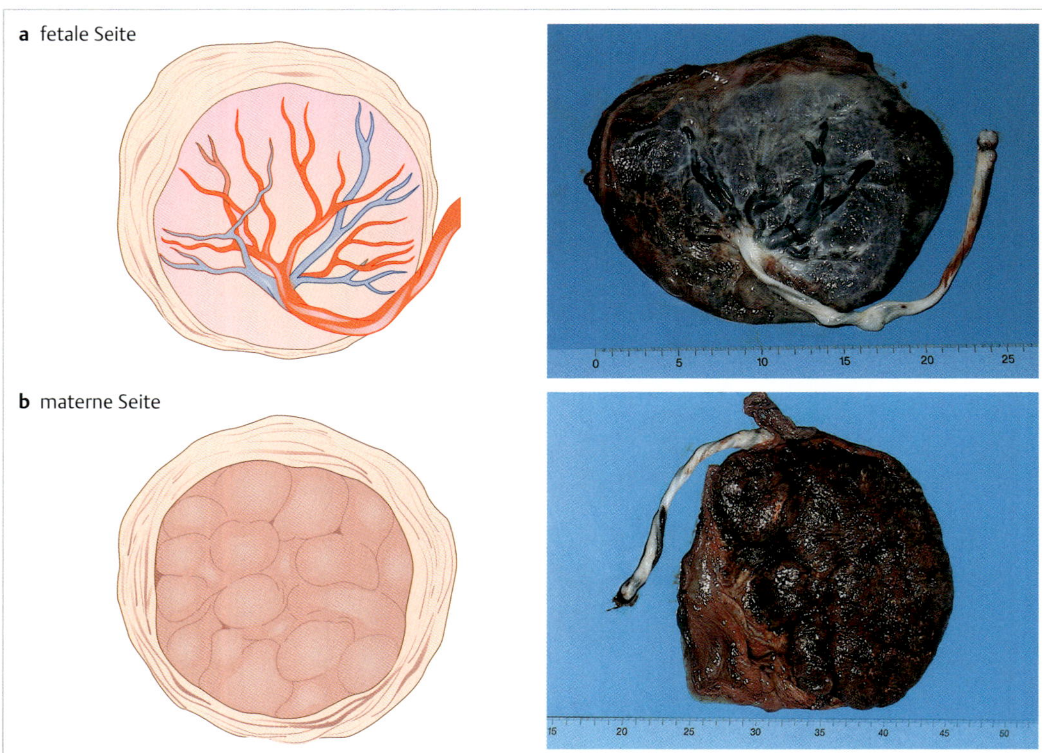

Abb. 18.2 Abgelöste Plazenta nach der Geburt. Die Unterschiede zwischen kindlicher (**a**) und mütterlicher (**b**) Seite werden deutlich (aus Breckwoldt M, Kaufmann M, Pfleiderer A. Gynäkologie und Geburtshilfe. Thieme 2007).

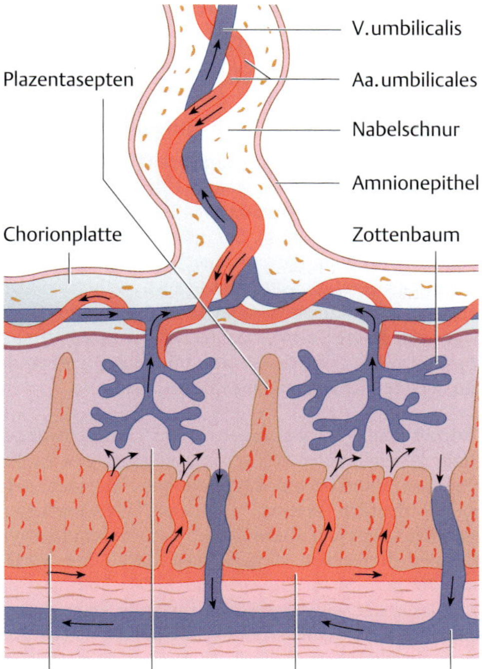

Abb. 18.3 Stoffaustausch in der Plazenta. Die Funktion der Plazenta im Schema. Es besteht keine Verbindung zwischen dem kindlichen und mütterlichen Kreislauf. Der Stoffaustausch erfolgt über die synzytiokapillare Membran (hier blau dargestellt).

(Plazentaschranke). So werden z.B. Immunglobuline der Klasse IgG transportiert, die der Klasse IgM jedoch wegen ihrer Größe nicht.

Um die Versorgung mit Sauerstoff zu verbessern, gibt es mehrere Hilfsmechanismen. Das fetale Hämoglobin (Hbf) hat eine größere Fähigkeit, Sauerstoff zu binden, als erwachsenes Hämoglobin. Auch kann es im Gewebe Sauerstoff schneller abgeben. Die physiologische fetale Tachykardie fördert darüber hinaus den Stoffaustausch.

Merke

Der mütterliche und der kindliche Kreislauf sind durch die kindlichen Zotten getrennt. Es kommt nicht zu einem Blutaustausch zwischen Mutter und Kind, sondern nur zu einem Stoffaustausch.

Trotz der getrennten Kreisläufe können unterschiedliche Partikel, wie Bakterien, Erythrozyten und sogar Protozoen, die Plazentaschranke unter bestimmten Umständen überwinden.

Eine weitere Funktion der Plazenta ist die Produktion von Hormonen. Die frühen Schwangerschaftsveränderungen werden durch das Gelbkörperhormon (Progesteron) gesteuert, das vom Corpus luteum nach der Ovulation freigesetzt wird. Der Trophoblast produziert das Hormon β-hCG (**h**umanes **C**horion**g**onadotropin). Es hat die Aufgabe, das Corpus luteum zu erhalten und so die Schwangerschaft hormonell zu stützen. Das Corpus luteum bleibt bis zur ca. 8. Schwangerschaftswoche (SSW) bestehen. β-hCG spielt nur in den ersten Schwangerschaftswochen eine Rolle, es hat sein Maximum um die 10. SSW.

Wissen

Der Nachweis von hCG ist die Grundlage der Schwangerschaftstests.

Nach der 10. Woche produziert die Plazenta größere Mengen an Östrogen, Progesteron und plazentarem Wachstumshormon. Die Östrogene sind v.a. für die Veränderungen bei der Mutter wie Auflockerung des Gewebes und Wassereinlagerung zuständig. Die Gestagene schaffen zunächst die günstigen Einnistbedingungen und sind dann für den Erhalt der Schwangerschaft verantwortlich. Sie fördern ebenfalls den Ausreifungsprozess und die Milchbildung in der Brust.

Merke

Östrogene bewirken:
- Auflockerung des Gewebes
- Wassereinlagerung
- Wachstum

Gestagene bewirken:
- günstige Einnistbedingungen
- Erhalt der Schwangerschaft
- Milchbildung

Eihäute

Die Eihäute bestehen aus 2 Schichten, dem innen liegenden Amnion und dem äußeren Chorion. Die Eihäute nehmen aktiv am Stoffaustausch teil, sie produzieren und resorbieren Fruchtwasser.

Nabelschnur

Die Nabelschnur ist die Verbindung zwischen Plazenta und Kind, sie besteht aus 3 Gefäßen: 2 Arterien und 1 Vene (► Abb. 18.4). Der Blutfluss in der Nabelschnur wird in Bezug auf das Kind wie folgt definiert:

Merke

In den Nabelarterien fließt sauerstoffarmes Blut vom Kind weg zur Plazenta. In der Nabelvene fließt sauerstoffreiches Blut von der Plazenta zum Kind.

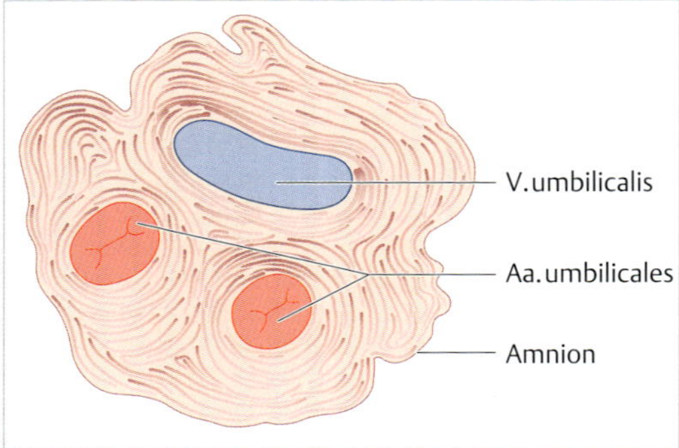

Abb. 18.4 Nabelschnur im Querschnitt.

Die sog. Wharton-Sulze, ein dickflüssiges Bindegewebsgerüst, umgibt die Gefäße. Dadurch und aufgrund ihres spiraligen Verlaufs ist die Nabelschnur gegen Abknickungen geschützt.

Fruchtwasser

Das Fruchtwasser ist eine klare Flüssigkeit, die das Kind in der Fruchtblase ganz umgibt. Es wird von den Eihäuten und von den Nabelschnurgefäßen gebildet und resorbiert. Das Kind ist durch seine Urinausscheidung ebenfalls an der Produktion beteiligt. Gleichzeitig trinkt der Fetus sein Fruchtwasser. Durch diesen Kreislauf wird es ca. alle 3 Stunden ausgetauscht. Die Aufgabe des Fruchtwassers besteht neben dem Stoffwechsel hauptsächlich darin, dem Kind genügend Bewegungsfreiheit zu geben. Auch für die Entwicklung der fetalen Lunge wird das Fruchtwasser benötigt. Außerdem wirkt die Flüssigkeit in der Fruchtblase wie ein Stoßdämpfer, da das Kind im Wasser geschützt liegt. Die Fruchtwassermenge beträgt in der 20. SSW ca. 500 ml, steigert sich bis zur 38. SSW auf bis zu 1,5 l, um gegen Ende der Schwangerschaft abzunehmen.

▸ **Vernixflocken.** Im Fruchtwasser schwimmen die Vernixflocken. Das sind kleine Ablösungen der sog. Käseschmiere (Vernix). Das Kind ist von dieser fettreichen Substanz umgeben. Sie schützt die Haut vor dem Einfluss des Wassers. Fehlende Käseschmiere und somit fehlende Vernixflocken im Fruchtwasser sind ein Zeichen dafür, dass der Geburtstermin erreicht ist.

18.1.2 Feststellen einer Schwangerschaft, Erstuntersuchung und Berechnung des Entbindungstermins

Feststellung der Schwangerschaft

▸ **Sichere und unsichere Schwangerschaftszeichen.** Typische Schwangerschaftszeichen wie Übelkeit und Ausbleiben der Monatsblutung nennt man *unsichere Schwangerschaftszeichen* (▸ Tab. 18.1). Dies sind Veränderungen des weiblichen Körpers, die auf eine Schwangerschaft hinweisen. Gelegentlich werden sie auch wahrscheinliche Schwangerschaftszeichen genannt. Gemeint sind Anpassungen der Mutter, ohne die eine Schwangerschaft nicht möglich ist. Die *sicheren Zeichen* (▸ Tab. 18.1) weisen das Kind nach und lassen so keine Zweifel offen.

▸ **Körperliche Veränderungen in der Frühschwangerschaft.** Bereits in der Frühschwangerschaft gibt es eine Reihe von körperlichen Veränderungen, die mehr oder weniger deutlich sichtbar sind. Der Scheideneingang, besonders zwischen Klitoris und Harnröhrenmündung, ist violett-dunkelblau verfärbt (Lividität). Diese Verfärbung kommt durch die vermehrte Durchblutung des Genitales in der Schwangerschaft zustande. Ebenso ist die Schleimhaut der Scheide besser durchblutet, sodass auch diese etwas kräftiger in der Farbe erscheint als sonst. Die Auflockerung des Bindegewebes in der Schwangerschaft führt dazu, dass sich die Schleimhaut der Scheide bei der Schwangeren samtartig anfühlt. Außerdem ist die Scheide weiter und dehnbarer als im nicht schwangeren Zustand. Die Portio zeigt ebenso wie die Scheide eine Blauverfärbung durch die verbesserte Durchblutung.

▸ **Höhenstand des Fundus uteri.** Die Vergrößerung der Gebärmutter ist die nach außen eindrucksvollste Veränderung. Bis zum Ende des 3. Monats jedoch liegt die Gebärmutter noch im kleinen Becken und ist nicht zu sehen. Erst danach kann der Fundusstand von außen abgetastet und so auf die Schwangerschaftsdauer rückgeschlossen werden (▸ Abb. 18.5). Die individuellen Unterschiede sind jedoch sehr groß, sodass die Uterusgröße nur ein sehr ungenaues Maß zur Abschätzung ist.

▸ **Bimanuelle Tastuntersuchung.** Bei der bimanuellen Tastuntersuchung können bereits in der Frühschwangerschaft verschiedene typische Schwangerschaftsveränderungen getastet werden. Ein schwangerer Uterus tastet sich wesentlich weicher als ein nicht schwangerer.

Tab. 18.1 Unsichere und sichere Schwangerschaftszeichen.

unsichere Schwangerschaftszeichen	sichere Schwangerschaftszeichen
• Ausbleiben der Regelblutung • morgendliche Übelkeit • abnorme Essgelüste • Vergrößerung der Brust, Auflockerung und Vergrößerung der Gebärmutter • Schwangerschaftsstreifen, Hyperpigmentierungen (Gesicht, Mittellinie) • häufiges Wasserlassen, Stuhlverstopfung	• positiver Schwangerschaftstest • Nachweis kindlicher Herzaktionen im Ultraschall • Fühlen und Sehen von Kindsbewegungen • Fühlen von Kindsteilen

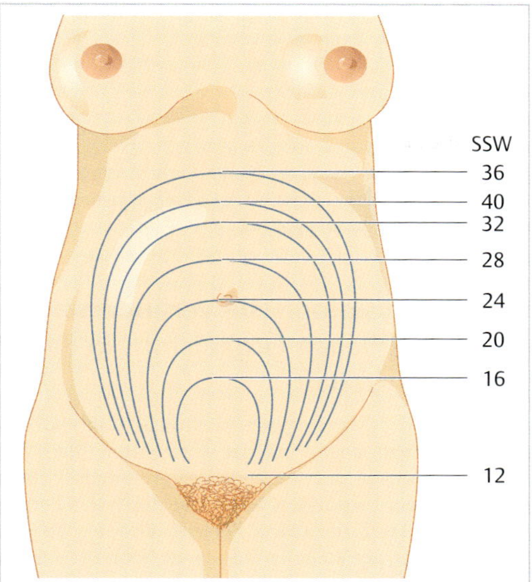

Abb. 18.5 Höhenstand des Fundus uteri. Der für bestimmte Schwangerschaftswochen typische Höhenstand des Fundus wird der mütterlichen Anatomie zugeordnet: 12. SSW: Symphysenoberkante, 24. SSW: Nabel, 36. SSW: am Rippenbogen, 40. SSW: 1–2 Querfinger unter dem Rippenbogen. Beachte, dass sich der Fundusstand zum Ende der Schwangerschaft senkt.

► **β-hCG-Test.** Um eine Schwangerschaft sicher zu beweisen, führt man einen Schwangerschaftstest durch. Hier wird β-hCG (humanes Choriongonadotropin) im Urin oder im Blut nachgewiesen. Dieses Hormon wird von den Trophoblastzellen produziert und ist schwangerschaftsspezifisch.

Anamnese

Bei der Feststellung einer Schwangerschaft wird zunächst eine gynäkologische Anamnese erhoben. Hier fragt der Arzt insbesondere nach dem Zyklus.

> **Merke**
>
> Aus dem 1. Tag der letzten Regelblutung ergibt sich der zu erwartende Geburtstermin.

Schwere Allgemeinerkrankungen der Mutter führen fast immer zu einer Risikoschwangerschaft und werden vom Arzt gezielt erfragt. Hier ist oftmals eine Anpassung der bereits bestehenden Therapie notwendig. Schwierige frühere Schwangerschaften oder Geburten lassen Probleme auch in der aktuellen Schwangerschaft erwarten, sodass diese Frauen intensiver überwacht werden müssen. Eine besondere Beratung benötigen Frauen über 35 Jahre, da ab diesem Alter ein Aufklärungsgespräch über genetische Risiken gefordert wird (► S. 201). Fragen, die das soziale Umfeld der Schwangeren beleuchten (soziale Anamnese), ergeben mitunter wichtige Aspekte für die Schwangerenbegleitung.

> **Definition**
>
> In der Geburtshilfe bezeichnet man Frauen, die schwanger sind, als **Gravida.** Je nach Anzahl der Schwangerschaften mit I, II, III usw., unabhängig davon, ob die Schwangerschaft ausgetragen wurde. Der Begriff **Para** bezeichnet die Anzahl der bisher geborenen Kinder. Man unterscheidet **Erstpara** von **Multipara.**

Ein Beispiel: Eine Frau hat 2 Kinder, 1 Abort und 1 Extrauteringravidität (Bauchhöhlenschwangerschaft). Sie ist jetzt erneut schwanger. Sie wäre also eine V gravida II para. Wenn sie sich unter der Geburt befindet, spricht man (ungenauerweise) bei der Geburt des 3. Kindes von Drittpara.

Berechnung der Schwangerschaftsdauer und des Geburtstermins

Grundlage für die Berechnung des Schwangerschaftsalters ist der 1. Tag der letzten Regel. Dies ist etwas irreführend, da die Schwangerschaft eigentlich erst mit der Befruchtung anfängt. Da aber dieser Zeitpunkt in den wenigsten Fällen exakt festzustellen ist, hat man sich auf die Berechnung nach der letzten Regelblutung geeinigt.

► **Berechnung mittels Naegele-Regel.** Eine Schwangerschaft dauert 280 Tage, das entspricht 10 Mondmonaten oder 9 Kalendermonaten. Der voraussichtliche Geburtstermin berechnet sich wie folgt nach der Naegele-Regel:

> **Merke**
>
> Die **Naegele-Regel** lautet: errechneter Geburtstermin (ET) = 1. Tag der letzten Regelblutung – 3 Monate + 7 Tage + 1 Jahr.

In der *erweiterten Regel* berücksichtigt man zusätzlich noch die individuelle Zykluslänge. Hier wird am Schluss die Differenz der Regelblutung zu der üblichen Dauer von 28 Tagen addiert.

Ein Beispiel: Eine Schwangere hatte die letzte Regelblutung am 02.04.2011 bei einer Zykluslänge von 32 Tagen. Nach der Naegele-Regel ergibt sich der 09.01.2012 als Geburtstermin; berücksichtigt man die Zykluslänge, ergibt sich der 13.01.2012.

► **Berechnung mit Gravidogramm.** Einfacher ist die Berechnung mit Hilfe eines sog. Gravidogramms. Hierbei handelt es sich um eine Scheibe, an der der Blutungstermin eingestellt werden kann. Daraus folgend können neben dem Geburtstermin auch die einzelnen Schwangerschaftswochen abgelesen werden.

Nur 1/20 aller Kinder werden genau am errechneten Termin geboren, 1/3 im Zeitraum von 10 Tagen um den

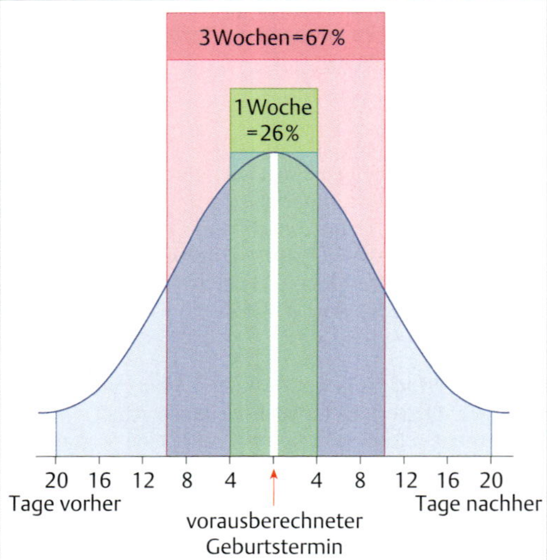

Abb. 18.6 Verteilung der Geburtstermine. Angegeben sind der Mittelwert und die Standardabweichungen um den berechneten Termin.

berechneten Termin. Wird der Termin überschritten, spricht man von Übertragung (▶ Abb. 18.6).

Untersuchung der Schwangeren

▶ **Erstuntersuchung.** Neben den bereits oben erwähnten Blutuntersuchungen werden bei der Erstuntersuchung eine gynäkologische Tastuntersuchung sowie die Spekulumeinstellung mit einem Zervixabstrich und die Untersuchung auf Chlamydien durchgeführt. Außerdem erfolgen eine Analyse des Urins und die Messung von Blutdruck, Gewicht, Hämoglobin und Erythrozyten. Liegen keine Risiken oder Probleme vor, ist die Ultraschalluntersuchung nicht zwingend, es kann aber bereits in der 6. SSW (d. h. 2 Wochen nach Ausbleiben der Regelblutung) der Embryo sonografisch nachgewiesen werden.

▶ **Kontrolluntersuchungen.** Ärztliche Kontrolluntersuchungen finden alle 4 Wochen statt, ab dem 7. Schwangerschaftsmonat erfolgen die Untersuchungen 14-täglich. Bei jeder Untersuchung werden der Stand der Gebärmutter sowie die Lage des Kindes durch eine Tastuntersuchung und die kindlichen Herztöne mittels Kardiotokogramm (CTG, ▶ S. 253 ff.) oder Ultraschall festgestellt. Ebenso erfolgen die nochmalige Urinuntersuchung und die Messung von Blutdruck und Gewicht.

Die Blutuntersuchungen sind genau festgelegt: 2 Antikörpersuchtests in der 24.–27. Schwangerschaftswoche zum Ausschluss einer Sensibilisierung der Schwangeren bei Blutgruppenunverträglichkeiten. Die Untersuchung auf Hepatitis B sollte erst zum Ende der Schwangerschaft erfolgen, da sich die Schwangere jederzeit mit den Hepatitisviren anstecken kann und Konsequenzen erst nach der Geburt gezogen werden. Bei positivem HbSAg (engl.: hepatitis-B surface antigen) der Mutter wird das Neugeborene sofort aktiv und passiv geimpft. Danach ist Stillen möglich.

> **Merke**
>
> Zur Größenbestimmung des Kindes mittels Ultraschall wird die Größe des Kopfes und des Bauches gemessen und mit Normkurven verglichen.

18.1.3 Physiologische Veränderungen des mütterlichen Organismus in der Schwangerschaft

Der Körper der Schwangeren muss sich während der Schwangerschaft angesichts der vermehrten mechanischen Belastungen durch die sich vergrößernde Gebärmutter und der verstärkten Ansprüche durch den heranwachsenden Fetus umstellen. Zugleich dienen viele der Veränderungen der Vorbereitung auf die Geburt.

Herz, Kreislauf, Blut und Lunge

Mit den folgenden physiologischen Kreislaufveränderungen ist während der Schwangerschaft zu rechnen:

- Steigerung des Blutvolumens
- Zunahme des Herzminutenvolumens
- Blutdruckschwankungen
- Zunahme der Pulsfrequenz
- veränderter Venendruck

Während der Schwangerschaft nimmt die Gebärmutter an Größe zu. Außerdem entwickelt sich durch die Plazenta ein neuer Kreislauf im Körper der Schwangeren. Dies zieht die Notwendigkeit einer erhöhten Herzleistung nach sich. So ist neben einer Vergrößerung des Herzmuskels um etwa 25 g eine Erhöhung der Herzfrequenz um bis zu 20 Schläge pro Minute feststellbar.

> **Pflege**
>
> **Beobachtung.** Eine Pulsfrequenz von bis zu 100 Schlägen pro Minute (in Ruhe) gilt bei der Schwangeren noch als normal.

Das Herzzeitvolumen (Frequenz × Schlagvolumen pro Minute) ist um etwa 50 % gesteigert (ca. 6 l/min). Da der wachsende Uterus zu einem Zwerchfellhochstand führt, begibt sich das Herz in eine zunehmende Querlage und Drehung. Deshalb kann es während der Schwangerschaft zu akzidentellen (= zufälligen) Herzgeräuschen während der Auswurfphase des Herzens kommen. Eine Erkrankung des Herzens liegt in diesem Fall nicht vor.

Der Blutdruck der Frau fällt zu Beginn der Schwangerschaft ein wenig ab, entspricht bis zum letzten Schwangerschaftsdrittel gemeinhin der Norm und kann dann u. U. einen leichten Anstieg erfahren.

▸ **Vena-cava-Kompressionssyndrom.** Befindet sich die Schwangere in Rückenlage, kann es zu einem ganz empfindlichen Blutdruckabfall kommen. Dies ist darauf zurückzuführen, dass die Gebärmutter in dieser Körperhaltung die untere Hohlvene komprimiert. Folge ist ein geringerer Rückfluss des venösen Blutes zum Herzen und damit ein verringertes Herzzeitvolumen und ein Blutdruckabfall. Hieraus resultiert wiederum eine eingeschränkte Hirndurchblutung, was bis zum Kollaps führen kann. Man spricht hier von einem Vena-cava-Kompressionssyndrom.

Pflege

Erste Hilfe bei Vena-cava-Syndrom. Wenn eine Schwangere im letzten Trimenon über Schwindel, Übelkeit, Herzklopfen in Rückenlage klagt und sich die Haut kalt anfühlt und von kaltem Schweiß bedeckt ist, sollten Sie immer an ein Vena-cava-Kompressionssyndrom denken. Die erste Maßnahme ist es, die Schwangere auf die Seite zu drehen. Dadurch verschiebt sich das Gewicht des Ungeborenen und das Blut in der Vena cava kann wieder ungehindert strömen. Die Symptome sind innerhalb kurzer Zeit verschwunden.

Der Venendruck kann während der Schwangerschaft v. a. im Bereich der unteren Extremitäten um das 4–5-Fache zunehmen. Dies lässt sich dadurch erklären, dass es durch die schwere Gebärmutter zu einer Kompression der Beckenvenen und der unteren Hohlvene kommt, wodurch sich der Druck in den vorgeschalteten Gebieten erhöht. Folge des erhöhten Druckes ist die Entstehung von neuen Krampfadern oder die Verstärkung schon vorhandener. Hiervon sind nicht nur die Beine betroffen, sondern auch Vulva, Scheide und die Analregion (Hämorrhoiden).

Merke

Aufgrund der Zunahme der uterinen Blutstromgebiete erfährt auch das Blutvolumen in der Schwangerschaft eine Steigerung um ca. 30 %.

Nicht alle Blutbestandteile nehmen in gleichem Maße zu. So steigt das Plasmavolumen um 35 %, das Volumen der roten Blutkörperchen dagegen nur um 25 %. Wegen dieser Verschiebung ergibt sich eine relative Verminderung des Hämatokritwertes und der Hämoglobinwerte. Die Anzahl der weißen Blutkörperchen (Leukozyten) ist mit Werten bis 15 000/mm^3 physiologisch gesteigert.

Infolge steigender Östrogenwerte ist der Großteil der Gerinnungsfaktoren erhöht, was zu einer vermehrten Gerinnbarkeit des Blutes führt. Die Zahl der Blutplättchen (Thrombozyten) ändert sich normalerweise nicht.

▸ **Atmung.** Auch im Atemtrakt ergeben sich Veränderungen. Sie erklären sich

1. aus dem gesteigerten Sauerstoffbedarf durch den Fetus und
2. durch das Hochdrängen des Zwerchfells

Das Atemminutenvolumen (Atemzugvolumen × Atemfrequenz/Min.) steigt um etwa 40 %. Da der Mehrbedarf jedoch nur bei 20 % liegt, spricht man von einer Hyperventilation. Durch das Höhertreten des Zwerchfells sinkt das Residualvolumen (Volumen, das nach maximaler Ausatmung in der Lunge verbleibt), ebenso wie das exspiratorische Reservevolumen (Volumen, das nach einer normalen Ausatmung noch maximal ausgeatmet werden kann). Das Fassungsvermögen während der Einatmung wird jedoch aufgrund einer Erweiterung des Brustkorbs durch die Lockerung der Zwischenrippenmuskulatur gesteigert, sodass sich an der Vitalkapazität (Volumen, das nach maximaler Einatmung maximal ausgeatmet werden kann) nichts ändert.

Wissen

Durch das Mehrangebot an Sauerstoff steigt die Sauerstoffspannung, der CO_2-Partialdruck nimmt ab. Dies erleichtert die Übertragung des Kohlendioxids vom Fetus zur Mutter, da ja der fetale CO_2-Partialdruck nicht abnimmt.

Nieren

Das Blutvolumen und das Herzminutenvolumen sind während der Schwangerschaft erhöht. Dies führt zu einem Anstieg des Plasmaflusses und der glomerulären Filtrationsrate (= Volumen, das pro Minute im Glomerulum filtriert wird). Die Kapillaren im Glomerulum sind während der Schwangerschaft etwas durchlässiger als außerhalb der Gravidität, sodass ein geringer Nachweis von Zucker und Eiweiß im Urin während der Schwangerschaft als normal anzusehen ist.

Ableitende Harnwege

Unter dem Einfluss des Progesterons entsteht während der Schwangerschaft eine Ausweitung der ableitenden Harnwege (Nierenkelche, Nierenbecken, Harnleiter). Dadurch wird ein Aufstieg von Keimen in das Nierenbecken erleichtert.

Pflege

Beobachtung. Die Gebärmutter übt Druck auf die Harnblase aus. Durch diese Raumbeengung erklärt sich der gesteigerte Harndrang bei Schwangeren.

Magen-Darm-Trakt

Das Wachstum der Gebärmutter im letzten Drittel der Schwangerschaft führt zu einer Verlagerung des Magens. Daher stellt sich bei der Schwangeren schnell ein Völlegefühl nach dem Essen ein.

Die Ausschüttung der Magensäure reduziert sich während des 1. und 2. Schwangerschaftsdrittels. Die Verminderung der Magensäure mag auch der Grund dafür sein, dass es während der Schwangerschaft selten zur Entstehung eines Magengeschwürs kommt.

Sodbrennen

Etwa die Hälfte aller Schwangeren leidet jedoch unter Sodbrennen, was bei nicht Schwangeren auf eine Übersäuerung des Magens zurückzuführen ist. Zu erklären ist dies durch ein Zurückfließen der Magensäure in die Speiseröhre. Hierfür sind 2 Faktoren verantwortlich. Zum einen ist der Schließmuskel (Kardia) an der Grenze zur Speiseröhre während der Schwangerschaft erschlafft, zum anderen ist der Druck innerhalb des Bauchraums durch die sich vergrößernde Gebärmutter erhöht.

Da die Ursache des Sodbrennens nicht in einer Übersäuerung des Magens liegt, ist eine Therapie mit Antazida nur eingeschränkt wirksam. Die Schwangere muss vielmehr selbst darauf achten, z.B. nach dem Essen mit erhöhtem Oberkörper zu ruhen, da bei horizontaler Lage die Gefahr eines Zurückfließens des Mageninhaltes in die Speiseröhre größer ist. In der Ernährung können Säurebinder, wie Milch oder Zwieback, hilfreich sein.

Obstipation

Eine Obstipation (Stuhlverstopfung) tritt bei einem Großteil der schwangeren Frauen auf. Verstopfungserscheinungen sind jedoch nicht auf die wachsende Gebärmutter zurückzuführen, sondern auf eine geringere Aktivität der Darmmuskulatur. So ist auch die Tatsache zu erklären, dass die Obstipation bereits in der Frühschwangerschaft auftritt.

Pflege

Obstipationsprophylaxe. Als sinnvolle Gegenmaßnahme empfiehlt es sich, viel zu trinken. Daneben ist eine Diät, die sich v. a. aus schlackenreicher Kost (Gemüse, Obst, Vollkornbrot usw.) zusammensetzt, sinnvoll. Bei stärkerer Obstipation können Quellmittel (z. B. Agiolax) angewendet werden.

Haut und Haare

▸ **Hyperpigmentationen.** Während der Schwangerschaft kommt es zu einer vermehrten Sekretion von melanozytenstimulierendem Hormon (MSH) aus der Hirnanhangsdrüse. Aus dem erhöhten MSH-Spiegel resultieren eine verstärkte Bildung und Ablagerung des Farbstoffs Melanin in der Haut. Bei Schwangeren finden sich charakteristische Hyperpigmentationen im Bereich der Brustwarzen, des Nabels sowie im Genital- und Analbereich (▸ Abb. 18.7).

▸ **Chloasma gravidarum/uterinum („Schwangerschaftsmaske").** Bisweilen kann es auch im Gesicht zur Bildung von gelb-braunen Flecken (v.a. an Stirn, Wangen und Schläfen) kommen. Sie werden als Chloasma gravidarum/uterinum („Schwangerschaftsmaske") bezeichnet (▸ Abb. 18.8). Nach der Geburt bilden sie sich nahezu immer zurück.

▸ **Striae gravidarum (Schwangerschaftsstreifen).** Durch die starke Dehnung der Bauchhaut während der Schwangerschaft kann es zur Zerreißung und Schrumpfung elastischer Fasern kommen. Dies äußert sich in einer Streifenbildung auf der Haut, die als Striae gravidarum (Schwangerschaftsstreifen) bezeichnet wird (▸ Abb. 18.9). Während der Schwangerschaft sind diese Streifen blaurot, um dann später ein grau-weißes, narbenähnliches Aussehen anzunehmen. Diese Veränderungen bilden sich nicht mehr zurück.

▸ **Haarausfall.** Eine kosmetisch unangenehme Begleiterscheinung ist ein Haarausfall, der v.a. in der Spätschwangerschaft und im Wochenbett auftreten kann und u.U. bis zur Glatzenbildung reicht. Eine spezifische Behandlungsmöglichkeit hierfür gibt es nicht, in den meisten Fällen ist jedoch 3 Monate nach Ende der Schwangerschaft mit einer Normalisierung zu rechnen.

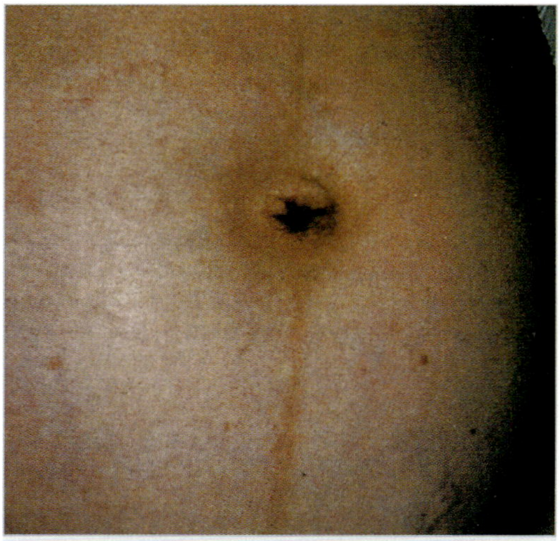

Abb. 18.7 Linea fusca. Die Linea alba, eine Linie zwischen Nabel und Symphyse, erfährt häufig während der Schwangerschaft eine Überpigmentierung und wird dann als Linea fusca bezeichnet.

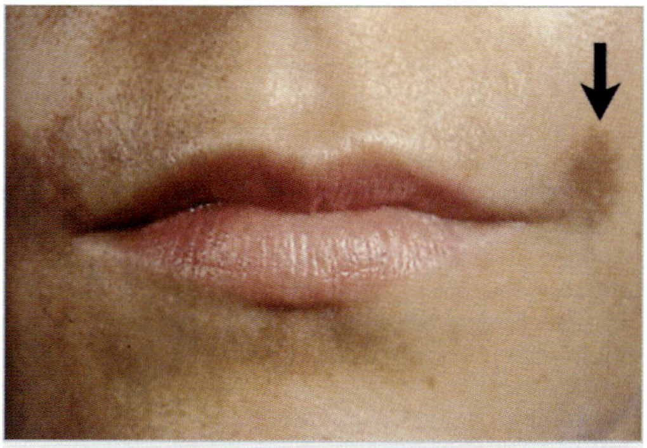

Abb. 18.8 Chloasma uterinum. Die gelb-braunen Flecken, die sich nach der Schwangerschaft im Normalfall komplett zurückbilden, bezeichnet man auch als „Schwangerschaftsmaske".

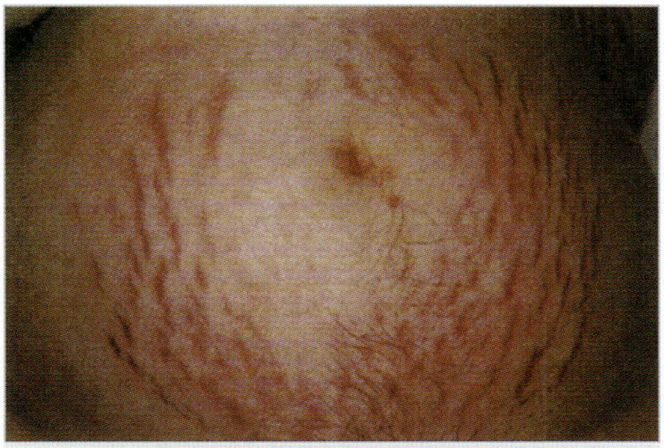

Abb. 18.9 Hellrote Schwangerschaftsstreifen. Verstärkte Pigmentierung im Bauchnabelbereich.

Schilddrüse

Während der Schwangerschaft kann es zu einer Vergrößerung der Schilddrüse kommen. Ursache hierfür ist die verstärkte Jodausscheidung durch die Nieren. Die Schilddrüsenhormone T3 und T4 sind nicht erhöht, obwohl sich der Grundumsatz um 20 % gesteigert hat. Dies ist dadurch zu erklären, dass in der Schwangerschaft über die Plazenta mehr Sauerstoff verbraucht wird.

> **Merke**
>
> Schilddrüsenerkrankungen können sich während der Schwangerschaft verstärken und müssen ggf. medikamentös neu eingestellt werden. Keinesfalls dürfen die Medikamente abgesetzt werden.

Gebärmutter

Das Gewicht der Gebärmutter steigert sich während der Schwangerschaft um das 20-Fache und erreicht Werte bis zu 1,5 kg. Die Gewichtszunahme ist in erster Linie der verdickten Muskulatur des Myometriums zuzuschreiben (▶ Abb. 18.10). Die Dicke der Gebärmutterwand wird jedoch im Verlauf der Schwangerschaft auf etwa 0,5–1 cm reduziert, da der heranwachsende Fetus die Wand mehr und mehr dehnt.

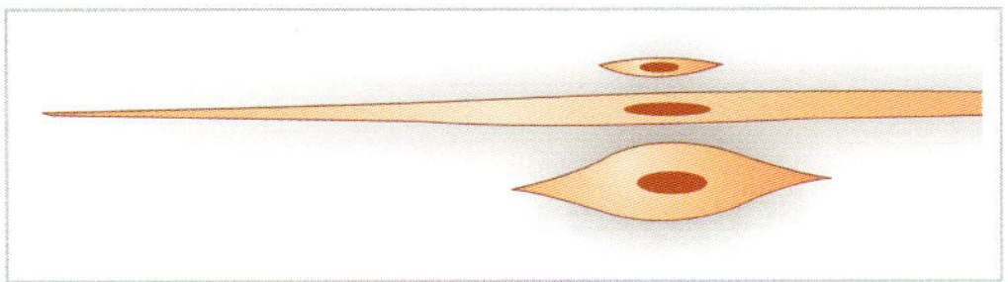

Abb. 18.10 Muskelzellen des Uterus. Größenveränderungen der Muskelzellen des Uterus vor (oben), während (Mitte) und nach der Schwangerschaft (unten).

Vagina, Vulva, Adnexe

Durch die verbesserte Durchblutung entsteht eine blauviolette Verfärbung der Vaginalschleimhaut (Lividität). Daneben kommt es allerdings auch zu einer vermehrten Transsudation von Flüssigkeit in die Scheide, was einen oft unangenehmen flüssigen Ausfluss nach sich zieht. Gleichzeitig besteht die Gefahr einer Verschiebung des sauren Scheidenmilieus in den alkalischen Bereich, womit ein Keimbefall der Scheide erleichtert wird. Die Vagina wird im Verlauf der Schwangerschaft durch Vergrößerung ihrer Muskelzellen länger und weiter. Auch ihre Dehnbarkeit nimmt in Vorbereitung auf den Geburtsvorgang zu.

Im Eierstock entsteht zunächst ein Schwangerschaftsgelbkörper. Da dieser einen raumfordernden Prozess darstellt, ergibt sich eine Vergrößerung des Ovars, die ab Ende des 2. Schwangerschaftsmonates mit der Degeneration des Gelbkörpers abnimmt.

Halte- und Stützapparat

Viele Schwangere leiden unter unangenehmen Rückenschmerzen. Dies ist mit dem vermehrten Zug auf die Bänder zu erklären, die von der Gebärmutter zum Rücken ziehen. Auch wird im Bereich des Skeletts insbesondere der Beckenring belastet, der während der Schwangerschaft eine Auflockerung erfährt.

Brustdrüse

In der Frühschwangerschaft kommt es neben einer Mehrdurchblutung zu einem vermehrten Wassergehalt in der Brust. Außerdem entwickeln sich neue Drüsenfelder. Aus diesen beiden Faktoren resultiert eine Größenzunahme, die von einem Spannungsgefühl in der Brust begleitet wird.

Ab dem 2. Schwangerschaftsdrittel kann bereits Vormilch (Kolostrum) gebildet werden. Der Warzenhof ist einer verstärkten Pigmentierung unterworfen, außerdem besteht auch hier die Möglichkeit der Striaebildung.

18.1.4 Schwangerenvorsorge und -beratung

Beratung der Schwangeren

Zu einem Erstgespräch mit der Schwangeren gehört eine ausführliche Beratung über die Lebensgewohnheiten, die eventuell zu ändern sind. Die meisten Aktivitäten können in der Schwangerschaft in gewohnter Weise weitergeführt werden. Rauchen, der Genuss von Alkohol und Drogen sind schädlich und sollen unterlassen werden.

> **Merke**
>
> Gerade das Nikotin beeinträchtigt die plazentare Durchblutung erheblich und führt zu einem Minderwuchs des Kindes.

Eine Zigarette verändert den Blutfluss für 8 Stunden, wie mittels Doppler messbar ist. Alkohol kann zu dem typischen Alkoholembryopathiesyndrom mit Gesichtsmissbildungen, Auffälligkeiten in der Extremitätenentwicklung sowie geistiger und motorischer Retardierung führen. Besonders auffällig sind die Schäden, die ein Kind mit auf die Welt bringt, dessen Mutter heroinabhängig ist. Hier sind die Kinder insgesamt retardiert und haben erhebliche Anpassungsstörungen im Sinne eines Heroinentzugs.

Ernährung der Schwangeren

Für die Schwangerschaft gelten bezüglich der Ernährung im Prinzip die gleichen Empfehlungen wie auch außerhalb der Schwangerschaft. Die Frauen sollen sich gesund ernähren, d.h. vor allem ausgewogen. Der Protein-, Kalzium- und Eisenbedarf sind überproportional erhöht. Der zusätzliche Kalorienbedarf wird i.d.R. jedoch überschätzt. Er beträgt ca. 300 kcal täglich. Die Schwangere kann die notwendigen Vitamine und Spurenelemente in Form von extra für Schwangere konzipierten Vitaminpräparaten zu sich nehmen; in diesen Nahrungsergänzungen sind auch Folsäure, Jod und Magnesium enthalten. Vegetarierinnen sollten auf ihren Eisenspiegel achten und ggf. Eisen substituieren. Viele der in der Schwangerschaft typischen Gelüste zeigen einen höheren Bedarf an, z.B. enthält Hering genau die Fettsäuren, die das fetale Hirn für seine Entwicklung braucht.

Pflege

Zystitisprophylaxe. Die Flüssigkeitszufuhr der Schwangeren sollte bei 2,5–3 l pro Tag liegen. Diese Maßnahme reduziert durch das Spülen der Harnwege die Gefahr von Harnwegsinfekten. Die Gefahr des Aufstiegs von Keimen ist während der Schwangerschaft erhöht, da das Progesteron die ableitenden Harnwege erweitert.

Allgemeine Hinweise

Bereits vor der Konzeption, v.a. wenn vor der Schwangerschaft längere Zeit die Pille genommen wurde, ist die Einnahme von Folsäure in der Dosierung von 0,4 mg täglich sinnvoll, um dem Entstehen von Neuralrohrdefekten beim Kind vorzubeugen. Da in Deutschland die Jodaufnahme über die Nahrung i.d.R. zu gering ist, wird die Einnahme von 200 µg Jodid täglich bei Schilddrüsengesunden empfohlen. Patientinnen mit Schilddrüsenproblemen müssen individuell eingestellt werden.

Das Absetzen der Schilddrüsenmedikation ist fast nie sinnvoll, sondern eher eine Ursache für Spontanaborte.

18.1.5 Mutterschaftsrichtlinien

Definition

In den **Mutterschaftsrichtlinien** werden die für die Überwachung von Mutter und Kind notwendigen Untersuchungen festgelegt.

Nach der Feststellung der Schwangerschaft legt der Arzt einen Mutterpass an, in dem alle Befunde während der Schwangerschaft, der Geburt und des Wochenbettes eingetragen werden. Zu den laut Mutterschaftsrichtlinien durchzuführenden Untersuchungen gehören u.a. die Bestimmung der Blutgruppe, 2 Antikörpersuchtests, die Luessuchreaktion, ein HIV-Test, die Suche nach Chlamydien sowie später nach Hepatitis B. Insgesamt sollen 3 Ultraschalluntersuchungen durchgeführt werden. Wenn eine Risikoschwangerschaft vorliegt, werden zusätzliche Untersuchungen notwendig. Auch die Risiken sind in den Mutterschaftsrichtlinien genau aufgeführt.

18.1.6 Arzneimittel und Impfungen in der Schwangerschaft

Für die Anwendung von Arzneimitteln in der Schwangerschaft ist generell besondere Vorsicht geboten. Viele, v.a. alt bekannte Mittel sind hinreichend getestet und können in ihren Folgen für den Embryo und Fetus beurteilt werden. Bei neueren Medikamenten liegen meist keine oder nicht ausreichende Erfahrungen vor, sodass bekannte Arzneimittel vorzuziehen sind. Die ersten 12 Wochen der Embryogenese gelten als besonders empfindliche Zeit, da hier alle Organe angelegt werden (Organogenese). In ▸ Abb. 18.11 wird gezeigt, dass einzelne Organsysteme zu unterschiedlichen Zeiten, nämlich in ihren Hauptentwicklungsphasen, gegenüber Einflüssen von außen besonders sensibel sind. In dieser Zeit werden Medikamente nur bei zwingenden Indikationen eingesetzt.

Merke

Grundsätzlich gilt: In der Schwangerschaft sollten so wenige Medikamente wie möglich eingenommen werden! Die Schwangere sollte sich außerdem auf bekannte Arzneimittel beschränken, da diese durch jahrelange Anwendung erprobt und in ihren Nebenwirkungen bekannt sind.

Von einigen Wirkstoffen ist bekannt, dass sie embryotoxisch wirken. Diese sind in der Schwangerschaft absolut kontraindiziert. Das Gleiche gilt für die meisten Lebendimpfstoffe. Eine aktive Rötelnimpfung darf in der Schwangerschaft ebenso wie die Impfung gegen Masern und Mumps nicht durchgeführt werden. Polio-, Influenza- und Tetanusimpfungen sind unbedenklich. Bei geplanten Auslandsaufenthalten muss im Einzelfall entschieden werden.

18.1.7 Pränatale Diagnostik

Im Rahmen der pränatalen Diagnostik werden Störungen der Schwangerschaft erfasst. Hier geht es v.a. um chromosomale Abweichungen oder Fehlbildungen beim Kind. Es gibt sehr unterschiedliche Methoden zur Überwachung der Schwangeren. Sie unterscheiden sich bezüglich der Invasivität und der Sicherheit stark. Vor jeder Form der vorgeburtlichen Diagnostik steht eine Aufklärung über die Grenzen der Methoden und die aus möglichen Diag-

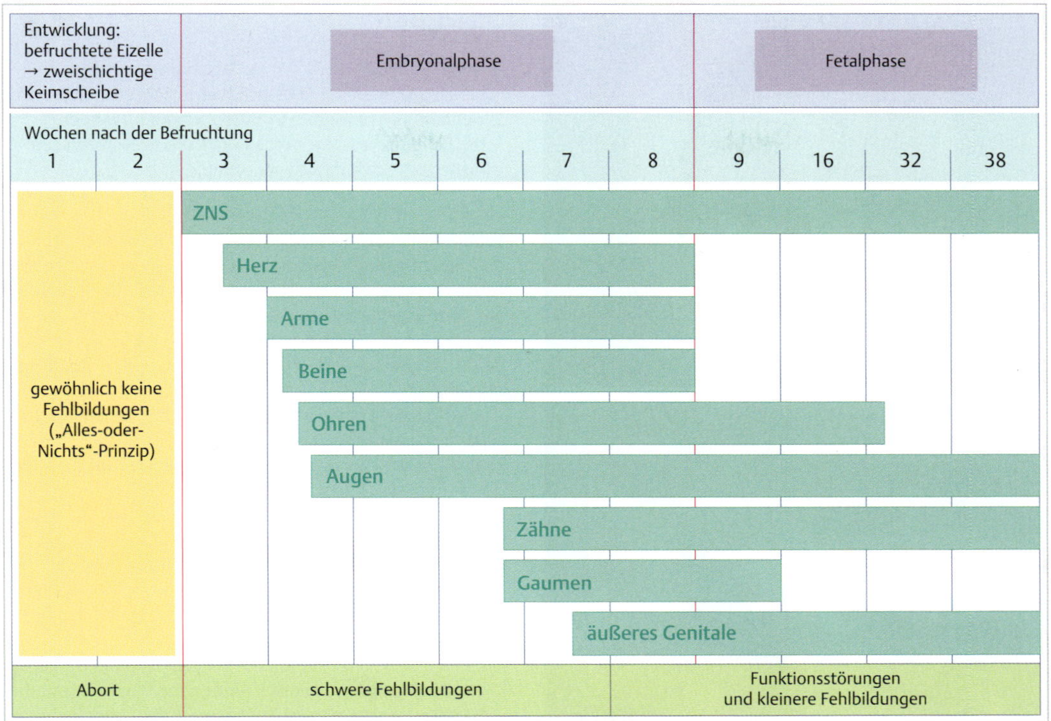

Abb. 18.11 Kritische Phasen der vorgeburtlichen Entwicklung des Menschen. Die einzelnen Organsysteme sind zu unterschiedlichen Zeitabschnitten unterschiedlich empfindlich gegenüber fremden Einflüssen.

nosen zu ziehenden Konsequenzen. Auch ist es notwendig, über die Wahrscheinlichkeit von chromosomalen Normabweichungen in Abhängigkeit von der Anamnese zu sprechen.

Ultraschall/Doppler

Die Ultraschalluntersuchung ist in der Geburtshilfe von entscheidender Bedeutung (▸ Abb. 18.12). Zunächst ermöglicht sie die Diagnose einer Schwangerschaft schon ab der 5. SSW. Die Vitalität sowie der Nachweis des intrauterinen Sitzes des Embryos sind jetzt möglich. Durch Messungen der Länge des Kindes kann das Schwangerschaftsalter sehr genau bestimmt werden. Später dient die Ultraschalluntersuchung zur Darstellung der Anatomie des Kindes. Auffällige Fehlbildungen können ausgeschlossen werden. Hierzu bedient sich der Arzt typischer Veränderungen (Hinweiszeichen). Das sind relativ einfach zu erkennende Merkmale, mit denen schwere Fehlbildungen, die oft schwierig zu erkennen sind, einhergehen können.

▸ **3 D/4D-Sonografie.** Mithilfe der dreidimensionalen 3 D/4D-Ultraschalluntersuchung (▸ Abb. 18.13) können Oberflächenstrukturen besser erkannt werden. Die 3D-Sonografie dient aber auch als Babyfernsehen und unterstützt die werdenden Eltern, eine Beziehung zu ihrem Kind aufzubauen.

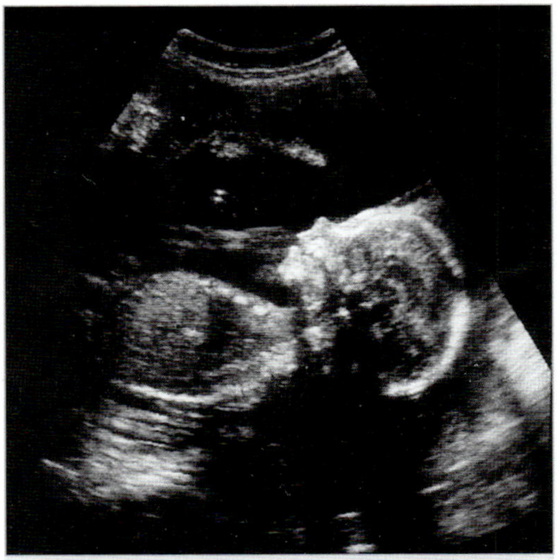

Abb. 18.12 Ultraschall. Mithilfe des Ultraschalls können die Vitalität und die Größe des Kindes festgestellt werden und ein Ausschluss der meisten Fehlbildungen erfolgen. Hier eine Profilaufnahme eines Fetus in der 20. SSW (aus Stauber M, Weyerstahl T. Duale Reihe Gynäkologie und Geburtshilfe. Thieme 2007).

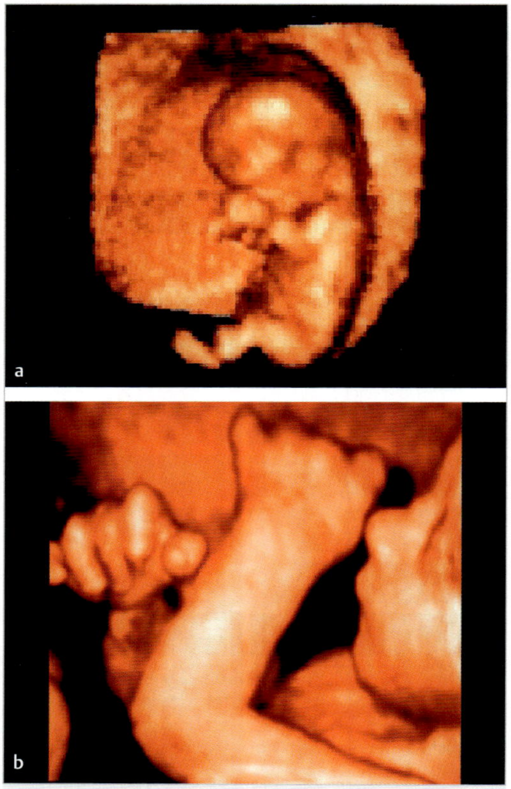

Abb. 18.13 3D-Sonografie. Die dreidimensionale Sonografie ermöglicht eine verbesserte Darstellung der Oberflächenstrukturen. **a** Embryo in der 10. SSW in der Seitenansicht. **b** Fetus in der 33. SSW (aus Merz E. Sonographische Diagnostik in Gynäkologie und Geburtshilfe. Bd. 2 Geburtshilfe. Thieme 2002).

Wissen

Ein Hinweiszeichen für die Trisomie 21 (Down-Syndrom) ist ein Nackenödem im 1. Schwangerschaftsdrittel. Ein weiteres Zeichen ist eine Veränderung in der Kopfanatomie des Feten, die für eine Spina bifida („offener Rücken") spricht.

Die Lage der Plazenta kann ebenso wie ihr Reifegrad im Ultraschall beurteilt werden. Auch die Menge des Fruchtwassers kann der Arzt abschätzen.

► **Doppler-Sonografie.** Mit Hilfe der Doppler-Diagnostik ist es möglich, die Durchblutung der Nabelschnur, aber auch der Plazentagefäße und des Kindes zu beurteilen. Aus den Messwerten ergeben sich wichtige Hinweise auf die Versorgungssituation des Fetus. Diese Doppler-Untersuchung kann ab der 24. Schwangerschaftswoche eingesetzt werden.

Wissen

Doppler (1803–1853) war ein Naturwissenschaftler, der herausgefunden hat, dass sich Wellenlängen verändern, wenn sie von bewegten Objekten reflektiert werden. In der Blutflussmessung werden Ultraschallwellen von den fließenden Erythrozyten abgestrahlt.

Während der gesamten Schwangerschaft werden an Kopf und Bauch genau definierte Maße gewonnen und mit der Normkurve verglichen. Dadurch kann der Arzt sehen, ob ein Kind normgerecht wächst. Ein zu kleines Kind bezeichnet man als *hypotroph*, ein zu großes *hypertroph*. Beide Abweichungen machen eine weitere Abklärung notwendig.

Die Mutterschaftsrichtlinien (► S. 202) sehen 3 Ultraschalluntersuchungen vor:

- 9.–12. SSW: Hier werden der richtige Sitz und die Vitalität der Schwangerschaft dargestellt. Außerdem erfolgen die Längenmessung und die genaue Terminbestimmung. Große Fehlbildungen werden ausgeschlossen.
- 19.–22. SSW: Es wird besonders auf Fehlbildungen geachtet, außerdem eine Wachstumskontrolle durchgeführt. Der Plazentasitz und die Fruchtwassermenge werden beurteilt.
- 29.–32. SSW: Hier stehen die zeitgerechte Entwicklung, das Bewegungsmuster des Kindes, die Plazenta und die Fruchtwassermenge im Mittelpunkt der Untersuchung.

In Problemfällen oder bei pathologischen Untersuchungsergebnissen können jedoch weitere Ultraschalluntersuchungen nötig werden.

Genetische Beratung/Chromosomenanalyse

Die meisten Feten mit chromosomalen Störungen sterben bereits in einem sehr frühen Schwangerschaftsalter ab (s. Abort, ► S. 206). Nur wenige chromosomale Störungen sind mit dem Leben vereinbar. Dazu gehören z. B. die Trisomie 21 (Down-Syndrom) und das Turner-Syndrom (X0). Eine genetische Abklärung des Kindes erfolgt auf Wunsch der Eltern. Sollten bereits Kinder mit Störungen geboren sein, ist ebenfalls eine Diagnostik indiziert. Immer ist eine sorgsame Beratung der Eltern notwendig. Im Folgenden werden die unterschiedlichen Untersuchungsmethoden besprochen.

Amniozentese

Definition

Unter einer **Amniozentese** versteht man die Punktion von Fruchtwasser aus der Amnionhöhle (► Abb. 18.14).

Sie wird ab der 15. Schwangerschaftswoche durchgeführt, da jetzt genügend Fruchtwasser vorhanden ist und das Abortrisiko mit 0,3–0,8 % niedrig ist. Die Chromosomenanalyse wird aus den im Fruchtwasser schwimmenden

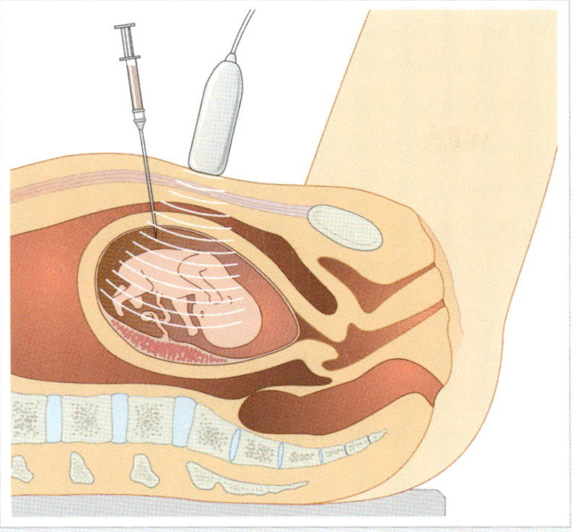

Abb. 18.14 Amniozentese. Die Amnionhöhle wird unter Ultraschallsicht durch die Bauchdecke punktiert und Fruchtwasser wird mit einer Spritze abgezogen.

abgeschilferten fetalen Zellen durchgeführt. Diese Zellen werden zunächst in einer Zellkultur vermehrt. Daher dauert es ca. 3 Wochen, bis das Untersuchungsergebnis eintrifft. Außerdem kann aus dem Fruchtwasser noch das α-Fetoprotein bestimmt werden, das bei Neuralrohr- oder Bauchdeckendefekten erhöht ist.

Wissen

Unter einem Neuralrohrdefekt versteht man z. B. eine Spina bifida. Bei dieser Entwicklungsstörung sind die Wirbelbögen nicht geschlossen. Das Rückenmark liegt offen.

Die Risiken einer Amniozentese liegen in der Auslösung einer Fehlgeburt durch Wehen oder einen Blasensprung. Auch können Keime in das Fruchtwasser eingebracht werden.

Komplikationen bei einer Amniozentese sind sehr selten. Zu Verletzungen des Kindes kommt es erstaunlicherweise so gut wie nie. Trotzdem wird zur Sicherheit der Eingriff unter Ultraschallkontrolle durchgeführt.

Pflege

Beobachtung nach einer Amniozentese. Nach der Fruchtwasserpunktion soll sich die Schwangere 1–2 Stunden ausruhen. In den ersten 6 Stunden sollte sie auf Symptome einer Fehlgeburt beobachtet werden. Das sind vorzeitige Wehen, die sich nicht nur durch Schmerzen, sondern auch durch ein Hartwerden des Bauches bemerkbar machen können, und Abgang von Fruchtwasser. Die Schwangere sollte sich, ebenso wie bei der Chorionzottenbiopsie, an den darauffolgenden Tagen schonen.

Chorionzottenbiopsie

Eine alternative Methode zur Amniozentese stellt die Chorionzottenbiopsie dar (▶ Abb. 18.15). Sie kann sowohl von abdominal als auch von vaginal zu einem früheren Zeitpunkt, nämlich ab der 9. Schwangerschaftswoche, durchgeführt werden. Hierbei werden einige der kleinen haarähnlichen Gewebefäden abgesaugt. Eine Anzucht in der Zellkultur ist nicht nötig, sodass das Ergebnis sehr viel rascher feststeht. Die eingriffsbedingten Abortraten sind in etwa vergleichbar mit denen der Amniozentese.

Fetalblutdiagnostik

In seltenen Fällen ist es notwendig, intrauterin Blut des Kindes zu gewinnen. Hierzu wird unter Ultraschallkontrolle die Nabelschnur punktiert, um so Blut zu entnehmen. Besteht bei dem Kind eine Anämie (z. B. aufgrund einer Blutgruppenunverträglichkeit), kann gleichzeitig Blut gegeben werden. Auch eine Chromosomenanalyse ist so sehr sicher und schnell möglich. Die Indikation für diese Untersuchungsmethode ist insgesamt selten, sodass die Fetalblutdiagnostik auch nur an bestimmten klinischen Zentren durchgeführt wird.

First-Trimester-Screening

Definition

Unter dem **First-Trimester-Screening** versteht man eine mathematische Risikoberechnung für das Auftreten von Trisomien.

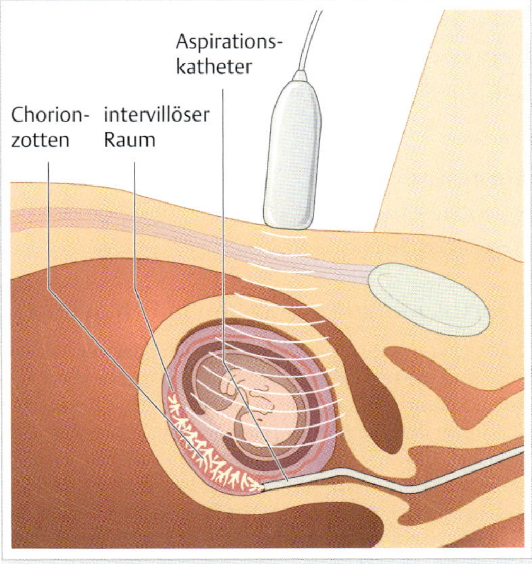

Abb. 18.15 Chorionzottenbiopsie. Unter Ultraschallsicht wird ein kleiner Katheter durch den Zervikalkanal bis zum Embryo vorgeschoben. Unter Sog werden Chorionzotten in die Spritze gezogen. Eine Chorionzottenbiopsie ist auch abdominal möglich.

18

Mittels Ultraschall wird die Nackenfalte des Kindes zwischen der 12. und 13.SSW gemessen. Dazu kommt eine Bestimmung zweier Hormone im Blut der Mutter. Zusammen mit dem Alter der Mutter und dem Schwangerschaftsalter wird das individuelle Risiko der Schwangeren berechnet. Der Test kann ca. 90 % der Trisomien erkennen.

Einen zusätzlichen Hinweis liefert die Darstellbarkeit des Nasenbeins beim Kind. Inzwischen bemüht man sich, auch kindliche Herzfehler immer früher zu erkennen.

18.2 Pathologie der Schwangerschaft

18.2.1 Abort

Definition

Unter einem **Abort** (Fehlgeburt) versteht man die Beendigung einer Schwangerschaft vor Eintreten der Lebensfähigkeit des Kindes.

Verschiedene Definitionen grenzen den Abort weiter ein:

- So gilt ein Abort bis zur 12. Schwangerschaftswoche (SSW) als **Frühabort**, danach spricht man von **Spätabort**.
- Ab dem theoretischen Erreichen der Lungenreife mit der 25. SSW spricht man von **Frühgeburt**.
- Verstirbt das Kind nach der 25. SSW in der Gebärmutter, liegt ein **intrauteriner Fruchttod** (IUFT) oder eine **Totgeburt** vor.

Für den Gesetzgeber ist ein Kind dann standesamtlich zu erfassen, wenn es Lebenszeichen aufgewiesen hat oder über 500 g wiegt (auch bei Totgeburten).

Wenn eine Frau 3 und mehr Aborte in Folge erleidet, spricht man von **habituellen Aborten**. Hier ist eine ausführliche Suche nach den Ursachen notwendig.

Abortstadien

Bei einem Abortgeschehen unterscheidet man verschiedene Stadien (► Abb. 18.16).

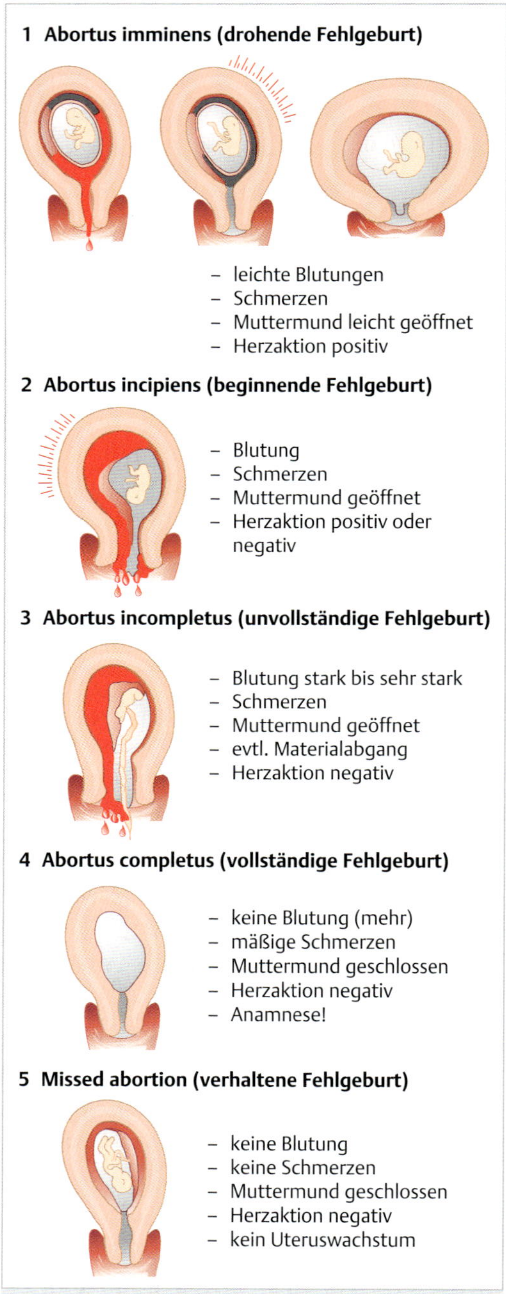

Abb. 18.16 Abortstadien (mit ihren klinischen Zeichen).

Abortus imminens (drohende Fehlgeburt)

Unter einem Abortus imminens (drohender Abort) versteht man die real existierende Gefahr, dass ein Abort eintreten könnte. Hier ist der Uterus tonisiert, i. d. R. treten Blutungen auf, die die Frau veranlassen, einen Arzt aufzusuchen. Im 2. Schwangerschaftsdrittel kommt es zum Einsetzen von Wehen. Beim drohenden Abort ist der Zervikalkanal noch geschlossen, das Kind zeigt Vitalitätszeichen, wie Herzschlag und Bewegung. Die Diagnose stellt sich durch die vaginale Untersuchung und den Ultraschall. Therapeutisch wird Bettruhe empfohlen, außerdem kann eine Magnesiumtherapie eine Ruhigstellung der Uterusmuskulatur bewirken.

Abortus incipiens (beginnende Fehlgeburt)

Bei der beginnenden Fehlgeburt (Abortus incipiens) sind die Blutungen und Schmerzen (Wehen) stärker. Der Muttermund öffnet sich oder ist bereits geöffnet. Im Ultraschall können manchmal noch Herzaktionen nachgewiesen werden. Ein beginnender Abort ist nicht aufzuhalten, sodass die Schwangerschaft nicht zu halten ist. Die Diagnose stellt sich klinisch v. a. aus dem vaginalen Tastbefund und der Blutungsstärke. Der Ultraschall ergänzt die Untersuchung. Therapeutisch steht die Entleerung des Uterus bis zur 12. SSW mittels Kürettage (Ausschabung), später in einem zweizeitigen Vorgehen im Vordergrund.

> **Merke**
>
> Bis zur 12. SSW kann ein Abort durch alleinige Ausschabung behandelt werden. Danach ist eine medikamentöse Vorbehandlung zur Ausstoßung des Kindes notwendig.

Abortus incompletus (unvollständige Fehlgeburt)

Beim Abortus incompletus liegt eine stärkere Blutung vor. Teile des Schwangerschaftsproduktes sind ausgestoßen, der Muttermund ist weit geöffnet. Im Ultraschall lassen sich keine kindlichen Anteile feststellen. Wenn die Blutung sehr stark ist, sollte die Kürettage umgehend erfolgen.

Abortus completus (vollständige Fehlgeburt)

Wenn kindliche und plazentare Anteile vollständig ausgestoßen sind, spricht man von einem Abortus completus. Dieser kommt bis zur ca. 6. SSW vor, danach muss eigentlich immer von verbliebenen Resten ausgegangen werden. Eine Kürettage ist beim kompletten Abort nicht notwendig.

Missed Abortion (verhaltene Fehlgeburt)

Eine Sonderform der Fehlgeburt stellt der Missed Abortion (verhaltene Fehlgeburt) dar. Hier ist das Kind abgestorben, es liegen aber weder Blutungen noch Schmerzen vor. Meist wird der Missed Abortion bei den Schwangerschaftsvorsorgeuntersuchungen festgestellt, wenn im Ultraschall keine Bewegungen oder Herzaktionen nachweisbar sind. Auch hier muss der Uterus entleert werden. Um bei der Erweiterung des Gebärmutterhalskanals, der ja geschlossen ist, Verletzungen zu vermeiden, wird i. d. R. wenige Stunden vor der Ausschabung ein prostaglandinhaltiges Zäpfchen vaginal verabreicht. Dies lockert den Zervikalkanal auf und kann mitunter eine Blutung verursachen. Findet man im Ultraschall zwar eine Fruchthöhle, aber keine embryonalen Anteile, so spricht man von einem „Windei“. Hier liegen i. d. R. chromosomale Normabweichungen vor, die bewirken, dass sich der embryonale Anteil der Schwangerschaft zurück-, der trophoblastäre (plazentare) sich jedoch weiter ausbildet.

Ursachen

Bei bis zu 50% der Spontanaborte liegen chromosomale Störungen vor, die in der Mehrzahl auf Spontanmutationen zurückzuführen sind. Deshalb wird eine Chromosomenanalyse bei den Eltern i. d. R. erst nach 3 Fehlgeburten durchgeführt.

> **Merke**
>
> In der Frühschwangerschaft gilt das sog. „Alles-oder-nichts-Gesetz“. Wenn es zu einer Störung der Schwangerschaft kommt, stirbt diese ab. So verhindert die Natur die Geburt von Kindern mit schwersten Behinderungen. In der späteren Schwangerschaft werden Störungen möglichst ausgeglichen. Welche Auswirkungen dies hat, hängt ganz davon ab, welche Organgruppe von der Störung betroffen war.

Endokrine Ursachen kommen häufig vor: Neben Problemen der hormonellen Steuerung im Eierstock sollte auch immer an eine Schilddrüsenfunktionsstörung gedacht werden. Seltener kommen immunologische Erkrankungen, Diabetes mellitus oder die Einwirkung von Giften, Strahlen, Medikamenten oder Infektionskrankheiten der Mutter als Abortursache infrage. Beim Spätabort sind v. a. genitale Veränderungen, wie Myome, Uterusfehlbildungen oder Infektionen mögliche Ursachen.

Komplikationen

Für die Therapie der Aborte gilt generell, dass man auch bei geringer Blutung auf eine Ausschabung nicht verzichten sollte, weil sich verbliebene Trophoblastreste zu einer Blasenmole oder zu einem Chorionkarzinom weiterentwickeln können. Auch ist eine mit Schwangerschaftsresten und Blut gefüllte Gebärmutterhöhle ein idealer Nährboden für Keime, die zu einer Endometritis führen können. Kombiniert wird die Ausschabung mit der Gabe von Kontraktionsmitteln, die eine schnelle Rückbildung der Gebärmutter unterstützen und die Blutung reduzieren. Kontraktionsmittel beugen somit auch einer Entzündung vor.

Liegt eine Entzündung vor, die auf die Gebärmutter beschränkt ist, spricht man von einem *febrilen, unkomplizierten Abort*. Ist die Entzündung weiter fortgeschritten und Adnexe, Parametrien und Peritoneum miteingeschlossen, nennt man dies einen *febrilen komplizierten Abort*. Wenn sogar Zeichen einer Sepsis vorliegen, handelt es sich um einen *septischen Abort*. Beim Auftreten von Entzündungszeichen sind die antibiotische Therapie in Kombination mit Kontraktionsmitteln sowie die Entleerung des Uterus unverzüglich durchzuführen. Mögliche Spätfolgen einer Entzündung können Verwachsungen und Sterilität sein.

Merke

Bei jedem Abortgeschehen ist außerdem die Blutgruppe der Patientin zu berücksichtigen. Alle Rhesusfaktor-negativen Frauen erhalten zur Prophylaxe einer Sensibilisierung Antikörper gegen den Rhesusfaktor i. m. gespritzt. Das ist auch bei Frühaborten und Extrauterinschwangerschaften zwingend notwendig.

Induzierter Abort (Schwangerschaftsabbruch)

In Deutschland wurde der §218 zuletzt 1995 neu geregelt. Es gilt eine Fristenlösung mit Beratungspflicht; d.h., ein Schwangerschaftsabbruch bleibt bis 12 Wochen nach der Empfängnis (14 Wochen nach der letzten Regelblutung) straffrei, wenn die Schwangere mindestens 3 Tage vor dem Eingriff an einem Beratungsgespräch teilgenommen hat.

Indikationen

Die embryopathische Indikation wurde ersatzlos gestrichen. Eine medizinische Indikation ist gegeben, wenn die Fortsetzung der Schwangerschaft zu einer schwerwiegenden körperlichen oder seelischen Beeinträchtigung der Mutter führt. Hierunter sind auch Erkrankungen des Fetus zu verstehen. Eine Frist gibt es bei der medizinischen Indikation nicht. Es kann somit bei einer prinzipiellen Lebensfähigkeit des Kindes zu Abtreibungswünschen kommen. Solche Einzelfälle sind dann mit großen Konflikten für alle Beteiligten verbunden. Eine weitere Möglichkeit existiert bei Schwangerschaft nach einer Vergewaltigung. Hier ist die Abortinduktion bis zur 12. SSW möglich. Beim Schwangerschaftsabbruch aus medizinischer oder kriminologischer Indikation zahlt die Krankenkasse den Eingriff, ansonsten muss die Schwangere die Kosten selbst übernehmen.

Vorgehen

Ein Schwangerschaftsabbruch wird i.d.R. bis zur 12. SSW allein durch Saugkürettage wie bei einem verhaltenen Abort vorgenommen. Die Risiken des Eingriffs entsprechen denen der Abortkürettage. Da jedoch ein intakter Zervixverschlussmechanismus vorliegt, sind Verletzungen der Zervix mit der Folge einer Zervixinsuffizienz bei weiteren Schwangerschaften (vorzeitiges Eröffnen des Muttermundes) häufiger. Auch hier hat sich die Vorbehandlung mit Prostaglandinen bewährt, die bei einem Abbruch nach der 12. SSW grundsätzlich noch zusätzlich zur Kürettage eingesetzt werden.

▸ **Abtreibungspille.** Die sog. Abtreibungspille Mifegyne ist in Deutschland unter bestimmten Bedingungen in Kombination mit einem Prostaglandin zugelassen. Bei diesem Verfahren kommt es durch die antigestagene Wirkung von Mifegyne zu einem kompletten Abort. Eine Abrasio ist somit nicht notwendig.

Pflege

Pflege. Die Pflege von Frauen nach einem Schwangerschaftsabbruch kann für Pflegepersonen, die gegen einen solchen eingestellt sind, schwierig werden. Es ist sehr wichtig, sich bewusst zu machen, dass jeder Mensch für sich selbst Entscheidungen trifft. Pflegende sollten sich daher wertneutral verhalten. Ihre Aufgabe ist es, der Patientin zu helfen, sich zurechtzufinden und Trauerarbeit leisten zu können.

Pflegeschwerpunkt Fehlgeburt

Eine Schwangerschaft wird i. d. R. begleitet von Gefühlen der Hoffnung, mit Erwartungen, Vorstellungen, wie das Leben gestaltet werden kann, wie es sich ändern wird. Bei einer Fehlgeburt werden all diese Erwartungen und Gefühle abrupt unterbrochen. Sie stellt für die betroffene Frau eine enorme psychische Belastung dar und fordert daher Sensibilität und Einfühlungsvermögen von den Krankenhausmitarbeitern. Die Aufgabe der Pflegenden ist es, ein Abschiednehmen vom Kind und die damit verbundene Trauerarbeit zu ermöglichen.

Forderung an die Mitarbeiter der Station

Die gute Zusammenarbeit von Medizinern und Pflegepersonen erleichtert die Schaffung einer offenen und ungestörten Atmosphäre. Die Mediziner beraten und informieren über das Geschehen. Sie gehen auf die Vorgehensweise ein, die je nach Art der Fehlgeburt unterschiedlich sein kann. Wenn das Kind auf der Station erst „ausgestoßen" werden muss, kommt es besonders auf gute Zusammenarbeit an. Die Frau erhält wehenfördernde Medikamente, bis das Kind ausgestoßen ist. Die Krankenhäuser gehen unterschiedlich vor: bis zur 25. SSW ist es häufig die gynäkologische Bettenstation, nach der 25. SSW der Kreißsaal. Die Pflegende hat dann die Aufgabe, die „Gebärende" zu begleiten, sie anzuleiten und das Kind anschließend zu versorgen. Der Mediziner wird meist erst zum Moment der Ausstoßung hinzugezogen.

Sehr wichtig ist die Ungestörtheit der Situation. Wenn irgend möglich sollte die betroffene Frau in einem Einzelzimmer auf einer gynäkologischen Station (keine Wochenstation!) liegen. Die Unterbringung des Ehemannes oder Partners sollte auch nachts möglich sein, wenn dies erbeten wird. Je nach Wunsch der Frau sollte er auch während der Ausstoßung anwesend sein können.

Die Atmosphäre sollte ruhig sein und einen geschützten Rahmen bilden, in dem die Eltern von ihrem Kind Abschied nehmen können. Das Kind wird nach der Ausstoßung abgenabelt und z. B. in ein „Moseskörbchen" gelegt. Dies ist ein kleiner Weidenkorb, der mit einem Tuch oder einem kleinen Kissen ausgekleidet werden kann. Missbildungen des Kopfes können mit einer kleinen Wollmütze verborgen werden. Ein kleiner Kissenbezug kann das Kind zudecken.

M!

Merke

Jedes Elternteil entscheidet selbst, ob es das Kind sehen will. Es sollte angeboten, aber nicht gefordert werden. Wenn die Eltern es nicht wollen, ist es gut ein Foto des Kindes zu machen oder einen Fuß- oder Handabdruck auf einer Karte. Diese wird den Eltern in einem verschlossenen Umschlag mitgegeben. Wenn sie später ihre Meinung ändern, können sie ihn öffnen.

Meist wird das Kind in die Pathologie gebracht, wo die Ursache der Fehlgeburt festgestellt wird. Einige Bestattungsunternehmen bieten eine Beerdigung in kleinen Särgen an. Eine Pflegeperson des Stationsteams sollte sich erkundigen und ggf. den Bestatter für ein Teamgespräch einladen. Diese Gespräche erleichtern den Umgang mit Tod und Sterben sehr, es bestehen keine Tabus und es können alle Fragen gestellt werden. Die Adressen können den Eltern, ebenso wie Adressen und Ansprechpartner von Selbsthilfegruppen, mitgegeben werden.

18.2.2 Extrauteringravidität

Definition

Unter einer **Extrauteringravidität** (EUG, EU) versteht man eine Schwangerschaft außerhalb der Gebärmutterhöhle. Man spricht auch von einer ektopen Schwangerschaft oder, sprachlich nicht ganz korrekt, von einer Bauchhöhlenschwangerschaft.

Ursachen

Die befruchtete Eizelle macht während ihrer 4–5-tägigen Wanderschaft durch den Eileiter einige Teilungen durch, sodass sie als Blastozyste in der Gebärmutterhöhle ankommt. Sie teilt sich danach in einen Throphoblasten und einen Embryoblasten. Dieses Entwicklungsstadium hat die Blastozyste normalerweise zum Zeitpunkt der Einnistung in der Gebärmutterhöhle bereits erreicht. Die Blastozyste nistet sich jedoch auf alle Fälle ein, auch wenn sie sich (noch) nicht in der Gebärmutter befindet. Folgende Ursachen für die Extrauteringravidität sind also möglich:

Die Blastozyste wird auf ihrem Weg aufgehalten. Hierbei handelt es sich überwiegend um Wandschäden der Eileiterschleimhaut (Ausstülpungen, Verwachsungen, Verklebungen), die meist Folge einer akuten oder bereits durchgemachten Entzündung sind. Sie machen die häufigste Ursache einer Extrauteringravidität aus.

Der Transport funktioniert nicht richtig. Das befruchtete Ei ist nicht in der Lage, sich selbstständig fortzubewegen. Es ist auf die Unterstützung durch die Flimmerhärchen der Eileiterschleimhaut, den Sekretstrom und auf das Vorhandensein einer funktionstüchtigen Muskulatur angewiesen. Diese Transportmechanismen sind vielen Störungen unterworfen: Sie können z. B. im Rahmen einer Entzündung geschädigt sein; ebenso beeinträchtigt Rauchen die Bewegungsfähigkeit der Flimmerhärchen; außerdem führt ein hormonelles Ungleichgewicht zu Störungen der Tubenbeweglichkeit.

M!

Merke

Ein Intrauterinpessar (IUP, „Spirale“) verhindert zwar die Einnistung einer Schwangerschaft in der Gebärmutterhöhle, nicht jedoch in den Eileitern. Die Entwicklung einer Extrauteringravidität ist daher in seltenen Fällen möglich.

Der Weg ist zu lang. Eine Hypoplasia uteri (Unterentwicklung der Gebärmutter) ist i. d. R. mit einem abnormal langen Eileiter kombiniert. Hier ist die Einnistungsreife der Blastozyste bereits vor der Ankunft in der Gebärmutterhöhle erreicht.

Formen

Die unterschiedlichen Einnistungslokalisationen und ihre Häufigkeiten sind in ▶ Abb. 18.17 dargestellt.

Die Häufigkeit einer zervikalen oder abdominellen Extrauteringravidität liegt unter 1 %. Im Rahmen der Einnistung in der Tube unterscheidet man wiederum verschiedene Formen, die auch klinisch unterschiedlich ablaufen:

- isthmische Gravidität: im engen, mittleren Abschnitt
- interstitielle Gravidität: im uterinen Bereich des Eileiters
- ampulläre Gravidität: im weiten Abschnitt nahe dem Fimbrientrichter (häufigste Lokalisation)

Symptome

Wichtig für die Symptomatik ist die Unterscheidung zwischen den beiden klinischen Formen der Eileiterschwangerschaft:

- Tubarruptur
- Tubarabort

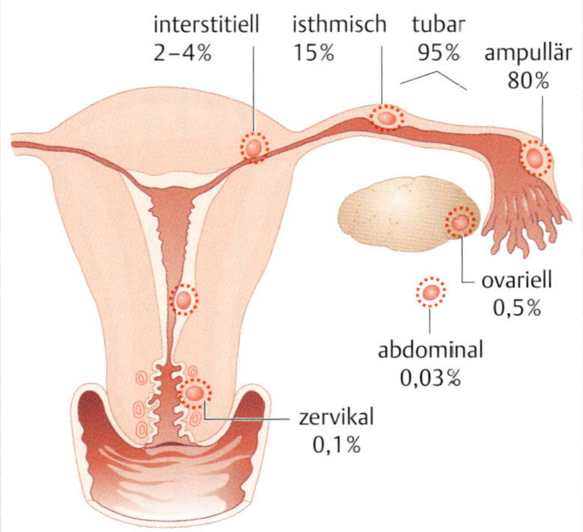

Abb. 18.17 Extrauterine Einnistung. Mögliche Lokalisationen und deren Häufigkeit.

18

Die isthmische und die interstitielle Gravidität verlaufen meist als Tubarrupturen. Die Blastozyste nistet sich auf engem Raum ein. Durch ihr Wachstum bekommt sie schnell Anschluss an mütterliche Gefäße. Die Wand des Eileiters wird praktisch „durchwachsen". Es kann zu Blutungen kommen und bei weiterer Ausdehnung des Eileiters zur Ruptur (▶ Abb. 18.18). Diese ist gekennzeichnet durch einen sehr starken Rupturschmerz und verursacht meist stärkere Blutungen. Es kommt zu einem Schock und einem akuten Abdomen. Die Symptomatik ist akut und lebensbedrohlich.

Pflege

Beobachtung. Aufgrund der Gefahr, dass ein akutes Geschehen jederzeit eintreten kann, sollten die Vitalzeichen engmaschig kontrolliert werden und eine sorgfältige Krankenbeobachtung (Zeichen des akuten Abdomens) stattfinden. Meist werden Patientinnen schnellstmöglich operiert. Wenn dennoch eine Wartezeit entsteht, bleiben die Frauen nüchtern, da immer eine Notoperation erforderlich werden kann.

Eine Extrauteringravidität im ampullären Bereich verläuft typischerweise weniger drastisch, weil hier bessere Möglichkeiten zur Ausdehnung der Blastozyste gegeben sind. Bei dieser Form kommt es häufiger zu einem Tubarabort. Dabei kann es zunächst zu einem Spannungsschmerz kommen, der sich im Rahmen des Wachstums steigert. Es besteht jedoch gemeinhin nicht die Gefahr einer Ruptur (▶ Abb. 18.19).

Definition

Unter einem **Tubarabort** versteht man die Ausstoßung des im Eileiter befindlichen Schwangerschaftsproduktes in die Gebärmutter oder, insbesondere bei einer Ansiedlung im ampullären Bereich des Eileiters, in die Bauchhöhle.

Auch hier sammelt sich Blut in der freien Bauchhöhle an. Jedoch ist die Blutung im Vergleich zu einer Tubarruptur geringer und das Ereignis nicht akut. Trotzdem bestehen Bauchschmerzen und eine (geringere) Abwehrspannung.

Ein weiteres Symptom sind vaginale Blutungen, die entstehen, weil die Extrauterinschwangerschaft nicht genügend Hormone produziert, um die Gebärmutterschleimhaut zu versorgen. Es kommt also zu einer Hormonentzugsblutung ähnlich wie im Zyklus. Meist handelt es sich hierbei um eine Schmierblutung.

Pflege

Beobachtung. Folgende Symptomtrias lässt an eine Extrauterinschwangerschaft denken:

- Unterbauchschmerzen
- vaginale Schmierblutung
- 6–8-wöchige Amenorrhö

Diagnose

Die Diagnose stützt sich auf folgende Punkte:

▶ **Anamnese.** Vor Beginn der Schmerzen liegt meist eine 6–8-wöchige Amenorrhö. Die meisten Patientinnen haben bereits einen Schwangerschaftstest durchgeführt und zeigen Anzeichen der Frühschwangerschaft, wie Spannen in der Brust oder Übelkeit. Des Weiteren wird sich der Arzt nach vorausgegangenen genitalen Entzündungen, Sterilitätsbehandlungen oder Schwangerschaften erkundigen. Wichtig ist auch die Frage nach einem Intrauterinpessar.

Die Extrauteringravidität entspricht im Grundsatz einer normalen Schwangerschaft, d. h., man findet die üblichen Schwangerschaftsveränderungen (z. B. Erhöhung des β-hCG, uterine Veränderungen usw.).

▶ **β-hCG-Test.** Erwartungsgemäß sind die β-hCG-Werte erhöht, jedoch muss man Folgendes in Betracht ziehen: Das β-hCG wird vom Throphoblasten des Keimlings gebil-

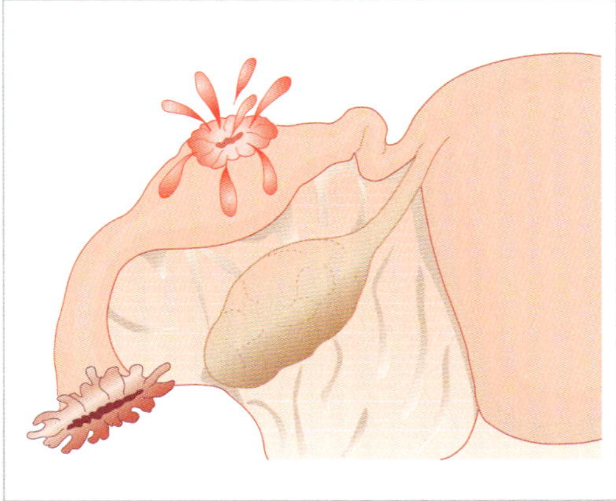

Abb. 18.18 Tubarruptur. Durch die Ausdehnung der Blastozyste kommt es zu einer Ruptur des Eileiters.

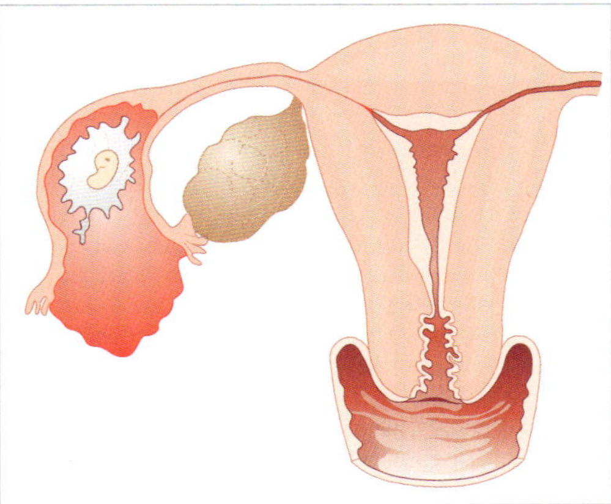

Abb. 18.19 Tubarabort (bei einer ampullären Gravidität).

det. Dieser wiederum hat sich im Rahmen der Extrauteringravidität an einem Ort eingenistet, der keine ausreichende Ernährung gewährleisten kann. Daher werden die Schwangerschaftshormonspiegel geringer ansteigen als bei einer normalen Schwangerschaft. Stirbt der Keim im Rahmen eines Tubarabortes, so sinken die Werte ab.

Merke

M!

Die β-hCG-Werte stellen ein wichtiges diagnostisches Hilfsmittel dar, um zwischen einer intakten und einer gestörten Schwangerschaft unterscheiden zu können. Sie verdoppeln sich in den ersten Schwangerschaftswochen alle 2 Tage, wenn es sich um eine ungestörte Schwangerschaft handelt.

▸ **Gynäkologische Untersuchung und Sonografie.** Die Gebärmutter ist aufgelockert, weist aber nicht die erwartete Größe auf. Bei der bimanuellen Tastuntersuchung kann oft ein verdickter und/oder schmerzhafter Eileiter getastet werden. Befindet sich Blut in der Bauchhöhle, ist eine Abwehrspannung zu registrieren. In der akuten Situation bietet die Patientin die Zeichen eines Blutungsschocks mit erniedrigtem Blutdruck und erhöhter Pulsfrequenz.

Im Ultraschall zeigt sich das Endometrium schwangerschaftsgemäß umgewandelt, aber die Gebärmutterhöhle ist leer. Es lassen sich keine fetalen Strukturen im Uterus nachweisen. Mittels Ultraschall wird freie Flüssigkeit im Douglas-Raum nachgewiesen.

Merke

M!

Bereits 6 Wochen nach der letzten Regel lassen sich bei einer normalen Schwangerschaft fetale Strukturen im Ultraschall nachweisen. Fehlen diese und liegt zusätzlich noch freie Flüssigkeit im Bauchraum vor, ist die Diagnose einer Bauchhöhlenschwangerschaft sehr wahrscheinlich.

Therapie

Die Therapie richtet sich natürlich nach den klinischen Beschwerden, die bei der Patientin vorliegen. Ziel ist es, die Schwangerschaft zu beenden, bevor es zu einer Tubarruptur kommt. Dazu wird meist eine Laparoskopie durchgeführt.

▸ **Tubenerhaltendes Vorgehen.** Bei Frauen mit Kinderwunsch bemüht man sich um ein tubenerhaltendes Vorgehen. Die Tube wird aufgeschnitten und das Schwangerschaftsprodukt entfernt. Gleichzeitig sucht man im Rahmen der Spiegelung nach Ursachen für die Eileiterschwangerschaft, wie z. B. Verwachsungen. Die Bauchhöhle wird sehr gründlich gespült, weil zurückbleibendes Blut zu neuerlichen Verwachsungen führt. Dieses konservative Vorgehen erhöht jedoch die Gefahr einer zukünftigen Extrauteringravidität, weil Narben am Eileiter zurückbleiben.

▸ **Entfernung des Eileiters.** Bei abgeschlossener Familienplanung oder schwerwiegendem, fortgeschrittenem Verlauf mit entsprechenden Komplikationen kann eine Entfernung des Eileiters erforderlich sein. Auch dies ist i. d. R. laparoskopisch möglich. Besteht ein unklares Bild oder liegt ein Schock vor, wird man sich zu einem primären Bauchschnitt entschließen (▸ Abb. 18.21, ▸ Abb. 18.22).

▸ **Pharmakologische Therapie.** Zusätzlich besteht die Möglichkeit der pharmakologischen Therapie. Die Medikamente werden lokal angewendet, indem sie intraoperativ in den Trophoblasten injiziert werden. Zur Ver-

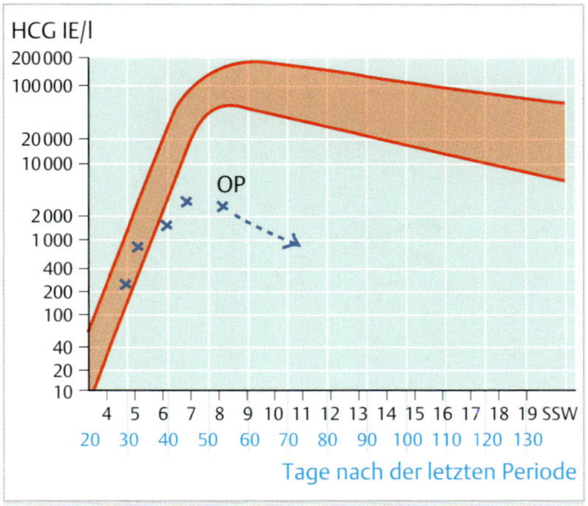

Abb. 18.20 hCG-Verlauf. Der typische hCG-Verlauf bei einer Extrauteringravidität (blaue Markierungen). Die orange Fläche zeigt den normalen Verlauf.

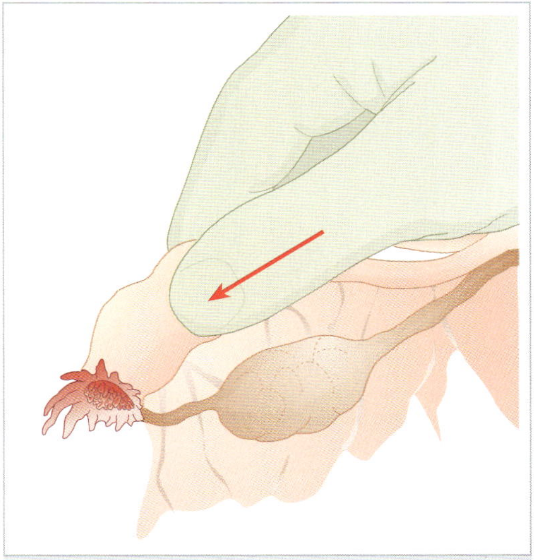

Abb. 18.21 Tubarabort. Hier kann das Schwangerschaftsprodukt aus der Tube herausgemolken werden.

18

fügung stehen hochkonzentrierte Glukoselösungen, Prostaglandine oder Chemotherapeutika (v.a. Methotrexat). Das hat den Vorteil, dass die Tube nicht durch einen Schnitt verletzt wird. Das Schwangerschaftsprodukt wird nach dem Absterben vom Körper aufgenommen.

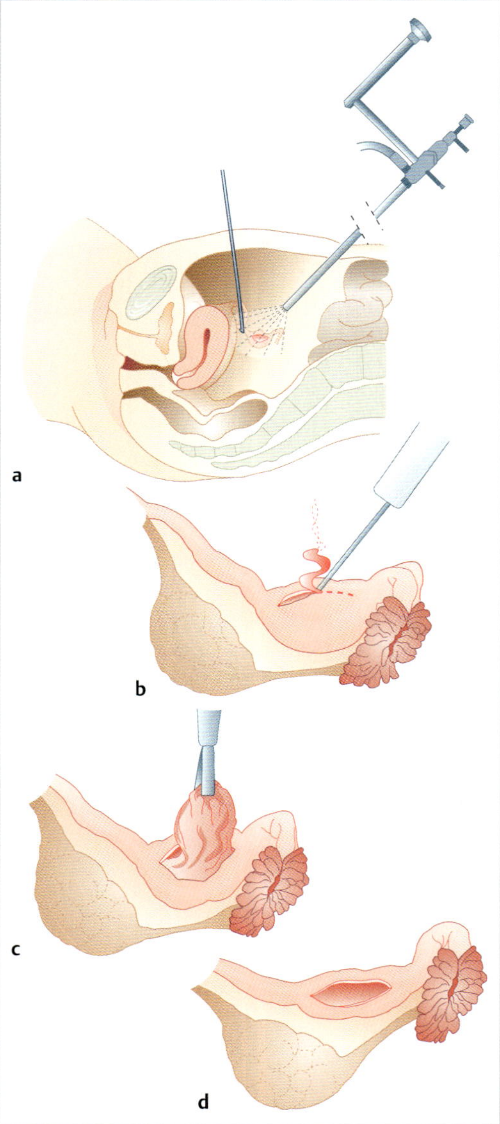

Abb. 18.22 **Laparoskopische Operation.** **a** Extrauteringravidität. **b** Die verdickte Tube wird aufgeschnitten. **c** Die Eileiterschwangerschaft wird entfernt. **d** Nach der Blutstillung bleibt die Wunde zumeist offen. Sie verschließt sich spontan.

Prognose

Die Häufigkeit einer Extrauteringravidität beträgt etwa 1 auf 100 Entbindungen. Liegt bereits eine Eileiterschwangerschaft vor, besteht ein Wiederholungsrisiko von ca. 10%. Bei 30% der Patientinnen tritt eine normale intrauterine Schwangerschaft auf. Konnte die Tube erhalten werden, steigert sich die Wahrscheinlichkeit einer normalen Schwangerschaft auf bis zu 50%, die Gefahr einer erneuten Tubarschwangerschaft ist jedoch ebenfalls erhöht.

Pflege

Die psychische Situation der Frau darf nicht unterschätzt werden. Weil der Verlust des Kindes im Vordergrund steht, ist die Situation mit einer Fehlgeburt zu vergleichen. Weitere Ängste beziehen sich meist auf die Frage, ob eine erneute „normale" Schwangerschaft möglich ist. Vermitteln Sie ein Gespräch mit dem Stationsarzt und ggf. mit einem Psychologen.

18.2.3 Infektionen in der Schwangerschaft

Kommt es in der Schwangerschaft zu einer Infektion, so kann das sehr unterschiedliche Auswirkungen auf das Kind haben. Grundsätzlich sind Infektionen für das Kind dann bedrohlicher, wenn die Mutter sie in der Schwangerschaft zum ersten Mal durchmacht.

Definition

Bei der Weitergabe einer Infektion von der Mutter auf ihr Kind spricht man von **Transmission**. Dabei ist zu unterscheiden, ob die Übertragung intrauterin, unter der Geburt oder beim Stillen erfolgt.

Von besonderer Bedeutung für das Ausmaß der Schädigung ist der Zeitpunkt der Ansteckung, da der Fetus unterschiedlich empfindlich reagiert. So ist z.B. eine Rötelninfektion v.a. in der Frühschwangerschaft gefährlich, eine Windpockeninfektion dagegen erst um den Entbindungstermin.

► **STORCH.** Die häufigsten Infektionen werden unter dem Begriff „STORCH" zusammengefasst, man versteht darunter:
- **S**yphilis
- **T**oxoplasmose
- **O**thers (u.a. Listerien, Windpocken, Ringelröteln, Staphylokokken, Gonokokken)
- **R**öteln
- **C**ytomegalie (CMV)
- HIV, **H**epatitis und **H**erpes simplex

Außerdem können Infektionen der Scheide, der Zervix und der ableitenden Harnwege die Schwangerschaft durch eine Frühgeburt oder einen vorzeitigen Blasensprung bedrohen. Eine einfache diagnostische Maßnahme als „Frühgeburt-Vermeidungs-Programm" ist die Bestimmung des pH-Wertes in der Scheide mithilfe eines Teststäbchens. Ein pH-Wert von unter 4,5 ist normal und schließt eine schwerere Scheideninfektion mit großer Sicherheit aus. Liegt ein höherer pH-Wert vor, muss eine differenzierte Diagnostik einsetzen. Um das saure Scheidenmilieu zu schützen, werden Vitamin-C-haltige Scheidenzäpfchen gegeben.

Merke M!

Scheiden- oder Zervixentzündungen können durch die veränderte Vaginalflora einen vorzeitigen Blasensprung oder vorzeitige Wehen auslösen.

Im Folgenden werden die einzelnen, in der Schwangerschaft besonders bedeutsamen Erreger und die von ihnen hervorgerufenen Erkrankungen besprochen.

Syphilis

Eine Infektion mit dem Erreger der Syphilis (Lues), Treponema pallidum, ist heute wieder häufiger zu sehen, weshalb der TPHA-Test als Suchttest weiterhin Bestandteil der Mutterschaftsrichtlinien bleibt. Liegt bei der Mutter eine Primärerkrankung vor oder befindet sie sich im zweiten Stadium der Lues, ist mit einer hohen Infektionsrate des Kindes zu rechnen. Die Treponemen gelangen ab dem 5. Schwangerschaftsmonat durch die Plazenta zum Kind und verursachen eine Luesinfektion. Oft versterben diese Kinder intrauterin oder es kommt zu einer Frühgeburt. Lebend geborene Kinder zeigen die Zeichen der angeborenen Lues, die v. a. mit Hauterscheinungen und Fehlbildungen der Knochen und inneren Organe einhergeht.

Diagnostik

Die Diagnose einer Lues wird durch den Erregernachweis im Mikroskop aus den Wunden des Primäraffektes oder den Hautveränderungen im Stadium II gestellt. Beweisend sind die serologischen Tests.

Therapie

Die Therapie der Lues besteht aus der Gabe von Penicillin in hoher Dosis oder – bei entsprechender Unverträglichkeit – von Erythromycin sowohl für die Mutter als auch für das Kind.

Toxoplasmose

Toxoplasma gondii, der Erreger der Toxoplasmose, ist ein Einzeller. Er kommt in rohem Fleisch und in Katzenkot vor. Die Durchseuchung der Frauen in Deutschland beträgt zwischen 30 und 50%. Diese Frauen haben Antikörper gegen Toxoplasma gondii und kein Risiko in der Schwangerschaft. Gefährlich ist eine Toxoplasmose nur, wenn die Erstinfektion der Mutter während der Schwangerschaft stattfindet. Dann kommt es zu einer transplazentaren Infektion des Fetus. Für die Mutter verläuft die Infektion oft unbemerkt mit den Symptomen einer leichten Grippe, eventuell mit einer Lymphknotenschwellung. Die Wahrscheinlichkeit für eine Infektion des Kindes ist abhängig vom Schwangerschaftsalter. Im ersten Drittel liegt die Rate bei unter 20%, im zweiten Drittel bei ca. 45% und im dritten Drittel bei ca. 70%. Die Folgen einer Infektion sind jedoch zu Beginn einer Schwangerschaft schwerwiegender als am Ende. Sie sind sehr unterschiedlich und reichen vom Abort oder intrauterinen Fruchttod bis zur Früh- und Mangelgeburt.

Merke M!

Meistens kommen die Kinder recht unauffällig zur Welt und zeigen erst später Zeichen einer Mangelentwicklung.

Typische Merkmale der angeborenen Toxoplasmose sind:

- geistige und körperliche Mangelentwicklung
- Hydrozephalus
- Entzündung der Retina des Auges
- Verkalkungsherde im Gehirn
- Ikterus mit Vergrößerung von Leber und Milz

Diagnostik

Die Diagnose erfolgt serologisch. Zurzeit gehört die Toxoplasmose-Serologie, mit der festgestellt werden kann, ob eine Frau bereits Antikörper hat, nicht zu den Routineuntersuchungen der Schwangerschaft. Sie werden aber von vielen Frauenärzten durchgeführt. Hat eine Schwangere keinen Schutz, so sollte sie den Kontakt mit Katzen und den Verzehr rohen Fleisches meiden. Eine Kontrolluntersuchung in der Mitte der Schwangerschaft ist dann notwendig.

Therapie

Liegt eine Erstinfektion der Mutter in der Schwangerschaft vor, muss therapiert werden. Bis zur 20. SSW erfolgt die Gabe von Spiramycin, einem Penicillinabkömmling. Danach werden gut wirksame Medikamente eingesetzt, die aus der Malariatherapie bekannt sind (Kombination aus Pyrimethamin und Sulfadiazin zusammen mit Folsäure).

Listeriose

Eine Listeriose wird durch Listeria monocytogenes, ein stäbchenförmiges Bakterium, hervorgerufen. Die Übertragung erfolgt meist durch Schmierinfektion oder über kontaminierte Nahrungsmittel, z. B. Rohmilchkäse, Eier, rohes Fleisch oder Fisch (auch geräucherter Fisch). Listerien können sich auch noch bei Kühlschranktemperaturen vermehren, sodass das Ab- bzw. Durchkochen der Lebensmittel in der Schwangerschaft empfohlen wird. Die Listeriose verläuft normalerweise für den Betroffenen symptomlos. In der Schwangerschaft zeigt sich die Listerieninfektion durch ein grippeähnliches Bild mit Temperaturerhöhung, Muskelschmerzen und einer Halsentzündung. Manchmal kommt ein klopfschmerzhaftes Nierenlager dazu.

Über die Plazenta gelangen die Listerien zum Kind und verteilen sich über den Blutweg in alle Organe. Typischerweise entstehen kleine Granulome (knötchenförmige Geschwülste), v.a. in der Leber, der Milz, den Nebennieren und im Gehirn. Aber auch Rachenhinterwand und Haut können betroffen sein.

Die Listeriose kann, wenn sie noch intrauterin erworben ist, Tot- oder Frühgeburten auslösen. Häufig wird Fieber unter der Geburt beobachtet. Infiziert sich das Kind während der Geburt oder danach, kann eine Hirnhautentzündung auftreten.

Diagnostik und Therapie

Die Diagnose wird durch Erregernachweis aus Blut, Urin, Liquor oder Abstrichen gestellt. Zur Therapie wird Ampizillin eingesetzt.

Windpocken (Varizellen)

Das Windpockenvirus gehört zu der Familie der Herpesviren und kann die beiden Krankheitsbilder Varizellen und Herpes zoster auslösen. Die Windpocken sind gekennzeichnet durch einen typischen Hautausschlag. Die Ansteckungsgefahr ist sehr hoch und so liegt die Durchseuchung der Bevölkerung bereits im Alter von 10 Jahren bei ca. 90%. Ansteckungsgefahr besteht bis zum Abheilen der letzten Bläschen. Die Viren verbleiben nach einer Infektion in den Spinalganglien (Knotenpunkte im Bereich des Rückenmarks). Sie können durch verschiedene Anlässe heraus reaktiviert werden und führen dann zu einer sog. Gürtelrose, dem Herpes zoster.

Merke M!

In der Schwangerschaft ist nur die Erstinfektion mit Windpocken gefährlich. Der Zoster hat keine Auswirkungen auf das Kind, da hier die Viren nicht in die Blutbahn eindringen, sondern sich entlang der Nerven bewegen.

Kommt es zu einer Windpockeninfektion in den ersten beiden Dritteln der Schwangerschaft, besteht ein geringes Risiko (<2%) für das kongenitale (= angeborene) Varizellensyndrom. Die Kinder zeigen Missbildungen der Gliedmaßen und Hautveränderungen (feine weiße Narbenstreifen). Ein geringes Geburtsgewicht oder geistige Entwicklungsstörungen können ebenfalls resultieren.

Gefürchtet ist eine Windpockeninfektion um den Geburtstermin. Hier kommt es darauf an, ob das Kind noch intrauterin von der einsetzenden Antikörperbildung der Mutter profitieren kann oder nicht. Erfolgt die Infektion 3 Wochen bis 5 Tage vor der Geburt, erkrankt das Kind zwar mit einer Wahrscheinlichkeit von 25% an den neonatalen Varizellen, es verfügt aber auch bereits über Antikörper von der Mutter, sodass das Krankheitsbild harmlos verläuft.

Merke M!

Wenn die Infektion weniger als 5 Tage vor der Entbindung erfolgt, so liegt die Sterblichkeit der Säuglinge bei 30%. Es kommt zu einer Sepsis mit Meningitis.

Diagnostik

Die Hauterscheinungen sind typisch, meist erinnert sich die Schwangere an einen Windpockenkontakt. Hat die Schwangere bereits früher Windpocken gehabt, so hat sie Antikörper und es besteht keine Gefahr für das Kind (die Mutter ist seropositiv).

Therapie

Für seronegative Schwangere steht ein Hyperimmunglobulin zur Verfügung. Darin sind Antikörper gegen Windpocken enthalten. Das Präparat ist sehr teuer und wird daher erst nach Bestimmung der Antikörper eingesetzt. Es muss jedoch bis zu 72 Stunden nach dem Windpockenkontakt verabreicht werden. Auch dem Neugeborenen gibt man diese Antikörper im Sinne einer passiven Immunisierung. Außerdem wird das Kind mit Aciclovir hoch dosiert behandelt.

Prophylaxe

Frauen, die keine Antikörper haben und in Risikobereichen wie in Kindergärten oder im Krankenhaus arbeiten, sollten vor einer geplanten Schwangerschaft geimpft werden.

Ringelröteln

Die Ringelröteln werden durch das Parvovirus B19 hervorgerufen. Typisch ist ein 3 Tage andauerndes Fieber mit kurzzeitigem Auftreten eines girlandenförmigen Exanthems. Dieses bleibt oft unbemerkt, sodass die Diagnosestellung recht schwierig sein kann. Grippeähnliche Symptome, Gelenkschwellungen und Schmerzen gehören ebenfalls zum Krankheitsbild.

Merke M!

Eine Ringelröteninfektion in der Schwangerschaft kann zu einer ausgeprägten Anämie des Fetus führen. Das Kind reagiert mit der Ausbildung eines generalisierten Ödems, dem Hydrops fetalis.

Diagnostik

Die Diagnose wird serologisch gestellt. Existiert der Verdacht einer Ringelröteninfektion, wird der Fetus durch engmaschige Ultraschalluntersuchungen überwacht, um Ödembildungen als Zeichen der Anämie rechtzeitig zu entdecken.

Therapie

Zeigen sich im Ultraschall Ödemzeichen, wie z. B. Aszites oder Wasseransammlungen im Herzbeutel, erfolgt eine Nabelschnurpunktion mit sofortiger Hb-Bestimmung und ggf. die intrauterine Bluttransfusion. Mit diesem Verfahren werden gute Erfolge erzielt.

> **Merke**
>
> Bei einer Anämie des Fetus wird heute direkt über die Nabelschnur intrauterin Blut transfundiert.

Streptokokken der Gruppe B

Streptokokken werden in verschiedene Gruppen unterteilt. Die für das Neugeborene gefährlichen Streptokokken gehören zur B-Gruppe, den β-hämolysierenden Streptokokken.

> **Wissen**
>
> In der Kultur wachsen die Bakterien auf bluthaltigen Platten. Manche können Blutkörperchen auflösen, man spricht auch von hämolysieren. Diese unterschiedlichen Eigenschaften der Bakterien helfen, die einzelnen Gruppen zu unterscheiden.

In der Vaginalflora sind diese Keime bei bis zu 30 % der Frauen verbreitet. Die Betroffenen bemerken die Besiedlung meist nicht. Der pH-Wert ist jedoch häufig in den alkalischen Bereich verschoben. Beim Neugeborenen sind Streptokokken die häufigste Ursache für eine Sepsis und Meningitis. Man unterscheidet eine Frühform (early onset) von einer Spätform (late onset). In ▸ Tab. 18.2 sind die unterschiedlichen Formen erklärt.

Diagnostik

Der Erreger wird mittels Vaginalabstrich gewonnen und angezüchtet. Beim Kind entnimmt man unterschiedliche Abstriche Mund- und Rachenraum sowie Hautfalten.

Therapie

Da die Keime nach Beendigung einer antibiotischen Therapie recht schnell wiederauftreten, ist es nicht sinnvoll, alle Schwangeren medikamentös behandeln zu wollen. Bestehen jedoch Risikofaktoren, sollte eine antibiotische Therapie mit Ampizillin erfolgen. Zu den Risikofaktoren zählen:

- ein Blasensprung, der länger als 18 Stunden zurückliegt
- mütterliches Fieber unter der Geburt
- drohende Frühgeburt
- vorzeitige Wehen
- eine vorangegangene Geburt eines Kindes mit Streptokokkensepsis

Gonokokken

Die Gefahr der Gonokokkeninfektion in der Schwangerschaft besteht besonders unter der Geburt bei Passage der Geburtswege. Beim Kind kommt es zu der gefährlichen eitrigen Bindehautentzündung (Gonoblennorrhö), die zum Verlust der Sehkraft führen kann. Aus diesem Grunde wurde die *Credé-Prophylaxe* gesetzlich eingeführt. Jedem Kind wurde nach der Geburt Silbernitratlösung in die Bindehautsäcke eingeträufelt, um eventuell vorhandene Keime abzutöten. Inzwischen ist diese Vorsorge nicht mehr Vorschrift und wird unterschiedlich gehandhabt. Eine Gonorrhö wird auch in der Schwangerschaft antibiotisch behandelt.

Pilzinfektionen

Pilzinfektionen der Scheide sind in der Schwangerschaft häufig. Sie stellen kein wesentliches Problem dar, wenn auch die Hälfte der Kinder, deren Mütter unter der Geburt einen Pilzbefall hatten, einen Mundsoor entwickeln. Therapeutisch wird bei der Mutter Clotrimazol lokal angewendet, beim Kind Nystatin.

Röteln

Die Röteln werden durch das Rötelnvirus hervorgerufen, das über Tröpfcheninfektion oder durch die Plazenta übertragen wird. 90 % der Frauen in Deutschland haben

Tab. 18.2 Formen der Streptokokkeninfektion der Gruppe B.

	Frühform (early onset)	Spätform (late onset)
Erkrankungsbeginn	< 1 Woche post partum	> 1 Woche post partum
Auswirkungen	• Sepsis • Meningitis • Pneumonie	• Meningitis • neurologische Spätfolgen
Letalität	5–20 %	2–6 %
Risikofaktoren	• Frühgeburt • hohe Keimmenge und niedriger Antikörpertiter der Mutter • vorzeitiger Blasensprung • lange Geburtsdauer • mütterliches Fieber unter der Geburt	• niedriger Antikörpertiter der Mutter

Antikörper gegen das Rötelnvirus und sind somit vor einer Erstinfektion in der Schwangerschaft geschützt. Kommt es jedoch bei einer seronegativen Schwangeren zu einer Rötelninfektion, kann sich eine Rötelnembryopathie (auch Gregg-Syndrom genannt) ausbilden. Dabei ist es von besonderer Bedeutung, zu welchem Zeitpunkt in der Schwangerschaft die Infektion erfolgt (► Abb. 18.23).

Merke

Je früher die Infektion mit dem Virus stattfindet, desto fataler sind die Auswirkungen auf die Schwangerschaft.

Bis zur 17. SSW rechnet man mit bis zu 30 % geschädigten Kindern; danach ist die intrauterine Infektion für das Kind ungefährlich. Es treten folgende Störungen auf:

- Katarakt (Trübung der Hornhaut der Augen)
- Innenohrschädigung mit der Folge einer Schwerhörigkeit bis hin zur Taubheit
- Herzfehler
- ggf. körperliche und geistige Minderentwicklung

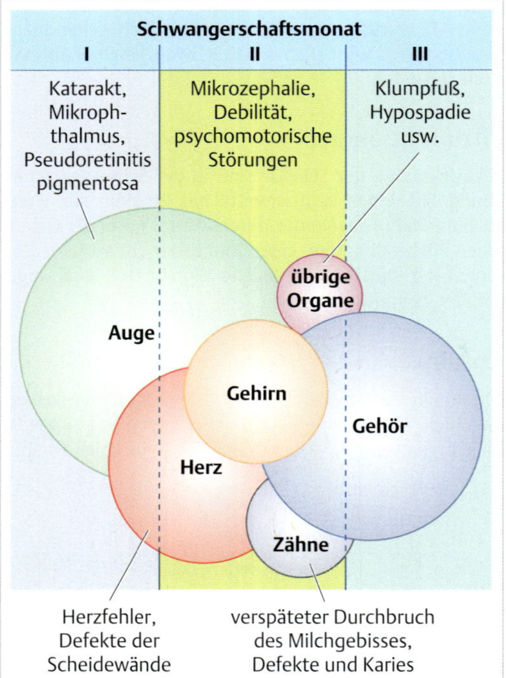

Abb. 18.23 Röteln. Dieses Schema zeigt die unterschiedlichen Störungen bei Infektionen mit Röteln für die ersten 3 Schwangerschaftsmonate. Die Größe ist proportional zur Häufigkeit (nach Leiber, 1990).

Diagnostik

In den Mutterschaftsrichtlinien ist festgelegt, dass bei der Feststellung einer Schwangerschaft ein Bluttest auf Rötelnantikörper durchgeführt werden muss.

Ist der Bluttest bei der Schwangeren negativ, wird er in der 16.–17. SSW wiederholt, um eine zwischenzeitige unbemerkte Infektion auszuschließen.

Merke

Bei einer Infektion bis zur 17. SSW ist die Indikation zum Schwangerschaftsabbruch wegen einer hohen Schädigungsrate des Kindes gegeben.

Therapie

Eine echte Therapie gibt es nicht. Es besteht jedoch die Möglichkeit, Rötelnimmunglobuline zu verabreichen, wenn es zu einer Infektion gekommen ist oder Rötelnkontakt bestand. Deren Wirkung ist aber umstritten und nicht sicher.

Prophylaxe

Jedes seronegative Mädchen sollte mit Beginn der Schulzeit gegen Röteln geimpft sein. Vor Eintritt der Pubertät wird diese Impfung aufgefrischt. Wenn eine Schwangerschaft geplant ist, kontrolliert man den Impferfolg und kann evtl. nochmals auffrischen. Das Impfvirus ist abgeschwächt, es handelt sich aber dennoch um eine Lebendimpfung, deshalb soll auf keinen Fall in der Schwangerschaft geimpft werden. Auch ist eine sichere Kontrazeption für 8 Wochen nach der Impfung anzustreben.

Zytomegalie

Die Zytomegalie (oder Cytomegalie = CM) ist eine bei der Mutter meist unbemerkt verlaufende Infektion, die durch Viren aus der Gruppe der Herpesviren übertragen wird. Genau wie diese verbleiben auch Zytomegalieviren nach der Erstinfektion im Körper (in den Nieren und in weißen Blutkörperchen). Es kann daher zu einer wiederkehrenden Infektion kommen. Die Ansteckung erfolgt über Sexualkontakte, Speichel, Blut, Urin und Muttermilch. Etwa die Hälfte aller Frauen in Deutschland haben Antikörper gegen CMV.

Wenn die Erstinfektion in der Schwangerschaft erfolgt oder es zu einer Reaktivierung einer vorhandenen CMV-Infektion kommt, ist das Kind gefährdet. Dann kann es zu schweren Schädigungen mit geistiger und körperlicher Minderentwicklung, Schäden des Gehörs und der Leber sowie zu Einblutungen als Folge einer Verminderung der Thrombozyten kommen.

Diagnostik

Es werden die Antikörper der Mutter bestimmt. Wenn IgG-Antikörper vorhanden sind, liegt die Erstinfektion schon länger zurück, das Kind ist nicht gefährdet. Nur wenn IgM-Antikörper nachweisbar sind, liegt eine frische

Infektion vor. In diesen Fällen sollte ein Schwangerschaftsabbruch mit der Patientin diskutiert werden.

Therapie

Eine Therapie ist mittels Antikörpern möglich, wenn die Serologie der Mutter eine Infektion anzeigt.

HIV (AIDS)

Bei HIV-positiven Müttern muss man in 10–50% der Fälle mit einer Transmission auf das Kind rechnen. Eine Ansteckung ist bereits über die Plazenta möglich. Häufiger ist jedoch die Infektion über den Geburtsweg und das Stillen. Um die Rate möglichst gering zu halten, wird vielfach ein Kaiserschnitt durchgeführt und den Frauen vom Stillen abgeraten. Außerdem werden die Schwangeren und die Neugeborenen mit Zidovudin (Retrovir) behandelt.

Hepatitis

Bei den Leberentzündungen müssen die durch verschiedene Erreger hervorgerufenen, sehr unterschiedlichen Formen getrennt betrachtet werden.

▶ **Hepatitis A.** Diese Hepatitisform wird über eine Schmierinfektion oder infizierte Lebensmittel durch das Hepatitis-A-Virus hervorgerufen. Diese Erkrankung führt nicht zu einer Schädigung des Kindes.

▶ **Hepatitis B.** Das Hepatitis-B-Virus wird über Sexualkontakte oder Blutprodukte übertragen und löst die schwerer verlaufende Hepatitis B aus. Beim Erwachsenen kommt es in 10% der Fälle zu chronischen Verläufen, die langfristige Folgen haben. Diese Rate liegt beim Neugeborenen bei 90%.

Die Infektion des Kindes mit Hepatitisviren erfolgt normalerweise unter der Geburt oder über das Stillen.

Diagnostik

Das Hepatitisvirus besteht aus mehreren Teilen (Antigenen), gegen die der Mensch Antikörper bildet. Diese Antikörperbildung spricht für eine ausgeheilte Hepatitis. Lassen sich jedoch Virusbestandteile im Blut der Schwangeren feststellen, muss von einer Ansteckungsgefahr ausgegangen werden. Das wichtigste Virusteil heißt HBsAg (Hepatitis B surface Antigen). Nach den Mutterschaftsrichtlinien wird jede Schwangere nach der 32. SSW auf das Vorhandensein dieses Antigens getestet. 1–5% aller Schwangeren sind HBsAg-positiv.

> **Merke**
>
> Die Kinder der HBsAg-positiven Frauen werden sofort nach der Geburt passiv und aktiv gegen Hepatitis B geimpft. Sie erhalten Immunglobuline gegen das Virus sowie den aktiven Hepatitis-B-Impfstoff. Danach ist ein Stillen des Kindes möglich.

Für die früher als Non-A-non-B-Hepatitis bezeichneten Formen sind unterschiedliche Hepatitisviren verantwortlich. Relativ häufig begegnet man Frauen mit einer chronischen Hepatitis C. Dieser Virus wird wohl ebenfalls nicht intrauterin übertragen. Über die Häufigkeit einer Übertragung durch Stillen besteht noch Unklarheit, sodass vielerorts sicherheitshalber zum Abstillen geraten wird. Eine Impfung steht nicht zur Verfügung.

> **Pflege**
>
> **Hygiene.** HIV und Hepatitis werden auf gleichem Wege übertragen. Für das Personal gelten im Umgang mit infizierten Schwangeren folgende Vorsichtsmaßnahmen:
>
> - Bei Kontakt mit Ausscheidungen und Sekreten (z. B. beim Waschen, Verbandwechsel) immer Latexhandschuhe tragen. Handschuhe aus anderem Material bieten nicht immer einen ausreichenden Schutz.
> - Material, das mit infektiösen Körperflüssigkeiten in Berührung gekommen ist (z. B. Vorlagen oder Tampons), ist als Sondermüll zu entsorgen. Dazu stehen speziell gekennzeichnete Abwurfbehälter zur Verfügung. Diese sind mit der Aufschrift „infektiös" zu kennzeichnen.
> - Gebrauchte Kanülen sofort entsorgen, nicht in die Schutzhülle zurückstecken.
> - Hände häufig desinfizieren und regelmäßig eincremen, da auch über Hautrisse Erreger eindringen können.
> - An der Betreuung beteiligtes Klinikpersonal über die Infektionsgefahr informieren.
> - Normale alltägliche Kontakte stellen keine Gefahr dar.

Herpes simplex

Man unterscheidet 2 Typen der Herpes-simplex-Viren:

- Typ 1 verursacht den *Herpes labialis.*
- Typ 2 verursacht den *Herpes genitalis.*

Wenn es unter der Geburt zu einer Infektion des Neugeborenen gekommen ist, spricht man von einem *Herpes neonatorum.*

Die Erstinfektion der Mutter ist mit einer sehr schmerzhaften Bläschenbildung am äußeren Genitale verbunden. Die Viren können in den Nervenzellen überleben und zu Reinfektionen führen. Für das Kind liegt die Gefahr einer Infektion unter der Geburt bei bis zu 50% (▶ Abb. 18.24).

Es kommt zu einer Herpessepsis mit Befall des Gehirns und innerer Organe. Diese verläuft oft tödlich oder hinterlässt schwere Schäden.

Diagnostik

Die Erscheinungen des Genitales sind typisch, außerdem können Herpesviren direkt nachgewiesen werden. Die Bluttests spielen eine untergeordnete Rolle.

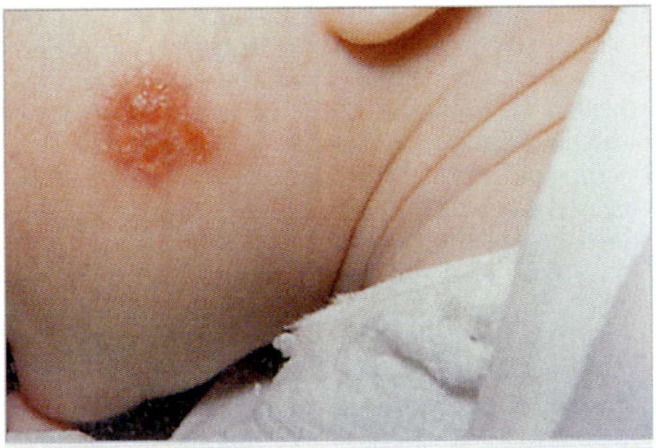

Abb. 18.24 Herpes simplex. Herpesinfektion bei einem Neugeborenen.

Therapie

Zur Vermeidung der neonatalen Herpesinfektion wird bei Frauen, die zum Geburtstermin eine frische Herpesinfektion aufweisen, eine primäre Sectio durchgeführt, d. h. einen Kaiserschnitt vor Einsetzen der Wehentätigkeit. Außerdem erhalten die Säuglinge Aciclovir.

> **Merke**
>
> Informieren Sie die Mutter, dass betreuende Personen mit Herpes labiales den direkten Kontakt zum Neugeborenen meiden müssen. Es muss ein Mundschutz getragen werden.

Chlamydien

In den Mutterschaftsrichtlinien wird gefordert, dass bei Feststellung der Schwangerschaft ein Urintest auf Chlamydien durchgeführt wird. Chlamydien sind intrazelluläre Bakterien, die eine Zervizitis verursachen. Sie werden bei ca. 1 % der Schwangeren gefunden. Chlamydien können einen Abort oder eine Frühgeburt auslösen und begünstigen eine postpartuale Endometritis.

18.2.4 Erkrankungen in der Schwangerschaft

Krankheiten kommen natürlich auch in der Schwangerschaft vor. Bestehen bereits chronische Leiden, so verändern sie sich meistens durch die Gravidität bzw. beeinflussen sich gegenseitig. Bei immunologischen Erkrankungen, wie z. B. Lupus erythematodes, verbessert sich das klinische Bild, eine dialysepflichtige Patientin oder eine Herzkrankheit verschlechtert sich eher durch die Schwangerschaft. Einige Krankheiten sind in Bezug auf die Gravidität besonders erwähnenswert und werden im Folgenden dargestellt. Auch bei der Diagnostik und Therapie gibt es durch die Schwangerschaft Einschränkungen, da z. B. radioaktive Substanzen nicht verwendet werden dürfen.

> **Merke**
>
> Auf Röntgenaufnahmen sollte während der Schwangerschaft auch verzichtet werden. Lediglich im Falle einer lebensbedrohlichen Erkrankung kann man unter Blei-Abschirmung des Bauches röntgen.

Endokrine Erkrankungen

Diabetes mellitus Typ I

> **Definition**
>
> Unter **Diabetes mellitus** versteht man eine Störung in der Glukoseverwertung, die zu Hyperglykämien führt. Es werden verschiedene Formen unterschieden. Beim **Diabetes mellitus Typ I** kommt es durch eine Zerstörung der insulinproduzierenden Zellen in der Bauchspeicheldrüse zu einem Insulinmangel. Er wird auch juveniler Diabetes genannt.

Früher waren Diabetikerinnen in der Regel – bedingt durch eine schlechte Blutzuckereinstellung – unfruchtbar. Die guten Therapieerfolge haben die Schwangerschaftsraten jedoch auf ein normales Maß angehoben, sodass der vorbestehende Diabetes die häufigste endokrine Erkrankung in der Schwangerschaft darstellt. Hiervon abzugrenzen ist der Gestationsdiabetes.

Gestationsdiabetes

> **Definition**
>
> Der **Gestationsdiabetes** (Schwangerschaftsdiabetes) wird sowohl durch eine Insulinresistenz als auch durch eine verminderte Insulinproduktion hervorgerufen. Diese Stoffwechselstörung bleibt i. d. R. auf die Zeit der Schwangerschaft begrenzt.

Ursachen

Die von der Plazenta gebildeten Hormone wirken dem Insulin entgegen und führen zu einer Abnahme der Glukosetoleranz. Das ist für das Kind deshalb sinnvoll, weil so immer ein genügend hoher mütterlicher Blutzuckerspiegel für seine Versorgung zur Verfügung steht. Die Insulinresistenz, d. h. die schlechtere Wirksamkeit des Insulins, ist familiär bedingt und kann durch ein Übergewicht zusätzlich verstärkt werden.

> **Merke**
>
> Kann der erhöhte Insulinbedarf nicht ausgeglichen werden, kommt es zu einem Gestationsdiabetes. Dies erfolgt häufig erst nach der 24. Schwangerschaftswoche.

Nicht alle Patientinnen sind gleich häufig betroffen. Zur Risikogruppe für einen Gestationsdiabetes zählen:
- familiäre Belastung
- eigenes Geburtsgewicht > 4000 g
- vorausgegangene Schwangerschaften mit Kindern > 4000 g
- Adipositas (> 20 % Übergewicht)

Besonders deutlich zeigt sich eine familiäre Belastung, deren Ursache man noch nicht kennt.

Bekannt ist, dass viele Gestationsdiabetikerinnen im Alter einen Insulinmangeldiabetes entwickeln, auch wenn die Zuckerwerte nach der Schwangerschaft völlig unauffällig werden. Diese Patientinnen sollten weitere Risiken, wie Adipositas, Diätfehler und Bewegungsmangel, meiden.

Symptome

Die Patientinnen weisen oft einen normalen Nüchternzucker auf. Erst die Werte nach dem Essen sind pathologisch. Klassische Merkmale, wie Durst und übermäßige Urinproduktion, fehlen.

> **Merke**
>
> Der Gestationsdiabetes wird von der Mutter typischerweise nicht bemerkt. Trotzdem bestehen zahlreiche Risiken für Mutter und Kind.

▸ **Gefahren für die Mutter.** Sie trägt u. a. ein erhöhtes Risiko für:
- Stoffwechselentgleisungen, wie Hypo- oder Hyperglykämien, weil sich der Insulinbedarf im Verlauf der Schwangerschaft stark ändert
- Infektionen (v. a. für Harnwegsinfekte)
- eine Gestose sowie für
- geburtshilfliche Komplikationen, bedingt durch die Übergröße (Makrosomie) des Kindes

▸ **Gefahren für das Kind.** Das Kind ist gefährdet für folgende Erkrankungen:
- diabetische Embryopathie
- diabetische Fetopathie
- Plazentainsuffizienz (▸ S. 235)
- Polyhydramnion (▸ S. 241)

Unter der *diabetischen Embryopathie* wird die durch den Diabetes bedingte erhöhte Missbildungsrate verstanden. Es kommt im Vergleich zu gesunden Schwangeren häufiger zu Neuralrohrverschlussstörungen, Herzfehlern oder einem Syndrom, bei dem die untere Körperhälfte unterentwickelt ist. Auch ist die Abortrate bei der diabetischen Schwangeren erhöht. Ist der Blutzucker bereits vor der Befruchtung gut eingestellt, lassen sich die Fehlbildungsraten senken, so dass man annimmt, die Stoffwechselunregelmäßigkeiten sind für die Fehlbildungen verantwortlich.

Die *diabetische Fetopathie* bezeichnet die kindliche Makrosomie (Gewicht über 4 500 g). Es handelt sich hierbei um eine Mastfettsucht. Das kindliche Pankreas versucht durch vermehrte Produktion von Insulin den erhöhten Blutzuckerspiegel auszugleichen. Dabei wird mehr Fett eingelagert. Nach der Geburt kommt es dann zu überschießenden Reaktionen mit Hypoglykämien. Obwohl die Kinder übergewichtig sind, ist die Ausreifung ihrer Organe zurückgeblieben. Es kommt häufiger zu einem Atemnotsyndrom, weil die Lungenreifung verzögert ist.

Wenn bei der Mutter bereits ein Gefäßschaden vorliegt, kann sich eine *Plazentainsuffizienz* durch die schlechtere Durchblutung ausbilden. Das vermehrte Fruchtwasser kommt durch die gesteigerte Urinproduktion des Kindes zustande.

> **Merke**
>
> Das Kind einer Diabetikerin ist vielfältigen Belastungen unterworfen:
> - Die Fehlbildungsrate ist erhöht.
> - Durch die Makrosomie ist die Geburt risikoreicher.
> - Das Polyhydramnion verursacht vorzeitige Wehen und oft sogar eine Frühgeburt.
> - Nach der Geburt leidet das Kind an Hypoglykämien und an seiner Unreife.

Die genannten Folgen, die letztlich aus einer unzureichenden Blutzuckereinstellung resultieren, sind durch eine gute Einstellung des Zuckers zu vermeiden.

Diagnostik

Der Verdacht auf einen Diabetes wird durch Zuckerausscheidung im Urin festgestellt. Nach den aktuellen Richtlinien wird die Durchführung eines Blutzucker-Screening-Tests bei jeder Schwangeren empfohlen und bezahlt. Dazu trinkt die Schwangere 50 g Glukoselösung. Nach einer Stunde sollte der Blutzucker unter 120 mg/dl im venösen Blut liegen. Der Test kann jederzeit durchgeführt werden, unabhängig wie lange die letzte Mahlzeit zurückliegt. Glukosetagesprofile allein reichen für die Diagnose eines Gestationsdiabetes nicht aus. Ein standardisierter Glukosebelastungstest (OGTT = oraler Glukose-Toleranz-Test) festigt die Diagnose.

Die alleinige Bestimmung des glykierten Hämoglobins (HbA1c)genügt nicht zum Ausschluss eines Gestationsdiabetes. Als Verlaufskontrolle zur Überprüfung einer guten Blutzuckereinstellung ist es jedoch sehr wohl geeignet.

Überwachung des Kindes

Wegen der erhöhten Fehlbildungsrate wird in der Frühschwangerschaft besonders sorgfältig auf Auffälligkeiten geachtet. Im weiteren Schwangerschaftsverlauf stehen mit Doppler-Sonografie und Ultraschall gute Möglichkeiten der fetalen Überwachung zur Verfügung. Anzeichen einer Unterversorgung, einer fetalen Makrosomie oder einer Vermehrung des Fruchtwassers führen zu einer stationären Einweisung der Patientin und einer Intensivierung der Insulintherapie.

Therapie

Zunächst erfolgt die diätetische Einstellung. Sollten hierdurch keine verbesserten Werte vorliegen, ist eine Insulintherapie notwendig. Die Überwachung der Blutzuckerwerte wird in der Schwangerschaft nach den gleichen Richtlinien wie bei einem vorbestehenden Diabetes vorgenommen.

Pflege

Diabetesberatung. Bei der Einstellung ist der unterschiedliche Bedarf während der Schwangerschaft zu beachten. Die Patientinnen erhalten einen Pen und erlernen die Blutzuckereinstellung selbst. Eine sorgfältige Aufklärung und Schulung der betroffenen Schwangeren ist notwendig.

Besonders unter der Geburt erfolgt eine sorgsame Kontrolle des Blutzuckerspiegels, um Unterzuckerungen zu vermeiden.

Merke

Orale Antidiabetika sind in der Schwangerschaft absolut kontraindiziert, weil sie teratogen, d. h. Fehlbildungen auslösend wirken und anhaltende Unterzuckerungen beim Kind verursachen.

► **Entbindung.** Prinzipiell können schwangere Diabetikerinnen normal entbinden. Ist jedoch das Kind sehr groß, steigt das Risiko einer Schulterdystokie. Dann sollte die Indikation für eine Schnittentbindung großzügig gestellt werden.

Schilddrüse

Schilddrüsenerkrankungen sind relativ häufig. Sie führen zu Problemen, überhaupt schwanger zu werden, und gehen ebenfalls mit einer erhöhten Abortrate einher.

Merke

Grundsätzlich sollen Patientinnen Schilddrüsenhormone, die sie vor der Schwangerschaft genommen haben, nicht absetzen, sondern in angepasster Dosis weiterhin einnehmen.

Die Jodid-Prophylaxe mit 200 µg täglich wird empfohlen. Schilddrüsenhemmstoffe können beim Kind eine Schilddrüsenunterfunktion auslösen. Hier sind Einstellungsüberprüfungen bezüglich dieser Medikamente besonders wichtig.

Herz- und Kreislauferkrankungen

Hypotonie

Definition

Liegt der systolische Druck < 110 mmHg, spricht man von einer **Hypotonie.**

Mit einer Hypotonie gehen Schwindel, Ohrensausen, Herzklopfen und Müdigkeit einher. Orthostatische Fehlregulationen mit einem Blutdruckabfall beim Übergang vom Liegen zum Stehen sind möglich. Bei den betroffenen Frauen besteht die Gefahr, dass der Druck für eine ausreichende Plazentadurchblutung zu niedrig wird. Zur Therapie kommen v. a. physikalische Maßnahmen zum Einsatz, wie kalte Bäder, Bürstenmassagen, Stützstrümpfe und intermittierende Ruhepausen (zur Verbesserung der Plazentadurchblutung).

► **Vena-cava-Kompressionssyndrom.** Eine Sonderform der Hypotonie stellt das Vena-cava-Kompressionssyndrom dar. Im Liegen wird hierbei die Vena cava durch das Kind abgedrückt. Es kommt so zu einer Verminderung der Blutmenge, die zum Herzen der Mutter fließt. Diese reagiert mit Blutdruckabfall, Tachykardie, manchmal auch mit Übelkeit und Schweißausbruch. Im CTG zeigt sich die typische Reaktion des Kindes mit Dezeleration und Erholung durch Umlagerung (► Abb. 18.25).

Merke

Um einem Vena-cava-Kompressionssyndrom vorzubeugen, sollten Schwangere möglichst nicht auf dem Rücken, sondern auf der Seite liegen.

Herzfehler

Da das Herz-Kreislauf-System der Frau durch eine Schwangerschaft belastet wird, kann es zu einer Verschlimmerung bestehender Herzleiden bis hin zur Herzinsuffizienz kommen. Es sollte daher vor einer Schwangerschaft eine Risikoabschätzung erfolgen. Die Belastbarkeit wird nach einer Skala der New York Heart Association (NYHA) eingeteilt (► Tab. 18.3). Insgesamt kann man davon ausgehen,

Tab. 18.3 Einteilung der Schweregrade organischer Herzerkrankungen nach der New York Heart Association (NYHA).

NYHA-Grad	Symptome
I	keine Symptome, keine Beeinträchtigung der körperlichen Leistungsfähigkeit
II	symptomatisch bei schwerer körperlicher Belastung
III	symptomatisch bei leichter körperlicher Belastung
IV	symptomatisch im Ruhezustand

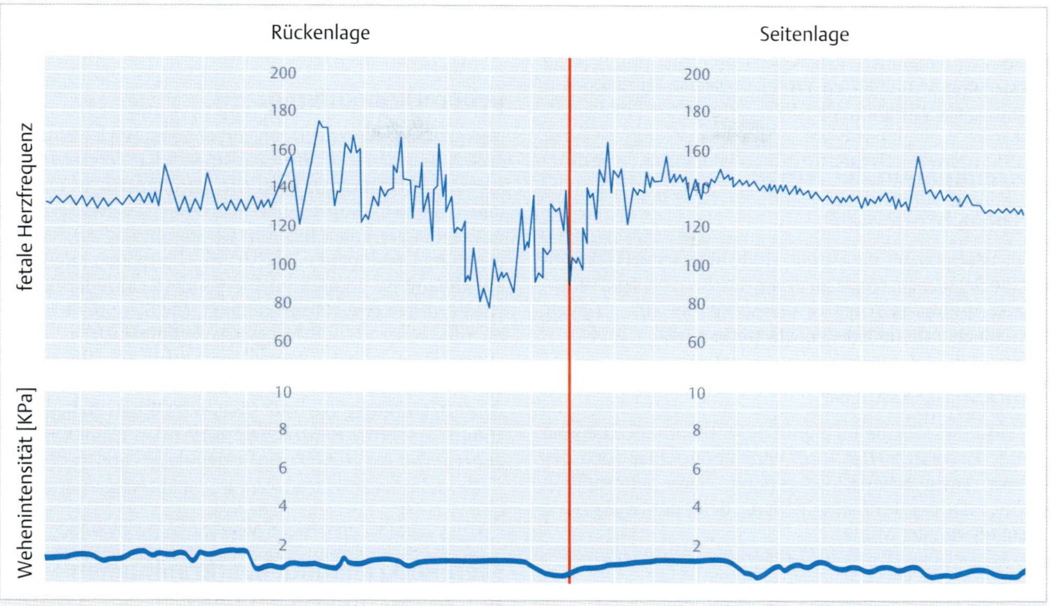

Abb. 18.25 Vena-cava-Syndrom. Dieser typische CTG-Verlauf lässt deutlich die fetale Hypoxie an der Dezeleration erkennen. Nach Umlagerung der Schwangeren erholen sich die Herztöne rasch.

dass Patientinnen, die im täglichen Leben keine Beeinträchtigung durch ihr Herzleiden haben, auch eine Schwangerschaft verkraften. Zeigen sie jedoch bereits bei leichter Belastung Symptome einer Herzinsuffizienz, ist von einer Schwangerschaft abzuraten.

Merke

Benötigt eine Patientin Marcumar zur Gerinnungshemmung (z. B. wegen eines Klappenersatzes), muss sie vor der Konzeption auf Heparin umgestellt werden, da Marcumar wegen der Fehlbildungsgefahr beim Kind absolut kontraindiziert ist.

Thromboembolische Erkrankungen

Die verstärkte Gerinnbarkeit des Blutes, die Erweiterung der Venen und der verschlechterte Abfluss des Blutes durch die größer werdende Gebärmutter erhöhen das Risiko für eine tiefe Bein- und Beckenvenenthrombose. Gegenüber einer Patientin, die nicht schwanger ist, ist das Risiko etwa 5-mal, im Wochenbett sogar 10-mal höher. Die Diagnose wird klinisch v. a. durch eine Duplexsonografie gestellt, da eine Phlebografie in der Schwangerschaft kontraindiziert ist. Die Therapie erfolgt mit Heparin. Patientinnen mit klinisch relevanter Thrombophilie sollten während der gesamten Schwangerschaft prophylaktisch Heparin erhalten.

Wissen

Unter Thrombophilie versteht man eine erhöhte Neigung zur Blutgerinnung. Durch genetische Veränderungen (z. B. Faktor V-Mutationen) haben diese Frauen ein höheres Risiko, eine Thrombose zu erleiden. Ist dieses Risiko bekannt, wird während der ganzen Schwangerschaft mit Heparin behandelt.

Pflege

Thromboseprophylaxe. Die Patientin zieht sich bereits morgens im Bett Kompressionsstrümpfe oder -hose an. Diese bewirkt einen verbesserten Rückstrom des Blutes. Die Strumpfhose wird individuell angepasst und vom Gynäkologen verschrieben. Sie enthält ein elastisches, sehr dehnfähiges Bauchteil, das bis zur späten Schwangerschaft mitwächst.

Anämie

Von der physiologischen Verdünnungsanämie sind Fälle abzugrenzen, bei denen der Blutfarbstoffwert (Hb) unter 11 g/dl absinkt. Jedoch muss erst bei Werten unter 8 g/dl mit einer Beeinträchtigung der Schwangerschaft gerechnet werden.

Die häufigste Anämieform ist die *Eisenmangelanämie*, die durch Substitution von Eisen und von Vitamin-B-Komplex behandelt wird. Sie kommt meist durch eine schnelle Schwangerschaftsfolge oder Blutverluste durch zu starke Menstruationsblutungen zustande.

Seltene Formen, wie die *Thalassämie* oder die *Sichelzellanämie*, sind der Frau meist bekannt und stellen kein größeres Problem dar. In ausgeprägten Fällen kann es zu Mangelentwicklungen, vorzeitigen Wehen oder einer Plazentainsuffizienz kommen.

Erkrankungen der Lunge

Asthma bronchiale

Ist das Asthma gut eingestellt, sind keine Schwierigkeiten für die Schwangerschaft zu erwarten. Bei 30% der Patientinnen kommt es zu einer Besserung, bei 20% zu einer Verschlechterung unter der Schwangerschaft.

Lungentuberkulose

Bei bekannter Erkrankung wird die antibiotische Therapie weiter fortgesetzt. Das Kind wird unmittelbar nach der Geburt gegen Tuberkulose geimpft. Nach der Impfung trennt man das Kind bis zum Erreichen eines wirksamen Schutzes von der Mutter.

Magen-Darm-Erkrankungen

Appendizitis

Die Diagnose einer Appendizitis in der Schwangerschaft ist durch die Veränderung der Lage des Wurmfortsatzes erschwert (▶ Abb. 18.26). Typischerweise verläuft die Erkrankung zunächst symptomärmer, da peritonitische Zeichen in der Schwangerschaft geringer ausgeprägt sind als üblich. Unabhängig von der Schwangerschaftswoche wird operiert und der Wurmfortsatz in typischer Weise entfernt. Differenzialdiagnostisch muss in der Frühschwangerschaft an eine Extrauteringravidität gedacht werden. Später kann eine Entzündung des Nierenbeckens oder der Gallenblase ähnliche Symptome verursachen.

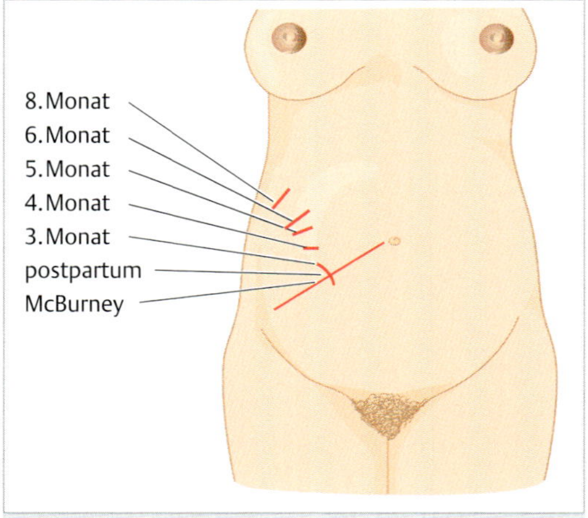

Abb. 18.26 Lageveränderung des Appendix. Mit zunehmender Schwangerschaft wandert der Appendix. Bereits im 3. Monat ist der McBurney-Punkt nicht mehr Punctum maximum.

Lebererkrankungen

Neben dem zu den Gestosen gerechneten HELLP-Syndrom (▶ S. 228) gibt es in der Schwangerschaft verschiedene andere Lebererkrankungen. Die intrahepatische Cholestase bzw. der idiopathische Schwangerschaftsikterus ist mit einem extremen Juckreiz am Stamm und an den Extremitäten verbunden. Er tritt im 3. Trimenon auf. Seine Entstehung ist unbekannt. Die Sonderform ohne Ikterus wird *Pruritus gravidarum* genannt. Die Symptome halten bis zur Geburt an. Die Therapie ist symptomatisch.

Davon abzugrenzen ist der *Verschlussikterus*, dem meist ein Gallensteinleiden zugrunde liegt. Auch kann es zu einer Entzündung der mit Steinen gefüllten Gallenblase kommen. Hierfür typisch sind neben den Laborwertveränderungen die krampfartigen Schmerzen und das Fieber. Helfen konservative Maßnahmen nicht weiter, wird operiert.

Nierenerkrankungen, Erkrankungen der ableitenden Harnwege

Pyelonephritis

Die Nierenbeckenentzündung tritt in der Schwangerschaft häufiger auf, da die Ureteren durch das Schwangerschaftshormon weitgestellt sind und der Ablauf des Urins dadurch schlechter ist. Aus diesem Grund wird jede, auch asymptomatische Bakteriurie in der Schwangerschaft behandelt. Wenn die Keimzahl 100 000 Keime/ml Mittelstrahlurin übersteigt, sollte eine Urinkultur angelegt und gezielt antibiotisch vorgegangen werden. Bei einer Pyelonephritis mit Schmerzen und Fieber erfolgt die sofortige antibiotische Therapie intravenös.

Nierensteine

Steinabgänge verlaufen in der Schwangerschaft meist milder als außerhalb. Dennoch kann es zu heftigen kolikartigen Schmerzen kommen. Die Therapie ist möglichst konservativ mit Schmerzmitteln, Spasmolytika und ggf. antibiotischer Begleittherapie vorzunehmen.

Hauterkrankungen

Bestehende Hauterkrankungen reagieren unterschiedlich auf eine Schwangerschaft. Die Schuppenflechte z. B. verbessert sich, wohingegen sich atopische Ekzeme meist verschlechtern. Die Schwangerschaft gilt als Prädisposition für Juckreiz. Es sind unterschiedliche Auslöser bekannt. Am häufigsten liegt eine Lebererkrankung vor.

Zu den schwangerschaftsspezifischen Hauterkrankungen zählt der *Herpes gestationis*, der mit Herpesviren nichts zu tun hat, sondern seinen Namen trägt, weil es sich um eine blasenbildende Erkrankung handelt (▶ S. 229).

Neurologische und psychiatrische Erkrankungen

Als reaktive Störungen werden Erkrankungen bezeichnet, bei denen die Schwangere mit Depression oder ängstlichen Erscheinungen auf die Schwangerschaft reagiert. Diese treten nach dem 5. Monat in den Hintergrund und bedürfen nur selten einer speziellen Therapie. Verständnis für die Konfliktlage und Unterstützung in der neuen Situation sind hier meist ausreichend. Psychosen sind in der Schwangerschaft seltener. Erst im Wochenbett kann sich die als „Heultage“ bekannte emotionale Instabilität zu einer endogenen Psychose ausweiten. Diese Patientinnen sind gefährdet und brauchen psychiatrische Behandlung.

Circa 1 % aller Schwangeren sind Epileptikerinnen, die i. d. R. medikamentös eingestellt sind. Diese Therapien gehen oft mit einer erhöhten Fehlgeburtenrate oder Missbildungen des Kindes einher. Krampfanfälle in der Schwangerschaft sollten aber wegen des kindlichen Hypoxierisikos vermieden werden. Eine Einstellungskontrolle erfolgt in Zusammenarbeit mit dem Neurologen. Auch unter der Geburt sind die Frauen stärker gefährdet, sodass hier eine besondere Vorsicht geboten ist.

Tumoren

Prinzipiell können alle Formen von Tumoren während der Schwangerschaft auftreten oder diagnostiziert werden.

► **Myome.** Vorbestehende Myome stellen oft ein Fertilitätsrisiko dar. Kommt es trotzdem zu einer Schwangerschaft, können sie ein Geburtshindernis sein (► Abb. 18.27). Dann muss eine Schnittentbindung erfolgen. Die Ultraschalluntersuchung ermöglicht auch die Verlaufsbeobachtung von Myomen. Diese können einerseits durch ihre Wachstumstendenz problematisch werden, andererseits ist damit auch ein erhöhter Sauerstoffbedarf verbunden, der nicht immer sichergestellt werden kann. Es kommt infolgedessen zu Einblutungen und zentralen Erweichungen mit Nekrosen, die möglicherweise eine Peritonitis auslösen. Eine Stieldrehung des Myoms, die aufgrund der Positionsveränderung durch den wachsenden Uterus vorkommen kann, verursacht Schmerzen und peritonitische Reizungen.

► **Ovarial- und Adnextumoren.** Ein Ovarialtumor ist in der Schwangerschaft selten. Häufiger sind Corpus-luteum-Zysten in der Frühschwangerschaft, die aber selten klinisch Probleme machen, und sich nach der 12. SSW spontan zurückbilden. Findet sich ein neu aufgetretener Adnextumor mit unklarer Histologie, wird auch in der Schwangerschaft operiert. Meist kann die Schwangerschaft erhalten bleiben, im Einzelfall wird man eine gleichzeitige Schnittentbindung durchführen.

► **Mammakarzinom.** Das Mammakarzinom wird, bedingt durch die zurückhaltendere Diagnostik in der Schwangerschaft, erst spät entdeckt. Dadurch ergibt sich die durchweg schlechtere Prognose. Die Therapieempfehlungen sind im Prinzip genau wie im nicht schwangeren Zustand. Sogar die Verabreichung einer Chemotherapie ist möglich.

► **Zervixkarzinom.** Ein Zervixkarzinom kommt in der Schwangerschaft selten vor. Häufiger sind unklare dysplastische Veränderungen. Diagnostik und Therapie sind abhängig vom Schwangerschaftsalter individuell festzulegen.

18.2.5 Schwangerschaftsinduzierte Erkrankungen

Frühgestosen, Hyperemesis gravidarum

Übelkeit und (morgendliches) Erbrechen (*Nausea* und *Emesis*) sind in der Frühschwangerschaft als normal anzusehen und gelten als unsichere Schwangerschaftszeichen.

Definition

Kommt es durch das übermäßige Erbrechen zu einer Beeinträchtigung der Schwangeren mit Gewichtsverlust und Austrocknungserscheinungen, spricht man von einer **Hyperemesis gravidarum**. Die Übergänge zwischen normalem und pathologischem Zustand sind fließend.

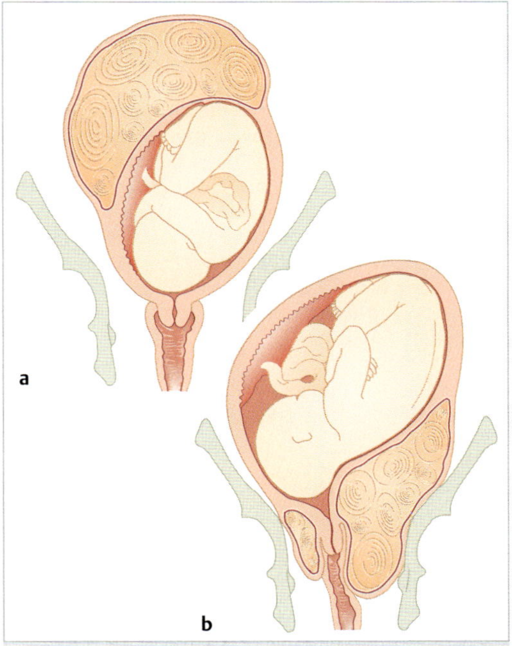

Abb. 18.27 Fundusmyome. a Ausgedehnte Fundusmyome stellen hier kein Geburtshindernis dar. **b** Hier liegen die Myome so, dass kein Spontanpartus möglich ist.

Ursache

Als Ursache wird das Schwangerschaftshormon β-hCG diskutiert, da das Erbrechen mit dem Blutspiegel dieses Hormons in einem Zusammenhang steht. Ein sicherer Beweis steht jedoch noch aus. Auffallend ist allerdings, dass Schwangere mit Zwillingen stärker betroffen sind. Auch andere Zustände, wie eine Blasenmole oder das Chorionkarzinom, die mit sehr hohen β-hCG-Werten einhergehen, führen häufiger zu einer Hyperemesis.

> **Merke**
>
> Psychische Faktoren, wie die familiäre Situation oder die Einstellung zur Schwangerschaft, haben in der Genese des Schwangerschaftserbrechens eine wesentliche Bedeutung.

Wird z.B. die Schwangerschaft als ungewünscht erlebt oder bestehen starke Ängste vor der Geburt oder der neuen Lebenssituation mit Kind, kann dies zu einer Hyperemesis führen. Es gibt im Gegensatz hierzu jedoch nicht wenige Fälle, in denen eine völlig stabile Lebenssituation vorliegt. Letztlich ist die Ursache der Hyperemesis sicherlich auf viele Faktoren zurückzuführen und noch nicht ganz aufgeklärt.

Symptome

Übelkeit und Erbrechen stehen im Vordergrund. Typischerweise treten die Erscheinungen morgens auf. Häufig klagen die Patientinnen über ein Völlegefühl mit Druck im Oberbauch oder über anhaltende Übelkeit unabhängig vom Füllungszustand des Magens. Die Schwangerschaft leidet unter der normalen Übelkeit nicht.

Beobachtung. Bei der Hyperemesis gravidarum steigert sich das Erbrechen so weit, dass die Patientin ausgeprägte Wasser- und Salzverluste aufweist. Es kommt zur Exsikkose mit welker Haut, trockener Zunge und langem Bestehenbleiben abgehobener Hautfalten. Fieber und brennender Durst kommen als Folgen des Wasserverlustes hinzu. Benommenheit bis hin zur Eintrübung sind Zeichen der zerebralen Folgen der Stoffwechselsituation. Die Leber kann geschädigt werden, sodass es zu einem Ikterus kommt (▶ Abb. 18.28).

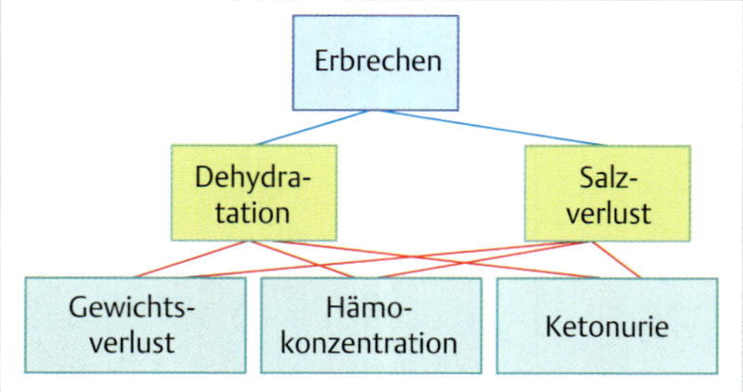

Abb. 18.28 Hyperemesis gravidarum. Das übermäßige Erbrechen kann zu ausgeprägten Wasser- und Salzverlusten führen.

Diagnostik

Neben der Anamnese beweist die Stoffwechseldiagnostik die Schwere des Krankheitsbildes. Störungen des Elektrolythaushalts im Sinne einer Alkalose mit zu wenig Natrium und Chlorid entstehen durch das ständige Erbrechen, das mit dem Verlust von Salzsäure aus dem Magen einhergeht. Dies sind Zeichen eines schweren Krankheitsbildes; ebenso der Nachweis von Ketonkörpern in Blut und Urin. Dieser Test dient auch als Verlaufskontrolle des Zustandes.

Therapie

Zunächst steht die Aufklärung über die Harmlosigkeit des normalen Erbrechens im Vordergrund. Es sollten mehrere kleine Mahlzeiten am Tag eingenommen werden. Bewährt hat sich ebenfalls, bereits vor dem Aufstehen eine Kleinigkeit zu essen und zu trinken.

Liegt ein übermäßiges Erbrechen oder eine schwere Störung vor, muss behandelt werden. Häufig erfolgt dann eine stationäre Therapie mit Nahrungskarenz und der Infusion von Flüssigkeit, Kalorien und Elektrolyten bis zur Normalisierung des Stoffwechsels. Multivitaminpräparate, vor allem Vitamin B_6, helfen einerseits, den Vitaminverlust auszugleichen, sollen aber auch lindernd bei der Übelkeit wirken. Als Antiemetikum werden zusätzlich Antihistaminpräparate wie Vomex A oder Bonamine eingesetzt.

Wenn sich die Stoffwechselparameter normalisiert haben, wird mit dem langsamen Kostaufbau begonnen.

> **Merke**
>
> Die stationäre Einweisung verfolgt auch das Ziel, die Patientinnen aus ihrem vielleicht belasteten Umfeld herauszulösen. Oft genügt schon der Milieuwechsel, um eine Besserung zu bewirken.

Prognose

Die Prognose ist im Allgemeinen gut. Das Schwangerschaftserbrechen endet normalerweise mit der 12. SSW spontan. Wird die Hyperemesis frühzeitig und effektiv behandelt, stellt sie i.d.R. kein größeres Problem dar. Wenn sie nicht oder nicht ausreichend therapiert wird, kann es jedoch zu Störungen der Schwangerschaft kommen.

Spätgestosen

> **Definition**
>
> Unter **Spätgestosen** versteht man nur im Zusammenhang mit einer Schwangerschaft auftretende Erkrankungen im 2. und 3. Schwangerschaftsdrittel.

Hypertensive Erkrankungen

Definition

Tritt in der Schwangerschaft ein Bluthochdruck auf, der vorher nicht beobachtet wurde, spricht man von einem **schwangerschaftsinduzierten Hypertonus (SIH)**. Bei Blutdruckwerten über 140/90 mmHg liegt in der Gravidität ein Bluthochdruck vor.

Früher wurde die Kombination aus Hypertonus, Ödemen und Proteinurie EPH-Gestose oder Schwangerschaftsvergiftung genannt. Seit 1990 gilt eine neue Einteilung (▶ Tab. 18.4).

Gestationshypertonie

Definition

Ein **Gestationshypertonus** liegt vor, wenn der Blutdruck über 140/90 mmHg liegt. Bei Werten über 160/110 mmHg spricht man von einer **schweren Hypertonie.** Ebenfalls pathologisch ist ein schwangerschaftsinduzierter Blutdruckanstieg von mehr als 30 mmHg systolisch und mehr als 15 mmHg diastolisch.

▶ **Symptome.** Es liegt ausschließlich ein Bluthochdruck vor. Andere Symptome fehlen.

▶ **Diagnostik.** Die Blutdruckmessung wird bei jeder Vorsorgeuntersuchung durchgeführt. So kann eine plötzliche Veränderung festgestellt und von einem vorbestehenden Leiden abgegrenzt werden.

Merke

Wird ein Bluthochdruck gemessen, muss besonders auf das Auftreten weiterer Symptome geachtet werden.

▶ **Therapie.** Zunächst sollten allgemeine blutdrucksenkende Maßnahmen mit der Patientin besprochen werden. Dazu zählen ein geregelter Tag- und Nachtrhythmus, regelmäßige Pausen tagsüber und die Vermeidung unnötigen Stresses. Zusätzlich werden bei der schweren Hypertonie blutdrucksenkende Medikamente eingesetzt. Während der Schwangerschaft werden i. d. R. nur solche Mittel verwendet, bei denen man eine embryotoxische Wirkung ausschließen kann.

▶ Tab. 18.5 zeigt die geeigneten Medikamente. Nicht gegeben werden dürfen Kalziumantagonisten, Diuretika und ACE-Hemmer.

Um im Notfall frühzeitig eingreifen zu können, sollte die Patientin über Warnsignale (Kopfschmerzen, Schwindel, Erbrechen oder Sehstörungen) aufgeklärt werden.

Tab. 18.4 Einteilung der hypertensiven Erkrankungen in der Schwangerschaft (HES).

Symptome	Kennzeichen
Gestationshypertonie	zwischen der 20. SSW und 6 Wochen nach der Entbindung, ohne Proteinurie
Präeklampsie	Hypertonus mit Proteinurie mit/ohne Ödeme • Eklampsie (Gestose mit Krampfanfällen) • HELLP-Syndrom
chronischer Bluthochdruck	schwangerschaftsunabhängiger Blutdruck • Pfropfgestose (zusätzliches Auftreten von Gestosesymptomen)

Präeklampsie und Eklampsie

Definition

Kommt zu einem in der Schwangerschaft neu aufgetretenen Hypertonus eine Proteinurie dazu, spricht man von **Präeklampsie.** Sie wird auf eine gestörte Anpassung des mütterlichen Organismus an die Schwangerschaft zurückgeführt. Treten zu der Präeklampsie noch Krampfanfälle auf, handelt es sich um eine **Eklampsie.**

▶ **Ursache.** Die genauen Ursachen der Eklampsie sind noch nicht bekannt. Man weiß aber, dass der Störung eine fehlerhafte Interaktion zwischen kindlichem Throphoblasten und mütterlichem Immunsystem zugrunde liegt.

Bei der Einnistung des Throphoblasten kommt es normalerweise zu einer Veränderung der Spiralarterien der Gebärmutterwand. Diese werden dadurch erweitert. Der Embryo sorgt somit selbst dafür, dass genügend mütterliches Blut für ihn zur Verfügung steht (▶ Abb. 18.29).

Dieser Mechanismus ist bei der Gestose gestört. Es kommt als Folge dieser fehlenden Anpassung des mütterlichen Organismus an die Bedingungen der Schwangerschaft zu einem Ungleichgewicht der Prostaglandine. Dadurch wiederum ist mit einem Gefäßschaden der Kapillaren verschiedener mütterlicher Organe und mit einer unspezifischen Gerinnungsaktivierung zu rechnen. Im Detail sind die genauen Zusammenhänge noch nicht geklärt. Aus dem generalisierten Krankheitsbild erklären sich viele der für die Präeklampsie und Eklampsie typischen Symptome (▶ Abb. 18.30).

Von der Präeklampsie sind nicht alle Schwangeren gleichermaßen häufig betroffen. Zu den Risikofaktoren gehören u. a.:

- Mehrlinge, Blasenmole, fetaler Hydrops
- Erstgebärende
- Alter < 18 oder > 35
- familiäre Häufung

Tab. 18.5 In der Schwangerschaft verwendete Antihypertensiva (mod. n. Pfleiderer A, Breckwoldt M, Martius G. Gynäkologie und Geburtshilfe. Thieme 2002).

Substanzgruppe	Substanz	Beispiele
Zentral wirksam	α-Methyldopa	Pesinol, Sembrina
β-Blocker	Atenolol Metoprolol	Tenormin Beloc, Lopresor
Vasodilatator	Dihydralazin	Nepresol

18

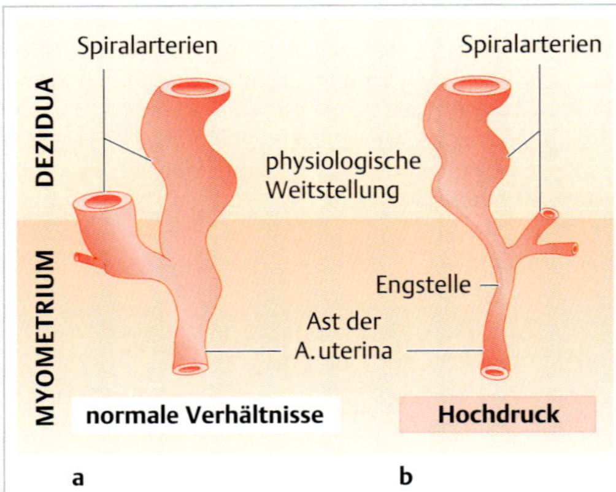

Abb. 18.29 Eklampsie. **a** Normalerweise sind die Spiralarterien weitgestellt. Ein permanenter Blutfluss zur Plazenta ist dadurch sichergestellt. **b** Bei der Gestose ist diese Anpassung gestört. Es kommt durch die Engstellung der Spiralarterien (z. B. durch Spasmen) zu einer Unterversorgung.

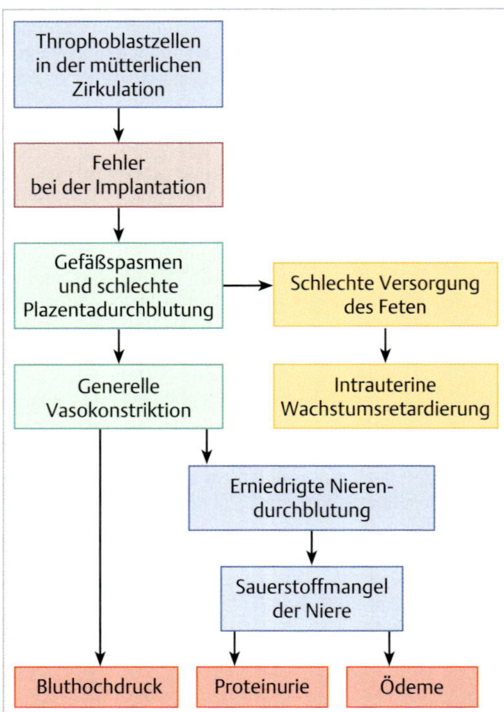

Abb. 18.30 Hypertonie. Ursachen und Folgen der hypertensiven Erkrankung in der Schwangerschaft (nach Chamberlain et al., 1991).

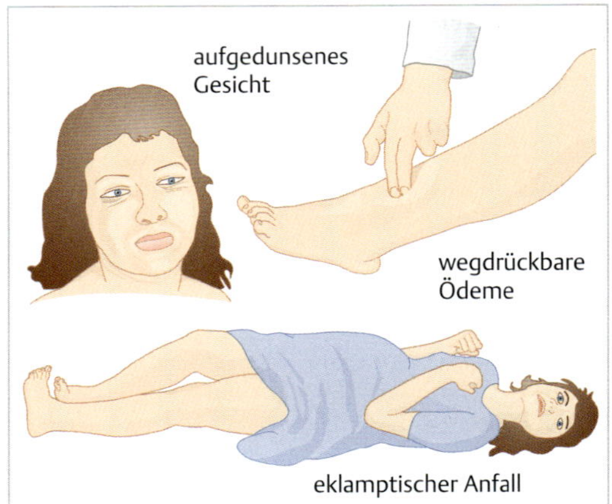

Abb. 18.31 Patientin mit Eklampsie.

▶ **Symptome.** Die Leitsymptome der leichten Präeklampsie sind der Bluthochdruck und die Proteinurie bei subjektivem Wohlbefinden der Patientinnen. Bei der schweren Präeklampsie kommen die Störungen der einzelnen Organsysteme dazu.

Pflege

Prophylaxe. Bei der Präeklampsie empfiehlt es sich, die Patientin eine Linksseitenlage einnehmen zu lassen, weil dadurch die Durchblutung der Plazenta gefördert wird. Des Weiteren sollte auf eine strenge Reizabschirmung geachtet werden, da jeder Reiz (z. B. Lärm, grelles Licht) eine Eklampsie auslösen kann. Die Patientin sollte deshalb in einem abgedunkelten Einzelzimmer untergebracht werden.

Neben den klassischen Symptomen, wie Hypertonus, Proteinurie und Ödemen, kommen den Augensymptomen und dem Kopfschmerz eine besonders wichtige Rolle zu. Insgesamt können folgende Organe mitbetroffen sein:

- **Kopf.** Augenflimmern und Kopfschmerzen sind für die klinische Beurteilung des Allgemeinzustandes von großer Bedeutung. Sie sind Ausdruck einer Störung der Mikrozirkulation des Gehirn s und werden auch als Prodromie (Vorboten) bezeichnet. Die Steigerung sind gestosebedingte Krampfanfälle. Hier spricht man dann von einem eklamptischen Anfall (▶ Abb. 18.31).
- **Niere.** Ausdruck der Nierenschädigung ist bereits die Proteinurie. Es kommt zusätzlich zur Flüssigkeitsretention mit Oligurie und Ödembildung bevorzugt im Gesicht (klassischer gedunsener Gesichtsausdruck) und in den Händen (Händedruck!) (▶ Abb. 18.31). Das Auftreten eines Lungenödems ist möglich.
- **Leber.** Typischerweise klagen die Patientinnen mit einer Leberbeteiligung über Schmerzen im rechten Oberbauch. Eine Ruptur der Leberkapsel mit nachfolgender Schocksymptomatik wäre eine dramatische Folge (HELLP-Syndrom, ▶ S. 228).

- **Uterus und Plazenta.** Es liegt ein erhöhtes Risiko für eine vorzeitige Plazentalösung vor. Die Plazentadurchblutung ist gestört und verursacht eine Unterversorgung des Kindes.

Eklampsie

Der gestosebedingte Krampfanfall kann sowohl nach den bereits oben erwähnten Prodromalzeichen (drohende Eklampsie) eintreten oder aber auch aus voller Gesundheit heraus. Es handelt sich um generalisierte, klonisch-tonische Anfälle mit den typischen Zeichen:

- Atemstillstand
- Zyanose
- Bewusstlosigkeit

Zungenbisse und Urinabgang kommen ebenfalls vor.

Die Anfälle werden durch Gefäßverengungen der Hirngefäße ausgelöst. Mutter und Kind sind in einem solchen Krampfanfall sehr stark gefährdet.

► **Diagnostik.** Für die Diagnose einer Präeklampsie ist es von besonderer Bedeutung, die Schwere des Krankheitsbildes klinisch abzuschätzen, um die Gefährdung für Mutter und Kind richtig beurteilen zu können. Stets müssen die Verlängerung der Schwangerschaftsdauer und das Frühgeburtsrisiko gegen die Gesundheit von Mutter und Kind abgewogen werden.

Regelmäßige Blutdruckmessungen über den ganzen Tag hinweg sind notwendig. Mittels der Augenhintergrundspiegelung lassen sich Veränderungen erkennen, die durch den Hypertonus entstanden sind. Laboruntersuchungen von Blut und Urin werden vorgenommen (► Tab. 18.6).

Je nach klinischem Verlauf werden die Blutuntersuchungen mehrmals täglich wiederholt. Bei leichten Verlaufsformen genügen wöchentliche Kontrollen.

> **Merke** M!
>
> Eiweißausscheidungen über die Nieren werden am besten im Sammelurin über 24 Stunden gemessen. Zur Orientierung kann jedoch auch ein Urin-Stix durchgeführt werden. Diese semiquantitative Suchmethode wird bei jeder Vorsorgeuntersuchung in der Schwangerschaft durchgeführt.

Die **Diagnostik des Kindes** umfasst v. a. das Ableiten eines CTGs. Besondere Bedeutung kommt hier der Doppler-Sonografie zu, die die Durchblutung der Plazenta und des Kindes erfassen kann. Typische Veränderungen, die auf eine Gestose schließen lassen, sind hier nachzuweisen. Zuerst zeigen sich Widerstandserhöhungen in den plazentaren Gefäßen, später auch in der Nabelschnur.

> **Merke** M!
>
> Die Doppler-Sonografie hat sich besonders gut als Verlaufsbeobachtung bewährt, da pathologische CTG-Muster bereits Ausdruck einer fetalen Unterversorgung sind.

Auch hier gilt es, den Zeitpunkt zu bestimmen, ab dem die extrauterine Versorgung für das Neugeborene mehr Vorteile bringt als das Verbleiben im Uterus.

► **Therapie.** Die Therapie der Präeklampsie hängt auf der einen Seite vom Schweregrad der Erkrankung ab, auf der anderen Seite vom Schwangerschaftszeitpunkt.

> **Merke** M!
>
> Die Beendigung der Schwangerschaft ist die einzige ursächliche Therapie, da diese der Auslöser der Erkrankung ist.

Leichte Fälle von Präeklampsie behandelt man zunächst mit (Bett-)Ruhe und Antihypertensiva. Als weitere allgemeine Maßnahmen werden empfohlen:

- Flüssigkeitszufuhr: Die Schwangere sollte nach Durstgefühl trinken, Dursten ist nicht sinnvoll.
- Kost: Eiweißreiches Essen ist zu empfehlen, auf übermäßige Kochsalzzufuhr sollte verzichtet werden. Die Speisen brauchen jedoch nicht betont salzarm zu sein.

Schwere Fälle werden intensiv überwacht. Hier steht die Stabilisierung des mütterlichen Zustandes im Vordergrund, um einen eklamptischen Krampfanfall zu verhindern. Diese Patientinnen werden i. d. R. entbunden, sobald es der mütterliche Zustand zulässt.

Tab. 18.6 Labordiagnostik bei der Präeklampsie.

Material	Parameter	Befunde
Blut	Nierenfunktion	Harnstoff ↑, Harnsäure ↑, Kreatinin ↑
	Leberfunktion	GOT ↑, GPT ↑, Bilirubin ↑
	Gerinnung	Quick ↓, PTT ↑, Fibrinogen ↓
	Blutbild	Thrombozyten ↓
	Hämolyse	LDH ↑
Urin	Proteinurie im 24-Stunden-Sammelurin	• <0,3 g/24 Stunden: normal • 0,3–3 g/24 Stunden: leicht • >3 g/24 Stunden: schwer

Pflege

Maßnahmen im Kreißsaal. Hierzu gehören u. a.:
- abgedunkelter, ruhiger Kreißsaal
- Überwachung von Blutdruck und Puls
- Ein- und Ausfuhrbilanz (i. d. R. über Dauerkatheter)
- ggf. Messung des zentralen Venendrucks (ZVD)
- regelmäßige Kontrolle der Laborparameter
- Dauer-CTG

Zur Therapie werden Antihypertensiva, im akuten Fall meist als Dauerinfusion, Magnesium und Antikonvulsiva (Valium, Rivotril) eingesetzt.

► **Antihypertensiva.** Das antihypertensive Mittel der Wahl ist Nepresol (Dihydralazin), es wird über Perfusor gegeben. Als Nebenwirkung ist auf Tachykardie und Kopfschmerzen zu achten.

Merke

Der Blutdruck darf nur langsam und nicht zu stark gesenkt werden, um eine ausreichende Durchblutung der Plazenta zu gewährleisten.

► **Magnesiumtherapie.** Magnesium hat mehrere positive Effekte für die Gestose. Es wirkt zum einen über eine Entspannung der glatten Muskulatur vasodilatatorisch und führt so zu einer Absenkung des Blutdrucks. Es wirkt zum anderen antikonvulsiv und kann einem Krampfanfall vorbeugen.

Vorgehen: Zunächst wird ein Bolus i. v. gegeben, dann eine Dauerinfusion angelegt. Die Dosierung wird über den Patellarsehnenreflex angepasst. Wenn dieser nicht mehr auslösbar ist, ist die maximale Dosis erreicht.

Der Patellareflex wird durch Anschlagen der Patellarsehne unterhalb der Kniescheibe ausgelöst. Er ist relativ leicht klinisch zu untersuchen und eignet sich daher gut zur Überwachung der neurologischen Aktivität.

Pflege

Beobachtung der Nebenwirkungen. Magnesium wirkt atemdepressiv, sodass eine sorgfältige Überwachung der Patientin mit einer Magnesiumdauerinfusion notwendig ist. Bei einer Magnesiumüberdosierung kann es zu einem Herzstillstand kommen. Wenn die Urinproduktion der Patientin zu gering geworden ist, kommt es häufiger zu einer Überdosierung, da Magnesium über die Niere ausgeschieden wird. Besteht eine Atemdepression, wirkt Kalzium i. v. als Gegenmittel.

► **Antikonvulsiva.** Im Krampfanfall werden Valium oder Rivotril i. v. gegeben. Die Medikamente sollten im Kreißsaal in Spritzen aufgezogen bereitliegen. Ein Gummikeil hilft, Selbstverletzungen der Patientin zu verhindern.

► **Sonstiges.** Bei einer Herzinsuffizienz oder einem Lungenödem ist die Gabe von Diuretika (z. B. Lasix) notwendig. Weitere intensivmedizinische Maßnahmen erfolgen in Einzelfällen. Beim HELLP-Syndrom (s. u.) steht die Stabilisierung der Gerinnung im Vordergrund.

► **Entbindung.** Nach einem eklamptischen Anfall wird die Entbindung durchgeführt. Je nach geburtshilflichem Befund wird man in der Mehrzahl der Fälle einen Kaiserschnitt vornehmen. In weniger schweren Fällen kann die Entbindung eingeleitet werden. Immer ist eine sorgfältige CTG-Überwachung notwendig. Die Möglichkeit einer Notsectio muss gegeben sein.

► **Prophylaxe.** In letzter Zeit wurde in Fachkreisen diskutiert, ob Acetylsalicylsäure in einer geringen Dosis wegen ihres positiven Einflusses auf den Prostaglandinstoffwechsel prophylaktisch eingenommen werden soll. Die Untersuchungen hierzu sind aber noch nicht eindeutig zu beurteilen. Leider besteht ein relativ hohes Wiederholungsrisiko in einer Folgeschwangerschaft, wenn eine schwere Präeklampsie vorausgegangen ist. Für solche Patientinnen wird die Gabe von Acetylsalicylsäure empfohlen.

HELLP-Syndrom

Definition

Das **HELLP-Syndrom** ist eine schwere Verlaufsform der Präeklampsie. Die Abkürzung steht für die typischen Symptome (► Abb. 18.32).

Das Krankheitsbild wurde 1980 erstmals beschrieben. Viele Zusammenhänge sind noch unklar. Als Besonderheit kann sich das HELLP-Syndrom im Wochenbett entweder noch verstärken oder sogar erst ausbilden.

Ursache

Die Veränderungen entstehen durch einen Endothelschaden der Lebergefäße. Hier kommt es zu Minithromben. Die Thrombozyten werden in der Leber zerstört bzw. verbraucht. Außerdem führen die Gefäßschäden zu einer Auflösung der roten Blutkörperchen. Warum die Eklampsie bei einigen Patientinnen diese Form annimmt, ist letztlich ungeklärt.

H	hemolysis = Hämolyse
E	elevated = erhöhte
L	liver enzymes = Leberenzyme
L	low = erniedrigte
P	platelets = Thrombozyten

Abb. 18.32 HELLP-Syndrom. Symptome dieser schweren Form der Spätgestose.

Symptome

Oberbauchschmerzen aufgrund der Leberkapselspannung stehen klinisch im Vordergrund. Hypertonus und Proteinurie sind eher unbedeutend. Es existieren auch Verlaufsformen des HELLP-Syndroms, bei denen überhaupt kein Hypertonus besteht.

Diagnostik

Ausschlaggebend bei der Befunderhebung sind der Oberbauchschmerz und die Laborveränderungen. Manchmal geben isolierte Laborwertveränderungen Anlass zur Sorge. Hier müssen andere Ursachen ausgeschlossen werden. Die Thrombozyten können z. B. aus immunologischen Gründen erniedrigt sein. Die Leberwerte sind möglicherweise aufgrund einer anderen Erkrankung erhöht. Hier muss im Einzelfall entschieden werden, ob eine umgehende Entbindung notwendig ist.

Therapie

Merke

Da für das HELLP-Syndrom die Schwangerschaft als Auslöser definiert wird, ist eine baldige Beendigung der Gravidität i. d. R. durch Kaiserschnitt notwendig.

Wenn möglich wird die Induktion der Lungenreifung vor der 34. SSW abgewartet. Kortikoide können die Thrombozytenanzahl erhöhen, der therapeutische Wert ist jedoch umstritten. Gerinnungsfaktoren müssen je nach Verbrauch ersetzt werden. Eine Heparintherapie erfolgt erst nach Stabilisierung und Anstieg der Thrombozyten. Gestose-Patientinnen sind besonders thrombosegefährdet, sodass nicht auf die postoperative Heparin-Therapie verzichtet werden kann.

Gestationsdiabetes

Es handelt sich um einen Diabetes, der nur in der Schwangerschaft auftritt. Er wird unter dem Abschnitt Diabetes mellitus (▸ S. 218) behandelt.

Herpes gestationis

Definition

Unter einem **Herpes gestationis** versteht man eine mit Bläschenbildung einhergehende generalisierte Hauterkrankung, die in der Schwangerschaft, aber auch unter Einnahme oraler Kontrazeptiva auftreten kann.

Ursache

Es handelt sich wahrscheinlich um eine immunologische Erkrankung. Darauf deuten Ablagerungen von Immunglobulinen und Komplement an den Basalmembranen der Bläschen hin.

Symptome

An den Armen und Beinen sowie am Bauch entstehen stark juckende Gruppen rötlicher Bläschen. Das Gesicht und die Schleimhäute sind in der Regel nicht betroffen. Die Hauterscheinungen beginnen häufig in der 2. Hälfte der Schwangerschaft, können aber auch noch im Wochenbett erstmalig auftreten.

Therapie

Es wird zunächst eine lokale Therapie mit Kortikoidsalben und austrocknenden Maßnahmen angewendet. Gegen den oft quälenden Juckreiz helfen Antihistaminika. Unter Umständen ist eine systemische Kortisontherapie notwendig.

18.2.6 Regelwidrige Schwangerschaftsdauer

Frühgeburt

Definition

Die **Frühgeburt** bezieht sich auf die Tragzeit und liegt vor, wenn das Kind vor der 37. SSW oder vor dem 260. Schwangerschaftstag geboren wird.

Hierzu zählt man auch totgeborene Kinder mit einem Geburtsgewicht >500 g und jedes lebend geborene Kind unabhängig vom Geburtsgewicht. Als Fehlgeburt (Abort) werden demnach nur totgeborene Kinder bezeichnet mit einem Geburtsgewicht <500 g. Für die Eltern hat diese Gesetzessituation verwaltungsrechtliche Konsequenzen, da verstorbene Frühgeborene auf jeden Fall an das Standesamt gemeldet werden müssen und, unabhängig von der Tragzeit, eine Beerdigung veranlasst werden muss.

Obwohl die Anzahl frühgeborener Kinder insgesamt nur ca. 6 % aller Geburten ausmacht, sind sie doch mit 75 % an der Säuglingssterblichkeit beteiligt. Eine Verbesserung der Säuglingssterblichkeit wird also am besten über die Reduktion der Frühgeburtlichkeit erreicht.

Es ist für die weitere Behandlung wichtig, anhand der Reifezeichen zu unterscheiden, ob eine für das Schwangerschaftsalter normgewichtige Frühgeburt oder ein untergewichtiges reifes Neugeborenes vorliegt. Außerdem werden noch untergewichtige Frühgeborene unterschieden, die natürlich die schlechtesten Prognosen haben.

Merke

Die Probleme, mit denen die Frühgeborenen zu kämpfen haben, liegen v. a. in der Unreife der Organe, in erster Linie der Lunge, und in den Schwierigkeiten begründet, sich an das extrauterine Leben anzupassen.

Tab. 18.7 Risikofaktoren für die Entstehung einer Frühgeburt.

sozioökonomische Risiken	anamnestische Risiken	Risiken während der bestehenden Schwangerschaft
• niedrige soziale Schicht • mütterliches Alter < 18 oder > 35 • Multiparität • allein stehend • Raucherin	• vorausgegangene Frühgeburten • vorausgegangene Totgeburten • mehr als 2 Fehlgeburten	• uterine Blutung • Mehrlinge • Placenta praevia • Spätgestose • Harnwegsinfektion • vaginale Infektion

Als Anhaltspunkte für ein Überleben mag gelten:

- > 95 % Überlebenswahrscheinlichkeit für Kinder mit einem Geburtsgewicht von > 1500 g
- > 90 % Überlebenswahrscheinlichkeit für Kinder mit einem Geburtsgewicht von 1000–1500 g
- > 80 % Überlebenswahrscheinlichkeit für Kinder mit einem Geburtsgewicht von 750–1000 g

Die Verbesserung der Überlebensraten sehr kleiner Frühgeborener liegt an der Optimierung der perinatalen Versorgung. So sollten solche Geburten in perinatologischen Zentren stattfinden, die speziell eingerichtet sind und eng mit der Kinderklinik zusammenarbeiten. Um dies zu erreichen, werden schwangere Mütter, bei denen eine sehr frühe Entbindung droht, in solche Zentren verlegt (sog. intrauterine Verlegung des Kindes), weil man weiß, dass besonders sehr kleine Kinder durch Transporte direkt nach der Geburt gefährdet sind.

Ursache

Eine Frühgeburt ist die Folge eines komplexen Geschehens, dessen genaue Ursache nicht abschließend geklärt ist. Man hat durch Erfahrung einige Faktoren herausgefunden, die eine Frühgeburt begünstigen (▶ Tab. 18.7).

Zwei Umstände stehen dabei im Mittelpunkt: die **Zervixinsuffizienz** und die **vorzeitigen Wehen**. Beides sind eigenständige Probleme, werden aber wiederum häufig durch eine Entzündung von Vagina und Zervix ausgelöst (▶ Abb. 18.33).

Ein weiterer klinisch bedeutsamer Faktor ist die **Plazentainsuffizienz**, die häufig mit einer Frühgeburt endet. Hier kommen dann Mangelgeburt und Frühgeburt zusammen. Auch Gestosen führen über eine Plazentainsuffizienz häufig zu einer Frühgeburt.

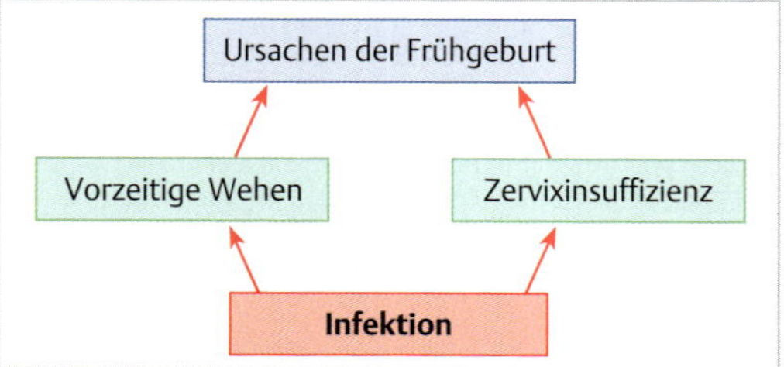

Abb. 18.33 Ursachen der Frühgeburt. Die Infektion ist häufig Auslöser der anderen Probleme.

Zervixinsuffizienz

Definition

Eine **Zervixinsuffizienz** liegt dann vor, wenn der Verschlussapparat des unteren Uterussegments nicht ausreicht, um die Schwangerschaft genügend lange zu halten.

Ursache

Es kann eine Schädigung der Zervix z. B. nach vorausgegangener Konisation vorliegen. Häufiger sind jedoch Bindegewebsschwächen und andere Faktoren, die zu einer Verkürzung und Öffnung des Gebärmutterhalses führen.

Merke

Die Bedeutung einer Entzündung scheint besonders hoch zu sein, weil es dadurch zur Freisetzung von Prostaglandinen kommt, die zu einer Verkürzung und Öffnung des Gebärmutterhalses führen.

Mehrlingsschwangerschaften sind aufgrund des höheren Füllungsdrucks ebenfalls ein Risikofaktor für eine Zervixinsuffizienz.

Symptome

Typischerweise bemerken die Patientinnen die Vorgänge nicht. Wenn der kindliche Kopf auf den Gebärmutterhals drückt, verspüren dies die Frauen jedoch als „Druck nach unten“. Meist wird die Zervixinsuffizienz zufällig im Rahmen der Vorsorge entdeckt.

Diagnostik

Die Diagnose wird durch die Tastuntersuchung gestellt. Der untersuchende Arzt beurteilt hierbei die Zervix nach ihrer Länge, ihrer Konsistenz, ihrer Stellung in der Scheide und nach der Öffnung des Kanals. Ein wichtiges Kriterium ist die Ultraschalluntersuchung, bei der die Zervixlänge ausgemessen wird. Der Gebärmutterhals verkürzt sich, gleichzeitig kommt es zu einer sog. Trichterbildung (▶ Abb. 18.34). Hierunter versteht man die Öffnung des inneren Muttermundes, also der zum Kind hin liegende Anteil des Kanals. Da man diese Öffnung nicht tasten

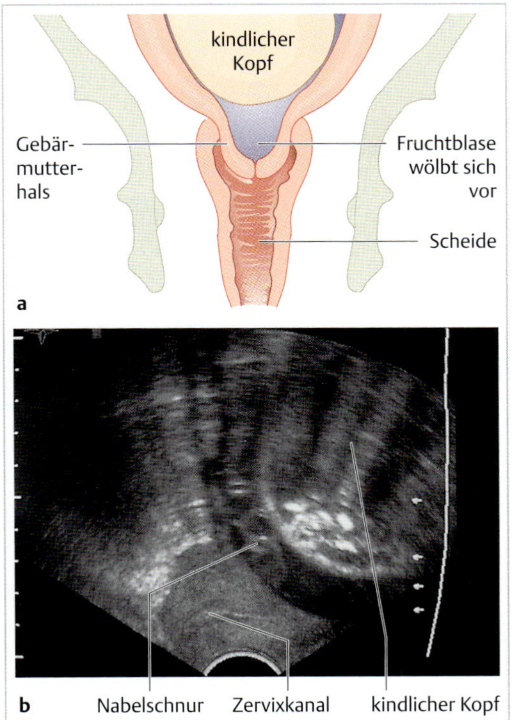

Abb. 18.34 Zervixinsuffizienz. **a** Die Trichterbildung des inneren Muttermundes wird deutlich sichtbar. Die Fruchtblase wölbt sich vor. **b** Sonografieaufnahme in der 32. SSW. Die Zervix verläuft nicht gradlinig, sondern gebogen vom äußeren zum inneren Muttermund. Im Bereich des inneren Muttermundes liegt die Nabelschnur des Kindes vor (aus Sohn C, Tercanli S, Holzgreve W, Hrsg. Ultraschall in Gynäkologie und Geburtshilfe. Thieme 2002).

kann, der äußere Muttermund ist ja noch verschlossen, ist hier die Ultraschalldiagnostik besonders hilfreich.

Therapie

▸ **Operative Zervixumschlingung (Cerclage).** Die Behandlung erfolgt durch eine operative Zervixumschlingung (Cerclage). Sie wird in Vollnarkose durchgeführt. Es werden verschiedene Methoden unterschieden. Allen Techniken gemeinsam ist die Umstechung der Zervix mit einem Nahtband (▸ Abb. 18.35). Die Cerclage wird in der 37. SSW gelöst.

Ein Risiko bei einer Cerclage besteht in der Auslösung von vorzeitigen Wehen. Daher wird der Eingriff unter der Infusion wehenhemmender Medikamente (Tokolyse) durchgeführt. Außerdem kann es bei einer Cerclage zu einem vorzeitigen Blasensprung kommen. Für die Indikationsstellung müssen die Risiken der Zervixinsuffizienz gegen die Risiken der Cerclage sorgsam abgewogen werden.

In manchen Fällen ist die Anlage einer prophylaktischen Cerclage in einem frühen Schwangerschaftszeitraum notwendig. Dies kann z. B. bei einer Drillingsschwangerschaft vorliegen oder die Frau bereits eine Frühgeburt aufgrund einer vorausgegangenen Schwangerschaft mit Zervixinsuffizienz hatte.

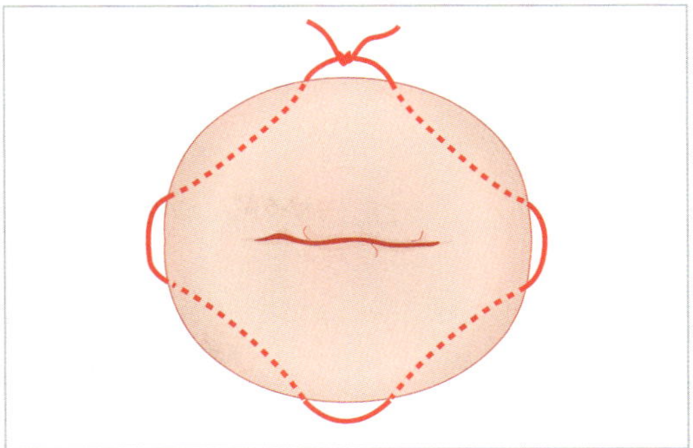

Abb. 18.35 Cerclage zum Verschluss der Zervix.

▸ **Einlage eines Cerclagepessars.** Eine andere Möglichkeit zur Behandlung der Zervixinsuffizienz ist die Einlage eines Cerclagepessars (▸ Abb. 18.36). Hier ist jedoch die Infektionsgefahr durch gestautes Sekret zu bedenken. Der Pessar muss regelmäßig gewechselt werden und eine Scheideninfektion ausgeschlossen sein.

Vorzeitige Wehen

Definition

Vorzeitige Wehen sind Kontraktionen der Gebärmutter, die einen vorzeitigen Geburtsfortschritt bewirken.

Da eine „Übungs-Wehentätigkeit" während der Schwangerschaft als normal anzusehen ist, ist es schwierig, zwischen physiologischen Kontraktionen, die der Vorbereitung der Gebärmutter dienen, und vorzeitigen Wehen, die zu einer Frühgeburt führen, zu unterscheiden. 2–3 Kontraktionen pro Stunde gelten in der 26.–30. SSW noch als normal.

Merke

Bedenklich sind Wehen v. a. dann, wenn sie in regelmäßigen Abständen auftreten und als schmerzhaft empfunden werden.

Ursache

Die Ursachen und die Auslöser von vorzeitigen Wehen sind vielfältig. Alle Zustände, die mit einer höheren Spannung der Uterusmuskulatur einhergehen, sind Risiken für vorzeitige Wehen:

- Hydramnion (vermehrtes Fruchtwasser)
- Mehrlingsschwangerschaft
- hypertrophes (zu großes) Kind

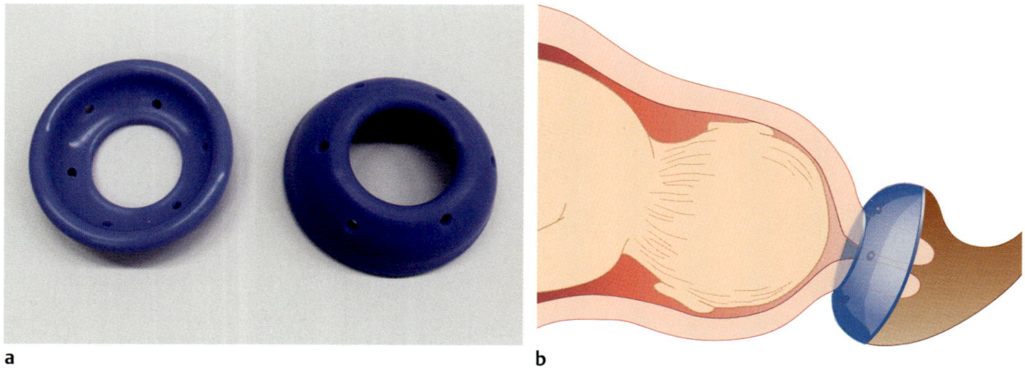

Abb. 18.36 Cerclagepessar. a Original Arabin-Cerclagepessar (© Dr. Arabin GmbH & Co. KG, Witten). **b** Pessar in situ. Man sieht die Stützfunktion des eingelegten Ringes.

Stress und Anspannung sowie übermäßige körperliche Anstrengung können ebenfalls Auslöser von vorzeitigen Wehen sein.

Symptome

Die Kontraktionen werden meist als Verhärtung des Bauches verspürt. Seltener sind sie schmerzhaft. In einigen Fällen werden die vorzeitigen Wehen gar nicht bemerkt.

Diagnostik

Durch die Ableitung eines CTGs (**C**ardio**t**oko**g**ramm, „Wehenschreiber") werden die Angaben der Patientin ergänzt.

Therapie

Als erste Maßnahme kommt der Ruhigstellung eine große Bedeutung zu. Die Patientinnen sollen Bettruhe einhalten und jeglichen Stress, körperlich wie seelisch, vermeiden. Zur medikamentösen Wehenhemmung stehen 2 Substanzen zur Auswahl, Betamimetika und Magnesium, die auch kombiniert werden.

Pflege

Prophylaxen. Nach Anordnung kann durch eine leichte Kopftieflagerung bzw. durch das Hochstellen des Fußendes eine Entlastung des Muttermundes erreicht werden. Sämtliche Prophylaxen müssen durchgeführt werden. Da während der Schwangerschaft die Gerinnungsneigung des Blutes erhöht ist, sollte v. a. auf eine intensive Thromboseprophylaxe geachtet werden. Bei vorzeitigem Blasensprung kommt die Infektionsprophylaxe (regelmäßige Temperaturkontrollen, gründliche Intimhygiene) hinzu.

Sehr verbreitet bei den Frauen ist die Angst, durch zu viel Bewegung eine Frühgeburt auszulösen. Diese Angst sollte vom Pflegepersonal ernst genommen werden, indem z. B. auf Wunsch die Körperpflege übernommen wird, auch wenn keine objektive Notwendigkeit dazu besteht. Die psychosoziale Betreuung umfasst die Einbeziehung des Partners, das Eingehen auf Ängste und Sorgen der Frau sowie das Anbieten von Gesprächen.

Betamimetika-Therapie

β-Rezeptoren sind als β1- und β2-Rezeptoren an vielen Organen des Körpers nachzuweisen. Sie sind Bestandteil des sympathischen Nervensystems. In der Gebärmutter führt die Aktivierung der β2-Rezeptoren zu einer Ruhigstellung der Uterusmuskulatur. Die Substanzen können als Tablette oder als Dauerinfusion zugeführt werden. Sie haben eine kurze Halbwertzeit, werden also vom Körper rasch abgebaut. Als Medikamente sind v. a. Fenoterol (Partusisten) oder Ritodrin (Pre-par) in Gebrauch.

► **Nebenwirkungen.** Durch die Mitaktivierung der β-Rezeptoren in anderen Organen erklären sich die z. T. nicht unerheblichen Nebenwirkungen:

- Steigerung der Herzfrequenz (Tachykardie)
- Herzklopfen, innere Unruhe, Zittern
- Hitzegefühl
- Rötung des Gesichts und der Handinnenflächen
- Einschränkung der Urinausscheidung
- Abfall des Kaliumspiegels
- Blutzuckeranstieg

Merke

Schwerwiegende Komplikationen wie Angina pectoris oder Lungenödeme sind sehr selten, kommen bei entsprechenden Risikopatientinnen aber vor.

Um die Nebenwirkungen für die Patientin zu reduzieren, werden gleichzeitig sog. kardioselektive β1-Blocker verabreicht. Diese β1-Blocker wirken v. a. am Herzen und reduzieren die Tachykardie. Sie führen insgesamt aber auch zu einer Reduktion der anderen Nebenwirkungen und gestalten die Therapie dadurch weniger risikoreich.

Pflege

Basale Stimulation. Es hat sich sehr bewährt, dem Lebenspartner zu zeigen, wie er die atemstimulierende Einreibung durchführen kann. Diese reduziert die Tachykardie, führt zu mehr Ruhe und Gelassenheit und bindet den oft hilflos danebenstehenden Partner in die Pflege mit ein.

Magnesium-Therapie

Magnesium wirkt in höherer Dosierung wehenhemmend, weil es die Muskulatur entspannt. Verabreicht werden 1–2 g/Stunde als Dauerinfusion. Oft wird Partusisten zusammen mit Magnesium in der gleichen Infusion verabreicht. Die Zusatzgabe von Magnesium zur Wehenhemmung wirkt kardioprotektiv und erlaubt es, die Dosis des β-Mimetikums zu verringern. Aber auch die alleinige Gabe von Magnesium, z.B. bei Kontraindikationen gegen die Tokolyse, reduziert eine vorzeitige Wehentätigkeit.

Merke

Die Therapie der vorzeitigen Wehentätigkeit umfasst die Gabe von:

- β2-Mimetika, wie Partusisten oder Pre-par
- β1-Blockern zur Reduktion der Nebenwirkungen
- einer Magnesiuminfusion

Pflege

Prophylaxe. Unter einer hoch dosierten Tokolysetherapie kann es bei gleichzeitiger Glukokortikoidgabe zu einem Lungenödem kommen. Daher sind eine sorgfältige Beobachtung der Atmung sowie eine gewissenhafte Pneumonieprophylaxe indiziert. Bei i.v.-Tokolyse muss auf eine kontinuierliche Gabe ohne Pausen geachtet werden. Aufgrund der möglichen Herzrhythmusstörungen sollte bei der Pulsmessung 1 Minute durchgezählt werden. Die Obstipationsgefahr ist während der Tokolyse erhöht. Starkes Pressen beim Stuhlgang sollte vermieden werden, weil dadurch eine Frühgeburt ausgelöst werden kann. Die Patientin ist über alle Maßnahmen umfassend zu informieren.

Induktion der fetalen Lungenreife

Ein zu früh geborenes Kind hat v.a. Probleme mit der Unreife seiner Lunge. Die Lungenbläschen können ihre Oberflächenspannung nicht halten, weil ihnen die oberflächenaktive Substanz, das sog. Surfactant, fehlt. Dadurch fallen sie immer wieder zusammen und können den Gasaustausch nicht bewerkstelligen. Es kommt zur Ausbildung eines Atemnotsyndroms.

Wissen

Surfactant wirkt ähnlich wie Spülmittel. Es besteht aus Phospholipiden und reduziert die Oberflächenspannung der Alveolen.

Im Fruchtwasser können diese Phospholipide nachgewiesen werden. Im Zweifelsfall kann durch die Fruchtwasserpunktion eine Risikoabschätzung für das Kind vorgenommen werden. Zur Vermeidung des Atemnotsyndroms hat sich die Gabe von Kortison an die Mutter bewährt. Hierdurch wird die fetale Lunge zur Produktion des Surfactant angeregt.

Diese Prophylaxe hat nur sehr geringe Nebenwirkungen für die Mutter und sollte großzügig durchgeführt werden. Als Alternative kann Mucosolvan verabreicht werden, wenn eine Kontraindikation gegen Kortison vorliegt. Mucosolvan braucht allerdings deutlich länger für den Wirkungseintritt. Als meistverwendetes Kortison hat sich Betametason (Celestan) durchgesetzt, weil es gut plazentagängig ist. Es wird der Mutter i.v. oder i.m. gegeben.

Inzwischen ist es auch möglich, dem Kind nach der Geburt künstlichen Surfactant zu verabreichen. Durch all diese Maßnahmen ist die Sterblichkeit der Frühgeborenen sehr zurückgegangen.

Übertragung

Die Plazenta der Frau ist zeitlich nicht unbegrenzt funktionstüchtig. Das bedeutet, sie altert und hat nach 9 Monaten ihre maximale Lebensdauer erreicht. Wird diese Zeit überschritten, kommt es zu einer Plazentainsuffizienz. Diese Funktionseinschränkung stellt auch das Problem bei der Übertragung, dem Überschreiten des Geburtstermins, dar.

Definition

Man unterscheidet eine **absolute Übertragung**, die als Überschreitung des Geburtstermins um 14 Tage (oder mehr) definiert wird, von der **relativen Übertragung**, bei der eine Insuffizienz der Plazenta bereits vor dem errechneten Termin zu verzeichnen ist. In der Zeit vom 280.–293. Tag spricht man von **verlängerter Tragzeit.**

Ursachen

Oftmals ist keine Ursache zu finden, jedoch können sowohl vom Kind als auch von der Mutter Störungen ausgehen, die zu einer Übertragung führen. Auf der kindlichen Seite sind Fehlbildungen, das Ausbleiben fetaler Anreize für das Einsetzen der Wehen oder hormonelle Störungen der Plazenta denkbar. Aufseiten der Mutter führt das Ausbleiben einer fristgemäßen Freisetzung der Prostaglandine möglicherweise zu einer Übertragung.

Symptome und Diagnostik

Am Anfang der Diagnostik steht zunächst eine Anamnese, in deren Rahmen die Tragzeit möglichst genau berechnet wird. Oft ist dies nur eingeschränkt möglich, da der genaue Konzeptionstermin selten bekannt ist. So ist die Diagnose „Übertragung" bei Geburtsterminen, die nach der letzten Regelblutung berechnet sind, sehr viel häufiger als bei einer genauen Bestimmung. Die Ultraschalldiagnostik spielt bei der Kontrolle der übertragenen Schwangerschaft eine wesentliche Rolle. So kann der Arzt die Fruchtwassermenge überprüfen, da nach Überschreiten des Termins mit einer Oligohydramnie zu rechnen ist. Folge der verringerten Fruchtwassermenge ist eine Abnahme des Leibesumfangs (Runge-Zeichen). Darüber hinaus kann die Fruchtwasserspiegelung einen vorzeitigen Mekoniumabgang ins Fruchtwasser und das CTG pathologische Herzfrequenzmuster nachweisen, wenn die Versorgung des Kindes durch die Plazenta nicht mehr ausreicht.

Pflege

Beobachtung. Übertragene Kinder zeichnen sich durch typische Übertragungszeichen aus:

- Die Haut ist trocken und an Händen und Füßen rissig, man spricht auch von „Waschfrauenhänden".
- Die Fingernägel sind lang.
- Die Käseschmiere fehlt.

Als Folge der Fruchtwasseraspiration kann es beim Kind zu einer Lungenentzündung kommen oder es können sich Atelektasen entwickeln, die zu einer späteren ungenügenden Belüftung der Lungen führen. Schädigungen des Zentralnervensystems sind ebenfalls möglich.

Eine gute Möglichkeit, eine Zustandsbeschreibung des Kindes zu bekommen, ist die Durchführung eines Wehenbelastungstests. Dazu bekommt die Mutter Oxytocin in steigender Dosierung bis zum Auslösen regelmäßiger Kontraktionen. Die Herztöne des Kindes werden dabei kontinuierlich abgeleitet. Werden hier bereits Auffälligkeiten festgestellt, ist das Kind der Belastung einer Spontangeburt nicht gewachsen und es muss eine Schnittentbindung erfolgen. Zeigt der Test keine Auffälligkeiten, ist die Geburtseinleitung auf normalem Weg möglich oder es kann sogar weiter auf einen spontanen Geburtsbeginn gewartet werden.

Therapie

Bei Anzeichen einer Plazentainsuffizienz oder bei bereits vermuteten Schädigungen des Kindes wird die Geburt eingeleitet. Für die Methode der Einleitung sind das Befinden des Kindes und der geburtshilfliche Tastbefund maßgeblich. Bei einer sehr starken Gefährdung ist, unabhängig von der Geburtsreife, eine Schnittentbindung indiziert. Ansonsten erfolgt die Einleitung der Geburt durch eine Oxytocin-Infusion und/oder der Gabe von Prostaglandinen.

18.2.7 Mehrlingsschwangerschaft

Eine Mehrlingsschwangerschaft geht mit höheren Komplikationen für die Mutter und die Kinder einher. Sie ist immer eine Risikoschwangerschaft und bedarf der besonderen Überwachung.

Nach der von Hellin aufgestellten Regel lassen sich die Häufigkeiten von Mehrlingen berechnen (unter physiologischen Bedingungen):

- 1 auf 85 Schwangerschaften für Zwillinge
- 1 auf 85^2 = 1 auf 7 225 Schwangerschaften für Drillinge
- 1 auf 85^3=1 auf 614 125 Schwangerschaften für Vierlinge usw.

Die tatsächliche Häufigkeit von Mehrlingsschwangerschaften ist aber aufgrund der Zunahme von künstlichen Befruchtungen deutlich angestiegen.

Embryonale Entwicklung

Zwillinge können eineiig oder zweieiig sein. Zu eineiigen Zwillingen kommt es, wenn sich die befruchtete Eizelle teilt. Je nach dem Zeitpunkt der Teilung kommen getrennte oder gemeinsame Eihäute und Plazenten vor. Man unterscheidet bei den Eihautverhältnissen, ob getrennte oder gemeinsame Chorion- und Amnionhöhlen vorliegen. Dabei bildet das Amnion die innere und das Chorion die äußere Schicht der Eihaut. Liegt die Teilung der befruchteten Eizelle noch in der Passagezeit durch den Eileiter, kommt es zu Zwillingen mit 2 getrennten Eihäuten (▸ Abb. 18.37a). Sie haben 2 verschiedene Orte, an denen sie sich einnisten, und sind im Prinzip völlig getrennt. Allerdings kann es dazu kommen, dass die Plazenten im Verlauf der Schwangerschaft zusammenwachsen.

Erfolgt die Teilung später, entstehen Zwillinge mit einer Plazenta, einer Außenhaut und 2 Innenhäuten (▸ Abb. 18.37b). Eine noch spätere Teilung führt zu Zwillingen mit einer gemeinsamen Eihaut (▸ Abb. 18.37c). Dieser Umstand ist zwar selten, aber mit der höchsten Komplikationsrate behaftet.

Wenn es sich um zweieiige Zwillinge handelt, gibt es immer auch 2 Plazenten, 2 Chorien und 2 Amnien.

Es lässt sich also feststellen, dass sich aufgrund der Plazentaverhältnisse nicht immer schließen lässt, ob eineiige oder zweieiige Zwillingspaare geboren werden. Ein sicheres Kriterium für zweieiige Zwillinge liegt vor, wenn sie unterschiedliche Geschlechter haben, da eineiige Zwillinge völlig erbgleich sind.

Risikofaktoren

Die Mehrlingsschwangerschaft ist ein Risikofaktor für zahlreiche pathologische Veränderungen. So kommen Gestosen ebenso wie Mangel- oder Frühgeburten häufiger vor. Auch ein Hydramnion und Plazentaunregelmäßigkeiten werden vermehrt beobachtet. Für die Mutter ist die Schwangerschaft erschwert durch eine größere Kreislaufbelastung, den Platzmangel für die Lunge durch den Zwerchfellhochstand und ein höheres Risiko für eine Varikosis.

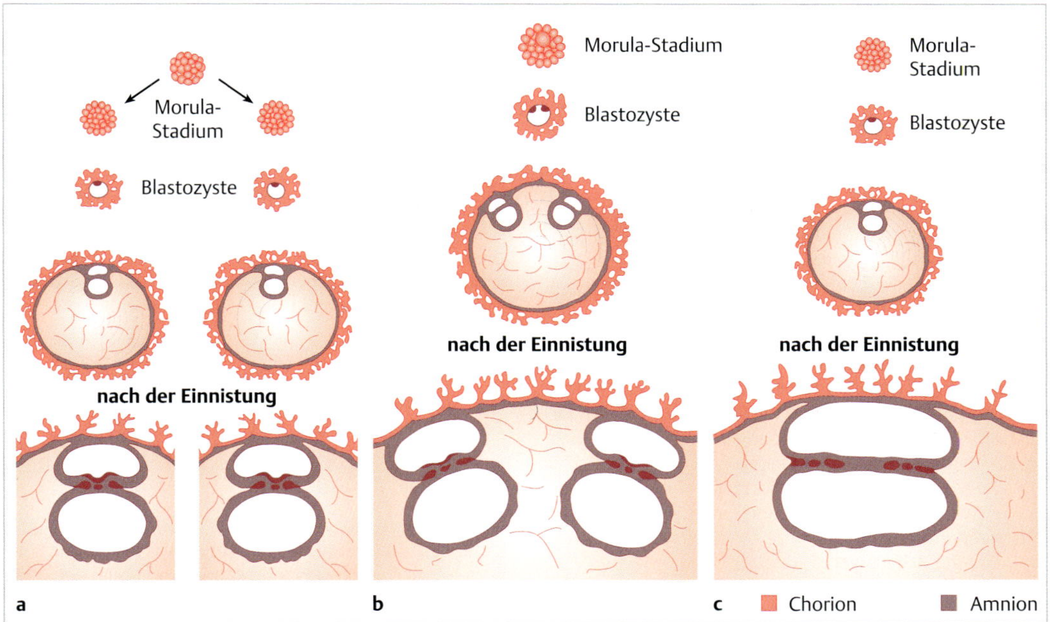

Abb. 18.37 Eineiige Zwillinge. **a** Die Teilung vor Ausbildung des Trophoblasten führt zu dichorisch-diamniotischen Zwillingen. **b** Durch Teilung des Embryoblasten entstehen monochorisch-diamniotische Zwillinge. **c** Durch Teilung der Embryonalplatte entstehen monochorisch-monoamniotische Zwillinge.

Durch die engmaschigere Überwachung bei Mehrlingsschwangerschaften werden Veränderungen schneller erfasst. Bei einer Mehrlingsschwangerschaft sollten die körperliche Schonung und das Ruhen der Berufstätigkeit schon mit der 28. SSW beginnen, ebenso ist die Indikation für eine Tokolyse oder eine Cerclage großzügiger zu stellen. Die Anregung der Lungenreife sollte in Fällen mit erkennbaren Risiken erfolgen.

18.2.8 Pathologie der Plazenta, der Eihäute und des Fruchtwassers

Plazentainsuffizienz

Definition

Kommt es zu einem Missverhältnis zwischen den Versorgungsleistungen der Plazenta einerseits und den Bedürfnissen des Kindes andererseits, spricht man von einer **Plazentainsuffizienz.**

Von einer Plazentainsuffizienz können betroffen sein:

- die nutritiven, d. h. die ernährenden Leistungen
- die respiratorischen, d. h. die für den Gasaustausch verantwortlichen Aufgaben und hier insbesondere die Sauerstoffversorgung
- die endokrinen Leistungen, d. h. die Hormonproduktion

Man unterscheidet eine chronische Form, bei der v. a. die Ernährung des Kindes gestört ist, von einer akuten Form, bei der die Sauerstoffunterversorgung im Vordergrund steht.

Ursachen

Die chronische Plazentainsuffizienz wird auf unterschiedliche Ursachen zurückgeführt. So ist das Rauchen einer der wichtigsten Faktoren für eine Mangelentwicklung des Kindes. Auch Drogenkonsum spielt eine Rolle. Weitere Ursachen sind mütterliche Erkrankungen, wie der Diabetes mellitus, uterine Blutungen, Gestosen und fieberhafte Infekte.

Bei 10 % aller mangelentwickelten Kinder liegen Chromosomenanomalien oder Fehlbildungen vor, die mit einem geringen Geburtsgewicht einhergehen. Aber auch intrauterine Infektionen können zu Mangelgeburten führen. Nicht immer ist jedoch eine Ursache auszumachen.

Die akute Form der Plazentainsuffizienz kann als eine plötzliche Verschlechterung einer chronischen Unterversorgung auftreten, wie z. B. bei einer Placenta praevia, aber auch völlig neu in Erscheinung treten, wie z. B. bei einer vorzeitigen Plazentalösung.

Merke

Meist sind chronisch unterversorgte Kinder klinisch in einem besseren Zustand als Kinder mit einer akuten Unterversorgung, weil Erstere bereits an die Mangelsituation angepasst sind.

Durch die Stresssituation wird von der kindlichen Nebenniere Kortison freigesetzt. Dieses führt zu einer frühzeitigen Induktion der Lungenreife.

Symptome

Die Folge einer chronischen Unterversorgung des Kindes ist eine Mangelentwicklung. Man spricht von einer intrauterinen Wachstumsretardierung (**I**ntra **U**terin **G**roth **R**eduction = IUGR), Hypotrophie, Small-for-Date-Baby oder Small-for-gestational-Age-Infant.

Es liegt ein Gewichtsdefizit verglichen mit einer normal entwickelten Vergleichsgruppe im gleichen Schwangerschaftszeitraum vor. Dabei zeigen die Kinder alle Reifezeichen ihres Schwangerschaftsalters.

Die kindliche Retardierung tritt erst im 3. Schwangerschaftsdrittel auf. Das heißt, die Kinder wachsen zunächst ganz normal, stellen dann aber das weitere Wachstum ein oder nehmen nur noch minimal an Gewicht zu.

Die Symptome einer akuten Plazentainsuffizienz sind die des Sauerstoffmangels, der intrauterinen Hypoxie. Hier stehen typische CTG-Veränderungen wie Herztonabfälle und Bradykardien im Vordergrund. Es kann zum Abgang von Kindspech (Mekonium) ins Fruchtwasser kommen, was an der Grünverfärbung zu erkennen ist.

Diagnostik

Die klinisch wichtigsten Zeichen einer kindlichen Mangelentwicklung sind:

- Fehlendes Größenwachstum des Uterus: erkennbar am Fundusstand oder am Bauchumfang.
- Unterwertige Kindsmaße im Ultraschall. Hierbei ist typischerweise das Wachstum auf den Normkurven erst normal, knickt dann jedoch ab. Der Thoraxdurchmesser ist davon stärker betroffen als der Kopfdurchmesser, weil das Fettpolster unter der Haut fehlt.
- Oligohydramnion (zu wenig Fruchtwasser), weil die Plazenta ihre Fruchtwasserproduktion vermindert.

Aus diesen Zeichen ergibt sich die notwendige Überwachung der Schwangerschaft. Im Rahmen des Screenings wird zwischen der 30. und 32. SSW eine Ultraschalluntersuchung durchgeführt, deren vorrangigstes Ziel es ist, eine Mangelentwicklung auszuschließen. Weitere Aufschlüsse gibt die Doppler-Untersuchung, bei der die Durchblutung der Plazenta und die Durchblutung im Kind gemessen werden.

Therapie

Eine Verbesserung der Plazentadurchblutung kann durch Bettruhe und Liegen in Seitenlage erzielt werden. Natürlich sind Nikotin- und Drogenkonsum einzustellen. Hier weicht die Realität aber leider in vielen Fällen von dem Erwünschten ab.

Merke

Die wichtigste Therapie ist es letztlich, eine sorgfältige Überwachung der Schwangerschaft durchzuführen und den Zeitpunkt der optimalen Entbindung herauszufinden.

Der Entbindungsmodus richtet sich nach dem fetalen Zustand.

Prognose

Nach der Entbindung sind die Kinder durch eine Hypoglykämie und Unterkühlung gefährdet, weil ihnen das Fettpolster zur Energiegewinnung und zur Isolierung fehlt. Nach einer Erholungszeit von ca. einem Jahr weisen die meisten Kinder dann aber eine normale neurologische, intellektuelle und psychomotorische Entwicklung auf. Bei einer schweren Retardierung ist die Gefahr von bleibenden Schäden jedoch um den Faktor 3 höher als bei normal versorgten Kindern.

Formabweichungen der Plazenta

Die normale Plazenta ist kreisrund mit dem Nabelschnuransatz in der Mitte. Kommt es bei der Implantation der befruchteten Eizelle zu Störungen, können daraus unterschiedliche Formabweichungen resultieren. Den Formabweichungen ist die Neigung zur Unterfunktion gemeinsam.

Die wichtigsten Formvarianten sind (► Abb. 18.38):

- Insertio marginalis (Ansatz der Nabelschnur liegt seitlich)
- Insertio velamentosa (Ansatz der Nabelschnur liegt in den Eihäuten)
- Placenta succenturiata (Plazenta mit Nebenplazenten)
- Placenta bipartita (zweigeteilte Plazenta)

Unter der Insertio marginalis wird der seitliche Ansatz der Nabelschnur verstanden. Einige Anteile der Nabelgefäße verlaufen als sog. aberrierende Gefäße frei über die Eihäute. Die Insertio velamentosa ist die Extremform. Hier verläuft die ganze Nabelschnur über die Eihäute.

Merke

Beide Insertionsstörungen können unter der Geburt zu Blutungen führen, wenn durch Blasensprung oder Blasensprengung Gefäße eröffnet werden.

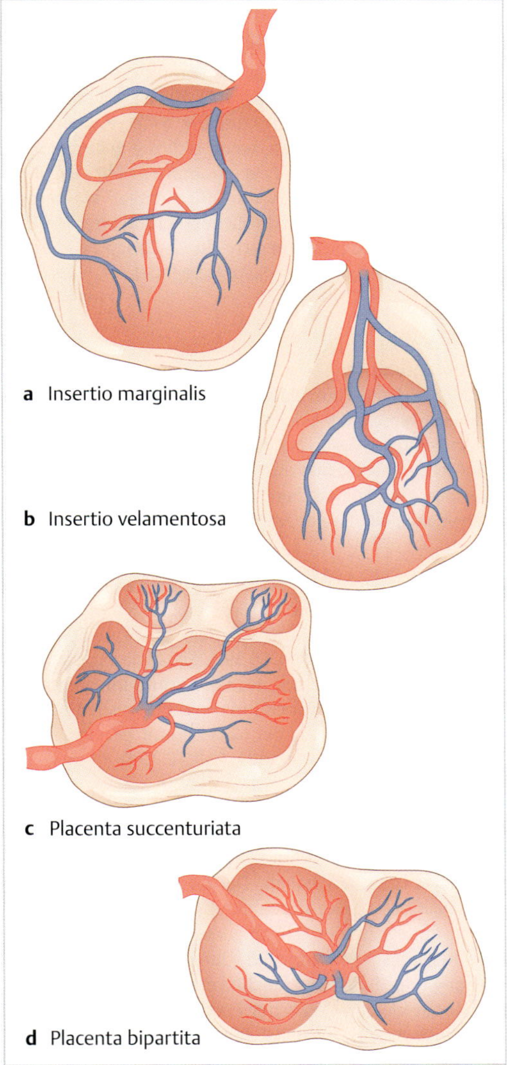

Abb. 18.38 Formanomalien der Plazenta (aus Breckwoldt M, Kaufmann M, Pfleiderer A. Gynäkologie und Geburtshilfe. Thieme 2007).

Die Plazenta mit Nebenplazenten (Placenta succenturiata) kann zu Lösungsstörungen führen, wenn eine oder mehrere Nebenplazenten im Uterus verbleiben. Deswegen wird die Nachgeburt immer auf ihre Vollständigkeit hin überprüft, wobei besonders auf abgerissene Gefäße zu achten ist. Gleiches gilt für eine zweigeteilte Plazenta.

Sind die Einnistungsbedingungen schlecht, wird die Ausbildung einer Placenta membranacea beobachtet. Hier ist die Plazenta dünn ausgezogen und überzieht die gesamte Uteruswand. Bei dieser Form bestehen ein erhöhtes Blutungsrisiko in der Schwangerschaft und Ablösungsschwierigkeiten nach der Geburt.

Formvarianten, die die Invasionstiefe betreffen, wie die Placenta accreta, increta und percreta, machen Probleme in der Nachgeburtsperiode und werden in den entsprechenden Kapiteln besprochen.

Nabelschnurkomplikationen

Vorfall der Nabelschnur

Definition

Gelangt eine Schlinge der Nabelschnur nach dem Blasensprung vor den vorangehenden Kindsteil, spricht man von einem **Nabelschnurvorfall.**

Ursachen

Ein Nabelschnurvorfall kann sich nur ereignen, wenn der vorangehende Kindsteil, also der Kopf bei Schädellagen und der Steiß bei Steißlagen, nicht ins kleine Becken eingetreten ist. Meist geht dem Vorfall ein Vorliegen der Nabelschnur voraus.

Merke

Solange die Fruchtblase noch steht, spricht man vom Vorliegen der Nabelschnur. Ist die Blase gesprungen, spricht man vom Nabelschnurvorfall (▸ Abb. 18.39).

Häufig ist der Nabelschnurvorfall mit Einstellungsanomalien verbunden. Die Querlage oder Fußlage kann das kleine Becken besonders schlecht abdichten, sodass es u. U. zu Problemen mit der Nabelschnur kommt. Mehr- und Vielgebärende sind gefährdeter, weil hier der Kopf erst spät ins kleine Becken eintritt. Ebenso sind Mehrlinge (der zweite Zwilling) und Kinder mit Hydramnion häufiger betroffen.

Symptome

Es kommt zu einer Abklemmung der Nabelschnur mit Sauerstoffmangel beim Kind, der sich durch eine anhaltende Bradykardie im CTG bemerkbar macht.

Merke

Durch eine Zirkulationsstörung in der Nabelschnur ist das Kind vital gefährdet.

Diagnostik

Das Vorliegen der Nabelschnur lässt sich nur in den seltensten Fällen vorher erfassen. Reagiert das Kind nach einem Blasensprung mit einer Bradykardie, muss vaginal untersucht werden, um einen Nabelschnurvorfall auszuschließen. Dies ist besonders in den oben genannten Risikosituationen notwendig.

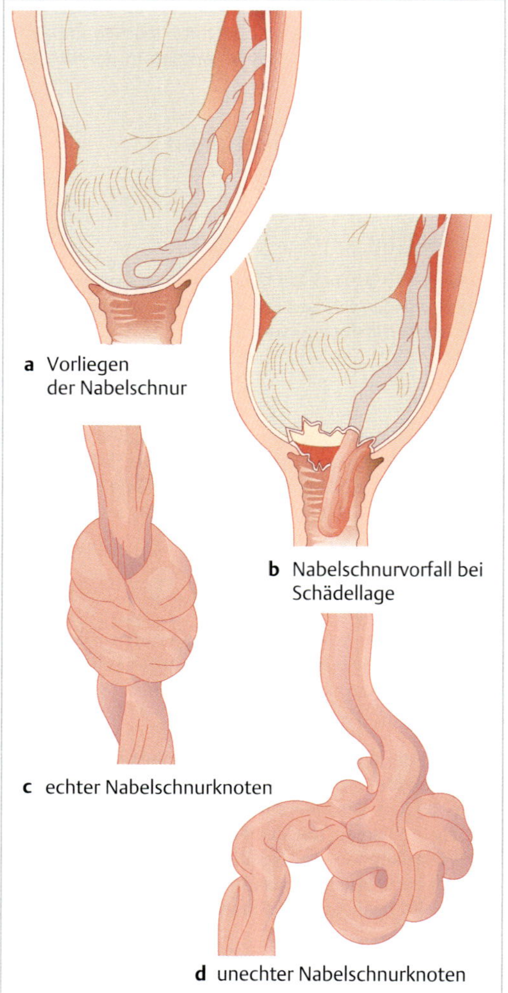

Abb. 18.39 Nabelschnurkomplikationen. a Bei intakter Fruchtblase spricht man von einem Vorliegen der Nabelschnur. **b** Nach erfolgter Ruptur der Fruchtblase fällt die Nabelschnur jetzt vor. **c** Es liegt ein echter Nabelschnurknoten vor. **d** Hier handelt es sich um einen vorgetäuschten Knoten (aus Breckwoldt M, Kaufmann M, Pfleiderer A. Gynäkologie und Geburtshilfe. Thieme 2007).

Therapie

Nach der intrauterinen Reanimation erfolgt die umgehende Schnittentbindung. Zusätzlich muss der vorangehende Kindsteil nach oben gedrängt werden. Dies erfolgt durch eine vaginal belassene Hand des Arztes oder der Hebamme, auch auf dem Transport in den OP.

Nabelschnurknoten und -umschlingung

Eine Umschlingung der Nabelschnur um den Körper oder den Hals des Fetus ist häufig. Sie kommt durch die kindlichen Bewegungen zustande und führt i. d. R. zu keiner Beeinträchtigung. Klinisch auffällig sind Nabelschnurumschlingungen nur dann, wenn sich die Schlinge beim Tiefertreten des Kopfes fester zusammenzieht und dann typische Hypoxie-Zeichen im CTG sichtbar werden. In Abhängigkeit vom geburtshilflichen Befund wird die Entbindung dann vaginal operativ durch Zange oder Saugglocke oder aber per Kaiserschnitt beendet.

Pflege

Beobachtung. Im CTG sieht man das Absinken der Herztöne, die sich in Form einer „Wanne" darstellen. Wird dieses Absinken der kindlichen Herztöne, das Verharren auf niedrigem Niveau und das darauffolgende Ansteigen auf Station beobachtet, muss der Arzt sofort informiert werden. Ein CTG, das diese „Wanne" aufweist, bleibt so lange angelegt, bis der Arzt es gesehen hat.

Seltener werden echte Nabelschnurknoten beobachtet, die aber so gut wie nie zu Problemen führen, weil die Gefäße durch die Sulze der Nabelschnur vor Abklemmungen geschützt sind (▸ Abb. 18.39c). Sie stellen meist einen Zufallsbefund dar, der erst nach der Entbindung entdeckt wird. Als „unechte" Nabelschnurknoten werden knotige Gefäßaufknäuelungen in der Nabelschnur bezeichnet, die immer ohne Bedeutung sind (▸ Abb. 18.39d).

Blutungen im 2. und 3. Trimenon

Blutungen in der späteren Schwangerschaft können verschiedene Ursachen haben. Der Gebärmutterhals ist in der Gravidität stärker durchblutet und leichter zu verletzen als außerhalb der Schwangerschaft. So kann es durch eine mechanische Reizung, wie durch eine vaginale Untersuchung oder beim Geschlechtsverkehr, zu einer Blutung aus einem kleinen Gefäß der Portio kommen. Es handelt sich meist um eine harmlose Blutung, die i. d. R. von allein zum Stillstand kommt. Bei der Untersuchung auf dem gynäkologischen Stuhl kann der Arzt differenzieren, ob es sich um eine solche Blutung handelt oder ob das Blut aus dem Uterus kommt. Uterine Blutungen haben ihre Ursachen meist in der Plazenta. So kann es sich um eine Placenta praevia oder um eine vorzeitige Lösung der normal sitzenden Plazenta handeln.

Placenta praevia

Definition

Man spricht von einer tief sitzenden Plazenta oder von einer **Placenta praevia** (praevia bedeutet „vor dem Weg liegend", also vor dem inneren Muttermund), wenn die Implantation in den tiefen Abschnitten der Gebärmutter stattgefunden hat oder sich die Plazenta bis dahin ausdehnt.

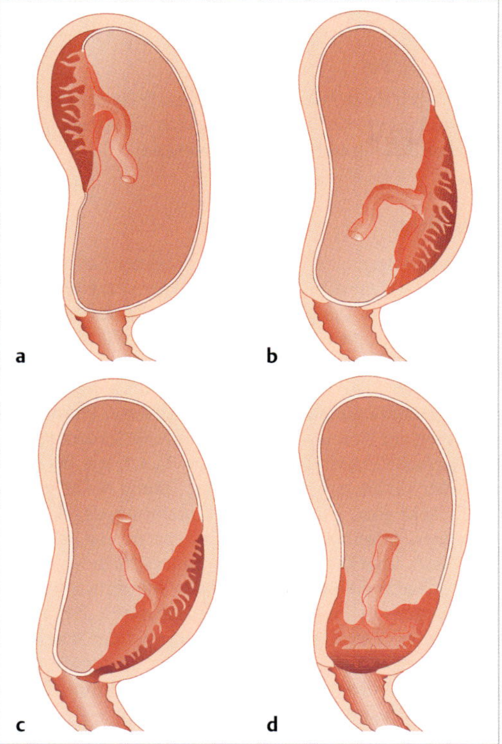

Abb. 18.40 Ausprägungsgrade der Placenta praevia. **a** Normaler Plazentasitz. **b** Tiefer Plazentasitz. **c** Placenta praevia partialis. **d** Placenta praevia totalis.

Die Placenta praevia wird in 3 Grade eingeteilt (▶ Abb. 18.40):

- **Placenta praevia marginalis:** Der Plazentarand erreicht den inneren Muttermund (tiefer Plazentasitz).
- **Placenta praevia partialis:** Der innere Muttermund ist teilweise durch die Plazenta bedeckt.
- **Placenta praevia totalis:** Der innere Muttermund ist vollständig von der Plazenta überdeckt.

Das obere und mittlere Drittel des Gebärmutterkörpers ist der günstigste Ort für die Einnistung des Embryos. Die zervixnahen Bereiche haben für die Entwicklung des Fetus 2 Nachteile. Zum einen ist dort die Blutversorgung der Plazenta nicht optimal, zum anderen kommt es in diesem Bereich bereits während der Schwangerschaft zu wachstumsbedingten Flächenverschiebungen. Diese können bei einer tief sitzenden Plazenta schon relativ früh zu Blutungen führen.

Ursachen

Es wurde festgestellt, dass bei Vielgebärenden aufgrund von Abnutzungserscheinungen des Endometriums tief sitzende Plazenten häufiger vorkommen. Des Weiteren nimmt man an, dass Schädigungen des Endometriums, z. B. durch einen Kaiserschnitt, Ausschabungen oder Entzündungen, die Placenta praevia begünstigen können.

Symptome

M!

Merke

Leitsymptom der Placenta praevia sind schmerzlose Blutungen. Diese können in einer schwachen, häufig wiederkehrenden Form auftreten.

Die sog. annoncierenden Blutungen sind als Vorboten für starke, u. U. lebensbedrohliche Blutungen anzusehen. Sie resultieren aus der Dilatation des unteren Gebärmutterabschnitts in den letzten Schwangerschaftsmonaten. Die Plazenta kann sich den Veränderungen der Gebärmutterwand nicht anpassen und löst sich teilweise ab. Durch solch eine Abscherung von Plazentateilen werden hauptsächlich mütterliche, z. T. aber auch kindliche Gefäße eröffnet.

Diagnostik

Bei Blutungen in der 2. Schwangerschaftshälfte wird der Verdacht auf eine Placenta praevia sonografisch erhärtet oder ausgeschlossen. Klinisch lassen Blutungen in der Anamnese an eine Placenta praevia denken. Mit dem Einsetzen der Wehentätigkeit kommt es durch die Muttermunderöffnung zu einer stärkeren Blutung. Die Diagnose kann jetzt auch durch eine Spekulumuntersuchung oder Palpation erfolgen. Hierbei ließe sich durch den Muttermund schwammartiges Gewebe ertasten. Die Tastuntersuchung birgt jedoch die Gefahr einer Plazentalösung. Deshalb sollte von solchen Maßnahmen Abstand genommen werden.

M!

Merke

Die vaginale Untersuchung darf nur in der Klinik bei Sectio- und Transfusionsbereitschaft durchgeführt werden. Die Ultraschalluntersuchung sowohl durch die Bauchdecke als auch von vaginal sichert die Diagnose Placenta praevia.

Folgen

M!

Merke

Die Gefahr des Blutverlustes für die Mutter und das Kind steht klinisch im Vordergrund.

Der Blutverlust kann in seiner Stärke oft schwer abgeschätzt werden. Für das Kind bestehen 2 Gefahren:

- Es ist durch den Verlust von Teilen der Plazenta in seiner Versorgung eingeschränkt.
- Zusätzlich besteht die Gefahr, dass Zottengefäße einreißen, was durch den Blutverlust des Kindes eine Anämie oder gar einen Schock zur Folge haben kann.

Für das Kind resultiert eine deutlich stärkere Gefährdung, da man nicht unterscheiden kann, wie hoch der Anteil kindlichen Blutes am Gesamtverlust ist. Löst sich mehr als die Hälfte der Plazenta, ist mit dem Tod des Fetus zu rechnen. Infolge der insgesamt schlechteren Blutversorgung der Placenta praevia findet man häufig Mangelgeburten.

Wissen

Aufgrund der geringeren Blutversorgung im unteren Segment der Gebärmutter ist die Placenta praevia im Schnitt 20–40 % größer als ein normaler Mutterkuchen. Durch die größere Kontaktfläche soll die geringere Blutversorgung kompensiert werden.

Therapie

Die Therapie richtet sich nach der Symptomatik und dem Zustand von Mutter und Kind.

Merke

Bei akutem Risiko für die Schwangere oder Anzeichen eines kindlichen Sauerstoffmangels ist die sofortige Durchführung einer Schnittentbindung erforderlich.

Bei einer nur geringen Blutung wird vor der 38. Schwangerschaftswoche eine abwartende Therapie mit Wehenhemmung und Induktion der fetalen Lungenreife unter klinischer Beobachtung durchgeführt. Die Überwachung des Fetus und die Bereitstellung von Blutkonserven müssen dabei gewährleistet sein. Bei Fortdauer oder Verstärkung der Blutung erfolgt eine Sectio.

Bei der Placenta praevia marginalis bzw. bei einem tiefen Sitz der Plazenta ist eine vaginale Entbindung möglich, wenn der tiefer tretende Kopf eine Blutung verhindert. Dies muss im Einzelfall entschieden werden. Die Notwendigkeit einer Sectio kann sich jedoch immer noch ergeben.

Merke

Bei der Placenta praevia totalis ist die Geburt nur durch einen Kaiserschnitt erreichbar.

Nach Möglichkeit sollte die Schnittentbindung in der 37. Schwangerschaftswoche geplant durchgeführt werden. Man wählt diesen frühen Termin, um einem Einsetzen der Wehentätigkeit und damit einer lebensbedrohlichen Blutung vorzugreifen.

Bei der Placenta praevia ist auch die Kaiserschnittentbindung mit einer verstärkten Blutung verbunden. Das untere Uterussegment verfügt über weniger Muskeln als die übrigen Uterusabschnitte. Daher kontrahiert sich dieser Teil der Gebärmutter nach der Entbindung nicht besonders gut. Die Plazentawunde kann also nicht adäquat verschlossen werden.

Vorzeitige Plazentalösung

Definition

Wenn sich die an normaler Stelle sitzende Plazenta vor der Geburt des Kindes löst, spricht man von **vorzeitiger Plazentalösung** oder **Abruptio placentae.**

Ursachen

Gefäßveränderungen, wie sie z. B. bei einer Gestose vorkommen, stellen die Hauptursache einer vorzeitigen Plazentalösung dar. Daneben können auch Druckschwankungen eine Rolle spielen. Zu einer plötzlichen Verminderung des intrauterinen Drucks kommt es, wenn bei einem Hydramnion der Blasensprung erfolgt oder im Rahmen einer Zwillingsentbindung das erste Kind geboren wurde. Das kann zu einer Plazentaablösung führen. Außerdem stellen mechanische Einwirkungen auf den Bauch, wie bei Stürzen oder Unfällen, eine Gefahr dar. Häufig bleibt jedoch die Ursache einer vorzeitigen Plazentalösung ungeklärt.

Bei der Plazentalösung wird die zentrale von der mehr am Rand abgelösten Plazenta unterschieden (▶ Abb. 18.41). Durch die Blutungen aus den mütterlichen Gefäßen kommt es zu einem retroplazentaren Hämatom. Liegt dieses zentral hinter der Plazenta, ist der Anteil des nach außen abfließenden Blutes gering, da der Hauptteil im Uterus verbleibt. Bei der dezentralen Ablösung ist die Blutung nach außen stärker.

Merke

Der Blutverlust nach außen ist wegen der Hämatombildung kein sicheres Kriterium für den tatsächlichen Blutverlust von Mutter und Kind.

Das Ausmaß der Ablösung bestimmt die Gefahr für die Mutter und das Kind. Bei der leichten Form, bei der weniger als ⅓ der Haftfläche verloren geht, besteht gemeinhin keine akute Gefahr für Mutter oder Kind. Schreitet die Ablösung weiter fort, kommt es zur klinischen Symptomatik und zur Unterversorgung des Kindes.

Lösen sich plötzlich große Teile des Mutterkuchens ab, überlebt das Kind nur selten. Es folgen häufig Gerinnungsstörungen bei der Mutter.

Symptome

Die klinische Symptomatik ist abhängig vom Grad der Ablösung. Der Uterus ist bretthart („Holzuterus“) und schmerzhaft. Der Fundus steigt durch die Volumenzunahme höher. Durch die Blutung kommt es bei der Mutter zu Anzeichen des Volumenmangelschocks mit Blässe, Tachykardie, Hypotonie und Kreislaufzentralisation. Blutgerinnungsstörungen im Sinne einer Verbrauchskoagulopathie können resultieren und die Situation weiter verschlechtern. Der kindliche Zustand zeigt sich in typischen CTG-Veränderungen.

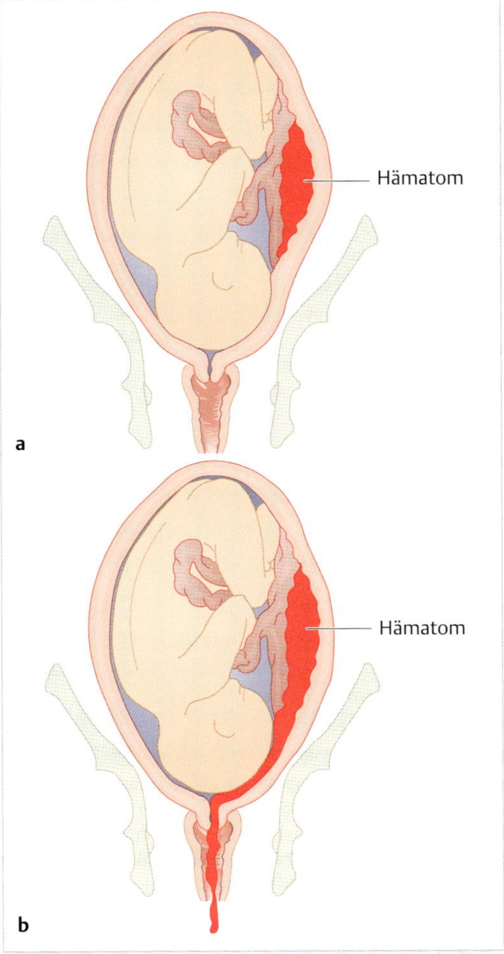

Abb. 18.41 Vorzeitige Plazentalösung. Bei der vorzeitigen Lösung der normal sitzenden Plazenta werden 2 Verlaufsformen unterschieden. **a** Bei der zentralen Ablösung kommt es zu einem großen retroplazentaren Hämatom. Hier läuft kein Blut über die Scheide ab. **b** Bei der seitlich liegenden Lösung führt das retroplazentare Hämatom zu vaginalen Blutungen.

Diagnostik

Die Diagnose ergibt sich aus der klinischen Symptomatik und der Ultraschalluntersuchung. Die Menge abfließenden vaginalen Blutes darf nicht als Kriterium gewertet werden, weil sie den tatsächlichen Blutverlust nicht widerspiegelt.

Differenzialdiagnostisch muss eine Placenta praevia ausgeschlossen werden (▶ Tab. 18.8).

Therapie

Die therapeutischen Maßnahmen sind abhängig vom Ausmaß der Ablösung und vom kindlichen Zustand. Wenn das Kind lebt, wird eine Kaiserschnittentbindung durchgeführt. Ist das Kind verstorben oder bestehen wegen der Unreife des Kindes keine Überlebenschancen, sollte die vaginale Entbindung unter intensiver Überwachung der Mutter angestrebt werden. Zunächst erfolgen die Eröffnung der Fruchtblase und die Gabe von Wehenmitteln. Die weiteren Maßnahmen sollen eine rasche vaginale Entbindung bewirken. Ist die Ablösung weit fortgeschritten, führt die Einblutung in die Uteruswand dazu, dass keine Kontraktionen mehr zustande kommen. Auch in solchen Fällen muss ein Kaiserschnitt durchgeführt werden. Außerdem werden Blutkonserven bereitgestellt. Für die Mutter ist die Behandlung der Schocksymptomatik und der Gerinnungsstörung notwendig.

Anomalien des Fruchtwassers

Polyhydramnion

Definition

Die normale Fruchtwassermenge beträgt maximal (in der 36.–37. SSW) 1000–1500 ml. Eine Fruchtwassermenge über 1500 ml wird als **Polyhydramnion** bezeichnet.

Ursachen

Zu den Ursachen eines Polyhydramnions gehören Infektionen der Mutter und des Fetus, wie z.B. die Toxoplasmose. Ein weiterer Grund kann eine Zuckerkrankheit der Mutter sein. Hier muss an eine vermehrte Fruchtwasserbildung oder an eine gestörte Fruchtwasseraufnahme durch das Amnion gedacht werden.

Etwa ab dem 6. Schwangerschaftsmonat trinkt der Fetus Fruchtwasser und scheidet Urin in die Fruchthöhle aus. Wird der Fetus jedoch durch eine Fehlbildung am Trinken gehindert, verbleibt dieses Fruchtwasser in der Fruchthöhle. Also kann ein Polyhydramnion auch das Resultat einer fetalen Fehlbildung sein. Es kommen ein Verschluss (Atresie) im Bereich des Verdauungstraktes in Betracht, allerdings auch ein Anenzephalus (angeborene unvollständige Anlage von Großhirn und anderen Gehirnregionen, das Schädeldach fehlt) oder ein Herzfehler.

Symptome

Durch die vermehrte Ansammlung von Fruchtwasser ist der Bauchumfang größer, als es dem Stadium der Schwangerschaft entspricht. Aufgrund der erhöhten Hautspannung kommt es zu einer verstärkten Bildung von Schwangerschaftsstreifen. Die Gebärmutter ist prall gespannt, Kindsteile sind nur schwer zu tasten.

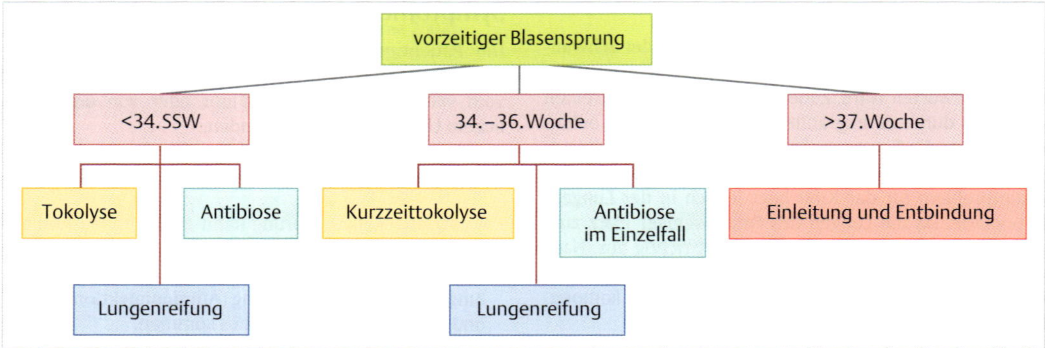

Abb. 18.42 Vorzeitiger Blasensprung. Therapeutisches Vorgehen in Abhängigkeit von der Schwangerschaftswoche.

Ursachen

Die Entzündung ist meist Folge eines vorzeitigen Blasensprungs; eine Entzündung der Fruchthöhle wird allerdings auch bei intakter Blase beobachtet. Die Keime steigen dann nicht durch die Vagina auf, sondern gelangen über den Blutweg zum Uterus.

Symptome und Diagnostik

Hinweise auf diese Entzündungsform geben mütterliches Fieber und ein schlechter Allgemeinzustand mit hohem Krankheitsgefühl. Das CTG ist tachykard und so Ausdruck der Sepsis des Kindes. Auffällig ist v. a., dass die kindliche Tachykardie bestehen bleibt, auch wenn das mütterliche Fieber gesenkt wird. Im Labor kann eine zunehmende Leukozytose mit einem Anstieg des CRP-Wertes (C-reaktives Protein) nachgewiesen werden.

Therapie

Die antibiotische Therapie wird nach der Diagnosestellung umgehend eingeleitet. Gleichzeitig ist die Beendigung der Schwangerschaft notwendig, bei einer schlechten Situation des Kindes meist durch eine Schnittentbindung.

18.2.9 Morbus haemolyticus neonatorum

Rhesusinkompatibilität

Die roten Blutkörperchen tragen an ihrer Oberfläche unterschiedliche Merkmale, die als Antigene wirken. Aus dem Vorhandensein oder Fehlen dieser spezifischen Eigenschaften ergeben sich die Blutgruppen. Die Rhesuseigenschaft wird als „D“ abgekürzt, wobei ein großes „D“ bedeutet, dass die Eigenschaft vertreten ist, der Mensch ist also Rhesus-positiv. Rhesus-negativen Menschen wird der Buchstabe „d“ zugeschrieben.

Wissen

Die Rhesuseigenschaft wird genau wie die Blutgruppeneigenschaften „A“ und „B“ dominant vererbt. Das heißt, ein Mensch mit der entsprechenden Erythrozyteneigenschaft kann homozygot sein (z. B. „DD“) oder heterozygot („Dd“).

Merke

Eine Rhesus-Konstellation liegt vor, wenn die Mutter Rhesus-negativ ist und das Kind Rhesus-positiv. Nur dann können sich Probleme ergeben.

Wenn eine Rhesus-negative Mutter Kontakt mit Rhesus-positiven Erythrozyten hatte, ist sie sensibilisiert und bildet Antikörper der Klasse IgG, die die Plazenta durchdringen können. Während einer ersten Schwangerschaft gelangen möglicherweise kindliche Rhesus-positive Erythrozyten über die Plazenta zur Mutter. Diese reagiert mit der Bildung von Antikörpern. In dieser Schwangerschaft bleibt das jedoch meist ohne Folgen, da die Sensibilisierung nicht ausreicht.

Kommt es dann in der nächsten Schwangerschaft erneut zum Antigenkontakt, produziert die Mutter überproportional viele Antikörper. Diese gelangen zum Kind und führen zu Hämolyse. Durch das vermehrt anfallende Abbauprodukt des Hämoglobins, das Bilirubin, kommt es zum Ikterus (Gelbsucht) beim Kind und aufgrund der Anämie zur Ausbildung eines generalisierten Ödems und von Aszites. Das Bilirubin lagert sich im Gehirn ab und führt zum sog. Kernikterus. So entsteht das Krankheitsbild der **Erythroblastose** oder der **Morbus haemolyticus neonatorum** (▶ Abb. 18.43).

Ein Übertritt von kindlichen Erythrozyten zur Mutter kann auch bei einer Fehlgeburt oder einer Eileiterschwangerschaft erfolgen. Aber auch Blutungen oder eine Amniozentese stellen Sensibilisierungsmöglichkeiten dar. Die größte Anzahl jedoch tritt unter der Geburt und besonders bei der Plazentalösung über.

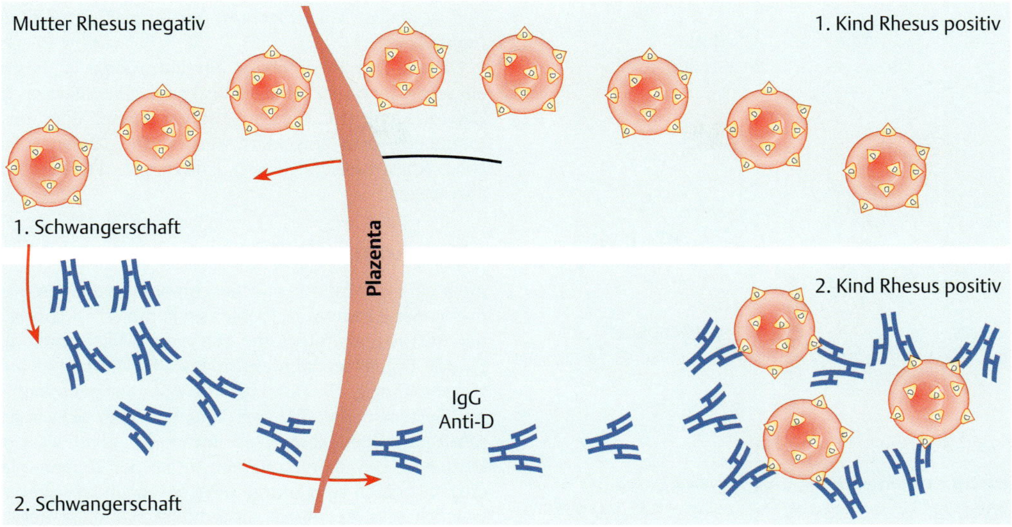

Abb. 18.43 Rhesusinkompatibilität. Kindliche Erythrozyten mit der Rhesuseigenschaft treten während der Schwangerschaft oder Geburt in den mütterlichen Kreislauf über die Plazenta ein. Die Mutter produziert Antikörper der Klasse IgG, die während einer 2. Schwangerschaft mit Rhesus-positivem Kind über die Plazenta zu ihm gelangen und eine Hämolyse verursachen.

Diagnostik

Im Rahmen der Mutterschaftsrichtlinien werden Antikörpersuchtests aus dem Blut der Mutter durchgeführt. Sind hier Zeichen der Sensibilisierung zu finden, erfolgen weitere Tests.

Überwachung des Kindes

Um das Ausmaß der Hämolyse und damit den Schweregrad der Anämie beim Kind abschätzen zu können, gibt es mehrere Möglichkeiten. Zum einen kann die Bilirubinkonzentration im Fruchtwasser gemessen werden. Auch die Sonografie und die Doppler-Sonografie sind unverzichtbare Instrumente zur Abschätzung des fetalen Zustandes. Wasseransammlungen im Bauchraum und im Thorax oder generalisierte Ödeme als Folge einer Herzinsuffizienz sind die Zeichen einer Anämie. Die Durchblutung des fetalen Gehirns, die durch die Doppler-Sonografie gemessen wird, steigt bei einer Anämie an und kann als weiteres Überwachungskriterium genutzt werden.

Therapie

Je nach Schwangerschaftsalter wird eine vorzeitige Entbindung oder eine intrauterine Austauschtransfusion durchgeführt. Dazu nimmt man eine Nabelschnurpunktion in Transfusionsbereitschaft vor. Nach Messung des aktuellen Hb-Wertes kann dann direkt eine Transfusion durchgeführt werden. Dabei wird Rhesus-negatives Blut der Blutgruppe 0 verwendet.

Immer müssen die Gefahren der intrauterinen Therapie gegen die Risiken einer Frühgeburt abgewogen werden. Nach der Geburt wird die Bilirubinkonzentration im Serum bestimmt. Das Kind kann dann entsprechend den kritischen Bilirubinwerten behandelt werden. Neben der Fototherapie steht die Austauschtransfusion zur Verfügung.

Rhesusprophylaxe

Durch die Einführung der Rhesusprophylaxe in den 1960er-Jahren ist die Rhesusinkompatibilität sehr selten geworden. Die Mutter erhält Immunglobuline gegen die Rhesuseigenschaft (Rhesogam, Partoglobin) i. m. gespritzt. Diese Immunglobuline setzen sich an die kindlichen Erythrozyten im mütterlichen Organismus. Sie binden an das Oberflächenantigen der Rhesus-positiven Erythrozyten und führen zu einer Hämolyse. So wird vermieden, dass das mütterliche Immunsystem Kontakt zu positiven Erythrozyten bekommt und selbst Antikörper bildet (► Abb. 18.44).

Anti-D-Immunglobulin wird auch schon in der Schwangerschaft um die 28. SSW verabreicht. Das soll verhindern, dass es bereits in der Schwangerschaft zu einer Sensibilisierung kommt.

Nach der Entbindung wird aus dem Nabelschnurblut die kindliche Blutgruppe bestimmt. Ist diese Rhesus-positiv, wird die Prophylaxe wiederholt. Üblicherweise werden 300 µg Anti-D-Immunglobulin verabreicht.

Merke

M!

Die Prophylaxe sollte möglichst rasch nach der Entbindung, höchstens jedoch innerhalb der ersten 72 Stunden erfolgen.

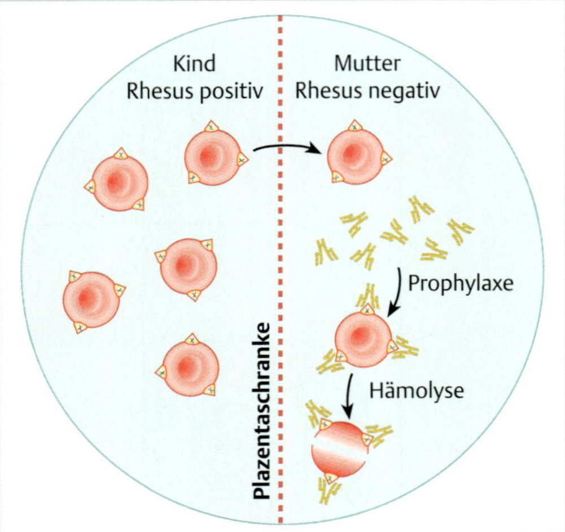

Abb. 18.44 Prinzip der Rhesusprophylaxe. Der Mutter werden Antikörper gegen die Rhesuseigenschaft gespritzt. Diese hämolysieren die kindlichen Erythrozyten, die unter der Geburt in den mütterlichen Kreislauf gelangt sind. Jetzt bildet die Mutter keine eigenen Antikörper.

Liegt bei der Mutter bereits eine Sensibilisierung vor und ist der Antikörpersuchtest positiv, erübrigt sich eine Prophylaxe.

Da Anti-D-Immunglobulin ein Blutprodukt ist, besteht ein wenn auch sehr geringes Risiko für eine Infektion mit Hepatitis oder HIV. Die Patientinnen müssen über dieses minimale Risiko aufgeklärt werden. Die fatalen Folgen einer Rhesussensibilisierung sind gegen das Restrisiko abzuwägen.

AB0-Inkompatibilität

Auch bei einer Mutter mit Blutgruppe 0 und einem Kind mit A oder B kann es zu Problemen kommen. Die Antikörper Anti-A und Anti-B, die von einer Mutter mit Blutgruppe 0 gebildet werden, sind als IgGAntikörper auch plazentagängig. Da sich aber die Antigeneigenschaft im AB0-System beim Kind erst zum Ende der Schwangerschaft ausbildet, kommt es intrauterin nicht zu einer Hämolyse. Die übergetretenen Antikörper können allerdings für einen verstärkten Neugeborenenikterus verantwortlich sein, der durch die erhöhte Hämolyse hervorgerufen wird.

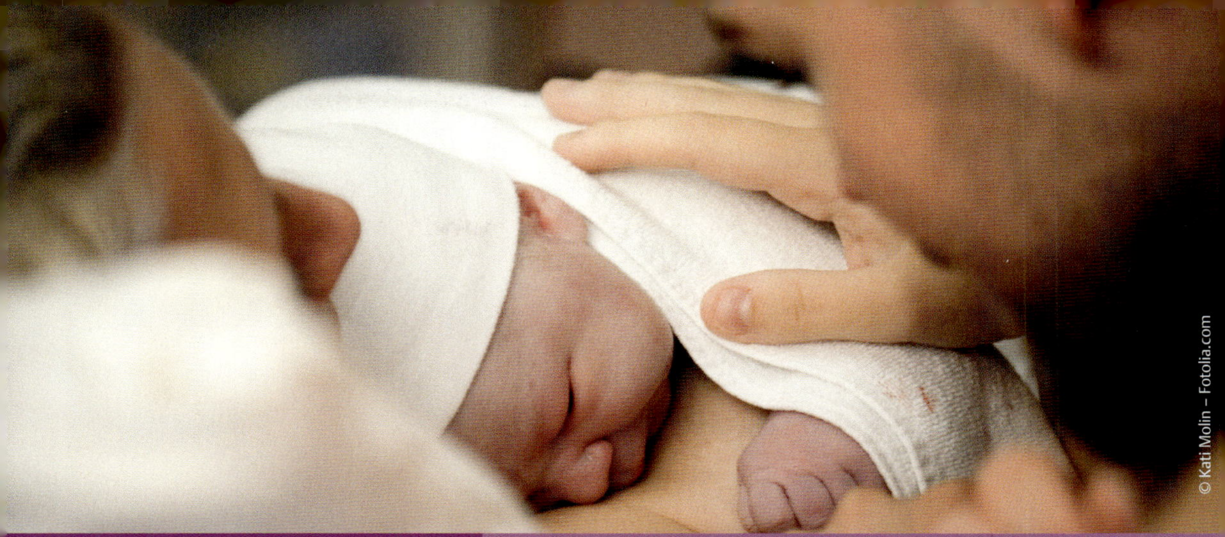

Kapitel 19

Geburt

19.1 Physiologie der Geburt

19.1.1 Wehen

Definition

Die treibenden Kräfte für die Geburt eines Kindes sind Kontraktionen des Myometriums; diese werden als **Wehen** bezeichnet.

Das Myometrium hat einen Ruhetonus, also eine Grundspannung von etwa 10 mmHg. Dies kann sich bei einer Wehe gut um das 20-Fache steigern. Durch die Kontraktion des Myometriums werden Blutgefäße so komprimiert, dass es beim Fetus zu einer vorübergehenden Sauerstoffunterversorgung kommt. Ein gesunder Fetus übersteht das ohne Probleme, zumal eine Wehe im Allgemeinen nicht länger als 30–45 Sekunden dauert.

► Abb. 19.1 und ► Abb. 19.2 zeigen die Tonussituation der Gebärmutter vor und während der Geburt. Vor der Geburt ist der Muskeltonus im Bereich des Gebärmutterhalses hoch, weil die Zervix den Verschlussapparat der Gebärmutter darstellt.

Während der Geburt gehen die Wehen vom Gebärmutterfundus aus. Das Kind tritt mit dem Kopf voran tiefer (► Abb. 19.2 schwarzer Pfeil). Dabei dehnt sich der Gebärmutterhals (► Abb. 19.2 blaue Pfeile). Man spricht von einer *Dilatation*. Gleichzeitig wird der Muttermund durch das Zusammenziehen der Muskulatur über den kindlichen Kopf gestreift (► Abb. 19.2 rote Pfeile). Diesen Vorgang nennt man *Retraktion*. Er ist mit dem Anziehen eines Rollkragenpullovers vergleichbar.

Wodurch genau die Geburt des Menschen in Gang gesetzt wird, ist immer noch nicht hinreichend erforscht. Gewiss ist jedoch, dass es sich um einen multifaktoriellen Vorgang handelt.

Merke

Am Geburtsbeginn sind folgende Faktoren beteiligt:
- Dehnungskräfte an der Uteruswand und dem Gebärmutterhals
- Ausschüttung von Oxytozin, Prostaglandinen und Östrogenen
- Stimulation durch das vegetative Nervensystem

Für den Mechanismus der Zervixeröffnung sind Prostaglandine von entscheidender Bedeutung. Sie lockern das derbe Zervixgewebe auf und führen zu einer Dilatation des Gebärmutterhalses.

19.1.2 Anatomie des Beckens und des Geburtswegs

Während der Geburt muss das Kind den Geburtskanal passieren. Dieser besteht aus dem knöchernen Becken und dem Weichteilrohr.

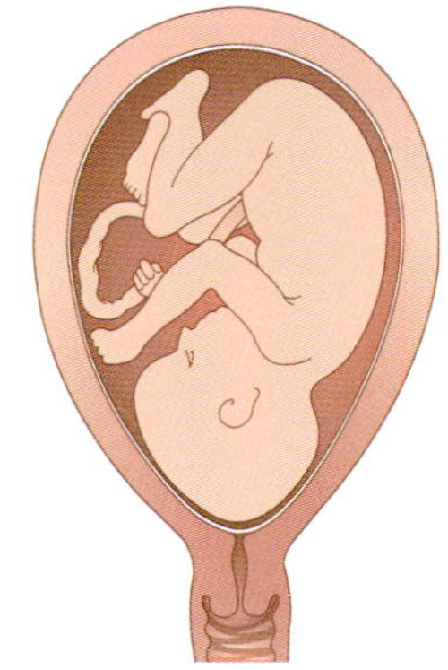

Abb. 19.1 Gebärmuttertonus vor der Geburt. In Ruhe ist der Tonus der Muskulatur des unteren Uterussegments zum sicheren Verschluss der Gebärmutter hoch.

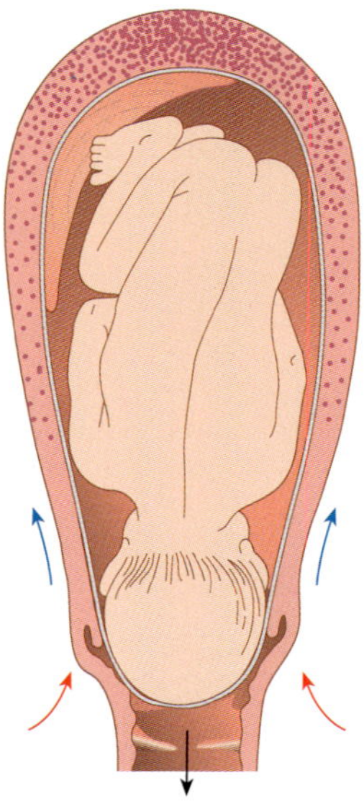

Abb. 19.2 Gebärmuttertonus während der Geburt. Während der Wehe wirkt die Kraft vom Fundus ausgehend (Erklärung der Pfeile im Text) (nach Breckwoldt M, Kaufmann M, Pfleiderer A. Gynäkologie und Geburtshilfe. Thieme 2007).

Knöchernes Becken

Das Becken ist kein gerader Zylinder, sondern ein relativ starres Gebilde mit unterschiedlich geformten Abschnitten (► Abb. 19.3). Es wird in 3 Etagen gegliedert:
- querovaler Beckeneingang
- runde Beckenhöhle
- längsovaler Beckenausgang

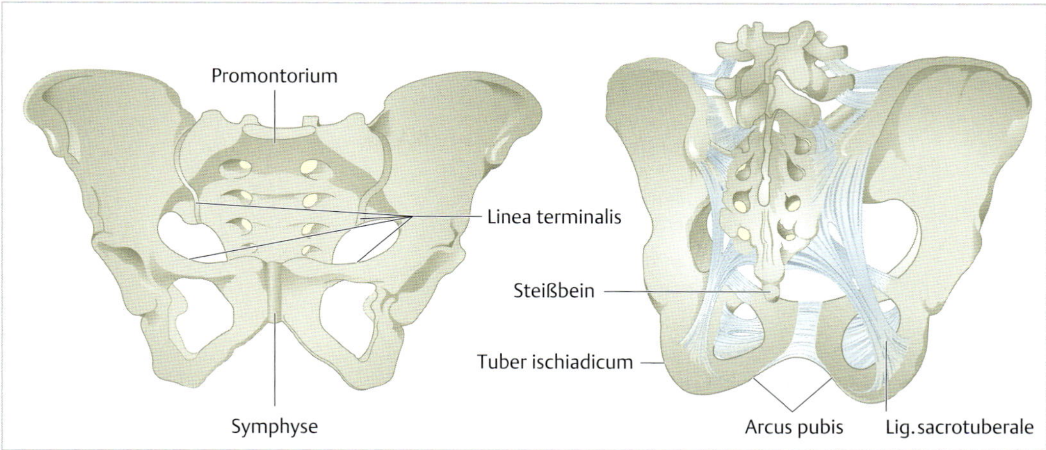

Abb. 19.3 Weibliches Becken. Das knöcherne Becken von oben und von hinten.

Die Grenzen der einzelnen Abschnitte verlaufen wie folgt:

- Der **Beckeneingang** markiert den Übergang vom großen zum geburtsmechanisch wichtigeren kleinen Becken. Die vordere Grenze ist der Symphysenoberrand, die hintere das Promontorium. Der Beckeneingang hat eine querovale Form. Er misst im Bereich der Verbindungslinie zwischen Promontorium und Symphysenhinterwand ca. 12 cm und im Querdurchmesser ca. 13 cm.
- Die **Beckenhöhle** schließt sich an den Eingang an und hat mit einem Durchmesser von ca. 13 cm in etwa eine kreisrunde Form.
- Der **Beckenausgang** ist längsoval. Dies ergibt sich daraus, dass das Steißbein während der Geburt vom Kind zurückgedrängt wird. Auf diese Weise kann der Beckenausgang von etwa 9 auf 11 cm ausgeweitet werden.

Weichteilrohr

Zum Weichteilrohr gehören Zervix, Scheide, Beckenboden und Vulva (▸ Abb. 19.4). Das Weichteilrohr bildet die untere Fortsetzung des Geburtskanals. Hier macht die Führungslinie eine Abbiegung nach vorne und nach oben („Geburtsknie").

19.1.3 Anatomie des kindlichen Kopfes

Für die Geburtsmechanik spielt in erster Linie der kindliche Kopf eine entscheidende Rolle.

Um einen günstigeren Durchtritt durch das Becken zu ermöglichen, ist der kindliche Schädel nicht starr verknöchert wie der des Erwachsenen, sondern weist Nähte und Knochenlücken auf. Da sich die einzelnen Knochen übereinanderlagern können, ist der Schädel konfigurierbar und passt sich dem mütterlichen Becken an.

▸ **Schädelnähte.** Folgende Nähte werden unterschieden (▸ Abb. 19.5):

- Stirnnaht (Sutura frontalis)
- Pfeilnaht (Sutura sagittalis)
- Kranznaht (Sutura coronaria)
- Lambdanaht (Sutura lambdoidea)

▸ **Fontanellen.** Die Knochenlücken, die sich an den Nähten zwischen den Knochen ergeben, nennt man Fontanellen (▸ Abb. 19.5). Unterschieden werden:

- **Große Fontanelle:** Sie befindet sich an der Kreuzungsstelle der Stirn-, Kranz- und Pfeilnaht und ist viereckig.
- **Kleine Fontanelle:** Sie befindet sich im hinteren Bereich des Schädels an einer Stelle, an der Pfeil- und Lambdanaht zusammentreffen. Sie hat eine dreieckige Form.

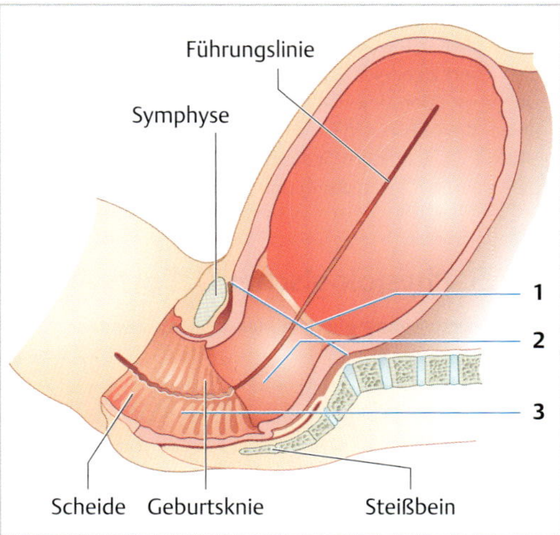

Abb. 19.4 Weichteilweg des Kindes bei der Spontangeburt. 1 Beckeneingangsebene. 2 Beckenmitte. 3 Beckenausgangsebene.

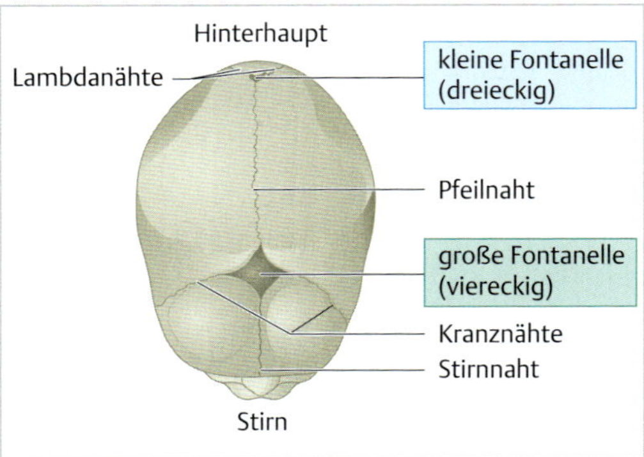

Abb. 19.5 Kindlicher Kopf von oben. Die hintere kleine Fontanelle ist dreieckig, die vordere große ist viereckig.

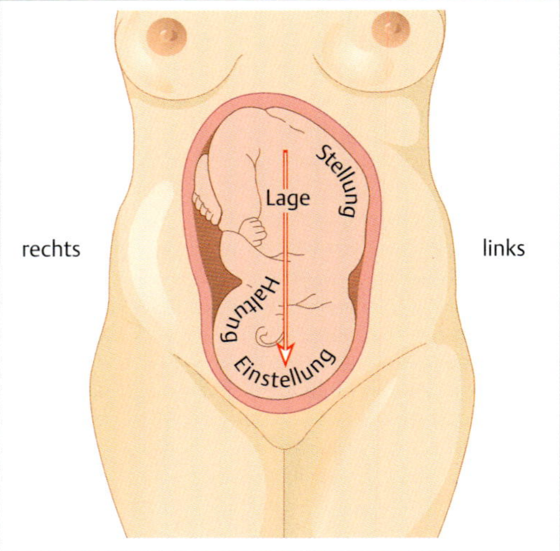

Abb. 19.6 Positionsbezeichnungen. „Lage", „Stellung", „Haltung" und „Einstellung" beschreiben die Position des Kindes in der Gebärmutter.

19.1.4 Lage, Stellung, Haltung, Einstellung

Die räumlichen Beziehungen zwischen Kind und Geburtsweg werden durch die Begriffe „Lage", „Stellung", „Haltung" und „Einstellung" beschrieben (▶ Abb. 19.6).

Pflege

Geburtsvorbereitung. Durch den Druck des kindlichen Kopfes werden bei der Geburt Mastdarm und Blase entleert. Das ist ein normaler Vorgang und wird von der pressenden Frau nicht wahrgenommen. Man kann durch einen kleinen Einlauf das Rektum entleeren, um dies zu verhindern und die Geburt zu erleichtern. Die Schwangere kann ein Vollbad nehmen, das die Wehentätigkeit anregt und die Entspannung fördert.

Werden unter der Geburt Komplikationen erwartet, die ein operatives Eingreifen erforderlich machen, sollte die Gebärende nüchtern bleiben. Bei unauffälligem Verlauf ist das Trinken, z. B. von Wasser, kein Problem. Um der Frau die Geburt zu erleichtern, entscheidet sie selbst, welche Geburtsposition sie einnehmen möchte. Viele Frauen empfinden das Gebären in liegender Position als belastend. Im Sitzen (z. B. auf einem Gebärstuhl) wird die Austreibungsperiode durch Ausnutzung der Schwerkraft erleichtert.

19.1.5 Physiologischer Geburtsverlauf

Der Geburtsvorgang gliedert sich in 3 Abschnitte (▶ Abb. 19.7):

- Eröffnungsperiode
- Austreibungsperiode
- Plazentaperiode

Eine Entbindung ist erst dann beendet, wenn auch der Mutterkuchen (Plazenta) vollständig geboren (ausgestoßen) ist. Die Dauer der einzelnen Abschnitte der Geburt ist individuell sehr unterschiedlich. Insbesondere unterscheiden sie sich jedoch bei Frauen, die ihr erstes oder ein weiteres Kind bekommen.

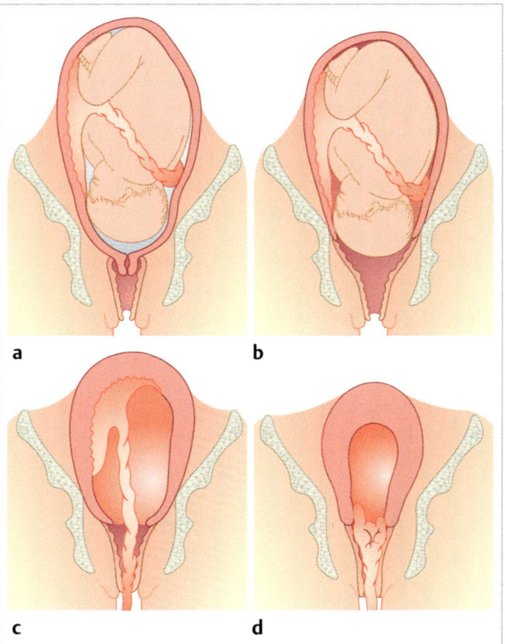

Abb. 19.7 Die 3 Stadien der Geburt. **a** Eröffnungsphase. **b** Austreibungsphase. **c** u. **d** Plazentaperiode.

Eröffnungsperiode

Definition

In der **Eröffnungsperiode** verkürzt sich der Gebärmutterhals und der Muttermund öffnet sich.

Die Geburt beginnt, wenn regelmäßige Wehen zu einer Veränderung am Gebärmutterhals führen. Die Zervix geht dabei in die Führungslinie. Das ist der Weg, den das Kind nehmen wird. Durch die Wehen und die Wirkung der lokalen Prostaglandine resultiert eine Verkürzung des Gebärmutterhalses. Erst jetzt öffnet sich der Muttermund. Dabei geht meist blutiger Schleim ab. Der Schleimpfropf hatte bisher dafür gesorgt, dass der Gebärmutterkanal verschlossen bleibt.

Merke

Die bei der Eröffnung des Muttermundes auftretenden geringen Blutungen werden „Zeichnen“ genannt.

Der Muttermund ist vollständig eröffnet, wenn er ca. 10 cm im Durchmesser beträgt. Man kann dann den Kopf des Kindes rundherum tasten, ohne an Anteile der Zervix zu gelangen.

Bei der vaginalen Untersuchung werden die Veränderungen am Gebärmutterhals registriert und dokumentiert. Die Dauer der Eröffnungsperiode ist sehr unterschiedlich. Sie nimmt bei der Erstgebärenden 9–10 Stunden, bei der Mehrgebärenden ca. 6–7 Stunden in Anspruch. Insgesamt sollte die Geburt nicht länger als 24 Stunden dauern.

▶ **Blasensprung.** Typischerweise kommt es im Verlauf der Eröffnungsphase zu einem Blasensprung. Man spricht von einem rechtzeitigen Blasensprung, wenn das Fruchtwasser gegen Ende der Eröffnung abgeht. Die Eröffnungsperiode geht mit dem Einsetzen der Presswehen in die Austreibungsperiode über.

Austreibungsperiode

Definition

In der **Austreibungsperiode** wird das Kind von der Mutter aus dem Geburtskanal hinausgepresst.

Das Kind muss hierzu das kleine Becken und das Weichteilrohr passieren. Durch die Wehen wirken Kräfte auf das Kind ein, die den kindlichen Kopf in die jeweils geburtsmechanisch beste Position bringen. Die Dauer der Austreibungsperiode sollte bei der Erstgebärenden nicht länger als 2–3 Stunden betragen, bei der Mehrgebärenden ½–1 Stunde.

Nachgeburtsperiode

In dieser Phase löst sich die Plazenta von der Gebärmutter und wird ausgestoßen. Durch eine Nachgeburtswehe wird die Plazentahaftfläche verkleinert. Die Plazenta kann sich ablösen. Man unterscheidet 2 Möglichkeiten:

- Bei der Ablösung nach Duncan beginnt die Ablösung am Rand, die entstehende Blutung fließt als Lösungsblutung nach außen ab.
- Wenn sich die Plazenta in der Mitte zuerst ablöst (nach Schultze), kommt es zu einer retroplazentaren Blutansammlung, die die Ablösung noch beschleunigt.

Es gibt klinische Zeichen, an denen man erkennen kann, ob sich die Plazenta gelöst hat (▶ Abb. 19.8).

Die Mutter wird zum Mitpressen angehalten. Ein leichter Zug an der Nabelschnur kann die Ausstoßung unterstützen (▶ Abb. 19.9). Dann wird die Plazenta auf Vollständigkeit überprüft. Durch die Nachgeburtswehen verschließen sich die durch die Ablösung eröffneten Blutgefäße und es kommt zum Stillstand der Blutung. Der normale Blutverlust unter der Geburt beträgt ca. 300 ml.

19.1.6 Mechanik der Entbindung

Merke

In den meisten Fällen (>90 %) geht die Geburt in der vorderen Hinterhauptslage vonstatten.

Bei der typischen Entbindung aus der vorderen Hinterhauptslage vollzieht das Kind eine schraubenförmige Drehung durch das kleine Becken. Das Hinterhaupt ist bei dieser Entbindung führend, es kommt zuerst. Liegt das

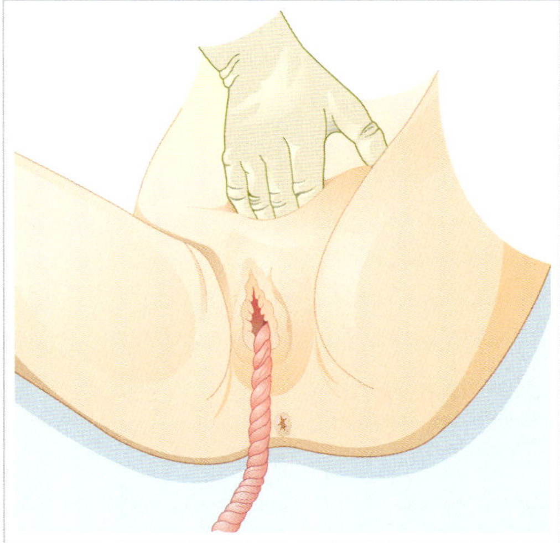

Abb. 19.8 Plazentalösung. Klinisches Zeichen nach Küstner: Ist die Plazenta gelöst, zieht sich die Nabelschnur beim Druck oberhalb der Symphyse nicht mehr zurück.

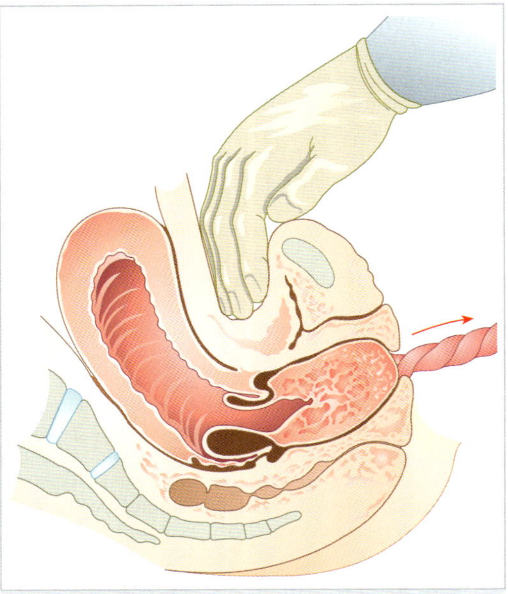

Abb. 19.9 Plazentagewinnung. Durch vorsichtigen Zug an der Nabelschnur und Zurückhalten des Fundus uteri wird die Ausstoßung der Plazenta unterstützt.

Hinterhaupt vorne bedeutet das, dass das Kind mit dem Gesicht nach unten geboren wird.

Beckeneingang

Zunächst muss der Kopf den querovalen Beckeneingang passieren. Da der überwiegende Teil der Feten einen Langkopf aufweist, muss sich das Kind mit dem vorausgehenden Kopf quer in den Beckeneingang einstellen. Die Arme sind über der Brust gekreuzt, die Beine, ebenfalls überkreuzt, sind gebeugt und liegen dem Bauch des Kindes an. Die Kopfhaltung ist zu diesem Zeitpunkt noch indifferent, also noch nicht gebeugt. Die quer stehende Pfeilnaht führt, die Fontanellen sind beide zu tasten (► Abb. 19.10a).

Beckenmitte

In der nächsten Phase tritt der Kopf tiefer und geht in eine Beugehaltung über, um sich in der runden Beckenhöhle zu drehen. Dabei liegt die Pfeilnaht vorübergehend im Schrägdurchmesser. Da der Kopf gebeugt ist, wird die große Fontanelle, die im vorderen Schädelbereich zu finden ist, jetzt nicht mehr tastbar sein (► Abb. 19.10b).

Beckenboden

Die Drehung in der Beckenhöhle hat den tiefen Geradstand zum Ziel, d. h., das Kind muss sich im längsovalen Beckenausgang gerade einstellen (► Abb. 19.10c). Wird der Kopf in der Vulva sichtbar, spricht man von „einschneiden" (► Abb. 19.11). Er ist jetzt von außen gut zu tasten. Die Hebamme leitet die Frau zum Pressen an.

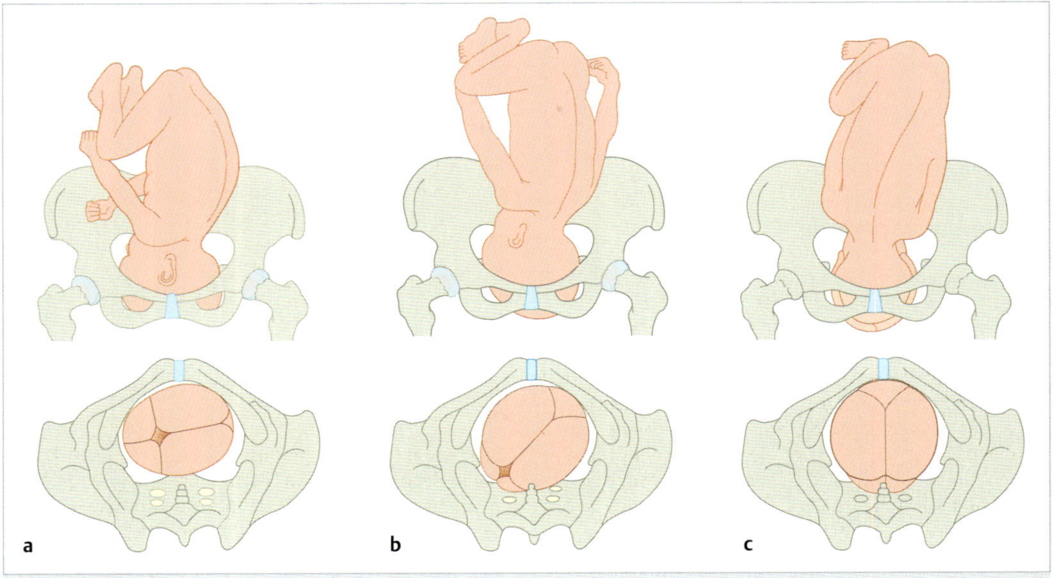

Abb. 19.10 Passage des Kopfes. a Der Kopf steht im Beckeneingang, die Pfeilnaht ist quer. **b** Der Kopf steht in Beckenmitte, die Pfeilnaht steht schräg. **c** Der Kopf steht auf dem Beckenboden, die Pfeilnaht steht senkrecht (nach Breckwoldt M, Kaufmann M, Pfleiderer A. Gynäkologie und Geburtshilfe. Thieme 2007).

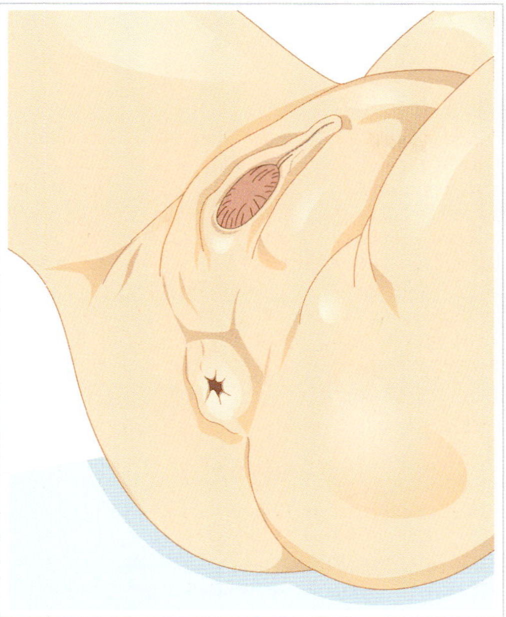

Abb. 19.11 Kopf wird sichtbar. Der Kopf ist von außen zu sehen, der Damm gerät unter Spannung (nach Breckwoldt M, Kaufmann M, Pfleiderer A. Gynäkologie und Geburtshilfe. Thieme 2007).

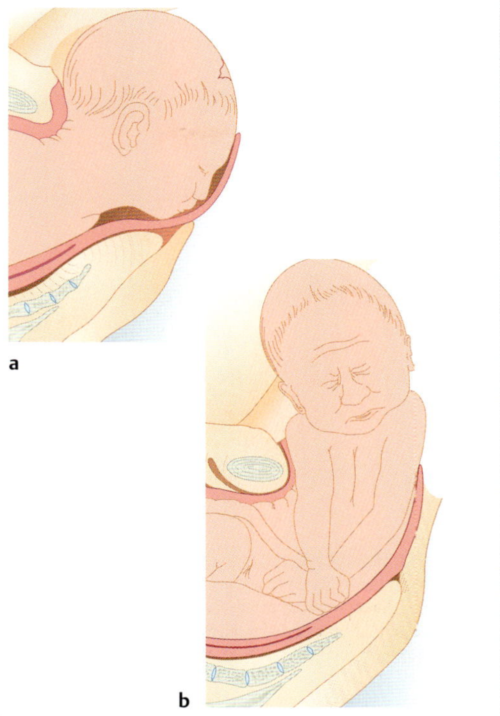

Abb. 19.12 Geburt des Kopfes und der Schulter. a Durch passives Strecken des Kopfes wird dieser über dem Damm geboren. **b** Zuerst wird die obere Schulter unter der Symphyse, dann die untere Schulter entwickelt (nach Breckwoldt M, Kaufmann M, Pfleiderer A. Gynäkologie und Geburtshilfe. Thieme 2007).

Entwicklung des Kopfes

Der Kopf streckt sich unter dem physiologischen Druck und stemmt sich mit der Haar-Nacken-Grenze unter der Symphyse ab, um dann mit der kleinen Fontanelle voran über dem Damm geboren zu werden (▶ Abb. 19.12). Er schneidet durch den Damm. Kontrolliert wird dieser Vorgang von der Hebamme mit der Durchführung eines Dammschutzes (▶ Abb. 19.13). In dieser Phase der Entbindung kann manchmal ein Dammschnitt (Episiotomie) notwendig werden (▶ S. 255).

Schultern

Auch die Schultern müssen die eben beschriebenen Drehungen vollziehen. Das bedeutet, sie stellen sich quer in den Beckeneingang ein, drehen sich in der Beckenhöhle in die gerade Position, in der sie dann den Beckenausgang passieren. Bei der letzten Schulterdrehung wird der Kopf des Neugeborenen mitgedreht, sodass das Gesicht im Zuge der Schulterdrehung zur Seite gewendet wird (▶ Abb. 19.14). Auch hier wird die Drehung der Schultern mittels Drehen des Kopfes seitens der Hebamme unterstützt und kontrolliert. Die Geburt des Rumpfes bedarf keiner geburtsmechanischen Anpassung.

Nach der Entbindung wird die Nabelschnur abgeklemmt und durchtrennt. Das Kind sollte abgetrocknet werden, damit es nicht auskühlt. Wenn möglich, ist ein Körperkontakt mit der Mutter unmittelbar nach der Entbindung anzustreben.

19.1.7 Überwachung von Mutter und Kind

Um den Zustand des Kindes unter der Geburt beobachten zu können und Gefahrensituationen rechtzeitig zu erfassen, bedient sich die Geburtshilfe mehrerer Hilfsmittel.

Kardiotokogramm (CTG)

Definition

Durch den **Kardiotokografen** werden die Herzaktionen des Kindes und die Wehen gleichzeitig aufgezeichnet.

Dieser sog. Wehenschreiber besteht aus einer Drucksonde, die extern auf den Uterus aufgelegt wird. Die Herzaktionen des Kindes werden mittels Ultraschall ähnlich dem Doppler-Prinzip aufgenommen. Hierfür werden 2 verschiedene runde Aufnahmesonden benötigt, die mittels Gurten am Bauch der Mutter befestigt werden (▶ Abb. 19.15). Die meisten Geräte können außerdem noch Kindsbewegungen registrieren, man spricht dann von einem *Kineto-CTG*.

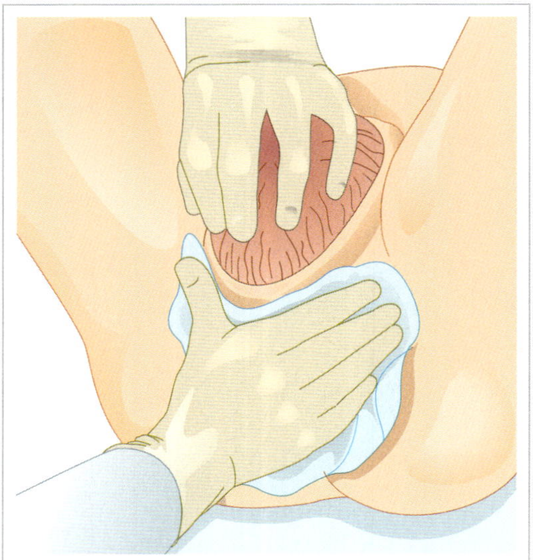

Abb. 19.13 Dammschutz. Zur Kontrolle des Gewebes hält die Hebamme den Kopf etwas zurück und schützt den Damm vor dem Zerreißen (nach Breckwoldt M, Kaufmann M, Pfleiderer A. Gynäkologie und Geburtshilfe. Thieme 2007).

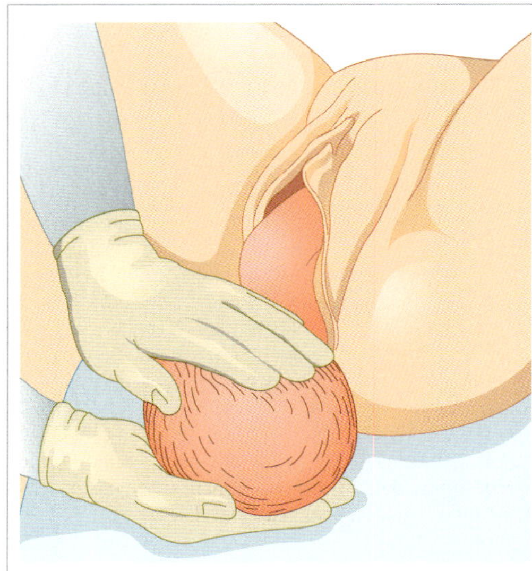

Abb. 19.14 Geburt der Schulter. Die Entwicklung der Schultern kann aktiv unterstützt werden durch Zurückdrehen des Kopfes um 90° (nach Breckwoldt M, Kaufmann M, Pfleiderer A. Gynäkologie und Geburtshilfe. Thieme 2007).

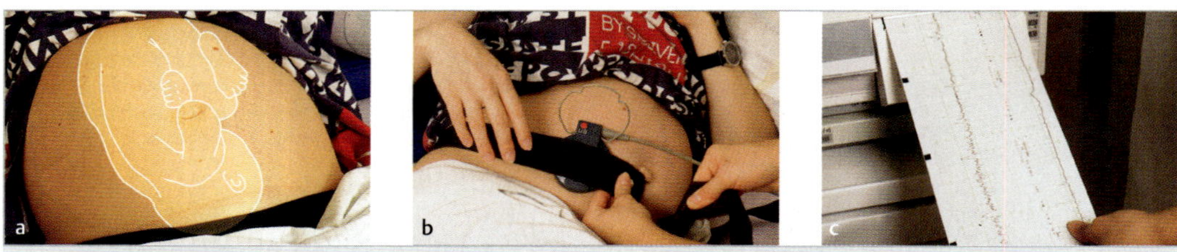

Abb. 19.15 Kardiotokogramm (CTG). **a** Lage des Kindes bei normaler Schädellage. **b** Der Herztonaufnehmer wird auf bzw. unter der Nabelhöhe angebracht und der Druckaufnehmer über dem Gebärmutterfundus befestigt. **c** Das Gerät zeichnet nun die Wehentätigkeit und die Herztöne des Kindes auf (aus Kirschnick O. Pflegetechniken von A–Z. Thieme 2010).

Beurteilung

Merke

Der Mittelwert der fetalen Herzfrequenz, die Basalfrequenz, liegt normalerweise zwischen 110 und 150 Schlägen pro Minute.

Bei mehr als 150 Schlägen pro Minute spricht man demnach von einer fetalen Tachykardie, weniger als 110 Schläge pro Minute sind eine Bradykardie. Für die Beurteilung des fetalen Zustandes sind außerdem die Schwankungen um den Mittelwert wichtig. Große Schwankungen mit Unterschieden von über 25 Schlägen gehen meist mit kräftigen Kindsbewegungen einher und werden *saltatorisch* genannt.

Außerdem unterscheidet man kurzfristige Herztonveränderungen. Ein kurzes Absinken der Frequenz unter 100 Schläge wird als *Dezeleration (Dips)* bezeichnet, kurze Frequenzbeschleunigungen als *Akzeleration*. Letztere sind häufig mit Kindsbewegungen verbunden und dann normal. Dezelerationen beurteilt man im Zusammenhang mit der Wehenkurve. Treten sie gleichzeitig mit einer Wehe auf, also wehensynchron, heißen sie Dip I und spiegeln einen Vagusreflex wider, der durch den Druck der Wehe auf den kindlichen Kopf ausgelöst wird. Sinkt die Herzfrequenz aber erst nach einer Wehe, liegt ein Dip II vor, der ein Zeichen einer kindlichen Hypoxie sein kann. Von variablen Dezelerationen spricht man, wenn der Herztonabfall keinen Bezug zu einer Wehe hat.

Zusammengefasst zeigen also kindliche Tachykardien und Bradykardien Gefahren an. Besondere Vorsicht ist bei eingeengten CTG-Kurven geboten. Dezelerationen nach einer Wehe sprechen für eine kindliche Hypoxie und müssen weiter abgeklärt werden (► Abb. 19.16).

Das CTG wird sowohl in der antepartalen Zeit, ab ca. der 25. Schwangerschaftswoche, als auch während des Geburtsvorgangs eingesetzt.

► **Wehenbelastungstest.** Eine Sonderform des CTGs stellt der Stress- oder Wehenbelastungstest dar. Die kindlichen Herztöne werden unter einer künstlich erzeugten Wehentätigkeit der Mutter aufgezeichnet und beurteilt. Der Test dient dazu zu beurteilen, ob ein Kind den Belastungen einer Geburt mit einer länger andauernden Wehentätigkeit gewachsen ist. In der Regel wird der standardisierte *Oxytozinbelastungstest* durchgeführt. Dazu bekommt die Mutter das Kontraktionen erzeugende Oxytozin per Dauerinfusion verabreicht.

Dieser Test wird gerne bei einer Übertragung eingesetzt, d. h. einer Überschreitung des berechneten Entbindungstermins, da es in diesen Fällen zu einer relativen Unterfunktion der Plazenta kommen kann.

Mikroblutgasuntersuchung (MBU)

Zeigt das CTG unter der Geburt ein auffälliges Frequenzmuster, muss weiter abgeklärt werden, ob für das Kind eine Gefahr vorliegt. Dazu dient die Mikroblutgasanalyse. Hierzu wird vom kindlichen Kopf ein kleiner Blutstropfen gewonnen und eine Blutgasanalyse durchgeführt. So kann eine Azidose ausgeschlossen bzw. bei Vorliegen einer Azidose die Geburt sofort beendet werden (► Abb. 19.17).

Amnioskopie

Die Betrachtung des Fruchtwassers mittels eines in die Scheide eingeführten Röhrchens wurde früher häufiger durchgeführt als heute. Man kann durch den leicht geöffneten Muttermund die Farbe, Menge und Konsistenz des Fruchtwassers beurteilen. Hat das Kind eine Stresssituation hinter sich, so setzt es Mekonium (Kindspech) ab. Diese Substanz färbt das Fruchtwasser grün. Dieses zeigt also lediglich an, dass das Kind einer Stresssituation ausgesetzt war, es gibt wenig Auskunft über den aktuellen Zustand (► Abb. 19.18).

19.1.8 Episiotomie

Der Dammschutz soll ein unkontrolliertes Zerreißen des Gewebes verhindern. Droht jedoch ein Einreißen des Dammes, kann die Episiotomie dies verhindern. Wichtiger ist jedoch, dass durch eine frühzeitig angelegte Episiotomie die Entbindungszeit verkürzt wird und so die

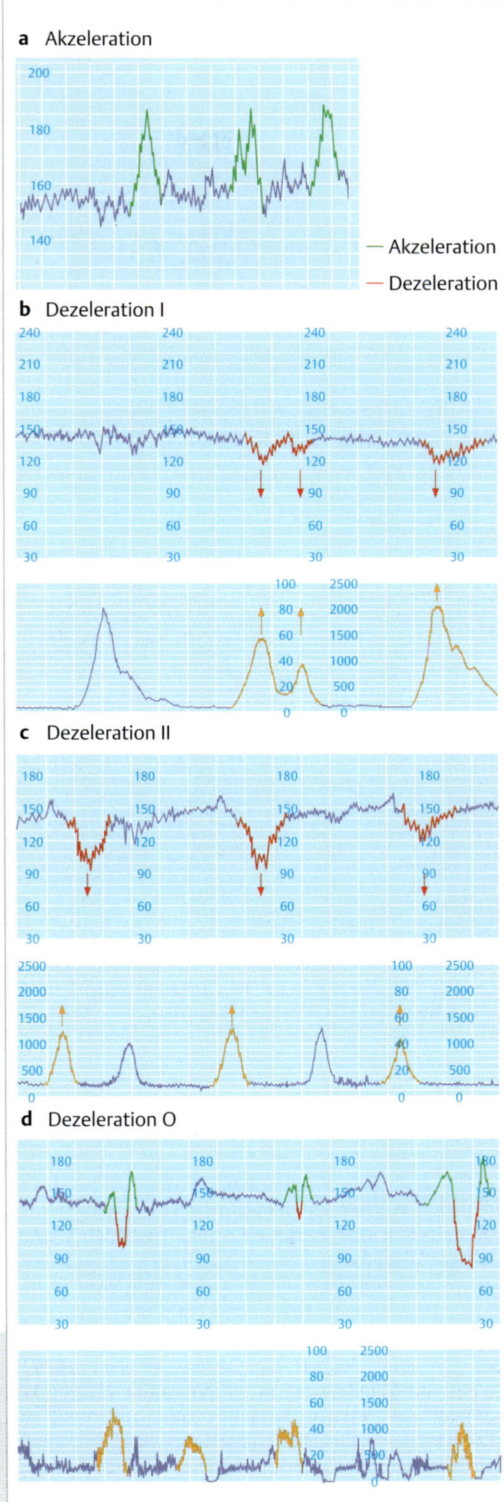

Abb. 19.16 Akzelerationen und Dezelerationen (kurzzeitige Frequenzveränderungen). Bei den Dezelerationen unterscheidet man verschiedene Formen in zeitlicher Abhängigkeit vom Auftreten von Wehen. **a** Akzeleration. **b** Wehensynchrone Dip I. **c** Der Abfall der Herztöne erfolgt erst nach einer Wehe (DIP II). **d** Bei den variablen Dip 0 besteht kein zeitlicher Bezug zu einer Wehe, sie sind oft von Akzelerationen begleitet.

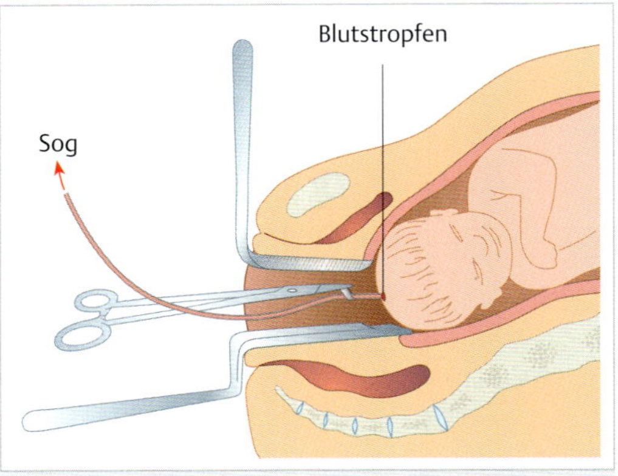

Abb. 19.17 Mikroblutgasanalyse. Zur Abklärung des fetalen Zustandes wird eine Blutentnahme am kindlichen Kopf durchgeführt.

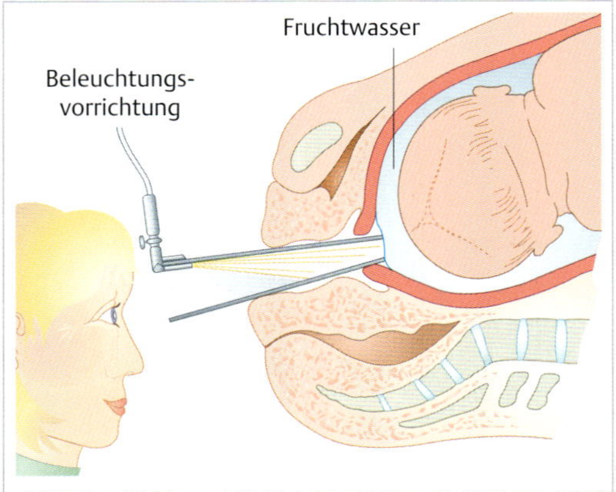

Abb. 19.18 Amnioskopie. Die Betrachtung des Fruchtwassers bei stehender Fruchtblase gibt Aufschluss über Farbe, Menge und Konsistenz des Fruchtwassers.

Hypoxiezeit für das Kind kürzer gehalten werden kann. Dies ist besonders bei Frühgeborenen wichtig.

Durchführung

Man unterscheidet zwischen einem medianen Dammschnitt, der analwärts geführt wird, und einem mediolateralen, bei dem nach seitlich geschnitten wird (▶ Abb. 19.19). Eine laterale Episiotomie ist notwendig, wenn besonders viel Platz geschaffen werden muss.

Merke

M!

Die Vorteile einer medianen Episiotomie sind die bessere Heilung und geringere Schmerzhaftigkeit im Vergleich zur mediolateralen Schnittführung.

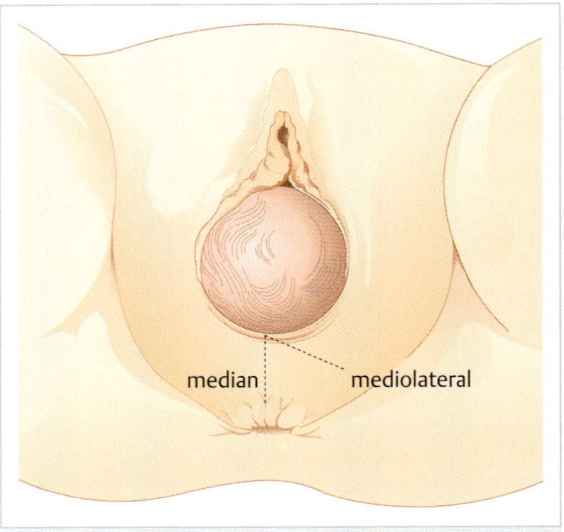

Abb. 19.19 Episiotomie. Die Schnittführung kann median oder mediolateral verlaufen.

Die medianen Schnitte können jedoch u. U. weiterreißen und dann zu einer Beschädigung des M. sphincter ani oder der Analschleimhaut führen. Diese Gefahr ist bei der lateralen Schnittführung sehr gering.

Versorgung

Die Versorgung eines Dammschnitts erfolgt nach der Geburt der Plazenta i. d. R. in Lokalanästhesie. Zunächst wird die Scheidenwunde vom tiefsten Punkt bis zum Hymenalsaum genäht. Dann erfolgen die tiefen Nähte für das Dammgewebe und zum Schluss die Naht der Haut (▶ Abb. 19.20).

Pflege

Beobachtung. Die Dammnaht sollte täglich auf Infektionszeichen (Rötung, Schwellung, Schmerz) inspiziert werden. Um nicht unnötig die Intimsphäre zu verletzen, kann die Beobachtung beim Abspülen erfolgen. Auch eine Absprache zwischen Arzt und Pflegeperson ist sinnvoll. Um direkten Druck zu vermeiden, der das Sitzen unangenehm bis unmöglich macht, kann der Mutter ein Sitzring angeboten werden. Sie sollte jedoch darüber informiert werden, nicht zu lange auf dem Ring zu sitzen, da es zu Ödemen im druckentlasteten Gebiet kommen kann. Die Zeitdauer ist abhängig von den möglichen Symptomen (kreisrunde Schwellung im entlasteten Bereich, ggf. leichte Taubheitsgefühle). Lindernd ist auch die Kühlung der Episiotomienaht mit Kühlakkus oder Kondomen, die mit gefrorenem Quark gefüllt werden.

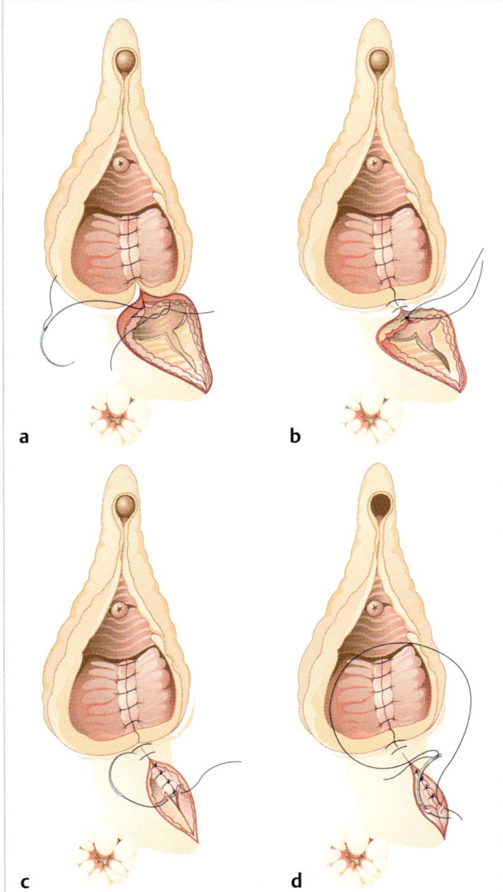

Abb. 19.20 Episiotomienaht (hier eine mediolaterale Naht). **a** Verschluss der Scheidenwunde. **b** Tiefe Dammnaht. **c** Oberflächliche Dammnaht. **d** Hautnaht.

19.1.9 Wahl der Geburtsklinik

Die meisten Kinder werden heute in einem Kreißsaal geboren. Es steht den Schwangeren offen, sich zusammen mit den Partnern mehrere Krankenhäuser anzusehen. Dabei muss jedes Paar selbst entscheiden, welche Kriterien sie bei der Auswahl anlegen. Zusätzlich gibt es das Modell der Beleghebamme, die ihre Schwangere im Krankenhaus trifft und dort betreut. Der Vorteil sind die größere Vertrautheit und das Vermeiden von Schichtwechsel. Nur wenige Frauen in Deutschland entbinden zu Hause, hier sollte immer eine Hebamme anwesend sein. Ein Mittelweg ist die Geburt im Geburtshaus oder in der Hebammenpraxis. Solche Möglichkeiten bestehen in größeren Städten.

Bei der Auswahl sollte das Vorhalten einer Kinderklinik von Bedeutung sein, v. a. wenn mit Komplikationen gerechnet werden muss. Besonders familienfreundliche oder stillfreundliche Krankenhäuser werden von entsprechenden Organisationen getestet, geprüft und ausgezeichnet. Die Verfahren für solch ein „Gütesiegel" sind oft aufwendig und verlangen entsprechende Fortbildungen vom gesamten Personal. Die schwangeren Frauen profitieren aber in besonderer Weise von diesem Wissenszuwachs.

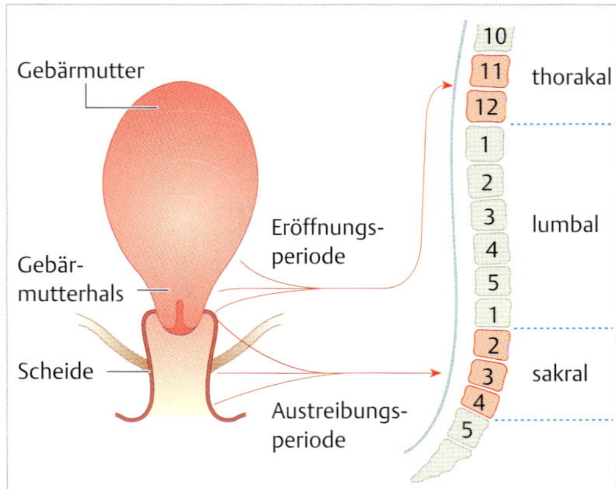

Abb. 19.21 Schmerzleitungsbahnen bei der Entbindung.

19.2 Analgesie und Anästhesie in der Geburtshilfe

Die Möglichkeiten zur Unterstützung und Erleichterung einer Entbindung sind vielfältig. Sie beinhalten:

- psychische Betreuung
- Informationen zur Entspannung und zum richtigen Atmen
- Akupunktur, Aromatherapie, Homöopathie
- medikamentöse Analgesie
- Lokal- bzw. Leitungsanästhesie

Merke

M!

Zielsetzung jeder Form der Geburtserleichterung ist die Reduzierung des Geburtsschmerzes.

Unterschiedliche Faktoren haben Einfluss auf die Schmerzen während der Geburt (► Abb. 19.21). Dies sind die Erweiterung des Gebärmutterhalses, die Ausdehnung und Kontraktion der Gebärmutter und die Weitung von Geburtskanal, Vulva und Damm. Von Bedeutung sind zudem das Alter und die psychische Verfassung der Frau sowie die Anzahl der bisherigen Geburten.

19.2.1 Psychische Geburtsvorbereitung

Die Entbindung ist insbesondere bei Erstgebärenden sehr angstbesetzt. Angst jedoch kann den Teufelskreis *Angst → Spannung → Schmerz → Angst* auslösen und sich so negativ auf den Geburtsvorgang auswirken (► Abb. 19.22). Daher

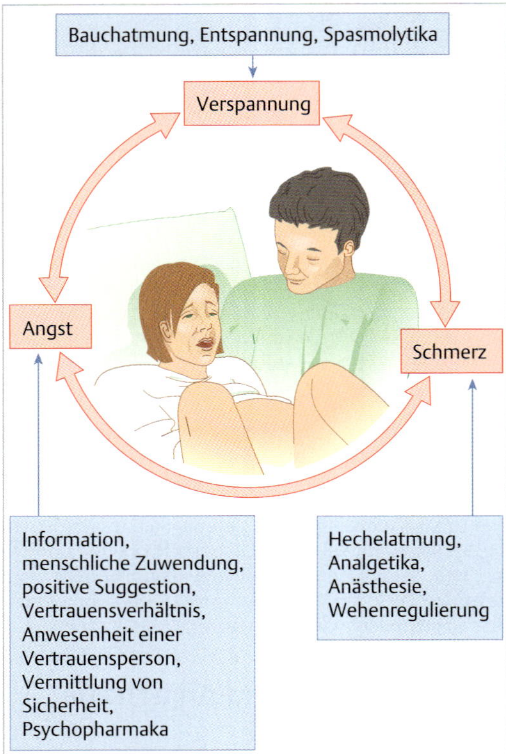

Abb. 19.22 Teufelskreis Schmerz. Um ihn zu durchbrechen, stehen verschiedene Behandlungsmöglichkeiten zur Verfügung.

ist es wichtig, durch eine psychische Geburtsvorbereitung die Angst der Schwangeren so weit wie möglich zu reduzieren. Dies kann dadurch erreicht werden, dass sich die Schwangere zum einen mit den medizinischen Einrichtungen, zum anderen mit der bevorstehenden Geburt auseinandersetzt. Zu diesem Zweck werden Begehungen des Kreißsaals und Elternkurse angeboten. Auch ist es für die Gebärende hilfreich, wenn individuelle Wünsche so weit wie möglich berücksichtigt werden. Die körperliche Unversehrtheit von Mutter und Kind muss sichergestellt sein, sodass sich weder die Geburtshelfer noch die Gebärende auf einen festgelegten Geburtsablauf fixieren dürfen. Die Anwesenheit des Partners oder einer Vertrauensperson während der Geburt ist mittlerweile üblich und kann zur Reduzierung des Geburtsschmerzes beitragen. Weitere Möglichkeiten eröffnen sich durch eine geburtsvorbereitende Gymnastik und autogenes Training.

Während der Entbindung sollte die Hebamme an der Seite der Gebärenden sein. Lagewechsel, Rückenmassage oder Druck auf das Kreuzbein tun der Gebärenden in körperlicher und seelischer Hinsicht gut. Der Partner wird in diese Maßnahmen aktiv einbezogen.

19.2.2 Medikamentöse Analgesie und Sedierung

Analgetika

Definition

Analgetika sind Schmerzmittel.

Analgetika kann man unter der Geburt einsetzen, jedoch ist zum Schutz der Mutter und des ungeborenen Kindes eine Begrenzung der Dosis zu beachten, da es zu Atemdepressionen von Mutter und Kind kommen kann. Weitere unerwünschte Nebenwirkungen sind Übelkeit, Erbrechen oder ein Blutdruckabfall.

In der Geburtshilfe finden überwiegend die Analgetika Morphin, Pethidin, Fentanyl und Pentazocin Verwendung.

Sedierung

Definition

Bei **Sedativa** (Beruhigungsmittel) handelt es sich um eine Gruppe von Medikamenten, die einen stark erregungsdämpfenden und angstlösenden Effekt haben.

Oft bringt die Entbindung für die Kreißende so viele Ängste mit sich, dass der natürliche Geburtsablauf empfindlich gestört wird. Zunächst sollte man versuchen, der Schwangeren intensive menschliche Zuwendung vom Lebenspartner und vom Geburtshilfeteam zukommen zu lassen. Ist keine Stabilisierung abzusehen, kann die Anwendung von Sedativa in Erwägung gezogen werden. Allerdings sollte der Arzt den Einsatz dieser Medikamente während der Geburt sorgfältig abwägen. Der Abbau mancher Psychopharmaka in der Leber des Neugeborenen kann sich oft über mehrere Tage hinziehen und zu Beeinträchtigungen der Atmung und des Verhaltens führen.

Gebräuchlich sind Diazepam, Triflupromazin oder Droperidol. Je nach Präparat findet man eine angstlösende, sedierende, antikonvulsive und/oder antiemetische Wirkung.

Lokal- und Leitungsanästhesien

Lokal- und Leitungsanästhesien werden in der Geburtshilfe häufig angewendet. Diese Anästhesieformen sind gut kontrollierbar. Bei korrektem Gebrauch stellen sie nur sehr selten eine Gefahr für die Mutter und die Vitalfunktionen des ungeborenen Kindes dar. Sie dürfen jedoch die Kräfte der Mutter sowie die Funktion der mütterlichen Geburtswege nicht negativ beeinflussen.

Infiltration des Damms

Definition

Unter einer **Infiltration** versteht man das Einbringen von Substanzen in ein Gewebe durch eine Injektion. Der **Damm** (Perineum) ist die etwa 3 cm breite Weichteilbrücke zwischen Anus und Scheideneingang.

Die Infiltrationsanästhesie dient einem schmerzfreien Dammschnitt und der nachfolgenden Versorgung der Wunde durch eine Naht. Der Arzt nimmt sie kurz vor der Geburt des vorangehenden Kindsteiles vor.

Diese Anästhesieform ist bei einer komplikationslosen vaginalen Entbindung indiziert. Für vaginaloperative Geburten (▸ S. 273) ist sie nur mit Einschränkungen geeignet.

Pudendusanästhesie

Definition

Der **Pudendusblock** ist das Leitungsanästhesieverfahren, durch das eine Aufhebung der Schmerzempfindung im Bereich des Damms, der Vulva und des unteren Scheidendrittels erreicht wird (▸ Abb. 19.23).

Die Pudendusanästhesie wird in Deutschland nicht mehr so häufig angewendet. Sie kann die starken Schmerzen in der Austreibungsperiode gut unterdrücken. Bei einer Frühgeburt hat der Pudendusblock den Vorteil, dass durch einen großen Dammschnitt und die eintretende Erschlaffung des Beckenbodens eine schonende Entwicklung des kindlichen Kopfes möglich gemacht wird.

Der Anfang der Pressperiode ist der richtige Zeitpunkt zur Anlage der Pudendusanästhesie (▸ Abb. 19.24). Die Wirkung setzt meist schon 1–3 Minuten nach der Injektion ein. Die Wirkdauer hängt von der Wahl des Lokalanästhetikums ab.

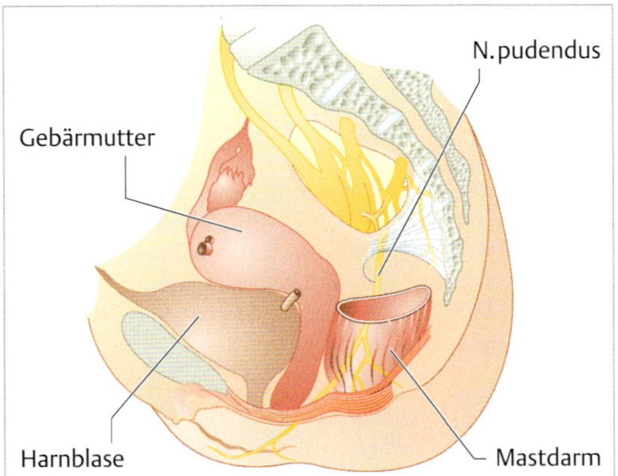

Abb. 19.23 Pudendusnerv. Verlauf des N. pudendus.

▸ **Komplikationen.** Im Rahmen der Pudendusanästhesie kann ein Verlust des Pressreflexes eintreten. Auf die Geburtsdauer hat dies jedoch nur selten einen Einfluss. Auch der Einsatz von Wehenmitteln oder die Notwendigkeit einer vaginaloperativen Geburt wird dadurch i. d. R. nicht erhöht. Eine weitere Komplikation kann die vorübergehende Ausschaltung des Ischiasnervs darstellen, die zu einem Taubheitsgefühl in den Beinen und motorischen Ausfallerscheinungen führt.

▸ **Kontraindikationen.** Als alleiniges Analgesieverfahren ist die Pudendusanästhesie bei Beckenendlagen-, Zangen- und Zwillingsentbindungen nur sehr eingeschränkt indiziert. Bei Gerinnungsstörungen der Mutter ist die Pudendusanästhesie sorgfältig abzuwägen.

Periduralanästhesie

Definition

Die **Periduralanästhesie** bewirkt eine vorübergehende Unterbrechung der Erregungsleitung durch die Injektion eines Lokalanästhetikums in den Periduralraum des Wirbelkanals (▸ Abb. 19.25).

In der Geburtshilfe ist die Periduralanästhesie deswegen so verbreitet, weil sie die Möglichkeit einer fast vollständigen Schmerzfreiheit während der gesamten Eröffnungsperiode bietet.

▸ **Indikationen.** Die Periduralanästhesie ist indiziert bei:
- einem verzögerten Geburtsverlauf
- reduzierter Schmerzbelastbarkeit der Gebärenden
- Müttern, die durch den Pressvorgang eigengefährdet wären (z. B. Frauen mit Herzerkrankungen oder einer Netzhautablösung)
- schwangerschaftsbedingtem Bluthochdruck
- Zwillings- und Beckenendlagegeburten
- Risikokindern wie z. B. Frühgeborenen

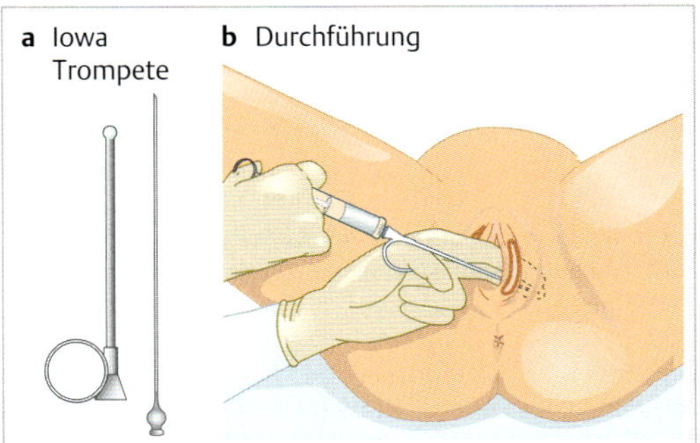

Abb. 19.24 Pudendusanästhesie. Instrumentarium (a) und Technik (b).

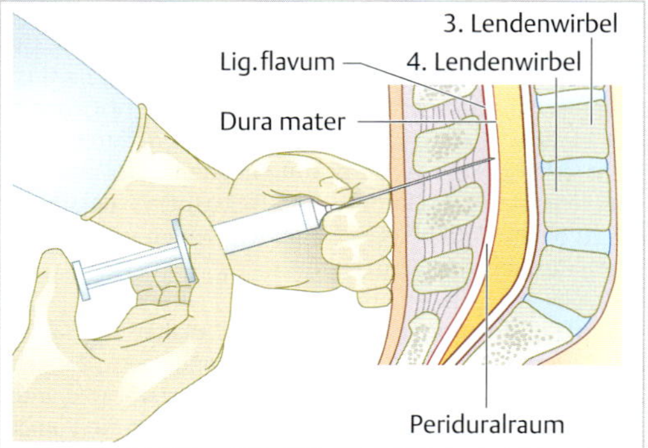

Abb. 19.25 Periduralanästhesie. Ist der Periduralraum mit der Tuohy-Nadel erreicht, kann das Lokalanästhetikum injiziert werden.

▶ **Durchführung.** Die Punktion wird zwischen dem 3. und 4. bzw. dem 2. und 3. Lendenwirbelkörper durchgeführt. Als Leitstelle fungiert hier eine gedachte Verbindungslinie der Beckenkämme, die den Dornfortsatz des 4. Lendenwirbels schneidet (▶ Abb. 19.25). Die Periduralanästhesie kann auch durch einen Periduralkatheter erfolgen, über den das Anästhetikum kontinuierlich oder bei Bedarf verabreicht wird.

Ein großer Vorteil der Periduralanästhesie besteht darin, dass sie alternativ zur Vollnarkose bei einer geplanten Schnittentbindung angewendet werden kann.

Pflege

Verband. Der Periduralkatheter muss sicher fixiert werden, damit er bei Bewegungen der werdenden Mutter nicht verrutscht. Dazu wird zuerst unterhalb der Punktionsstelle eine Schlaufe gelegt. Dann führt man den Katheter neben der Wirbelsäule nach oben über die Schulter. Die Fixation erfolgt mit Pflaster, ggf. mit Fixomull stretch. Die werdende Mutter sollte dabei den Rücken rund machen, damit später keine unnötige Spannung auf den Katheter ausgeübt wird. Wenn gleichzeitig ein zentraler Venenkatheter liegt, sollte der Periduralkatheter unbedingt deutlich gekennzeichnet werden, um Verwechslungen zu vermeiden.

▶ **Komplikationen.**

Merke

Die häufigste Komplikation bei der Periduralanästhesie ist ein Blutdruckabfall mit systolischen Werten unter 100 mmHg.

Von einem Blutdruckabfall sind nicht nur Schwangere mit zu niedrigem Blutdruck betroffen, sondern auch Frauen mit normalen Blutdruckwerten. Deswegen wird die Periduralanästhesie unter Kreislaufkontrolle durchgeführt. Vorbeugend erhält die Schwangere 500–1000 ml einer isotonen Elektrolytlösung per Infusion. Außerdem sollte sie nach dem Anlegen der Periduralanästhesie die Seitenlagerung zur Verbesserung der Plazentadurchblutung und zur Vermeidung des Vena-cava-Syndroms (▶ S. 199 u. 221) einnehmen.

Eine Durchbohrung der harten Hirnhaut kommt sehr selten vor und führt aufgrund des Liquorverlustes zu Kopfschmerzen, die einige Tage anhalten können. Zur Reduzierung der Beschwerden sollte die Frau strenge Bettruhe einhalten. Eine ausgiebige Flüssigkeitszufuhr und die Gabe von Schmerzmitteln lassen die Schmerzen bald abklingen.

▶ **Kontraindikationen.** Eine Periduralanästhesie sollte man nicht bei einer Verminderung der zirkulierenden Blutmenge (Schockgefahr) vornehmen. Außerdem sprechen Hautinfektionen im Bereich der Einstichstelle ebenso wie eine stark ausgeprägte Erkrankung des zentralen Nervensystems gegen eine Periduralanästhesie. Weitere Kontraindikationen sind Allergien gegen das Lokalanästhetikum oder Blutgerinnungsstörungen der Schwangeren. Wirbelsäulenverkrümmungen verursachen möglicherweise Schwierigkeiten in der Durchführung.

Spinalanästhesie

Definition

Die **Spinalanästhesie** ist eine Leitungsanästhesie mit unmittelbarer Verabreichung eines Lokalanästhetikums in den Subarachnoidalraum, wo sich das Anästhetikum mit dem Liquor vermischt.

Die Gabe des Anästhetikums erfolgt in den meisten Fällen wie bei einer Lumbalpunktion. Die Vorteile gegenüber der Periduralanästhesie sind die einfachere Technik, eine geringere Versagerquote und eine bessere Muskelentspannung. Indikation für die Spinalanästhesie ist der Kaiserschnitt. Die Wirkung ist von der Schwangeren meist schon während der Injektion als Wärme- oder Schweregefühl in den Beinen bemerkbar. Danach werden die nervalen Funktionen in folgender Reihenfolge ausfallen:

- Temperaturempfindung
- Schmerzempfindung
- Motorik
- Oberflächensensibilität

Lässt die Wirkung nach, kommen die Funktionen in umgekehrter Reihenfolge wieder. Die Wirkungsdauer der Spinalanästhesie hängt vom verwendeten Lokalanästhetikum ab und beträgt etwa 1,5–4 Stunden.

▶ **Komplikationen.**

Merke

Nach dem Anlegen der Spinalanästhesie kann es zu einem Blutdruckabfall und einer erschwerten oder gar aussetzenden Atmung kommen.

Auch Übelkeit verbunden mit einem Brechreiz wurde beobachtet. Als Spätkomplikationen können Kopfschmerzen, eine Harnverhaltung sowie die Lähmung von Hirnnerven auftreten.

▸ **Kontraindikationen.** Sie entsprechen weitestgehend denen der Periduralanästhesie.

19.3 Pathologie der Geburt

19.3.1 Pathologie der Wehentätigkeit

Unterschieden werden zu schwache und seltene von zu starken und häufigen Wehen. Auch eine unregelmäßige Wehenfolge ist pathologisch. ▸ Abb. 19.26 zeigt eine Übersicht über pathologische Wehenverläufe.

Definition

Kommt es trotz regelmäßiger und guter Wehen nicht zu einer Eröffnung des Muttermundes, spricht man von einer **Zervixdystokie** (griech.: dys = gestört und tókos = gebären, ▸ S. 262).

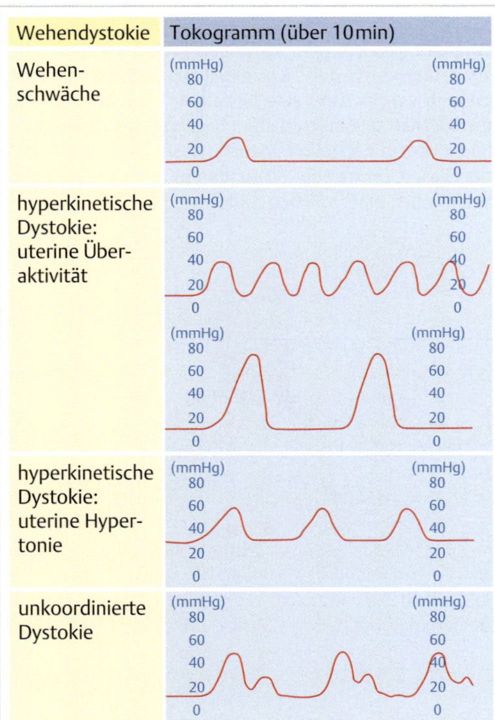

Abb. 19.26 Abnorme Wehenformen. Ihre Bezeichnung und Darstellung im Tokogramm.

Wehenschwäche

Definition

Eine **Wehenschwäche** liegt vor, wenn die Wehen zu selten oder zu schwach auftreten. Sie wird auch hypokinetische Dystokie genannt.

Formen und Ursachen

▸ **Primäre Wehenschwäche.** Durch eine sehr niedrige Oxytozinausschüttung sind die Wehen zu schwach. Der sich selbst verstärkende Mechanismus bleibt aus, wenn der nach unten drückende kindliche Kopf nicht tief genug liegt, weil die Dehnung des Muttermundes und damit verbunden die Ausschüttung eigener Prostaglandine und Oxytozin nicht ausreicht.

Bei Zwillingen, einem großen Kind oder einem Hydramnion kommt es zu einer Überdehnung der Uterusmuskulatur, was die Ursache für eine primäre Wehenschwäche sein kann.

▸ **Sekundäre Wehenschwäche.** Diese Form ist häufiger als die primäre und wird meist auf eine Erschöpfung der Muskulatur zurückgeführt. Es handelt sich um eine Ermüdungswehenschwäche.

Symptome und Diagnostik

Die Wehen sind zu kurz, zu selten und zu schwach. Ein Zeichen der sekundären Wehenschwäche ist auch ein Nachlassen der Schmerzhaftigkeit. Außerdem bleibt ein Geburtsfortschritt aus oder ist verzögert (protrahierter Geburtsverlauf).

Therapie

Eine primäre Wehenschwäche wird mit Oxytozininfusionen unterstützt. Die sekundäre Wehenschwäche behandelt man zunächst mit Infusionen von Nährlösungen mit Glukose und Elektrolyten. Auch hier kann danach ein Oxytozintropf nötig sein. In der Austreibungsperiode bieten sich die operativen Geburtsbeendigungen an.

Uterine Hyperaktivität

Definition

Bei einer **uterinen Hyperaktivität** sind die Wehen zu stark und zu häufig. Es kommt zu einem sog. Wehensturm oder einer Dauerkontraktion.

Ursachen

Die häufigste Ursache ist die Überdosierung von Wehenmitteln. Auch kann ein Geburtshindernis Auslöser eines Wehensturms sein, der in diesem Fall durchaus eine Uterusruptur auslösen kann.

Symptome und Diagnostik

Durch die Verminderung der Gebärmutterdurchblutung kommt es zu einer Unterversorgung des Kindes mit Sauerstoff. Im CTG zeigt sich das an einem Abfall der Herzfrequenz (Dezeleration).

Außerdem lässt sich die gesteigerte Wehenhäufigkeit ablesen. Die Patientinnen sind unruhig und klagen über sehr starke Schmerzen, die wegen der zu kurzen Wehenpausen nur schwer zu ertragen sind.

> **Merke**
>
> Jedes Auftreten eines Wehensturmes erfordert eine vaginale Untersuchung, um ein Geburtshindernis auszuschließen.

Therapie

Eine laufende Oxytozininfusion wird sofort gestoppt. Die Gabe von Partusisten zur Tokolyse ist beim Abfall der kindlichen Herztöne indiziert. In manchen Fällen ist die Anlage einer periduralen Anästhesie hilfreich. Liegt ein Befund vor, bei dem keine Spontangeburt erfolgen kann, muss umgehend der Kaiserschnitt eingeleitet werden.

Partusisten ist ein Präparat, das über die β-Rezeptoren der Uterusmuskulatur wehenhemmend wirkt. Es wird bei vorzeitigen Wehen verabreicht. In höherer Dosierung kann es unter der Geburt als sog. intrauterine Reanimation eingesetzt werden.

Diskoordinierte Wehenstörung

> **Definition**
>
> Unter einer **diskoordinierten Wehenstörung** versteht man Koordinationsstörungen in der Wehenausbreitung.

Die normalerweise von der Uterusoberkante ausgehenden Wehen beginnen bei dieser Störung an mehreren Stellen gleichzeitig und breiten sich nach allen Seiten hin aus. Dadurch kommt kein Geburtsfortschritt zustande. Im CTG fallen sog. „Mutter-Kind-" oder „Kamel-Wehen" auf, die 2-gipflig sind (► Abb. 19.26). Therapeutisch wird versucht, mit Wehenhemmung und dann mit einer Oxytozininfusion die Koordination der Wehen zu erreichen.

Zervixdystokie

> **Definition**
>
> Bleibt die Muttermundöffnung trotz regelmäßiger schmerzhafter Wehentätigkeit aus, spricht man von einer **Zervixdystokie.**

Ursachen

Bei der Zervixdystokie liegt meist eine mechanische Ursache vor. Voroperationen (z. B. eine Konisation) können Vernarbungen des Gebärmutterhalses verursacht haben. Auch Verwachsungen oder Verklebungen als Folge von Entzündungen werden hin und wieder beobachtet. Seltener treten spastische Kräfte als Ursache auf.

Symptome und Diagnostik

Bei der manuellen Untersuchung tastet sich der Muttermund wie ein derber Ring. Die Patientin hat Schmerzen.

Therapie

Zunächst wird mechanisch versucht, den Muttermund mit dem Untersuchungsfinger vorsichtig zu dehnen. Eine peridurale Anästhesie kann ebenfalls helfen. Bei der Zervixdystokie haben sich auch alternative Verfahren, wie die Akupunktur oder die Quaddelung bewährt. Bei einer Quaddelung werden 2 Punkte im Rücken der Patientin aufgesucht und ein Anästhetikum intrakutan gespritzt (► Abb. 19.27).

19.3.2 Anomalien der Haltung, der Einstellung und der Lage

Abweichungen von den normalen geburtsmechanischen Anpassungsvorgängen kommen aus unterschiedlichen Gründen vor. So kann eine besondere Kopfform oder die Besonderheit des mütterlichen Beckens eine Abweichung von der Norm darstellen. Manchmal sind auch ein vorzeitiger Blasensprung oder Störungen in der Wehentätigkeit die Ursachen einer solchen Änderung.

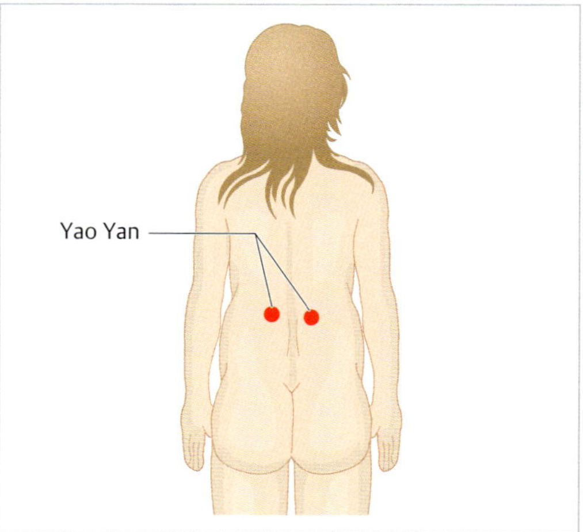

Abb. 19.27 Quaddelungspunkte. Eine Quaddelung der Yao-Yan-Punkte im Rücken der Schwangeren kann die Öffnung des Muttermundes unterstützen.

Merke

M!

Die geburtsmechanischen Anpassungen sind keine aktive Leistung des Kindes, sondern die Folge von Druck und Gegendruck z. B. durch die Gewebespannung des Uterus.

Haltungsanomalie

Definition

Die Haltung des kindlichen Kopfes ist normalerweise leicht gebeugt. Abweichungen davon sind regelwidrig und werden als **Haltungsanomalie** bezeichnet. Man unterscheidet die übermäßige Beugung und die Streckung.

Die Streckhaltung führt meist dazu, dass das Kind auch aus dieser Lage heraus geboren wird. Sie wird in mehrere Grade des Überstreckens unterteilt (▶ Abb. 19.28):

- Vorderhauptslage
- Stirnlage
- Gesichtslage

Die Diagnose erfolgt durch den Tastbefund, der die große Fontanelle, die Stirn oder das Kinn als tiefsten Punkt erfasst. Der Geburtsmechanismus verläuft etwas anders als bei der typischen vorderen Hinterhauptslage, da das Kind sich nicht durch weiteres Strecken abstemmen kann (▶ Abb. 19.29).

Bei der Vorderhauptslage kommt es zu einer verzögerten Spontanentbindung, außerdem ist der Druck auf den Damm höher. Die Stirnlage wird durch Kaiserschnitt entbunden, da die mechanischen Verhältnisse für Mutter und Kind so ungünstig sind, dass man sie heute nicht mehr in Kauf nimmt. Bei der Gesichtslage kann eine Spontangeburt nur erfolgen, wenn das Kind mit dem Rücken nach hinten liegt. Liegt der Rücken vorn, kommt es zu einer geburtsunmöglichen Lage. Diese Mechanik verdeutlichen ▶ Abb. 19.30 und ▶ Abb. 19.31.

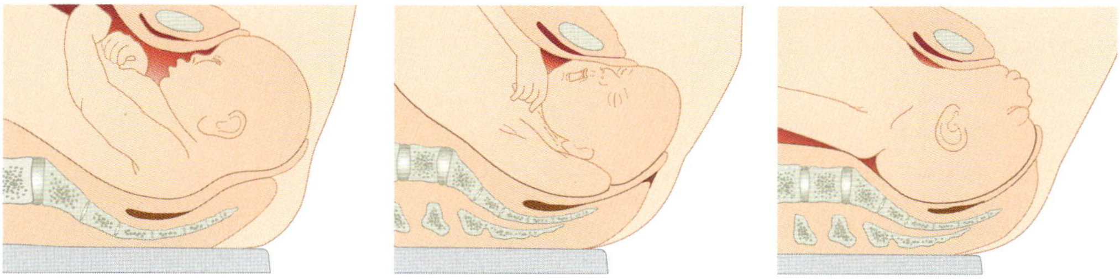

a Vorderhauptslage **b** Stirnlage **c** Gesichtslage

Abb. 19.28 Strecklagen. a Vorderhauptslage. **b** Stirnlage. **c** Gesichtslage. In diesen Strecklagen kommt der Rücken des Kindes hinten zu liegen (nach Breckwoldt M, Kaufmann M, Pfleiderer A. Gynäkologie und Geburtshilfe. Thieme 2007).

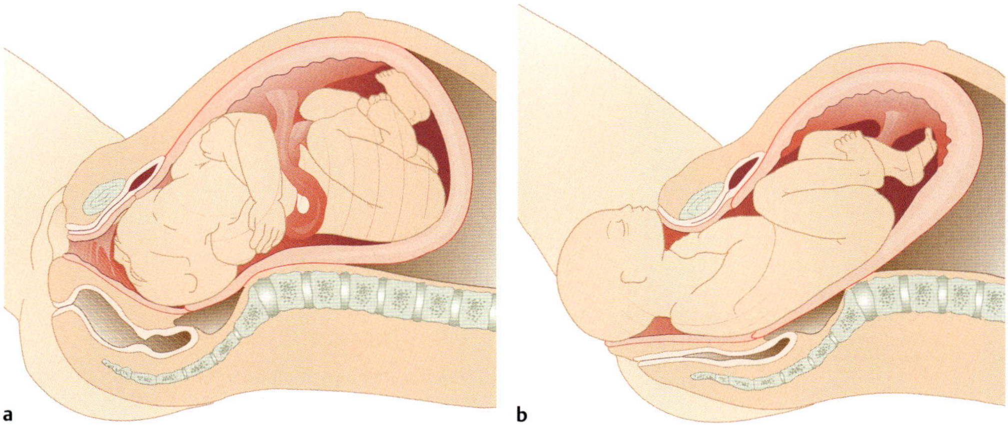

a **b**

Abb. 19.29 Strecklage. Bei der Geburt aus einer Strecklage muss sich das Kind mit dem Kinn an der Symphyse abstemmen, um geboren zu werden.

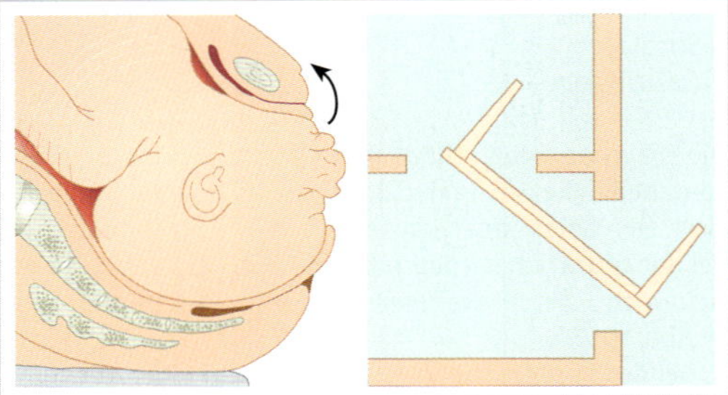

Abb. 19.30 Strecklage – Rücken hinten. Liegt der Rücken hinten, ist eine Spontangeburt möglich, weil eine Beugung die Geburt über den Damm erlaubt. Als Anschauung dient die rechte Abbildung, auf der ein Tisch 2 Türen passieren kann, wenn die Tischbeine in der Abbiegerichtung liegen.

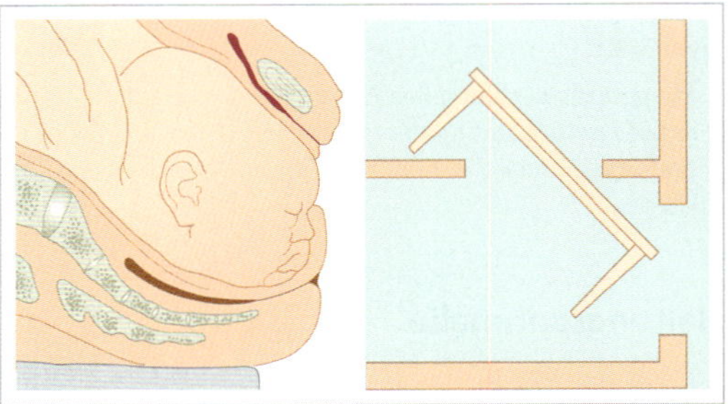

Abb. 19.31 Strecklage – Rücken vorn. Ist der Rücken vorne (dorsoanterior), liegt eine geburtsunmögliche Lage vor, da sich der Kopf des Kindes nicht um die Symphyse entwickeln kann. Auch hier zeigt das Beispiel mit dem Tisch, warum jetzt eine Passage nicht möglich ist.

Einstellungsanomalien

Definition

Abweichungen in der Anpassung des Kopfes an die Gegebenheiten des Beckens werden als Einstellungsabweichungen oder **Einstellungsanomalien** bezeichnet. Es werden mehrere Formen unterschieden.

Hoher Geradstand

Steht die Pfeilnaht bei vollständig geöffnetem Muttermund gerade auf dem querovalen Beckeneingang, so liegt ein hoher Geradstand vor, d. h., dass die Pfeilnaht von oben nach unten verläuft (▶ Abb. 19.32). Dabei kann der Rücken des Kindes vorne oder hinten liegen. Der Anpassungsvorgang einer Drehung des kindlichen Kopfes um 90° ist ausgeblieben.

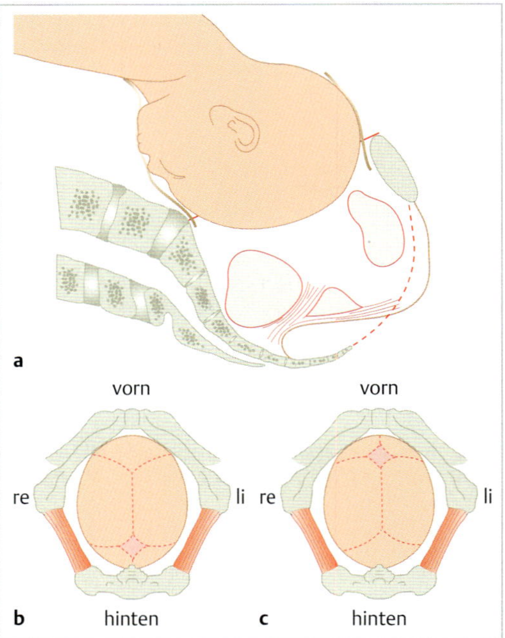

Abb. 19.32 Hoher Geradstand. Hier steht die Pfeilnaht gerade auf dem Beckeneingang. **a** Ansicht von seitlich (nach Breckwoldt M, Kaufmann M, Pfleiderer A. Gynäkologie und Geburtshilfe. Thieme 2007). **b–c** Ansicht von unten. Man unterscheidet einen vorderen hohen Geradstand (der Rücken liegt vorne, **b**) von einem hinteren (der Rücken liegt hinten, **c**).

Merke

Durch die sog. *Schaukellagerung* der Schwangeren wird versucht, ein Eintreten ins kleine Becken zu erreichen. Dabei wird die Schwangere abwechselnd auf die linke und rechte Seite gedreht. Bleibt eine Drehung des Kopfes aus, muss eine Schnittentbindung erfolgen.

Scheitelbeineinstellung

Die beiden Scheitelbeine treffen sich an der Pfeilnaht. Sie können sich, um den Durchmesser des kindlichen Kopfes zu verringern, übereinanderschieben. Dabei kann sich das vorne liegende Scheitelbein über das hintere schieben. Dieser Anpassungsvorgang ist geburtsmechanisch günstig, da zum Steißbein hin mehr Platz ist als zur Symphyse (▶ Abb. 19.33). So führt die hintere Scheitelbeineinstellung zu einer Schnittentbindung, während die vordere meist spontan beendet werden kann.

Tiefer Querstand

Diese Einstellungsanomalie tritt ein, wenn der Kopf auf dem Beckenboden steht und die Drehung ausgeblieben ist. Die Pfeilnaht steht quer, wie dies normalerweise bei der Passage des Beckeneingangs der Fall ist (▶ Abb. 19.34). In solchen Fällen wird die Geburt durch eine Zange oder eine Saugglocke beendet (▶ S. 274).

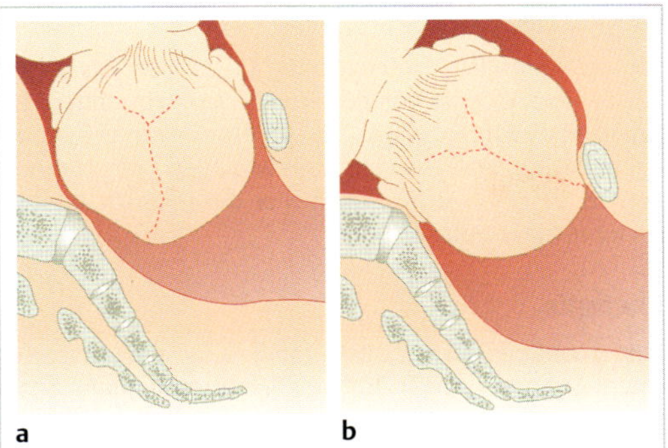

Abb. 19.33 Scheitelbeineinstellung. **a** Vordere Scheitelbeineinstellung: Das vorne liegende Scheitelbein hat sich über das hintere gelegt (nach Breckwoldt M, Kaufmann M, Pfleiderer A. Gynäkologie und Geburtshilfe. Thieme 2007). **b** Hintere Scheitelbeineinstellung: Das hinten liegende Scheitelbein hat sich über das vordere gelegt.

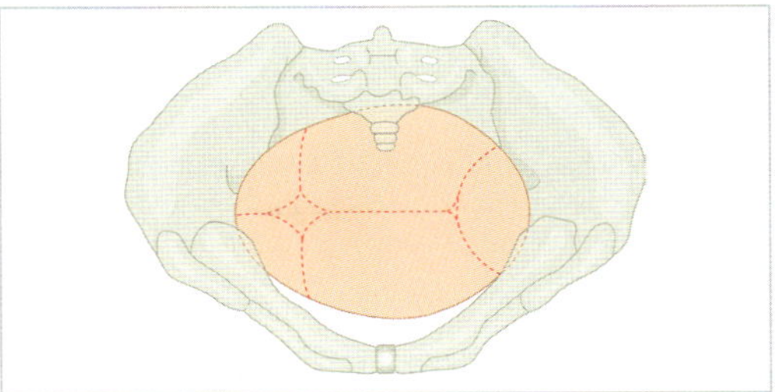

Abb. 19.34 Tiefer Querstand. Hier steht die Pfeilnaht quer auf dem Beckenboden (nach Breckwoldt M, Kaufmann M, Pfleiderer A. Gynäkologie und Geburtshilfe. Thieme 2007).

Hintere Hinterhauptslage

Wenn sich der kindliche Rücken bei regelrecht gebeugtem Kopf nach hinten dreht, spricht man von einer hinteren Hinterhauptslage. Das Hinterhaupt ist das führende Teil und wird zuerst geboren (► Abb. 19.35). Die Kinder schauen dann bei der Geburt nach oben. Diese Anomalie macht meist keine größeren Probleme.

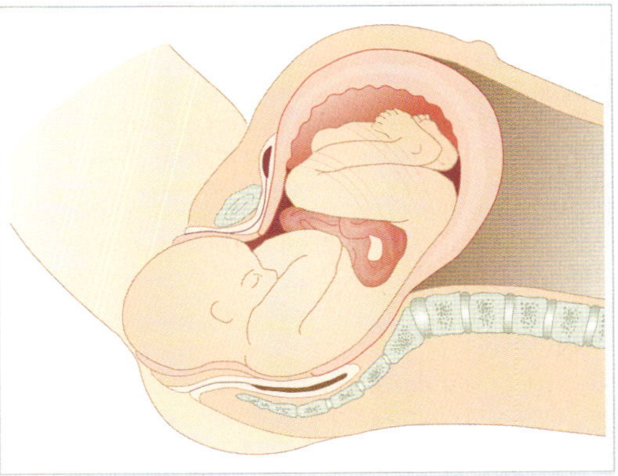

Abb. 19.35 Hintere Hinterhauptslage. Geburtsmodus bei der hinteren Hinterhauptslage. Das Kind hat den Kopf gebeugt, so dass das Hinterhaupt zuerst geboren wird. Eine Verstärkung der Beugung macht den Durchtritt durch den Damm möglich. Der Rücken des Kindes liegt hinten.

Schulterdystokie

Bleibt die Schulterdrehung nach der Entwicklung des Kopfes aus, kann sich die vordere Schulter hinter der Symphyse verhaken. Man spricht dann von hohem Schultergeradstand. Bleibt die Schulter im Beckenausgang hängen, liegt ein tiefer Schulterquerstand vor.

> **Merke** M!
>
> Diese im Einzelfall nicht vorauszusehende Komplikation tritt häufiger bei großen Kindern mit einem Geburtsgewicht von mehr als 4000 g auf wie sie v. a. bei Diabetikerinnen vorzufinden sind.

Eine verzögerte oder eine zu schnelle Entbindung sind weitere Risikofaktoren. Erkennbar ist die Schulterdystokie am sog. „Aufpfropfen" des Kopfes. Die Schultern folgen nicht nach, wenn der Kopf schon geboren ist, das Kind steckt also in der Vulva fest. In diesem Fall wird versucht, den Beckenausgang durch eine Lageveränderung der Mutter zu erweitern. Durch eine Überdrehung des kindlichen Kopfes kann versucht werden, die Schulter zu lösen (► Abb. 19.36). Manchmal ist jedoch eine Narkose notwendig, um das Kind aus seiner Lage zu befreien. Häufiger treten hierbei Verletzungen des Kindes in Form einer Klavikularfraktur oder einer Plexusschädigung auf.

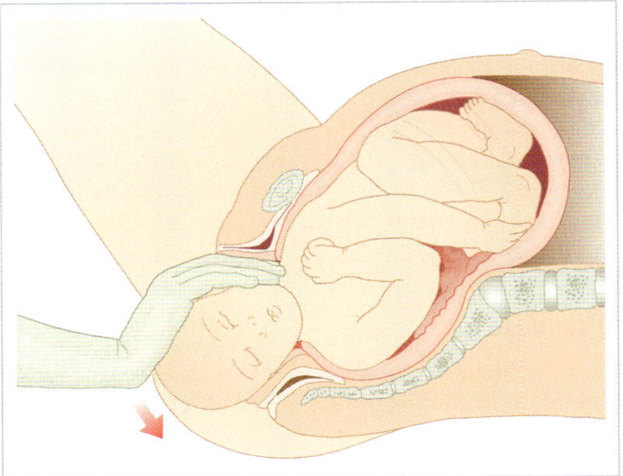

Abb. 19.36 Schulterdystokie. Handgriff zur Überwindung einer Schulterdystokie. Durch eine äußere Drehung des Kopfes soll die Schulter hinter der Symphyse befreit werden.

Lageanomalien

Definition

Lageanomalien werden auch als Poleinstellungsanomalien bezeichnet. Gemeint sind Regelwidrigkeiten in der Lage der Längsachse des Kindes im Verhältnis zur Längsachse der Mutter.

Beckenendlage

Bei der Beckenendlage (Steißlage) hat sich nicht der Kopf, sondern das Becken des Kindes nach unten gedreht. In ca. 3–5% der Schwangerschaften liegt eine Beckenendlage vor. Eine Ursache ist meist nicht auszumachen, manchmal finden sich uterine Fehlbildungen oder Myome. Es werden in Abhängigkeit vom führenden Kindsteil mehrere Formen unterschieden, die in ▶ Abb. 19.37 verdeutlicht werden.

Die verschiedenen Formen sind bei der Geburtsleitung von Bedeutung, da sich unterschiedliche Durchmesser des zuerst kommenden Kindsteils ergeben.

Das Problem, dass der zuletzt folgende Kopf den größten Durchmesser hat, ist allen Beckenendlagen gemeinsam.

Diagnostik

Sie erfolgt meist durch eine Ultraschalluntersuchung. Bei der vaginalen Untersuchung ist ein Ertasten der harten kindlichen Schädelknochen nicht möglich.

Therapie

In manchen Kliniken wird versucht, die Beckenendlage durch eine äußere Wendung in eine Schädellage zu drehen. Dieses Manöver geschieht in Sectio-Bereitschaft und unter Wehenhemmung. Leider dreht sich ein Teil der Kinder trotz erreichter Wendung in die Beckenendlage zurück.

▶ **Entbindungsmodus.** Heutzutage werden 95% der Erstgebärenden mit Kindern in Beckenendlage durch Kaiserschnitt entbunden, weil die vermeintlichen Gefahren der Kaiserschnittentbindung als geringer eingeschätzt werden als das Risiko für das Kind bei einer Spontangeburt. Die Geburtsmechanik weicht von der einer Schädellage ab. Hier sind meist operative Handgriffe nötig.

Querlage

Liegt der kindliche Rücken quer zum Rücken der Mutter, hat sich kein Pol eingestellt, der bei der Geburt vorangehen könnte.

Ursachen

Die Querlage kommt z. B. bei der ausgedehnten Gebärmutter der Mehrgebärenden vor. Auch Fehlbildungen des Uterus können sie hervorrufen (▶ Abb. 19.38). Abnormitäten der Plazenta oder der Beckenanatomie stellen ebenfalls Gründe für eine mangelnde Poleinstellung dar.

Diagnostik

Bei der klinischen Untersuchung tastet sich das kleine Becken leer, da man von der Scheide aus kein führen des Kindsteil berühren kann. Die äußere Tastuntersuchung (Leopold-Handgriffe) zeigt Abweichungen vom Normalbefund. Letztlich sichert auch hier die Ultraschalluntersuchung die Diagnose.

Therapie

Eine Spontangeburt ist nicht möglich, so dass bei einer Querlage immer eine frühzeitige Schnittentbindung erfolgen sollte. Die Ausnahme stellt der in Querlage liegende zweite Zwilling da, bei dem versucht werden kann, nach der Geburt des ersten Kindes eine Wendung in eine Beckenendlage durch Zug am Fuß zu erreichen.

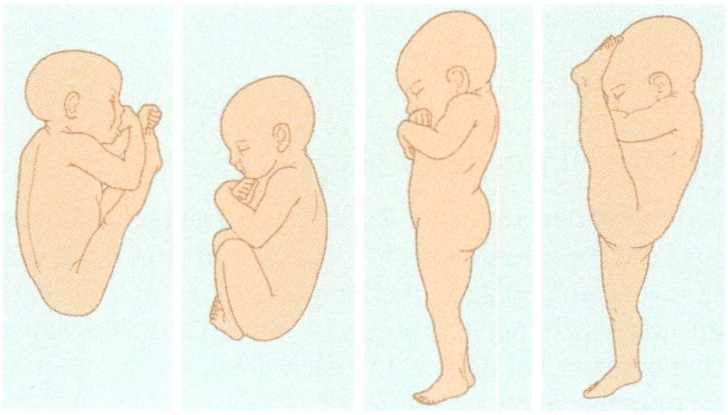

Abb. 19.37 Beckenendlagen. **a** Reine Steißlage, die Beine sind hochgeschlagen (60–70%). **b** Steiß-Fuß-Lage (20%). **c** Fußlage (15%). **d** Unvollkommene Fußlage (1–2%) (nach Breckwoldt M, Kaufmann M, Pfleiderer A. Gynäkologie und Geburtshilfe. Thieme 2007).

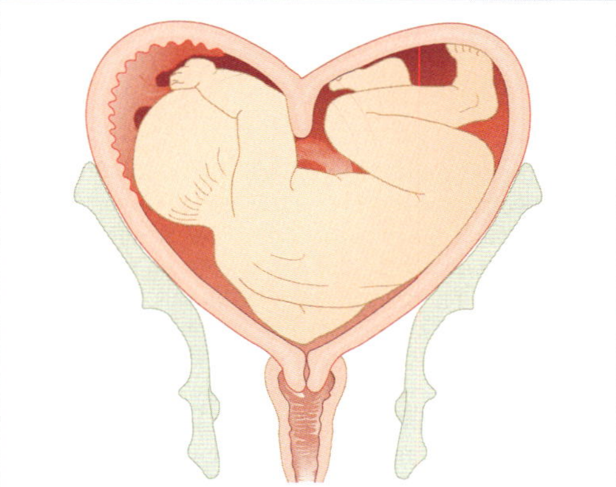

Abb. 19.38 Gebärmutterseptum. Diese Querlage des Kindes wird durch ein Septum der Gebärmutter verursacht.

Komplikationen

Kommt es bei einer Querlage zu Wehen oder zu einem Blasensprung, kann ein Arm oder die Nabelschnur vorfallen, da der Muttermund nicht abgedichtet wird (▸ Abb. 19.39). Außerdem wird die Schulter des Kindes nach unten ins kleine Becken gepresst. Es kommt zu einer sog. „verschleppten Querlage", die die Gefahr einer Zerreißung der Gebärmutter mit sich bringt.

Merke M!

Eine verschleppte Querlage ist ein schwerwiegendes geburtshilfliches Problem, das unbedingt vermieden werden muss.

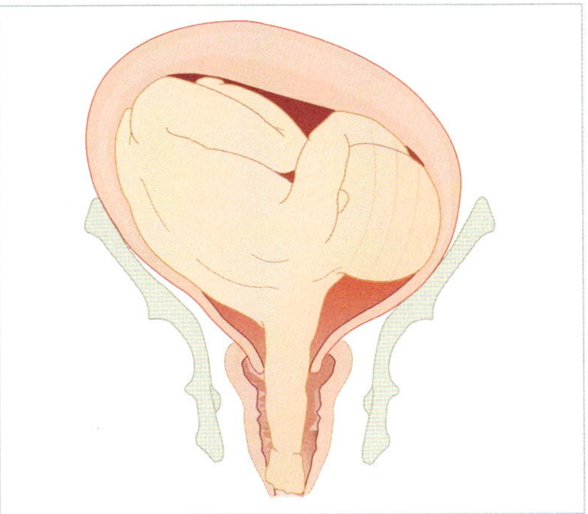

Abb. 19.39 Armvorfall. Nach einem Blasensprung kommt es hier zum Armvorfall eines in Querlage liegenden Kindes.

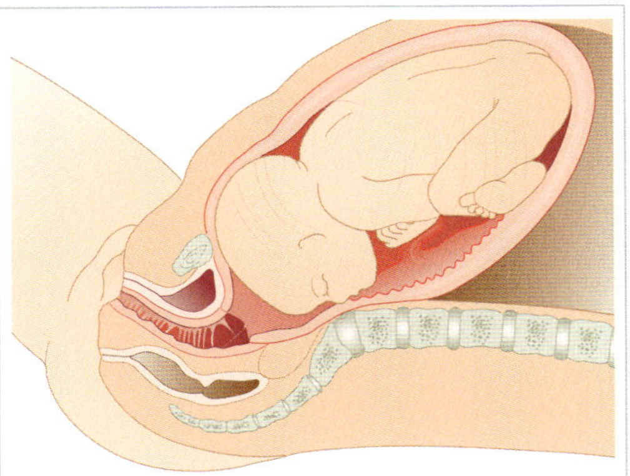

Abb. 19.40 Relatives Missverhältnis. Hier steht der Kopf noch hoch über dem Beckeneingang.

19.3.3 Missverhältnis zwischen Kind und mütterlichem Becken

Es gibt unterschiedliche Gründe, die zu einem Missverhältnis bei den Ausmaßen des Kindes und dem mütterlichen Becken führen können. *Vonseiten des Kindes* führen Missbildungen, wie z. B. ein Wasserkopf (Hydrozephalus) zu einer Vergrößerung des Kopfes. Auch das kräftige Kind einer Diabetikerin wird Probleme haben, den Geburtskanal zu passieren. *Vonseiten der Mutter* liegen meist Anomalien in der Form des kleinen Beckens vor.

Die Diagnose ergibt sich aus dem geburtshilflichen Befund. Der kindliche Kopf tritt nicht ins kleine Becken ein, sondern steht über der Symphyse. Normalerweise senkt sich der Kopf bei der Erstgebärenden bereits mit der 37. oder 38. SSW; bei einer Frau, die schon mehrere Kinder zur Welt gebracht hat, wird ein Eintritt des Kopfes erst mit Wehenbeginn erwartet. Steht also der Kopf des Kindes bei der Erstgebärenden noch sehr hoch, so ist von einem Missverhältnis auszugehen. Die Entbindung erfolgt dann per Kaiserschnitt (▸ Abb. 19.40).

19.3.4 Geburtsverletzungen

Scheiden- und Labienrisse

Aufgrund des Druckes, den der tiefer- und durchtretende kindliche Kopf auf den Weichteilmantel der Mutter ausübt, kann es zu Rissen in der Scheide oder im Vulvabereich kommen (▸ Abb. 19.41). Die Scheidenrisse verlaufen meist in Längsrichtung. Aus ihnen kann es stärker bluten.

Merke M!

Hautverletzungen der Vulva bluten stärker, wenn sie in der Nähe der Klitoris sind.

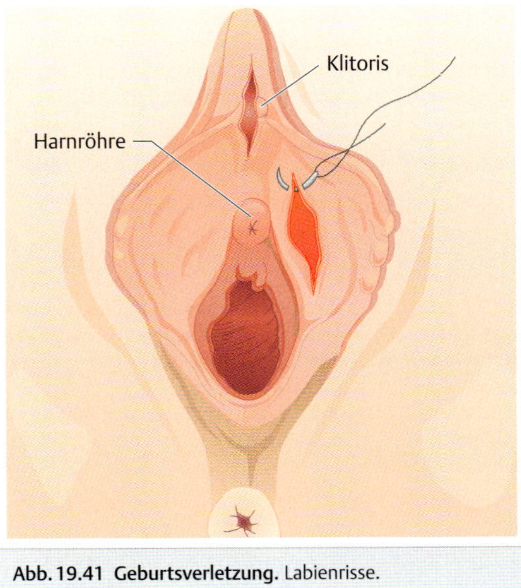

Abb. 19.41 Geburtsverletzung. Labienrisse.

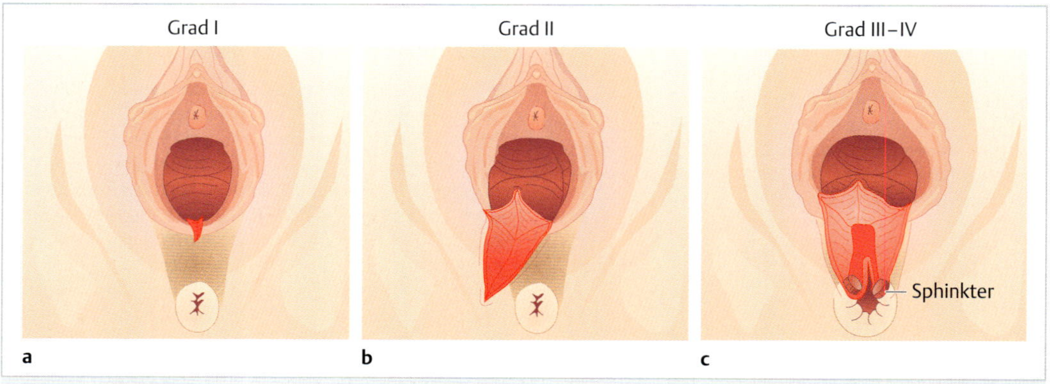

Abb. 19.42 Dammrisse. a Grad I. b Grad II. c Grad III–IV. Hier ist der Sphinkter komplett durchtrennt, die vordere Rektumwand ist ebenfalls aufgerissen.

Um Schmerzen beim Wasserlassen zu verringern, sollten diese Risse auch dann genäht werden, wenn sie nicht bluten.

Dammrisse

Definition

Wird das Gewebe zwischen Scheide und Anus verletzt, spricht man von einem **Dammriss**.

Dammrisse werden in 3 Grade eingeteilt (▶ Abb. 19.42):

- Grad I: Nur die Haut ist eingerissen.
- Grad II: Haut und Muskulatur sind eingerissen.
- Grad III: Der M. sphincter ani externus ist zusätzlich eingerissen.

Ist die Rektumvorderwand ebenfalls mit verletzt, wird mancherorts von einem Dammriss Grad IV gesprochen, meist wird er jedoch zum Dammriss Grad III gezählt.

Durch einen Dammschnitt (Episiotomie) kann ein Dammriss in den meisten Fällen vermieden werden.

Merke

Die mediane Episiotomie kann sich jedoch auch zu einem Dammriss Grad III ausweiten.

Die Versorgung der Dammverletzung erfolgt nach Gewinnung der Nachgeburt und unterscheidet sich im Prinzip nicht von der Naht einer Episiotomie. Sie erfolgt in einzelnen Schichten unter Lokalanästhesie.

Besonders wichtig ist eine sorgfältige Adaptation der Sphinkterenden beim Dammriss Grad III, um Inkontinenzen zu vermeiden.

Pflege

Obstipationsprophylaxe. Liegt ein Dammriss Grad III vor, muss besonders auf einen weichen Stuhlgang geachtet werden. Einläufe und Suppositorien sind wegen der Verletzungsgefahr nicht erlaubt.

Hämatome

Durch eine Nachblutung im Bereich der Episiotomiewunde oder eines Dammrisses kann es zur Ausbildung eines Hämatoms kommen (▶ Abb. 19.43). Man sieht eine blaue Schwellung unter der Naht, die Fäden stehen unter Spannung. Hier sind die Ausräumung und Umstechung

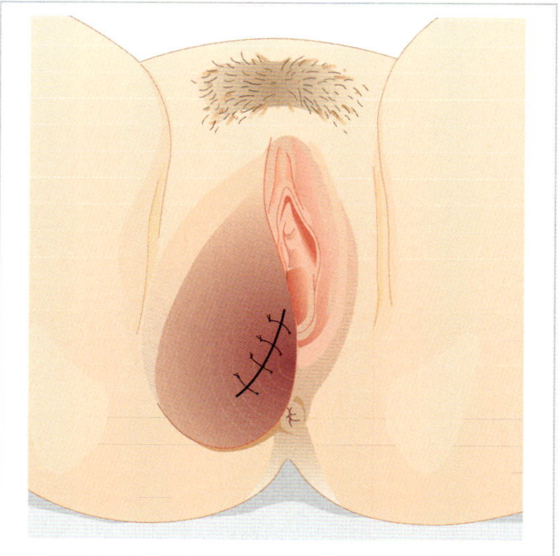

Abb. 19.43 Hämatom. Im Bereich der Episiotomienaht hat sich ein ausgedehntes Hämatom gebildet (nach Breckwoldt M, Kaufmann M, Pfleiderer A. Gynäkologie und Geburtshilfe. Thieme 2007).

des blutenden Gefäßes notwendig. Ist es zu einer Verletzung höher gelegener Strukturen gekommen, so kann ein retroperitoneales Hämatom entstehen. Hier sind die Ureteren bei einem vaginalen Blutstillungsversuch zu sehr gefährdet, so dass ein Bauchschnitt notwendig ist, um einen Blutungsstillstand zu erreichen.

Zervixrisse

Nach jedem vaginalen operativen Eingriff oder wenn es in der Postpartalperiode vermehrt blutet, wird die Inspektion der Scheide und des Muttermundes vorgenommen, um nach Scheiden- und Zervixrissen zu suchen. Die Zervixrisse liegen typischerweise seitlich und bluten stark. Deshalb werden sie unverzüglich durch eine Naht verschlossen (▶ Abb. 19.44).

Uterusruptur

Die Uterusruptur ist eine sehr seltene Komplikation in der Geburtshilfe. Man unterscheidet den Riss der Gebärmutter ohne Wehentätigkeit (sog. stille Uterusruptur) von der Zerreißung unter der Geburt. Bei der stillen Ruptur hat die Patientin immer eine Uterusoperation in der Vorgeschichte, wie etwa einen Kaiserschnitt, eine Myomentfernung oder Korrekturoperationen bei uterinen Fehlbildungen. Die so entstandenen Narben können durch das Wachstum des Kindes unter Spannung geraten und insuffizient werden. Diese Fälle sind bei den heute verwendeten Nahttechniken jedoch extrem selten. Klinisch kommt es zu einem akuten Schmerzereignis; durch innere Blutungen gerät die Patientin in einen Schockzustand. Das Kind überlebt ein solches Ereignis nur selten.

Auch wenn es im Rahmen der Geburt zu einem unüberwindlichen Hindernis kommt, z. B. einer geburtsunmöglichen Kindslage, kann eine Uterusruptur daraus resultieren. Eine drohende Ruptur zeichnet sich zunächst durch typische klinische Zeichen ab: Das untere Gebärmuttersegment und eventuell vorhandene Uterusnarben sind schmerzhaft und gehen mit einem Wehensturm einher. Solche klinischen Bilder sind in der heutigen Geburtshilfe jedoch sehr selten geworden.

Therapie

Um eine Narbenruptur zu verhindern, werden Patientinnen, bei denen Myomoperationen oder Fehlbildungskorrekturen durchgeführt wurden, i. d. R. durch eine primäre Sectio 1–2 Wochen vor dem Termin entbunden. Ein wiederholter Kaiserschnitt oder ein vorausgegangener Längsschnitt in der Uteruswand stellt ebenfalls eine Indikation zum primären Kaiserschnitt dar.

19.3.5 Pathologie der Nachgeburtsperiode

Retention der Plazenta

Definition

Man spricht von einer **Plazentaretention**, wenn sich der Mutterkuchen nach Geburt des Kindes nicht oder nur teilweise von seiner Anhaftungsstelle löst.

Ursachen

Zu unterscheiden sind funktionelle von pathologisch-anatomischen Gründen.

▶ **Placenta adhaerens.** Eine mangelhafte Kontraktionsfähigkeit der Gebärmuttermuskulatur, eine Atonie, kann

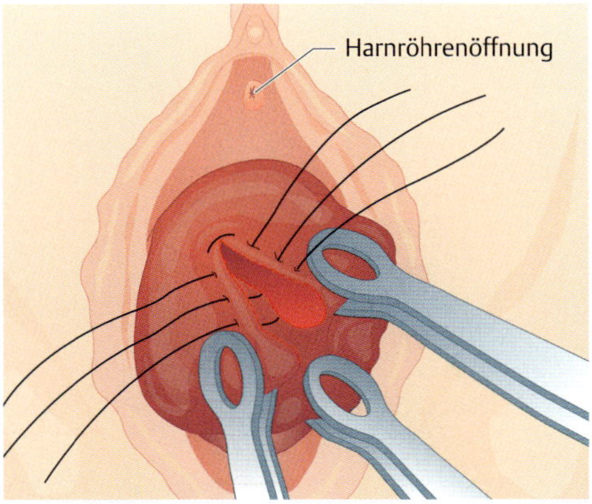

Abb. 19.44 Zervixriss. Zur Versorgung eines Zervixrisses werden „weiche" Klemmen benötigt, mit denen man den Muttermund sorgfältig einstellen kann. Die Nähte müssen den obersten Wundpol erreichen, um eine sichere Blutstillung zu gewährleisten.

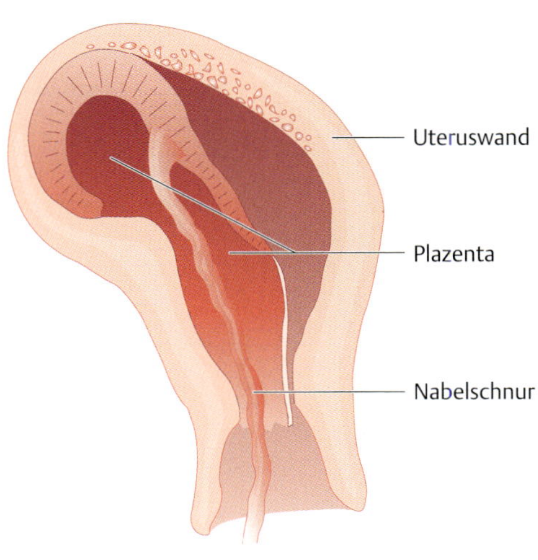

Abb. 19.45 Plazentaretention. Placenta adhaerens.

die Ablösung der Plazenta verhindern. Man spricht dann von der Placenta adhaerens (anhaftend, ► Abb. 19.45). Wenn die Plazenta ungewöhnlich gebaut ist (z. B. sehr dünn, sehr dick oder weit in den Tubenecken sitzend), kann es ebenfalls zu Lösungsproblemen kommen.

► **Placenta accreta oder increta.** Hierunter versteht man eine Plazenta, die sich zu tief in die Muskelschicht der Gebärmutter eingenistet hat. Die Gefäße sind so verwoben, dass es nicht zu einer Ablösung kommen kann. Die Plazenta ist förmlich angewachsen. Bei der Placenta accreta reichen die Plazentazotten bis an die Muskelschicht heran, bei der Placenta increta wird die Muskelschicht von den Zotten durchsetzt. Die Ursache dieser Implantationsstörungen liegt meist in vorausgegangenen Schwangerschaften, die z. B. durch eine Sectio oder eine Endomyometritis puerperalis kompliziert wurden. Auch Mehrgebärende haben ein erhöhtes Risiko.

Symptome und Diagnostik

Die Lösungszeichen der Plazenta bleiben aus. Es kommt zu einer verstärkten Blutung. Auch geburtshilfliche Handgriffe zum Anregen des Plazentaausstoßes führen nicht zum Erfolg. Bei der Placenta accreta löst sich die Plazenta überhaupt nicht (► Abb. 19.46).

Therapie

Es wird nach einem Stufenplan vorgegangen. Zunächst versucht man mit Kontraktionsmitteln, den Uterus zum Ausstoßen zu bewegen. Mit dem folgenden Credé-Handgriff wird der Uterus durch die Bauchdecke gefasst und entleert (► Abb. 19.47). Ist auch dieses Vorgehen ohne Erfolg, folgt die manuelle Plazentalösung in Narkose (► Abb. 19.48). Daran schließt sich eine Nachkürettage an. Unterstützt wird dieses Vorgehen durch die Gabe der Kontraktionsmittel Oxytozin und Methergin.

Kann der Uterus auch manuell nicht vollständig entleert werden, liegt eine Placenta accreta oder increta vor. Hier ist eine Hysterektomie erforderlich.

Manchmal, wenn viel Kontraktionsmittel gegeben worden ist, kann es zu einem Krampf des inneren Muttermundes kommen, der möglicherweise die Plazenta zurückhält. Durch die Narkose löst sich dieser Krampf, so dass die Plazenta nun leicht gewonnen werden kann.

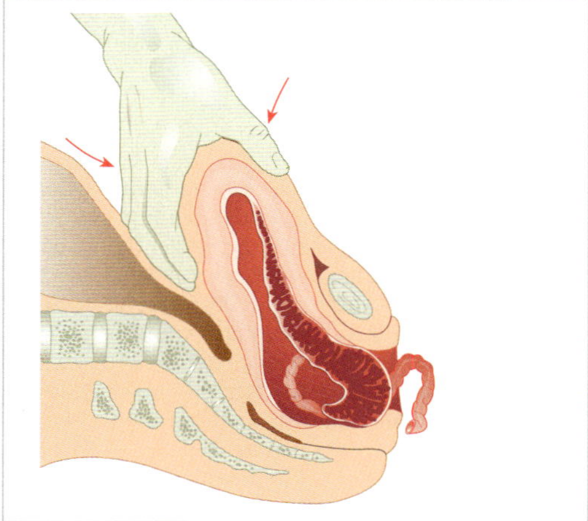

Abb. 19.47 Credé-Handgriff. Der Uterus kann so über die Bauchdecke gefasst und entleert werden (nach Breckwoldt M, Kaufmann M, Pfleiderer A. Gynäkologie und Geburtshilfe. Thieme 2007).

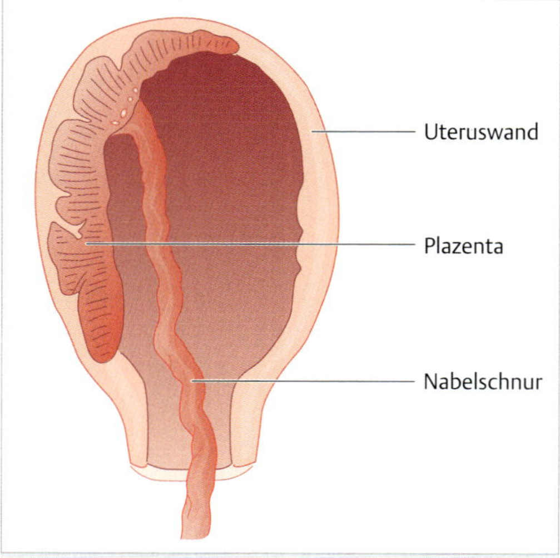

Abb. 19.46 Placenta accreta bzw. increta. Eine Unterscheidung ist nur durch eine histologische Untersuchung möglich.

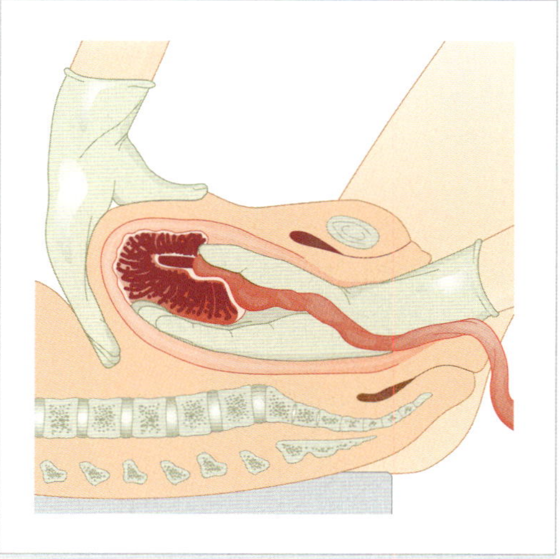

Abb. 19.48 Manuelle Plazentalösung (nach Breckwoldt M, Kaufmann M, Pfleiderer A. Gynäkologie und Geburtshilfe. Thieme 2007).

Postpartale Blutungen

Verstärkte Blutungen in der Nachgeburtsperiode lassen sich auf 3 Hauptursachen zurückführen:

- Blutungen aufgrund von Verletzungen der Geburtswege
- Atonie (Kontraktionsschwäche) des Uterus
- unvollständig ausgestoßene Plazenta

Blutungen aufgrund von Verletzungen der Geburtswege

Man unterscheidet Zervixrisse (▸ Abb. 19.44), bei denen der Muttermund meist seitlich eingerissen ist und es aus zervikalen Gefäßen (meist arteriell) stark bluten kann, von Scheidenrissen, die sich seitlich in der Vaginalwand befinden (▸ S. 267).

Auch aus einem Dammriss oder einer Episiotomiewunde kann es bluten, hier ist die Blutung aber meist venös und nicht so stark.

Ursachen

Zervix- und Scheidenrisse entstehen bei einer spontanen Geburt, wenn der Kopf des Kindes mit großer Kraft durch das Weichteilrohr gepresst wird. Besonders die vaginal operativen Entbindungen, wie Zangengeburt oder die Anwendung der Saugglocke, führen zu Zervix- und Scheidenrissen.

Symptome und Diagnostik

Eine Blutung bei gut kontrahiertem Uterus lässt immer an eine Rissverletzung denken. Deshalb ist sicherheitshalber die Kontrolle der Scheide und Zervix nach einer operativen Entbindung nötig.

> **Merke**
>
> Bei Blutungen, die das normale Maß übersteigen, wird immer zuerst eine Verletzung ausgeschlossen. Dazu werden mittels breiter Spekula die Zervix und die Scheide inspiziert (eingestellt).

Therapie

Risse werden sofort mit einer Naht versorgt, bis die Blutung steht. Bei höher gelegenen Rissen ist eine Narkose erforderlich.

> **Pflege**
>
> **Beobachtung:** Das schnelle Erkennen von vital gefährdenden Komplikationen und das sorgfältige Handeln sind in solchen Situationen sehr wichtig. Um bei dem teils erheblichen Blutverlust keine unnötige Zeit verstreichen zu lassen, wird der Arzt sofort informiert.

Wegen der Gefahr des großen Blutverlusts ist die Patientin immer mit einem venösen Zugang, bei stärkerer Blutung mit einem zweiten venösen Zugang zu versorgen. Kreislaufstabilisierende Maßnahmen sind außerdem notwendig.

Atonie des Uterus

> **Definition**
>
> Kontrahiert sich der Uterus nicht, obwohl der Mutterkuchen vollständig ausgestoßen wurde, spricht man von einer **Atonie des Uterus.**

Zunächst werden die offenen Gefäße der Plazentahaftstelle durch die Kontraktion der Gebärmuttermuskulatur wie durch eine Abbindung verschlossen. Der endgültige Verschluss durch Thromben geschieht erst später. Jede Kontraktionsstörung hat somit eine stärkere Blutung zur Folge.

Ursachen

Die Muskulatur des Uterus kontrahiert sich nicht adäquat. Dadurch kann die Anhaftungsstelle, die Plazentawunde, nicht verschlossen werden. Atonien kommen häufiger vor bei überdehntem, übermüdetem und erschlafftem Uterus, z. B. nach langer Geburt oder Zwillingsentbindung. Vielgebärende oder Frauen mit Blutungen bei vorangegangenen Entbindungen gehören ebenso zur Risikogruppe. Auch der Konstitutionstyp scheint eine Rolle zu spielen. So sind rothaarige Patientinnen häufiger betroffen.

Symptome und Diagnostik

Sehr rasch setzen stärkere bis starke Blutungen ein. Diese kommen meist schubweise, da sich zunächst die Vagina erst mit Blut anfüllt und dann schlagartig entleert. Der Uterus ist weich und schlaff, der Fundus steht über dem Nabel. Eine vollständige Entleerung des Uterus ist zu gewährleisten, um sicher blutende Plazenta- oder Eihautreste ausschließen zu können.

Therapie

Auch bei der atonischen Nachblutung wird nach einem Stufenplan vorgegangen. Zunächst werden Wehenmittel wie Oxytozin und Methergin intravenös verabreicht. Wichtig ist, dass die Harnblase entleert ist. Durch Massage werden Wehen provoziert, eine Eisblase wird auf den Uterus gelegt. Das Kavum des Uterus muss leer sein. Da sich das Blut jedoch auch in der Gebärmutterhöhle angesammelt hat, muss dieses erst herausgedrückt werden.

> **Merke**
>
> Bestehen irgendwelche Zweifel an der Vollständigkeit der Plazenta, werden Nachtastung und Kürettage durchgeführt.

Es ist möglich, den Uterus nun noch mechanisch zu komprimieren. Hat diese Therapie keinen oder einen nicht ausreichenden Effekt, so werden zusätzlich noch Prostaglandine eingesetzt. Diese Stoffe bewirken eine Kontraktion der Gebärmutter. Sie werden als Infusion gegeben oder auch direkt in die Gebärmutter gespritzt. Gleichzeitig muss der Kreislauf der Entbundenen mit Infusionen aufrechterhalten werden. Bei höheren Blutverlusten – die schnell eintreten können! – sollten Blutkonserven gegeben werden.

Steht die Blutung, bleibt die Patientin noch einige Zeit zur Überwachung im Kreißsaal.

Merke

Das Vorgehen bei vaginalen Blutungen in der Nachgeburtsperiode ist immer gleich. Zunächst werden Verletzungen ausgeschlossen. Dann erfolgt die Entleerung der Gebärmutter, gleichzeitig die Anwendung von Kontraktionsmitteln. Der Uterus wird mechanisch komprimiert. Dadurch wird das erneute Volllaufen des Kavums mit Blut verhindert. Als nächster Schritt, wenn die Blutung immer noch nicht steht, werden Prostaglandine eingesetzt. Der letzte Versuch, die Frau zu retten, besteht in der Entfernung der Gebärmutter. Parallel zu diesem Vorgehen erfolgt die Stabilisierung des Kreislaufs.

Wissen

Prostaglandin $F_2\alpha$ (Nalador) wird in der Postpartalperiode angewendet. Zum Einleiten von Wehen oder zur Vorbereitung des Gebärmutterhalses verwendet man Prostaglandin E_2 (Minprostin, Cergem).

Pflege

Lagerung nach Fritsch. Die Patientin wird mit übereinanderliegenden Beinen gelagert, damit eine wiederauftretende Blutung nicht unbemerkt in der Matratze versickern kann (► Abb. 19.49). Das Blut sammelt sich zwischen den Oberschenkeln.

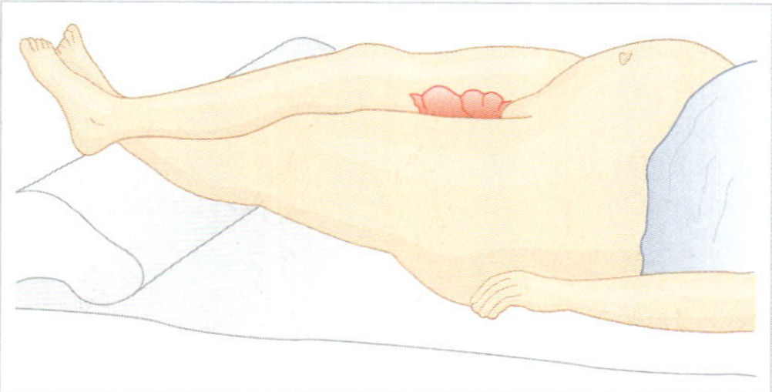

Abb. 19.49 Lagerung nach Fritsch. Bei einer vaginalen Blutung wird das Blut zwischen den Beinen sichtbar. Es kann nicht in der Matratze versickern.

In den meisten Fällen genügen diese konservativen Maßnahmen, um die Blutung zum Stehen zu bringen. In Einzelfällen muss jedoch eine Hysterektomie durchgeführt werden. Bei der Atonie werden häufig Blutkonserven benötigt.

Unvollständig ausgestoßene Plazenta

Definition

Bleibt an der Gebärmutterwand nach dem Ausstoßen der Plazenta ein Stück hängen, spricht man von einer **unvollständig ausgestoßenen Plazenta.**

Ebenfalls gefährlich ist es, wenn Eihautreste zurückbleiben oder an der Kavumwand anhängende Blutkoagel eine Entleerung des Kavums unmöglich machen.

Ursachen

Es kann zu solchen Resten im Uterus kommen, wenn an der Plazenta unter der Geburt zu sehr gezogen wurde, ohne dass die Lösungszeichen abwartet wurden. Nicht immer ist eine Ursache auszumachen. Die Kontrolle der Vollständigkeit ist von erheblicher Bedeutung und darf nicht unterlassen werden.

Symptome und Diagnostik

Es kommt zu einer atonen Blutung, bei der sich der Uterus nicht zusammenziehen kann.

Merke

Fehlt nur ein kleines Stück an der Plazenta, setzt manchmal erst im Wochenbett die Blutung ein.

Typisch ist hier eine schubweise Blutung, die sehr stark werden kann. Findet man bei der Kontrolle der Nachgeburt abgerissene Gefäße an den Seiten oder an den Eihäuten, muss an eine Nebenplazenta gedacht werden. Wenn diese im Kavum verblieben ist, kann es zu Blutungen kommen. Sollte es bei verbliebenen Plazentaresten nicht zu einer Blutung kommen, ist die erhöhte Infektionsgefahr zu beachten. Die aufsteigenden Keime der Scheide vermehren sich im Mutterkuchen sehr gut und führen zu einer Endometritis, die sich rasch ausbreitet.

Therapie

Die erste Maßnahme sind sofortige Nachtastung und Nachkürettage mit einer großen stumpfen Kürette. Der Eingriff erfolgt meist in Narkose und unter Antibiotikaschutz. Zusätzlich werden Kontraktionsmittel verabreicht, wie unter der Therapie der Atonie beschrieben.

19.3.6 Koagulopathien

Verbrauchskoagulopathie

Ursachen und Symptome

Bei einer Vielzahl gynäkologischer Erkrankungen werden aus dem Uterus Stoffe und Zellen freigesetzt, die im Blut eine Gerinnung auslösen. Infektionen, wie z. B. eine Fruchtwasserentzündung nach vorzeitigem Blasensprung oder eine Gebärmutterentzündung im Wochenbett, können die Gerinnungskaskade starten.

In einem solchen Fall werden im ganzen Körper plasmatische Gerinnungsfaktoren und Thrombozyten verbraucht. Auf diesem Verbrauch beruht auch der Name der Erkrankung. Durch die so gebildeten Thromben kommt es zur Verlegung der ganz kleinen Arteriolen und Venolen mit daraus resultierenden Gewebsuntergängen.

> **Merke** M!
>
> Da die Gerinnungsfaktoren mit der Zeit aufgebraucht sind und so schnell keine neuen produziert werden können, ist die Gerinnung nachfolgend gestört und es kommt zu diffusen Blutungen.

Besonders betroffen von den Störungen sind die Lunge, das Herz und die Niere. Aber auch die Leber und das Gehirn können in Mitleidenschaft gezogen werden. Die entstandenen Thromben werden von bestimmten Enzymen gespalten. Diese Spaltprodukte ihrerseits regen die Gerinnung weiter an, so dass ein Teufelskreis entsteht (Hyperfibrinolyse). Gefährlich ist in einem solchen Zusammenhang, dass in der Geburtshilfe nach der Geburt und besonders nach einem Kaiserschnitt offene Wunden vorliegen, die durch die Blutgerinnung geschlossen werden sollten. Hier besteht nun besondere Blutungsgefahr.

Diagnostik

Das klinische Erscheinungsbild und die typischen Laborbefunde bestätigen die Diagnose. Ein einfaches Hilfsmittel ist der sog. Clot-Observation-Test (Gerinnungsbeobachtungstest). Er hilft bei der Bestimmung des Stadiums, in dem sich die Patientin befindet (▶ Abb. 19.50).

Therapie

Die Behandlung ist abhängig vom Stadium der Erkrankung. Befindet sich die Patientin am Anfang einer solchen Gerinnungsstörung, kann angestrebt werden, das Geschehen zu stoppen. Man wird versuchen, die verlorenen Gerinnungsfaktoren, v. a. das Fibrinogen, zu ersetzen. Die Gabe von anderen gerinnungsbeeinflussenden Medikamenten ist notwendig, um eine genau auf die jeweilige Lage abgestimmte Therapie durchzuführen. In der Regel findet die Behandlung auf der Intensivstation statt.

Ist es bei einer Patientin durch einen hohen Blutverlust zu Gerinnungsstörungen und einer Kreislaufdekompensation gekommen, liegt ebenfalls eine Verbrauchskoagulopathie vor. Diese wird am besten durch die Gabe von Blutkonserven behandelt.

19.4 Prinzipien der wichtigsten geburtshilflichen Operationen

19.4.1 Vaginale Entbindungsoperationen bei Schädellagen

Risiken und Indikationen

Notsituationen, in denen sich entweder die Mutter oder das Kind befinden, zwingen den Geburtshelfer dazu, operative Techniken anzuwenden, um die Geburt zu beenden. Die hauptsächliche kindliche Gefährdung liegt im Sauerstoffmangel. Hierzu zeigt das CTG typischerweise ein Absinken der Herztöne *nach* einer Wehe (Dezeleration II) oder andere Veränderungen. Eine Mikroblutentnahme gibt durch den pH-Wert den aktuellen Zustand des Kindes an. Mithilfe eines Fühlers kann neuerdings die Sauer-

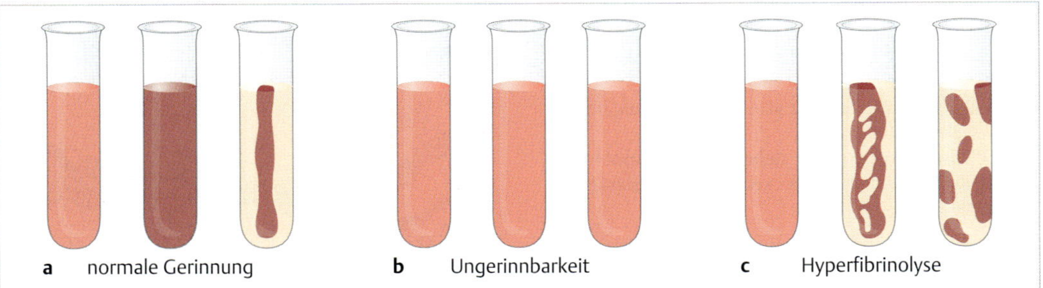

Abb. 19.50 Gerinnungsbeobachtungstest. Blut wird gewonnen, in ein Reagenzglas gefüllt und die Gerinnungsreaktion beobachtet. **a** Normalerweise bildet sich nach 5–15 Minuten ein Gerinnsel, das bestehen bleibt, auch wenn man das Reagenzglas schüttelt. **b** Es kommt nicht zur Gerinnung. **c** Es kommt zwar zur Gerinnung, aber das Gerinnsel löst sich gleich auf. Das ist ein Zeichen für eine gesteigerte Fibrinolyse und ist typisch für die Verbrauchskoagulopathie zu einem späteren Zeitpunkt.

stoffsättigung durch die Haut des kindlichen Kopfes gemessen werden (Pulsoxymetrie).

Merke

Ist eine Gefahr für Mutter und/oder Kind erkannt, müssen die Risiken einer vaginalen Geburtsbeendigung gegen die Risiken einer Schnittentbindung sorgfältig abgewogen werden.

Die geburtsmechanische Situation wird durch den vaginalen Tastbefund festgestellt. Dabei muss geklärt werden, wie weit der Muttermund eröffnet ist, wie hoch der kindliche Kopf steht und inwieweit der Kopf die notwendigen Haltungs- und Einstellungsänderungen bereits durchgeführt hat. Um die genaue Position des Kopfes im mütterlichen Becken festzustellen, orientiert man sich an den kindlichen Fontanellen und dem Verlauf der Pfeilnaht.

In einigen Situationen, insbesondere aber nach der Geburt des ersten Zwillings bei einer Zwillingsschwangerschaft, ist eine Ultraschalluntersuchung zur Klärung der Situation hilfreich.

Ob die Zangenentbindung oder die Vakuumextraktion (Saugglocke) zum Einsatz kommt, hängt primär vom geburtshilflichen Befund ab, wenngleich auch die Möglichkeiten und Erfahrungen des Geburtshelfers eine große Rolle spielen. Die Vor- und Nachteile beider Verfahren werden in den nachstehenden Abschnitten erläutert.

Pflege

OP-Vorbereitung. Vor jeder geburtshilflichen Operation wird die Harnblase der Mutter entleert.

Zangenentbindung

Die geburtshilfliche Zange wurde um das Jahr 1600 entwickelt. Seitdem sind mehrere Hundert Modelle erprobt worden. Die heute am häufigsten verwendete Zange ist die sog. *kleine Naegele-Zange*. Sie besteht aus 2 Löffeln, die wie bei einer Schere in der Mitte durch ein Schloss verbunden werden (▶ Abb. 19.51). Die Zange wird zur Geburtsbeendigung eingesetzt, wenn eine kindliche Notsituation vorliegt und folgende Voraussetzungen erfüllt sind:

- Der Muttermund muss vollständig eröffnet sein.
- Die Fruchtblase muss gesprungen sein.
- Der Kopf muss die Beckenmitte erreicht haben, besser den Beckenboden.
- Die Pfeilnaht sollte gerade stehen, d. h., der Kopf hat seine Rotation durch das Becken bereits vollständig durchgeführt.

Die Löffel der Zange werden einzeln in die Vagina eingeführt und an den kindlichen Kopf angelegt. Die Zangenteile werden anschließend zusammengeführt und im Schloss verbunden. Die Entwicklung des Kindes erfolgt nun durch Zug an den Zangenenden in Richtung der Führungslinie. Dabei werden die normalen Geburtsmechanismen durchlaufen (▶ Abb. 19.52).

Nachteile der Zangenentbindung

Merke

Bei der Zangenentbindung kommt es im Verhältnis zur normalen Geburt häufiger zu Verletzungen der mütterlichen Weichteile.

Daraus resultiert wiederum eine höhere Infektionsrate. Verletzungen beim Kind sind ebenfalls möglich, wenn die Zange zu sehr zusammengedrückt wird und so die Druckeinwirkung auf den kindlichen Kopf stark erhöht ist. Um einen zu starken Druck auf den Kopf des Kindes zu vermeiden, legt der Geburtshelfer einen Finger zwischen die Griffe der Zangenlöffel.

Vakuumextraktion (Saugglocke)

Für die Vakuumextraktion wird eine metallische Saugglocke benötigt, die über einen Schlauch mit einer Vakuumpumpe verbunden ist (▶ Abb. 19.53a). Außerdem ist an der Glocke eine Zugkette befestigt, mit der die Kraft übertragen wird. Die Saugglocke wird in die Scheide eingeführt und auf die Kopfschwarte des Kindes aufgesetzt (▶ Abb. 19.53b). Durch den von der Saugpumpe erzeugten Unterdruck wird die Kopfschwarte in die Glocke hineingezogen. So haftet die Saugglocke nach 2–3 Minuten Ansaugzeit fest am kindlichen Kopf. Dabei kommt es zur Ausbildung einer Geburtsgeschwulst. Nachdem durch einen Probezug getestet worden ist, ob der kindliche Kopf der Glocke folgt, wird das Kind während der Presswehen entwickelt (▶ Abb. 19.53c–d).

Auch für eine Vakuumentbindung müssen bestimmte Voraussetzungen erfüllt sein:

- Der Muttermund muss vollständig eröffnet sein.
- Die Fruchtblase muss gesprungen sein.
- Der Kopf muss sich mit seinem größten Durchmesser im kleinen Becken befinden.
- Die Saugglocke muss anlegbar sein.

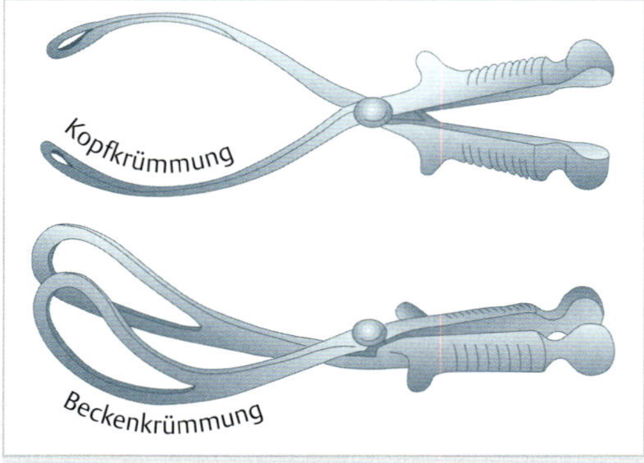

Abb. 19.51 Naegele-Zange (von oben und von der Seite betrachtet). Sie ist eine der am häufigsten eingesetzten geburtshilflichen Zangen und besteht aus 2 Löffeln, die in der Mitte durch ein Schloss verbunden sind und über Kreuz laufen.

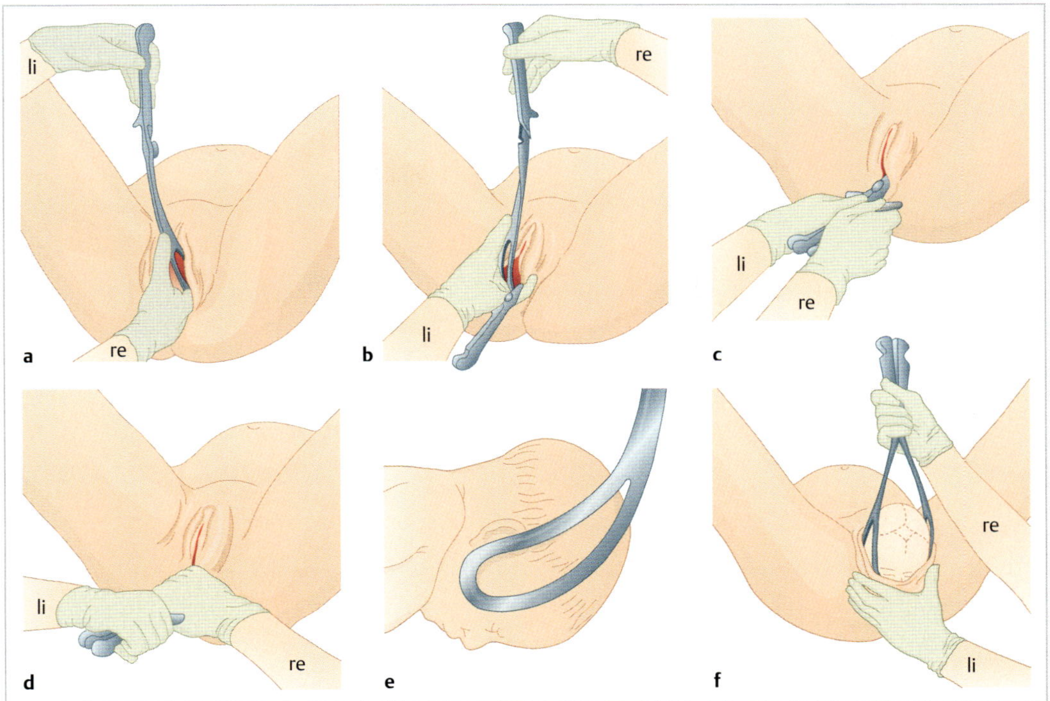

Abb. 19.52 Zangengeburt. **a** Der linke Löffel wird eingeführt. Er schient die linke Seite des kindlichen Kopfes. Der Operateur schont die mütterlichen Weichteile durch seine andere Hand. **b** Der linke Löffel ist platziert. Jetzt wird der rechte Löffel von der rechten Hand des Operateurs eingeführt. **c** Die Zange wird am Schloss zusammengeführt. **d** Beide Hände fassen die Zange und ziehen. Zwischen den Löffelgriffen wird der kleine Finger eingelegt, um einen zu großen Druck auf den kindlichen Kopf zu verhindern. **e** So liegt die Zange am kindlichen Kopf, wenn die Pfeilnaht gerade steht. **f** Wenn der Drehpunkt erreicht ist, werden die Zangenlöffel an den Griffen gehoben und das Kind über dem Damm entwickelt (nach Breckwoldt M, Kaufmann M, Pfleiderer A. Gynäkologie und Geburtshilfe. Thieme 2007).

Nachteile der Vakuumentbindung

Beim Kind kann es zu Druckschwankungen im Kopf kommen, die zu Hirnblutungen führen können. Die im Vergleich zu einer Spontangeburt oder Zangenentbindung größere Geburtsgeschwulst ist ohne Folgen für das Kind. Bei Frühgeburten ist wegen der höheren Empfindlichkeit des unreifen Gehirns die Anwendung der Zange günstiger als die Vakuumextraktion. Für die Saugglockenentbindung ist eine Vakuumpumpe, in der Regel ein fahrbares und elektrisch betriebenes Instrument, notwendig; für die Zangenentbindung benötigt der Geburtshelfer nur die beiden Zangenlöffel, die ohne Zeitverlust einzusetzen sind.

Vorteile der Vakuumentbindung

Die Vorteile der Vakuumextraktion gegenüber der Zangenentbindung liegen in der geringeren Verletzungsgefahr für die Mutter, da die Saugglocke weniger Platz benötigt als die Löffel der Zange. Auch können fehlende Anpassungen des kindlichen Kopfes an die Gegebenheiten des kleinen Beckens mittels Vakuumextraktion besser ausgeglichen werden. Das spielt besonders bei Einstellungsanomalien eine Rolle und wenn die operative Geburtsbeendigung bei noch relativ hoch stehendem Kopf notwendig ist.

19.4.2 Manuelle Unterstützung bei der Beckenendlagengeburt

Bei einer Beckenendlage erfolgt eine sorgfältige Prüfung, welcher Entbindungsweg für Mutter und Kind der beste ist. Die Frauen müssen über die erhöhten Risiken der Spontangeburt für das Kind genauso wie über die erhöhten Risiken des Kaiserschnittes für sie selbst aufgeklärt werden. Hat man sich für die Spontangeburt entschieden, so stehen einige geburtshilfliche Handgriffe zur Verfügung, mit denen die Geburt unterstützt wird.

> M!
>
> **Merke**
>
> Grundsätzlich liegt das Problem der vaginalen Entbindung eines Kindes in Beckenendlage darin, dass die Zeit, in der die Nabelschnur im Geburtskanal abgeklemmt wird, länger ist als bei der Schädellage.

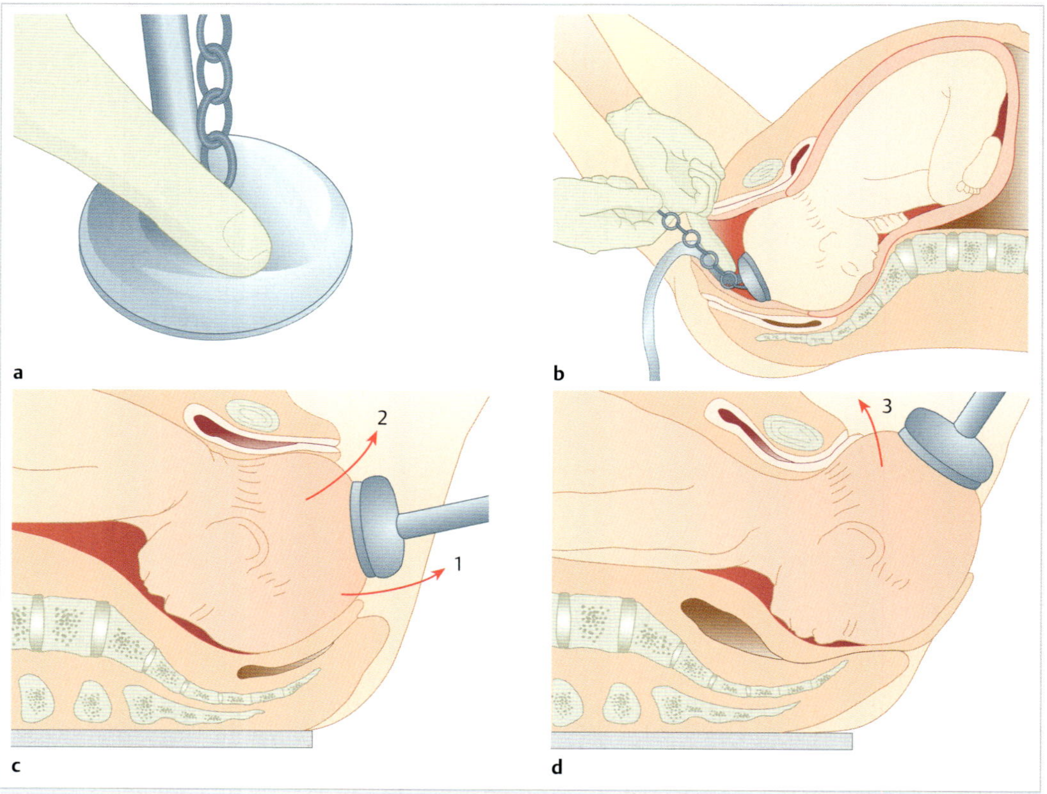

Abb. 19.53 Vakuumextraktion. a Saugglocke mit Schlauchansatz und Zugkette. **b** Die Saugglocke wird am Kopf des Kindes angelegt. **c–d** Der Zug geht zunächst in Richtung des Pfeils 1. Ist der Stemmpunkt erreicht, wird die Glocke in Richtung 2 und 3 angehoben. Das Hinterhaupt wird über dem Damm entwickelt.

Der Kopf hat beim Neugeborenen den größten Durchmesser, er kommt bei der Beckenendlage zuletzt. Wenn der Muttermund vollständig eröffnet ist, wird abgewartet, dass der Steiß tiefer tritt. Erst wenn die Nabelschnur abgedrückt wird und somit die Sauerstoffversorgung des Kindes in Gefahr ist, wird aktiv vorgegangen.

Bracht-Handgriff

Sobald der untere Schulterwinkel des Kindes sichtbar wird, werden Rumpf und Beine des Kindes gefasst und auf den Bauch der Mutter geleitet (▸ Abb. 19.54). Folgen die Arme oder der Kopf nicht mit, so sind spezielle Techniken anzuwenden. Dann werden zunächst die Arme, die meistens hochgeschlagen sind, gelöst.

Veit-Smellie-Handgriff

Die Entwicklung des Kopfes erfolgt nach Veit-Smellie. Dazu wird der Rumpf auf den unten liegenden Unterarm des Operateurs gelagert (▸ Abb. 19.55a). Der Zeigefinger dieser Hand sucht den Mund des Kindes auf, um eine evtl. noch ausstehende Beugung oder Rotation des Kopfes zu unterstützen. Die obere Hand liegt im Nacken des Kindes. Der Rumpf wird angehoben und der Kopf kann geboren werden (▸ Abb. 19.55b).

19.4.3 Kaiserschnittentbindung

Definition

Die abdominale Schnittentbindung („**Kaiserschnitt**") ist heute ein Standardverfahren bei unterschiedlichsten kindlichen oder mütterlichen Indikationen. Ist bereits eine **Sectio** vorausgegangen, spricht man bei einem Folgeeingriff von einer **Resectio.**

Wissen

Nach dem römischen Schriftsteller Plinius soll der erste Kaiser durch eine Schnittentbindung („Sectio caesarea" = „Kaiserschnitt") auf die Welt gekommen sein. Dieser Begriff lebt in den meisten europäischen Sprachen noch heute fort.

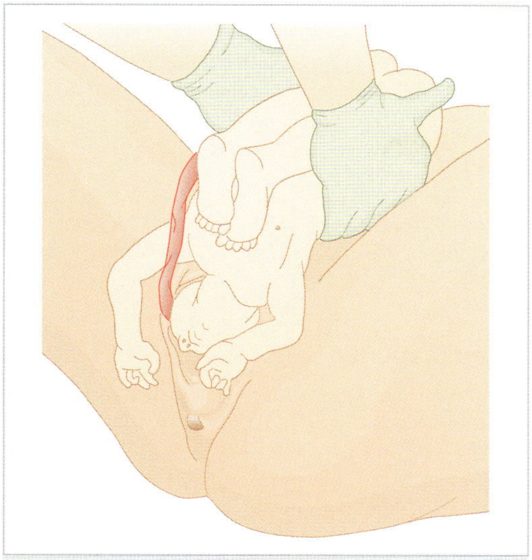

Abb. 19.54 Bracht-Handgriff. Bei der Manualhilfe nach Bracht umfasst der Operateur sowohl Rumpf als auch die Beine des Kindes und führt das Kind auf den Bauch der Mutter. In der Regel folgen Kopf und Arme spontan.

Man unterscheidet 2 Formen des Kaiserschnitts:

- **Primäre Sectio:** Der Kaiserschnitt wird vor Beginn der Wehentätigkeit durchgeführt.
- **Sekundäre Sectio:** Hier war zunächst der normale Geburtsweg geplant, aufgrund vorhersehbarer Gründe wird aber die Beendigung durch einen Kaiserschnitt erforderlich.

Einer der häufigsten Gründe für eine primäre Schnittentbindung ist heute die Beckenendlage bei der Erstgebärenden. Außerdem werden Frühgeborene meistens mittels Kaiserschnitt entbunden. Gründe aufseiten der Mutter sind ein zu kleines Becken, also ein Missverhältnis zwischen mütterlichem Becken und kindlichem Kopf; auch Patientinnen mit Hüftoperationen oder Symphysenschäden werden oft per Sectio entbunden.

Merke

M!

Eine sekundäre Sectio erfolgt meist aus einer kindlichen Gefahrensituation, die durch ein pathologisches CTG oder schlechte Werte bei der Mikroblutanalyse festgestellt wird.

Kommt es während der Geburt zu einem Geburtsstillstand, d.h., geht die Geburt trotz Unterstützung nicht weiter, so ist ebenfalls die Indikation zur sekundären Schnittentbindung gegeben.

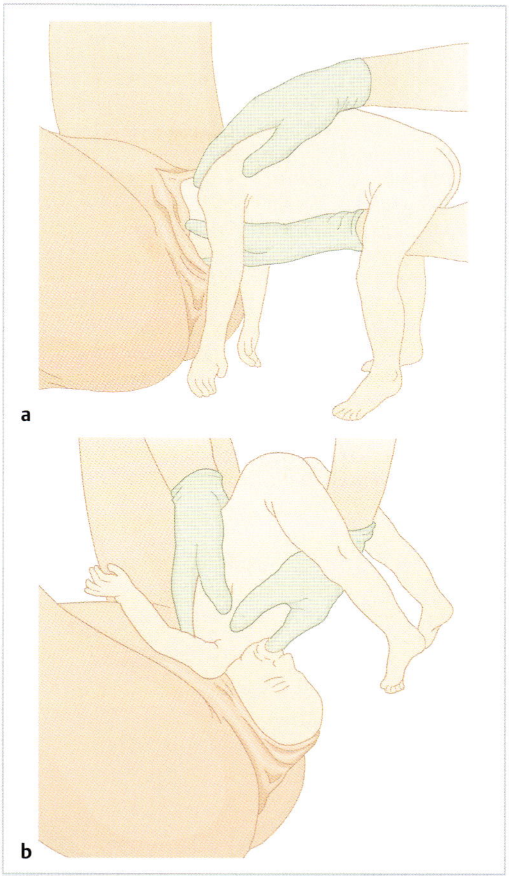

Abb. 19.55 Veit-Smellie-Handgriff. a Für die Kopfentwicklung wird der Handgriff nach Veit-Smellie angewendet. **b** Der Finger des Operateurs im Mund des Kindes ermöglicht die Beugung des Kopfes und den Durchtritt über den Damm.

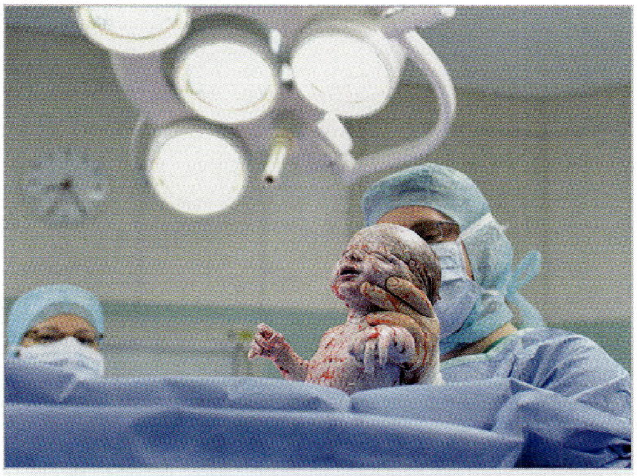

Abb. 19.56 Kaiserschnittentbindung (© M. Gordon Grand – Fotolia.com).

Technik der Schnittentbindung

Die Schnittentbindung erfolgt i.d.R. durch einen Pfannenstielschnitt, einen Querschnitt an der oberen Schamhaargrenze. Nach dem Hautschnitt wird das Fettgewebe stumpf zur Seite gedrängt und die Muskelfaszie mit der Schere durchtrennt (▶ Abb. 19.57a). Die Bäuche des M. rectus abdominis werden ebenfalls stumpf zur Seite gedrängt und das darunterliegende Bauchfell (Peritoneum) eröffnet (▶ Abb. 19.57b). Die Harnblase wird von der Zervixvorderseite abpräpariert. Der Schnitt durch die Gebärmutter (Uterotomie) erfolgt jetzt im unteren Anteil (▶ Abb. 19.57c). Die Inzision wird mit den Fingern erweitert. Darauf folgt die Entwicklung des Kindes und der Plazenta (▶ Abb. 19.57d). Bei geschlossenem Muttermund wird dieser von oben erweitert, damit der Wochenfluss abfließen kann. Eine Kürettage kann angeschlossen werden. Die Gebärmutterwunde wird verschlossen. Dann erfolgt der Verschluss der Wunde in den Schichten der Bauchdecke und zuletzt die Hautnaht (▶ Abb. 19.57e).

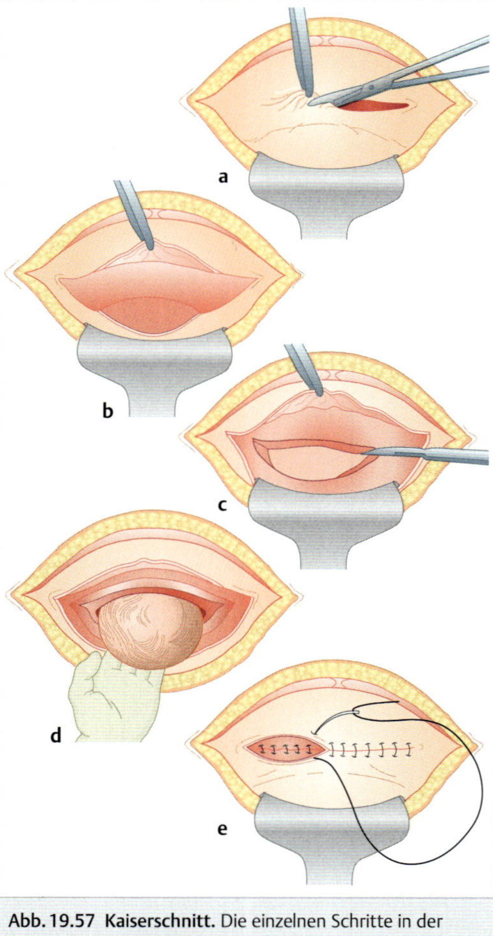

Abb. 19.57 Kaiserschnitt. Die einzelnen Schritte in der schematischen Darstellung.

▶ **Isthmo-zervikaler Längsschnitt.** In manchen Fällen wird die Gebärmutter nicht quer, sondern längst eröffnet (isthmo-zervikaler Längsschnitt). Hierdurch wird besonders die Entbindung von Frühgeborenen erleichtert.

> **Merke**
>
> Nach einem isthmo-zervikalen Längsschnitt ist die Gefahr einer Narbenruptur für die Patientin bei einer nächsten Schwangerschaft höher als nach einem Querschnitt der Gebärmutter.

Komplikationen

Auch wenn der Kaiserschnitt inzwischen recht häufig vorgenommen wird, dürfen die Risiken v.a. für die Mutter nicht außer Acht gelassen werden.

> **Merke**
>
> Bei einem Kaiserschnitt kann es zu Organverletzungen, z.B. von Blase und Harnleitern, kommen.

Fruchtwasserembolien und Narkosezwischenfälle, wie z.B. Aspirationen, sind neben Blutungen und Gerinnungsstörungen als weitere Komplikationen zu nennen.

Postoperative Gefahren stellen die Thrombose und die Embolie dar. Harnwegsinfektionen und Wundheilungsstörungen kommen ebenfalls vor. Zu beachten ist jedoch, dass die meisten Komplikationen auch nach einer Spontangeburt auftreten können. Für die folgenden Schwangerschaften ist die Gefahr der Narbenruptur gegeben.

> **Merke**
>
> Die meisten Frauen können nach einem Kaiserschnitt ein Kind normal gebären, wenn der Grund für die vorausgegangene Schnittentbindung nicht mehr vorliegt.

19.4.4 Entbindung bei Mehrlingsschwangerschaft

Die Entbindung bei der Zwillingsschwangerschaft (▶ S. 279) hängt von der Position der Kinder und von den Eihautverhältnissen ab (▶ Abb. 19.58):

- Bei gemeinsamer Fruchthöhle wird immer ein Kaiserschnitt durchgeführt.
- Liegt das erste Kind in Beckenendlage, erfolgt immer ein Kaiserschnitt.
- Liegt das erste Kind in Schädellage, ist eine spontane Geburt möglich.

Bei der Spontangeburt werden beide Kinder durch das CTG überwacht. Eine großzügige Indikation für eine Periduralanästhesie ist gegeben. Nach der Geburt des ersten Kindes erfolgt das aktive Vorgehen zur Entbindung des zweiten Kindes, das immer das größere Risiko hat.

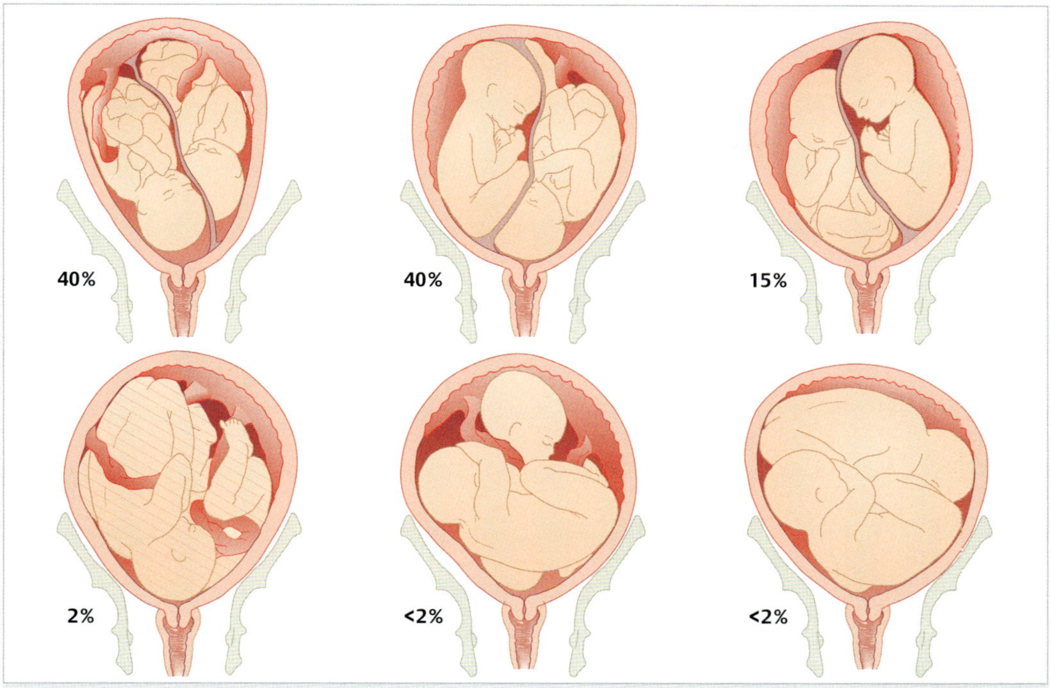

Abb. 19.58 Zwillingsschwangerschaft. Liegepositionen bei Zwillingen und deren Häufigkeit.

Gefahren für den zweiten Zwilling sind

- Die vorzeitige Lösung seiner Plazenta, weil sich die Uterusfläche nach der Geburt des ersten Kindes plötzlich stark verkleinert und es zu Abscherungen kommen kann.
- Je länger man wartet, desto schwieriger wird eine operative Entwicklung des Kindes, weil sich die Uteruswand immer mehr zusammenzieht.
- Die Zervix zieht sich zusammen und wird so zum Geburtshindernis.

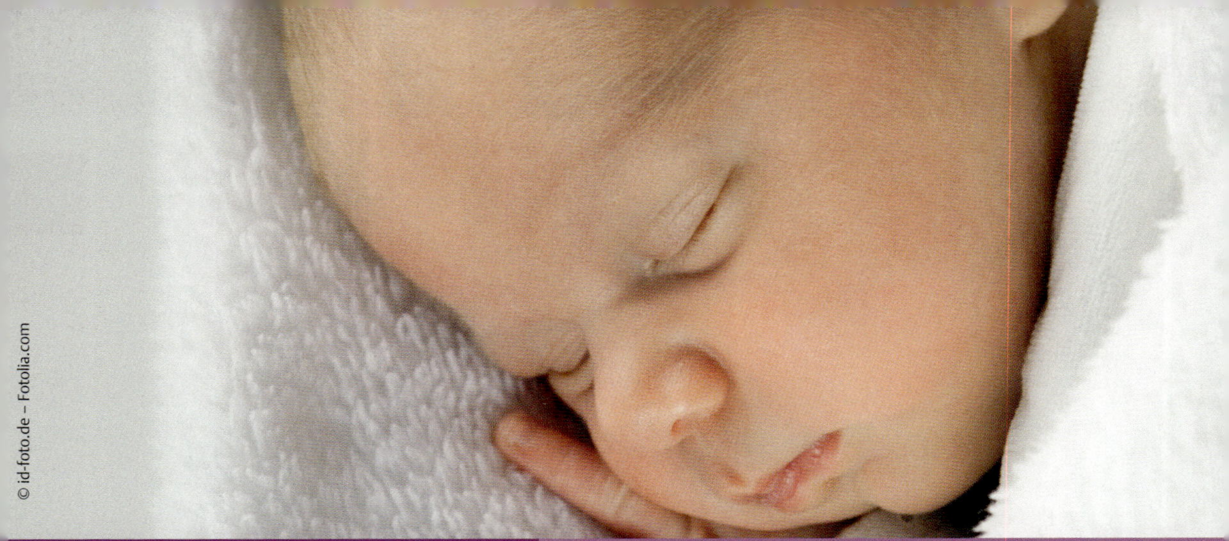

Kapitel 20

Das Neugeborene

20.1 Das gesunde Neugeborene

Definition

Die **Neugeborenenperiode** erstreckt sich vom Augenblick des Abnabelns bis zum 28. Lebenstag.

20.1.1 Zustandsbeurteilung des reifen Neugeborenen

Apgar-Index

Die Anästhesistin Virginia Apgar entwickelte 1948 ein Punktesystem, das die grobe Zustandsbeurteilung eines Neugeborenen direkt nach der Geburt erlaubt. Zu diesem Zweck werden nach der 1., 5. und 10. Lebensminute nach der Geburt die Apgar-Werte ermittelt, die sich aus den Wertungspunkten für die Kriterien Hautfarbe, Puls, Reaktion beim Absaugen, Muskeltonus (Tonus = Spannung) und Atmung zusammensetzen und jeweils mit 0–2 Punkten bewertet werden. Demnach können bis zu 10 Punkte erreicht werden (▶ Tab. 20.1).

Die Bewertung ergibt sich wie folgt:

- 9–10 Punkte: Das Neugeborene ist optimal lebensfähig.
- 5–8 Punkte: Der Allgemeinzustand ist reduziert, das Kind ist gefährdet.
- <5 Punkte: Es liegen mittelgradige bis schwere Einschränkungen der Vitalfunktionen vor, es besteht akute Lebensgefahr.

Merke

Der Apgar-Index dient als Richtschnur für das Vorgehen bei der Versorgung des Neugeborenen; hier ist besonders der 1-Minute-Wert von Bedeutung, da eine geringe Wertung zu sofortigen, lebensrettenden Maßnahmen zwingt.

Nabelarterien-pH-Wert

Der Apgar-Index ist ein mehr oder weniger subjektives Bewertungssystem. Daher wird nach der Geburt der Nabelarterien-pH-Wert als ein objektives Beurteilungskriterium bestimmt. Hier gilt ein pH-Wert von 7,3 oder höher als optimal. Je weiter der Wert in den sauren Bereich absinkt, desto höher ist die Gefährdung des Neugeborenen.

Ein Nabelarterien-pH-Wert <7,1 bedarf einer schnellen Abklärung und Behandlung der zugrunde liegenden Störung.

20.1.2 Untersuchung des Neugeborenen

Im Rahmen der Neugeborenenuntersuchung werden unterschiedliche körperliche und funktionelle Befunde erhoben. Dazu zählen u. a. auch die Reifezeichen (▶ Tab. 20.2). Weitere Untersuchungen im Rahmen der Vorsorge werden in ▶ Tab. 20.3 angeführt.

Das Gewicht des Neugeborenen wird in Relation zu seinem Gestationsalter beurteilt. So werden Kinder, die gemäß ihrem Gestationsalter zu groß und zu schwer sind, als *hypertroph*, und zu kleine, untergewichtige Neugeborene als *hypotroph* bezeichnet. Letztere sind im Gegensatz zu Frühgeborenen mit allen Reifezeichen ausgestattet.

Definition

Das **Gestationsalter** bezeichnet die Schwangerschaftsdauer vom 1. Tag der letzten normalen Regelblutung der Mutter bis zur Geburt des Neugeborenen. Im Normalfall beträgt es etwa 280 Tage.

Tab. 20.2 Reifezeichen des Neugeborenen.

Merkmal	Ausprägung
Kopfhaare	3–7 cm lang, feste Konsistenz
Knorpel der Ohrmuschel	tastbar, bis zum Rand ausgebildet
Haut	rosig
Vernix caseosa („Käseschmiere“)	Reste vorhanden
Lanugobehaarung	wenig, v. a. noch am Rücken und der Streckseite des Arms
Brustdrüsendurchmesser	größer als 1 cm
Nägel	überragen die Finger- bzw. Zehenkuppen
Hoden	sind in den Hodensack abgestiegen
große Schamlippen	bedecken die kleinen Schamlippen
Falten der Fußsohle	durchgehend vorhanden

Tab. 20.1 Apgar-Schema zur Beurteilung des Neugeborenen.

Kriterien	0 Punkte	1 Punkt	2 Punkte
Hautfarbe	blass oder blau	Körperstamm rosig, Extremitäten blau	rosig
Puls	kein Puls	schwach (<100/min)	kräftig (>100/min)
Reaktion beim Absaugen	kein Grimassieren	Grimassieren	kräftiges Schreien, Husten
Muskeltonus	keine Bewegungen	schlaffe Beugung der Extremitäten	aktive Bewegungen
Atmung	keine Atmung	unregelmäßig, langsam, schnappend	regelmäßig

Tab. 20.3 Untersuchungsaspekte beim Neugeborenen (mod. nach Martius G, Heidenreich W. Hebammenlehrbuch. Hippokrates, Stuttgart 1999).

Bereich	Aspekte
Haut	• Blässe • Zyanose • Plethora • Ikterus • kongenitale Nävi (z. B. Naevus simplex [Augenlider, Stirn, Nacken, Storchenbiss], N. flammaeus, Mongolenflecke [dunkelblau-schwärzliche Flecken an distalen Rückenpartien, überwiegend bei Asiaten und Dunkelhäutigen]) • kapillares oder kavernöses Hämangiom • Erythema toxicum neonatorum
Hirnschädel	• Kopfumfang • Fontanellen • Nähte (prämature Synostose) • Kephalhämatom • Caput succedaneum • Frakturen • Hautmarken durch Elektroden, Vakuum- oder Forzepsextraktionen
Gesicht	• Dysmorphiezeichen • Hypertelorismus • Lidachse • Epikanthus • präurikuläre Anhängsel • tief sitzende Ohren • Spaltbildungen (Lippen-Kiefer-Gaumen-Spalte) • Zähne • weißliche epidermale Zähne („Epstein-Perlen") am harten Gaumen (transient, harmlos) • Makroglossie
Augen	• Kolobom • Megalokornea (u. a. Verdacht auf kongenitales Glaukom) • Mikrokornea • konjunktivale Blutung (häufig harmloser Befund) • Pupillenreflex • Leukokorie (Katarakt, okulärer Tumor u. a.)
Hals	• Struma • nuchales zystisches Hygrom • Flügelfell (Turner-Syndrom) • Schiefhals • Hämatom des M. sternocleidomastoideus u. a. • Klavikulafraktur

Thorax	• Herz
	  ○ Herztöne
	  ○ Herzfrequenz
	  ○ Lage des Herzens
	• Lunge
	  ○ Atemgeräusch
	  ○ Atemfrequenz usw.
	• Fehlbildungen des knöchernen Thorax
	• vergrößerte Brustdrüsen
	• Milchsekretion („Hexenmilch")

Abdomen	• Leber • Milz • Resistenzen • Nierenvergrößerung • Zustand des Nabels (fällt innerhalb von 5–10 Tagen ab) und der Bauchdecke • Analöffnung (Analatresie, -dystrophie) • Leistenhernie • Femoralispulse

Genitale	• männlich:
	  ○ Hoden deszendiert
	  ○ Hypospadie
	  ○ Epispadie
	  ○ Schwellung des Skrotums (Hydrozele, Hodentorsion in utero)
	• weiblich:
	  ○ Genitalaspekt
	  ○ Vaginalsekretion (weißliches Sekret durch mütterlichen Hormoneinfluss)
	  ○ Klitorishypertrophie
	• Hymenalatresie u. a.

Wirbelsäule	• Spina bifida • Fehlstellungen • Dermalsinus
Extremitäten	• Arme (z. B. Radiusaplasie) • Hände • Finger (z. B. Hexadaktylie, Vierfingerfurche) • Beine • Füße (Fehlstellungen) • Zehen (z. B. Syndaktylie) • instabile Hüfte • Hüftgelenkluxation (Ortolani-Phänomen)
Muskeltonus	• Beugehaltung der Arme und Beine • Zurückfedern der Extremitäten nach passivem Strecken • Kopfhaltung beim Aufsetzen des Neugeborenen
Bewegungsmuster und Reflexe	• Symmetrie der spontanen Körperbewegungen und Bewegungsautomatismen bzw. Neugeborenenreflexe (Moro-Reflex, Saugreflex, Schreitbewegung u. a.)

20.1.3 Screening-Verfahren beim Neugeborenen

Das Screening-Programm beim Neugeborenen beinhaltet folgende Tests:

- Zur Erkennung einer Mukoviszidose untersucht man den ersten Stuhl (Mekonium) mittels Teststreifen auf einen erhöhten Albumingehalt.
- Am 5. Lebenstag, nachdem das Neugeborene Eiweiße mit der Nahrung aufgenommen hat, wird der Guthrie-Test als Suchtest für die Phenylketonurie durchgeführt. Der Test selbst besteht aus Filterpapierkarten, auf die Blut aufgetropft wird.
- Im Rahmen der Blutuntersuchung nimmt man eine TSH-Bestimmung (Thyreoidea stimulierendes Hormon) vor, um eine angeborene Schilddrüsenunterfunktion frühzeitig zu erkennen.
- Beim Ultraschall-Screening-Programm werden v.a. Nieren, Hüftgelenke und Schädel des Neugeborenen kontrolliert.
- Mitunter werden die Neugeborenen auch auf eine Galaktosämie, Ahornsirupkrankheit oder Homozystinurie hin untersucht.

20.1.4 Anpassung an das Leben außerhalb des Mutterleibs

Nach der Geburt muss sich das Neugeborene auf das Leben außerhalb der Gebärmutter einstellen. Die Anpassung von Herz und Lunge sollte, ebenso wie die Temperaturregulation, sofort nach der Geburt erfolgen. Andere Vorgänge, wie z.B. die Funktionen der Ausscheidungsorgane, haben einige Stunden Zeit.

Herz-Kreislauf-System/Atmung

Im Mutterleib erfolgt der Blutgasaustausch über die Plazenta. Nach dem Abnabeln müssen die Lungen diese Funktion übernehmen. Obgleich dieser Prozess unmittelbar nach der Geburt beginnt, braucht die vollständige Anpassung von Herz und Lunge oft Monate. Die Lunge ist im Mutterleib mit Flüssigkeit gefüllt. Sie muss nach der Geburt durch Atemluft ersetzt werden. Das geschieht innerhalb weniger Minuten, v.a. über die Aufnahme der Flüssigkeit in die Kapillaren und Lymphgefäße. Mit der zunehmenden Belüftung der Lunge steigt auch ihre Durchblutung.

Durchströmen vor der Geburt nur etwa 10% des Herzzeitvolumens die Lungen, so steigert sich dies in der Periode nach der Geburt auf 100%. Dazu müssen einige Hindernisse wie das offene Foramen ovale, der hohe Widerstand der Lungengefäße und der offene Ductus Botalli überwunden werden (▶ Abb. 20.1):

- Nach der Ausschaltung des Plazentarkreislaufs verringert sich der Rückfluss des Blutes in den rechten Vorhof. Daraus resultiert zum einen eine Druckminderung im rechten, zum anderen eine Druckerhöhung im linken Vorhof, was zu einem Verschluss des Foramen ovale, der Kurzschlussverbindung zwischen den beiden Vorhöfen, führt.
- Das Eintreten sauerstoffhaltiger Luft in die Lungen senkt den Widerstand der Lungengefäße und bewirkt so eine Zunahme der Lungendurchblutung.
- Der erhöhte Sauerstoffpartialdruck des Blutes initiiert den funktionellen Verschluss des Ductus arteriosus Botalli (Kurzschlussverbindung zwischen der Lungenarterie und der Aorta).

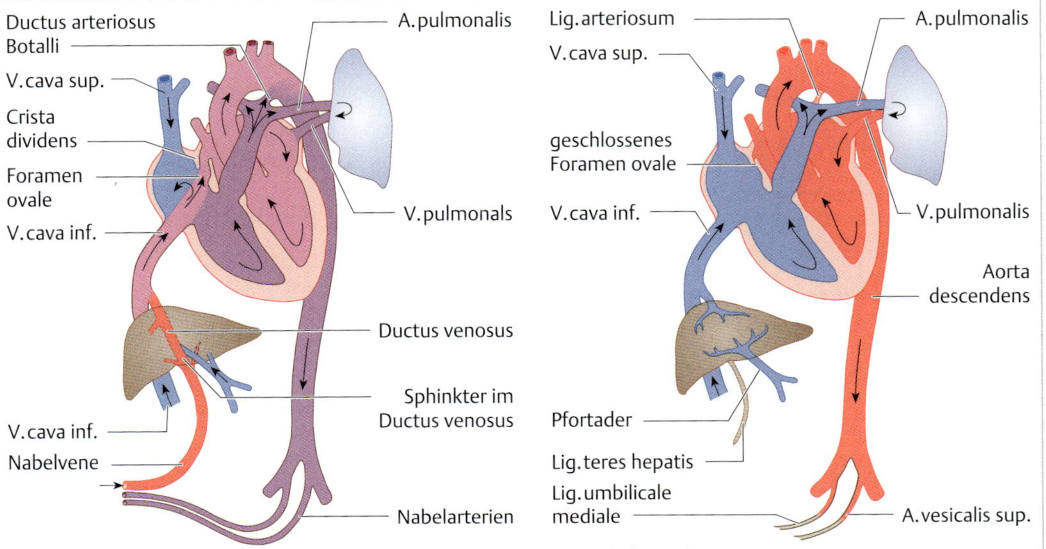

a vor der Geburt (= fetaler Kreislauf)

b nach der Geburt

Abb. 20.1 Der Kreislauf des Menschen.

Temperaturregulation

Die Umgebungstemperatur innerhalb der Gebärmutter beträgt etwa 37 °C. Nach der Geburt muss sich das Neugeborene an deutlich geringere Temperaturen gewöhnen. Die Neugeborenen verfügen jedoch noch nicht über die gleichen Regulationsmechanismen wie ältere Kinder oder Erwachsene.

Merke

Dem Neugeborenen ist das Muskelzittern zur Wärmeproduktion noch nicht möglich, auch zeigt es bei Kälte keine prägnante Unruhe.

Eine Wärmeerzeugung ist über das braune Fettgewebe möglich. Allerdings ist beim Neugeborenen aufgrund der größeren Körperoberfläche die Wärmeabgabe im Verhältnis höher als die Wärmeproduktion.

Pflege

Temperaturregulation. Nach der Geburt müssen sofort Maßnahmen eingeleitet werden, um eine Unterkühlung des Kindes zu verhindern (Wärmelampe, vorgewärmte Tücher usw.). Wichtig ist die Vermeidung von Zugluft.

Allerdings kann auch eine zu hohe Temperatur für das Neugeborene ein Problem darstellen. Denn auch das Schwitzen, die wichtigste Abwehrmaßnahme des Körpers gegen zu hohe Wärme, funktioniert beim Neugeborenen noch nicht in vollem Maße, sodass es lediglich mit der Erweiterung der Hautblutgefäße reagieren kann.

Blut

Die festen Bestandteile des Blutes setzen sich beim Neugeborenen wie folgt zusammen:

- Erythrozyten: 4,5–7 Millionen/µl
- Leukozyten: 18 000/µl (physiologische Neugeborenenleukozytose)
- Thrombozyten: 200 000–300 000/µl

Bei der Geburt bestehen etwa 80 % des Gesamthämoglobins aus dem fetalen Hämoglobin (HbF). Es wird nach und nach durch das Hämoglobin des Erwachsenen (HbA) ersetzt.

Die Gerinnungsfaktoren sind beim Neugeborenen fast alle in geringer Menge vorhanden. Sie sind nicht plazentagängig und die Leber des Kindes ist noch nicht reif genug, um sie in ausreichendem Maße selbst zu produzieren.

Wissen

Die Gerinnungsfaktoren X, IX, VII und II (Merke: X (10), IX (9), VII (7), II (2) → „1972") sind von Vitamin K abhängig.

▸ **Vitamin-K-Prophylaxe.** Da die Muttermilch arm an Vitamin K ist, werden von den o. g. Gerinnungsfaktoren in den ersten Lebenstagen mehr verbraucht als produziert. Deshalb erhält das Neugeborene eine orale Vitamin-K-Prophylaxe.

Das Abwehrsystem bildet sich erst nach der Geburt völlig aus. Für die humorale Abwehr sind in erster Linie die IgG-Antikörper verantwortlich. Sie sind plazentagängig und werden daher schon vor der Geburt von der Mutter an den Fetus weitergegeben (sog. Nestschutz). Die zelluläre Abwehr (Granulozyten, Monozyten usw.) ist beim Neugeborenen bereits weitestgehend intakt. Die Abwehrzellen bilden einen vorläufigen Schutz, da das Kind von seiner Geburt an stetig mit Keimen konfrontiert wird.

Ausscheidung von Stoffwechselprodukten über Darm und Niere

Bereits im Mutterleib trinkt das Kind Fruchtwasser. Dies kann man als Vorbereitung für die spätere extrauterine Nahrungsaufnahme ansehen. Nach der Geburt sollte die erste Ausscheidung von Kot spätestens nach 12–24 Stunden erfolgen.

Wissen

Mekonium, der erste Stuhl des Neugeborenen, besteht aus Schleim, Epithelzellen, Lanugohaaren und eingedickter Gallenflüssigkeit. Aufgrund der schwarzen Farbe und der zähflüssigen Konsistenz spricht man von „Kindspech".

Auch die Nieren werden bereits im Mutterleib durch die orale Aufnahme und Ausscheidung des Fruchtwassers an ihre Funktion gewöhnt, weisen jedoch auch nach der Geburt noch eine verminderte Filtrations- und Konzentrationsleistung auf. Daher benötigen die Nieren mehr als die doppelte Flüssigkeitsmenge, um harnpflichtige Substanzen auszuscheiden. Eine ausreichende Trinkmenge ist aus diesem Grund für ein Neugeborenes sehr wichtig.

20.2 Das kranke Neugeborene

20.2.1 Adaptationsstörungen

Unter der postnatalen Adaptation versteht man die Anpassung der Organfunktionen des Neugeborenen an die Anforderungen des Lebens nach der Geburt. Hier kann es u. U. zu lebensbedrohlichen Störungen kommen.

Asphyxie

Definition

Asphyxie bedeutet eigentlich Pulslosigkeit, dient aber als allgemeine Bezeichnung für eine Herabsetzung der Lebensfunktion. In der Regel wird dieser Zustand durch eine Störung oder das gänzliche Ausbleiben der Lungenatmung hervorgerufen.

Tab. 20.4 Ursachen der Asphyxie.

Lokalisation	mögliche Auslöser
Mutter	z. B. Herzinsuffizienz, Diabetes mellitus
Uterus bzw. Blutgefäße	z. B. Gestose bzw. Bluthochdruck, Amnioninfektion
Plazenta	z. B. Übertragung, Placenta praevia
Nabelschnur	z. B. Vorfall, Kompression, Umschlingung
Fetus	z. B. Schock, Anämie, septische Infektionen
Geburt	z. B. traumatische oder lang andauernde Geburt
Kind	z. B. Infektionen, extreme Unreife

Demzufolge sind als Folge der Asphyxie anzusehen:

- Hypoxämie (herabgesetzter Sauerstoffgehalt im Blut)
- Hyperkapnie (erhöhter arterieller Partialdruck des Kohlendioxids) und
- Azidose (Übersäuerung des Blutes)

Ursachen

Eine Asphyxie kann im Mutterleib oder nach der Geburt auftreten. Die häufigsten Ursachen der vor- und nachgeburtlichen Asphyxie sind in ▸ Tab. 20.4 exemplarisch dargestellt.

Symptome

Folgende Zeichen deuten auf einen Sauerstoffmangel des ungeborenen Kindes hin:

- Verlangsamung der Herzschlagfrequenz
- pathologische Herzfrequenzmuster im CTG
- Azidose (s. o.) mit einem pH-Wert <7,2 nach einer Mikroblutanalyse aus der kindlichen Kopfhaut
- grünlich verfärbtes Fruchtwasser, das auf einen vorzeitigen Mekoniumabgang hindeutet

Man kann 2 Arten von Asphyxie unterscheiden:

- **„Blaue Asphyxie"** : Sie ist gekennzeichnet durch Atemnot oder Atemstillstand, eine verlangsamte Herzfrequenz und eine Blaufärbung der Haut, welche namensgebend ist.
- **„Weiße Asphyxie"** : Neben der verlangsamten Herzfrequenz und einem erniedrigten Blutdruck weist die Haut hier eine ausgeprägte Blässe auf. Auch im Rahmen der nachgeburtlichen Asphyxie treten häufig erniedrigte pH-Werte auf.

Die Asphyxie kann je nach Schweregrad Einfluss auf die lebenswichtigen Organe nehmen:

- Gehirn: z. B. Krämpfe, Hirnödem
- Herz-Kreislauf-System: z. B. kardiogener Schock
- Lungen: z. B. Schocklunge, Lungenödem
- Magen-Darm-Trakt: z. B. Minderdurchblutung, Darmperforation, Lebernekrose
- Niere: z. B. Thrombose der Nierenvenen, Nierenversagen
- Stoffwechsel: z. B. Azidose, Herabsetzung des Natrium- und Kalziumspiegels im Blut

Therapie

Die Therapie ist abhängig vom Schweregrad der Asphyxie. Bei einer schweren Form legt man das Neugeborene auf einen gewärmten Tisch und beginnt zügig mit dem Absaugen der oberen Atemwege. Bei fehlender Atmung wird zunächst eine sog. Blähatmung durchgeführt. Hierbei handelt es sich um eine Beutel-Masken-Beatmung, die mit einem hohen Druck während der Einatmungsphase arbeitet. Zudem erhalten die Kinder Sauerstoff. Die Zielsetzung dieser Maßnahme ist es, die Lungenbläschen frei zu machen, indem die in ihnen befindliche Flüssigkeit in das Blut- und Lymphgefäßsystem gepresst wird. Außerdem kann die Eigenatmung des Kindes durch Bestreichen seiner Fußsohlen angeregt werden.

Während der gesamten Behandlung wird die Herzaktion des Kindes mit dem Stethoskop überwacht. Sollte nun weiterhin eine Herzfrequenz von weniger als 60 Schlägen pro Minute zu hören sein, muss eine Herzmassage folgen. Wird keine Spontanatmung erreicht, sollte die Maskenatmung durch eine Intubation ersetzt und weiterhin mit 100 %igem Sauerstoff beatmet werden.

20.2.2 Störungen der Stoffwechseladaptation

Hypoglykämie

Definition

Man spricht von einer **Hypoglykämie**, wenn sich innerhalb der ersten 3 Lebenstage des Kindes Blutzuckerwerte von nur 35 mg/dl (25 mg/dl beim unreifen Neugeborenen) einstellen.

Ursachen

Nach der Abnabelung sinkt der Glukosespiegel auf Werte von etwa 50 mg/dl, da zum einen die Glukoseversorgung durch die Plazenta entfällt und zum anderen die körpereigene Glukoseproduktion z. B. aus Eiweißen (= Glukoneogenese) noch nicht richtig in Gang gekommen ist.

Hypoglykämien kommen gehäuft vor bei Neugeborenen mit:

- verminderten Glykogenreserven (z. B. Frühgeborene)
- vermehrtem Glukoseverbrauch (z. B. durch verstärkte Insulinproduktion bei Kindern diabetischer Mütter)
- Stoffwechselstörungen, die eine gestörte Glukoseverwertung nach sich ziehen (z. B. Galaktosämie, Glykogenose)
- einem Geburtsgewicht <2500 g bzw. >4000 g und bei übertragenen Neugeborenen

Symptome

Die Symptomatik der Hypoglykämie kann beim Neugeborenen sehr unterschiedlich sein, so findet man:

- Blässe oder Zyanose
- beschleunigte oder fehlende Atmung
- neuromuskuläre Übererregbarkeit
- Apathie/Koma
- Trinkschwäche
- vermehrtes Schwitzen
- erniedrigte Körpertemperatur
- erniedrigten Blutdruck

Außerdem können Störungen im Elektrolytstoffwechsel auftreten.

Therapie

Nach der Messung des Blutzuckerspiegels, die engmaschig durchgeführt wird, kann Glukose als Tee-Traubenzucker-Lösung oral verabreicht oder als 5%ige Glukoselösung infundiert werden. Gegebenenfalls müssen erniedrigte Magnesium- oder Kalziumspiegel korrigiert werden. Außerdem ist für eine rasche Nahrungszufuhr zu sorgen. Das therapeutische Ziel ist eine Blutglukosekonzentration von 50–65 mg/dl.

Hyperbilirubinämie

Definition

Eine **Hyperbilirubinämie** bezeichnet den vermehrten Gehalt des Blutes an Bilirubin; die Neugeborenen entwickeln eine Gelbsucht.

Bilirubin ist ein Abbauprodukt des Blutfarbstoffs Hämoglobin. Es wird von den Abbaustätten der roten Blutkörperchen als indirektes, wasserunlösliches Bilirubin zur Leber transportiert, dort mit Hilfe des Enzyms Glukuronyltransferase an Glukuronsäure gebunden. Es gelangt über die Galle als direktes, wasserlösliches Bilirubin in den Zwölffingerdarm und kann dann über den Dickdarm oder die Nieren ausgeschieden werden.

Ursachen und Symptome

Beim Neugeborenen weist die Leber eine funktionelle Unreife auf, die sich u.a. auch in einer geringeren Aktivität der Glukuronyltransferase niederschlägt. Hinzu kommt, dass die roten Blutkörperchen beim Neugeborenen nur eine Lebenserwartung von etwa 80 Tagen (später 120 Tage) haben und daher vermehrt Bilirubin anfällt. Der Normalwert für Bilirubin liegt beim Neugeborenen < 12 mg/dl, beim Säugling bei weniger als 1 mg/dl.

So kann sich eine physiologische Hyperbilirubinämie entwickeln, die als *Icterus neonatorum* (Neugeborenengelbsucht) über 8 Tage hinweg bemerkbar ist und in dieser Form keiner Therapie bedarf.

Eine Gefahr stellt dagegen der *Icterus gravis* (gravis = schwer) dar. Die häufigste Ursache eines Icterus gravis ist eine vermehrte Auflösung bzw. Zerstörung der roten

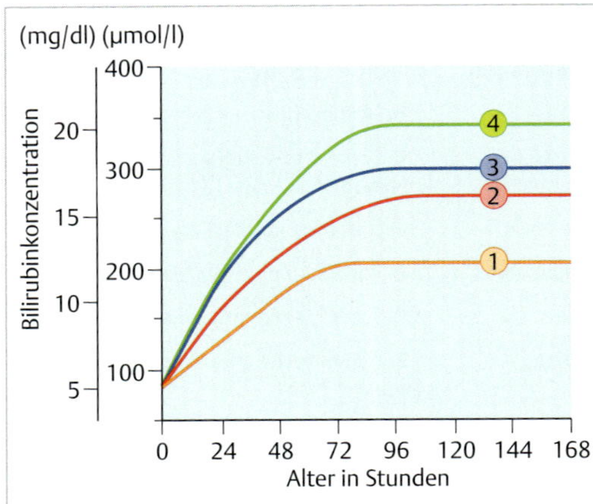

Abb. 20.2 Blutaustauschtherapie. Indikation zur Fototherapie bzw. Austauschtransfusion bei Hyperbilirubinämie.
1: Fototherapie bei Frühgeborenen mit einem Gewicht < 1 500 g.
2: Fototherapie beim reifen Neugeborenen, Austauschtransfusion bei Frühgeborenen mit Komplikationen.
3: Austauschtransfusion beim Frühgeborenen ohne Komplikationen, Austauschtransfusion beim reifen Neugeborenen mit Komplikationen.
4: Austauschtransfusion beim reifen Neugeborenen ohne Komplikationen.

Blutkörperchen (Hämolyse), wie sie beim Morbus haemolyticus neonatorum aufgrund einer Blutgruppenunverträglichkeit zwischen Mutter und Kind zu finden ist. Hier besteht die Gefahr eines Kernikterus, bei dem durch die Degeneration von Nervenzellen eine Hirnschädigung eintreten kann.

Therapie

Die Therapie ist vom Ausmaß der Hyperbilirubinämie, von Reifegrad, Alter und Gewicht des Neugeborenen abhängig. Sie reicht von der Fototherapie bis zum Blutaustausch, der in schweren Fällen vorgenommen wird. Die Indikation zu einer Blutaustauschtherapie ist abhängig vom Zustand des Neugeborenen und der Höhe der Bilirubinwerte (► Abb. 20.2).

20.2.3 Geburtsverletzungen

Caput succedaneum

Definition

Beim **Caput succedaneum**, das auch als Geburtsgeschwulst bezeichnet wird, handelt es sich um ein Ödem der Kopfhaut über der Geburtsleitstelle (dem bei der Geburt vorangegangenen Teil, ► Abb. 20.3).

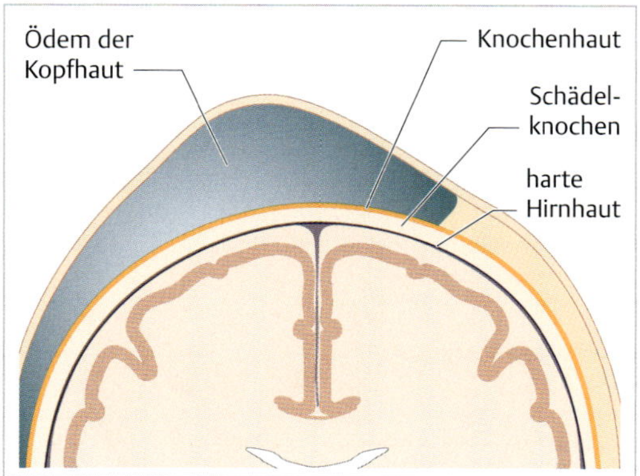

Abb. 20.3 Caput succedaneum. Die Geburtsgeschwulst ist ein Ödem der Kopfhaut (aus Lexikon der Krankheiten und Untersuchungen. Thieme 2008).

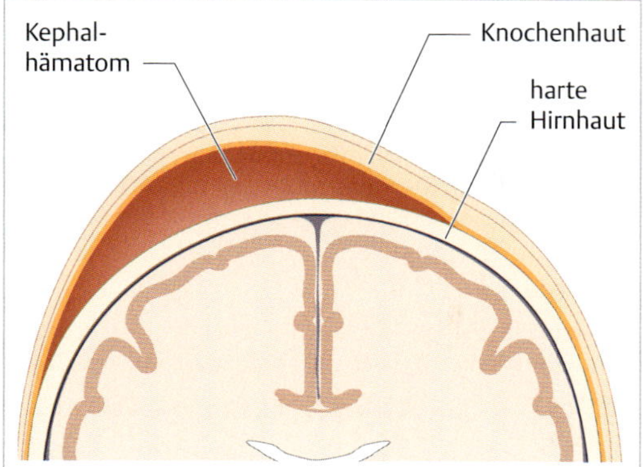

Abb. 20.4 Kephalhämatom. Das Kephalhämatom befindet sich zwischen Schädelknochen und Knochenhaut (aus Lexikon der Krankheiten und Untersuchungen. Thieme 2008).

Symptome und Therapie

Es ist eine teigige Schwellung von 3–4 cm Dicke zu tasten, die die Grenzen der Schädelnähte überschreitet. Das Caput succedaneum ist als ungefährlich einzuschätzen und verschwindet im Allgemeinen nach 1–2 Tagen.

Kephalhämatom

Durch Scherkräfte an der Kopfschwarte kann es während der Geburt zu einer Blutung zwischen Schädelknochen und der Knochenhaut kommen. Diese Blutung wird als Kephalhämatom bezeichnet (▸ Abb. 20.4).

Symptome und Therapie

Bei der Tastuntersuchung ist eine prallelastische Schwellung zu verzeichnen, die im Gegensatz zum Caput succedaneum durch die Schädelnähte begrenzt wird. Das Kephalhämatom wird innerhalb weniger Wochen spontan resorbiert. Wichtig ist der Ausschluss einer Schädelfraktur, da diese in hohem Maße mit dem Kephalhämatom vergesellschaftet ist (▸ Abb. 20.5).

Frakturen

Ursachen und Symptome

M!

Merke

Die Schlüsselbeinfraktur (Klavikulafraktur) ist der häufigste geburtsbedingte Knochenbruch. Sie entsteht, wenn der Schulterbereich des Neugeborenen in Relation zum Geburtskanal zu breit ist.

Therapie

Schlüsselbeinfrakturen sind im Allgemeinen ungefährlich und heilen bei Schonung des Arms ohne weitere Maßnahmen spontan aus.

Weitere geburtsbedingte Brüche sind Diaphysenfrakturen (Diaphyse = Knochenmittelstück) oder Epiphysenlösungen (Epiphyse = Knochenendstück) des Oberarmknochens. Auch Frakturen des Schädeldachs können während der Geburt in seltenen Fällen auftreten.

Nervenverletzungen

Fazialisparese

Definition

Die **Fazialisparese** ist eine Lähmung des VII. Hirnnervs.

Ursachen

Insbesondere nach Zangenentbindungen kann es aufgrund von Kompressionsschäden zum Auftreten einer Fazialisparese kommen. Der N. facialis ist der VII. Hirnnerv und innerviert die mimische Muskulatur.

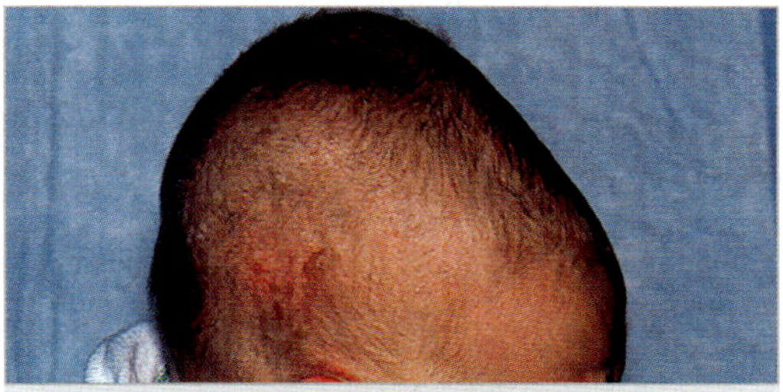

Abb. 20.5 Kephalhämatom beim Neugeborenen.

Symptome

Eine Folge der Lähmung ist, dass sich der Mund des Neugeborenen beim Schreien zur gesunden Seite hin verzieht. Wenn zudem der M. orbicularis oculi betroffen ist, kann das Augenlid auf der betroffenen Seite nicht geschlossen werden, sodass einer Austrocknung mit Augentropfen und einem Augenverband entgegengewirkt werden muss.

Therapie

Im Normalfall ist eine weitere Therapie der Fazialisparese nicht notwendig, da der Schaden nach einigen Tagen spontan abheilt.

Lähmungen des Plexus brachialis (Nervengeflecht des Arms)

Ursachen und Symptome

Nach einem schwierigen Geburtsverlauf kommen Lähmungen des Armplexus, eines Nervengeflechts, verhältnismäßig häufig vor. Hierbei kommt es je nach Lokalisation zu Lähmungserscheinungen, die sowohl den Arm als auch die Hand betreffen können.

Therapie

Sofern keine totalen Wurzelausrisse vorhanden sind, ist die Prognose der Plexuslähmungen günstig. Die Therapie erfolgt konservativ und sieht nach anfänglicher Schonung eine physiotherapeutische Behandlung vor.

20.2.4 Infektionen

Infektionen beim Neugeborenen werden i. d. R. von der Mutter übertragen. Diese werden daher in (▶ Kap. 18.2.3 (▶ S. 212 ff) vorgestellt.

20.2.5 Fehlbildungen

Hydrozephalus

Definition

Der **Hydrozephalus** („Wasserkopf") ist eine angeborene oder erworbene Erweiterung der Liquorräume des Gehirns. Das Volumen von Hirn- und Liquorraum weist ein Missverhältnis auf.

Ursachen und Symptome

Die Ursache, die gerade beim Hydrozephalus des Neugeborenen nicht immer sicher feststellbar ist, kann in einer Liquorüberproduktion, einer mangelnden Resorption oder in einem gestörten Abfluss des Liquors (Gehirn-Rückenmark-Flüssigkeit), z. B. durch Tumoren oder Entzündungen, liegen.

Beim Hydrozephalus des Neugeborenen lässt sich der intrakranielle Druck zunächst durch eine vermehrte Erweiterung des Schädels (Ballonschädel) kompensieren.

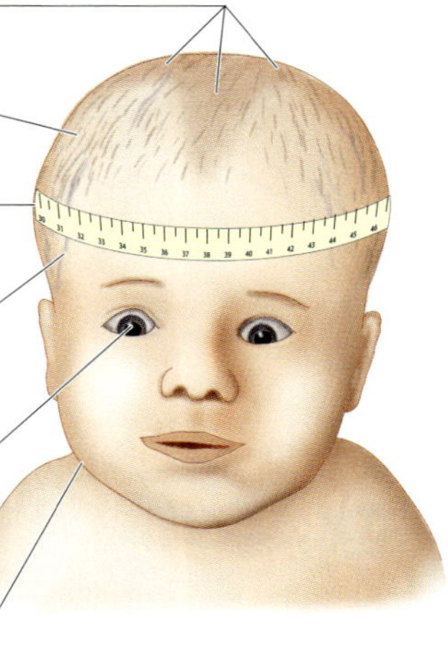

Abb. 20.6 Hydrozephalus. Symptome beim Säugling (aus Lexikon der Krankheiten und Untersuchungen. Thieme 2008).

Die Kinder leiden unter Erbrechen, Trinkunlust und einer verstärkten Berührungsempfindlichkeit. Die Fontanelle ist stark gespannt und pulsiert (▶ Abb. 20.6).

Therapie

Die Therapie besteht in einer frühestmöglichen Entlastung durch eine Liquorableitung über ein druckgesteuertes Ventil in den Bauchfellraum.

Zwerchfellhernie

Definition

Eine **Zwerchfellhernie** ist eine angeborene Fehlbildung des Zwerchfells. Es besteht eine Lücke, durch die Bauchorgane (z. B. Magen, Dünn- oder Dickdarm) in den Brustraum gelangen können.

Symptome und Diagnostik

Neben der Atemnot fällt der eingefallene Bauchraum auf, der im Kontrast zu dem geblähten Brustkorb steht. Die Diagnose wird durch eine Röntgenuntersuchung abgesichert.

Therapie

Nach der Geburt sollte eine sofortige Intubation erfolgen. Um Luft aus dem Magen zu entfernen, ist das Legen einer Magensonde sinnvoll. Sobald das Kind in seinen Vitalfunktionen stabilisiert ist, muss unverzüglich chirurgisch interveniert werden.

Ösophagusatresie

Definition

Die **Ösophagusatresie** ist ein angeborener Verschluss der Speiseröhre. Oft besteht neben der Atresie ein Fistelgang zwischen dem unteren Speiseröhrenende und der Luftröhre. Die Fehlbildung kann in verschiedenen Variationen auftreten.

Symptome

Beim Neugeborenen finden sich neben einem vermehrten Speichelfluss größere Mengen einer schaumigen Flüssigkeit im Nasen-Rachen-Bereich. Bei einer bestehenden Fistel zwischen Speise- und Luftröhre (Ösophagotrachealfistel) gelangt Magensaft in die Luftwege des Kindes, worauf es mit verstärktem Husten und Niesen reagiert (▶ Abb. 20.7).

Therapie

Eine Ösophagusatresie, insbesondere mit einer Ösophagotrachealfistel, bedingt eine möglichst schnelle chirurgische Therapie. Neben dem Unvermögen, Nahrung aufzunehmen, droht die Gefahr einer Magensaftaspiration mit nachfolgender Aspirationspneumonie.

Die Behandlung besteht in einer Durchtrennung der Fistel und Verbindung der beiden Speiseröhrenstümpfe (End-zu-End-Anastomose).

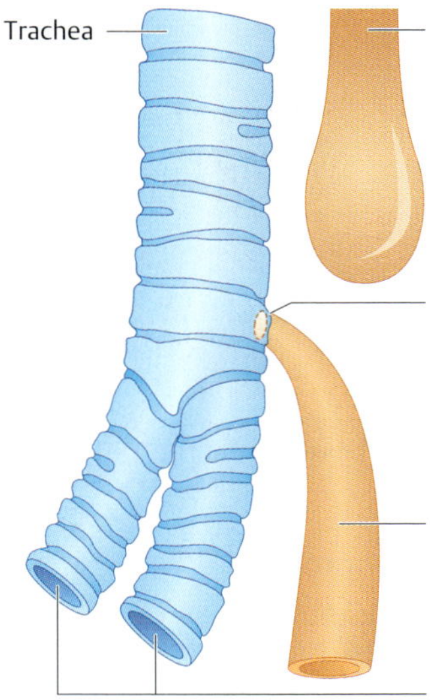

Abb. 20.7 Ösophagusatresie mit Ösophagotrachealfistel.

Atresien des Darms

Definition

Bei der **Duodenalatresie** handelt es sich um einen angeborenen Verschluss des Zwölffingerdarms.

Symptome

Als Symptom steht v. a. das Erbrechen im Vordergrund. Neben der Duodenalatresie bestehen häufig auch andere Fehlbildungen, wie das Down-Syndrom, Herzfehler, Fehlbildungen der Verdauungsorgane oder weitere Atresien (▶ Abb. 20.8).

Therapie

Die Therapie besteht in einer operativen Beseitigung der Atresie.

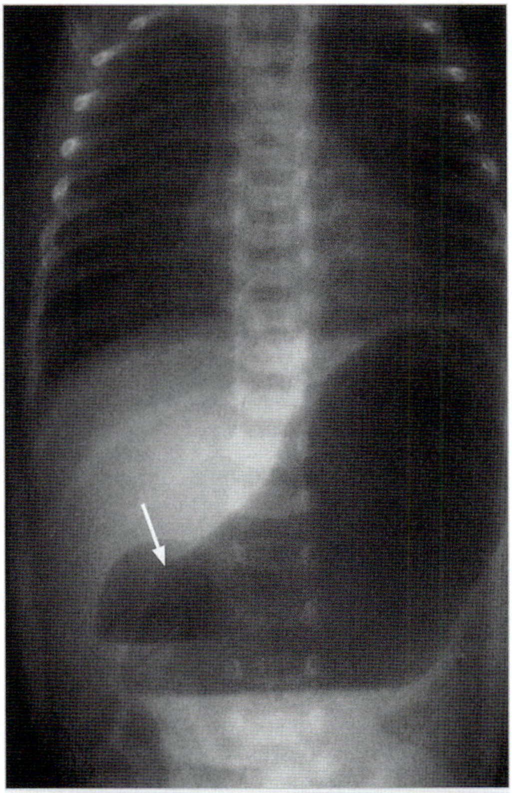

Abb. 20.8 „Double Bubble" (Doppelblasenphänomen). Im Röntgenbild sieht man neben der mit Luft gefüllten Magenblase einen weiteren mit Luft angefüllten Raum im Zwölffingerdarm (Pfeil).

Morbus Hirschsprung

Definition

Der **Morbus Hirschsprung** ist eine Aganglionose des Dickdarmes, d. h., die Entwicklung der den Darm versorgenden Nerven ist ausgeblieben.

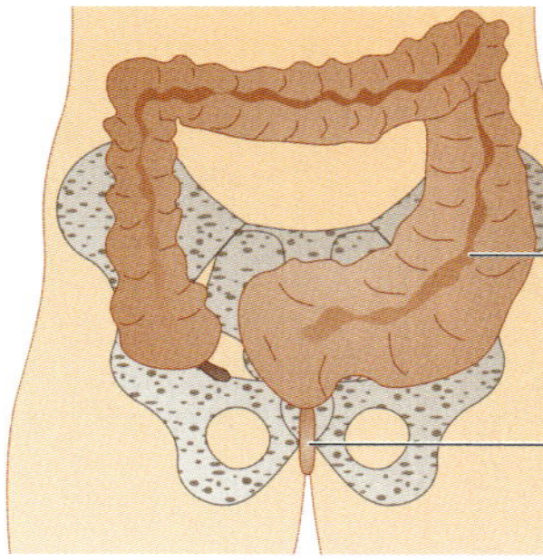

Abb. 20.9 Morbus Hirschsprung.

Ursachen und Symptome

Im Falle des Morbus Hirschsprung fehlen die Nervenzellen des Auerbach-Plexus, eines Nervengeflechts in der Darmwand. Dadurch ist die normale Darmperistaltik gestört, was eine Verlegung bzw. Verstopfung des betroffenen Darmabschnitts zur Folge hat.

Der betroffene Teil des Darms ist vor der Stenose stark erweitert, da sich hier der Stuhlgang staut. Man spricht auch von einem *Megakolon* (▶ Abb. 20.9).

Therapie

Die Therapie besteht in der operativen Entfernung des verengten Darmabschnittes.

Hüftgelenksdysplasie

Ursachen und Symptome

Bei der angeborenen Hüftgelenksdysplasie liegt eine verzögerte Verknöcherung der knorpelig angelegten Hüftpfanne vor. Sie kommt v. a. bei weiblichen Neugeborenen vor. Häufig findet man die Hüftgelenksdysplasie bei sehr großen Kindern (Missverhältnis Gebärmuttergröße – Größe des Fetus) oder bei Kindern, die in der Gebärmutter eine Zwangslage (z. B. eine Steißlage) einnahmen. Symptomatisch fallen die Kinder durch Bewegungseinschränkungen beim Strampeln und Seitenungleichheit der Pofalten auf der betroffenen Seite auf.

Die Hüftgelenksdysplasie wird nach der Geburt über ein sonografisches Hüftscreening nachgewiesen.

Therapie

Die Art der Behandlung ist abhängig vom Schweregrad der Dysplasie und vom Alter des Kindes. In leichten Fällen reicht es, das Kind breit zu wickeln oder ihm eine Spreizhose anzuziehen.

Merke

Bleibt die Dysplasie unerkannt, kann sich daraus eine Luxation entwickeln, die eine aufwendige Behandlung erforderlich macht und dennoch – trotz Therapie – eine lebenslange Behinderung zur Folge haben kann.

20.2.6 Herzfehler beim Neugeborenen

Auch Missbildungen des Herzens können beim Neugeborenen auftreten. Leitsymptome einer Herzschwäche sind eine beschleunigte Atmung oder Atemnot, häufig sind auch Gedeihstörungen oder eine Trinkschwäche zu beobachten.

Da bei den angeborenen Herzfehlern sehr viele Variationen existieren, sollen im Folgenden die angeborenen Herzfehler mit Links-rechts-Shunt (Beispiel: offener Ductus Botalli) und Rechts-links-Shunt (Beispiel: Fallot-Tetralogie) erörtert werden.

Definition

Ein **Shunt** ist eine Kurzschlussverbindung, d. h. ein natürlicher oder operativ angelegter Nebenweg, der Blutgefäßabschnitte oder Gefäßsysteme überbrückt.

Angeborene Herzfehler mit Links-rechts-Shunt

Definition

Beim **Links-rechts-Shunt** besteht eine unphysiologische Verbindung zwischen den beiden Herzhälften, über die das Blut von der linken zur rechten Herzhälfte gelangt.

Die Fließrichtung vom linken zum rechten Herz ist dadurch zu erklären, dass der Druck in der linken Herzhälfte höher ist. Die Folge dieses Shunts ist eine verstärkte Belastung für das rechte Herz und die Lungenstrombahn. Die Kinder fallen durch Blässe, Leistungsminderung und Luftnot auf.

Merke

Es kommt nicht zu einer Zyanose (bläuliche Verfärbung der Haut und Schleimhäute), da das Blut, das über die Hauptschlagader (Aorta) in den großen Kreislauf gelangt, ausreichend mit Sauerstoff angereichert ist.

Offener Ductus Botalli

Definition

Die fetale Gefäßverbindung zwischen der Lungenarterie und der Aorta wird als **Ductus Botalli** bezeichnet (▶ Abb. 20.10).

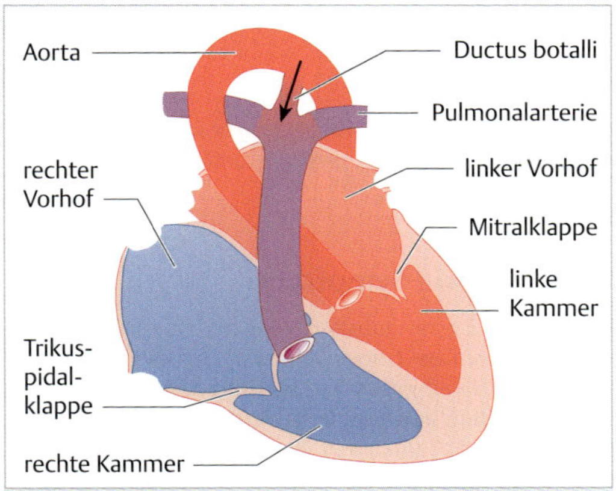

Abb. 20.10 Offener Ductus Botalli. Bei diesem Links-rechts-Shunt besteht eine Gefäßverbindung zwischen Pulmonalarterie und Aorta (Pfeil).

Im Normalfall schließt sich dieser Gang etwa 2 Wochen nach der Geburt. Geschieht dies nicht, kommt es zu einem Links-rechts-Shunt mit einer Volumenbelastung der Lunge und des linken Herzens und nachfolgender Herzleistungsschwäche.

Der Herzfehler wird gewöhnlich im Säuglingsalter durch einen Verschluss des Ductus Botalli behandelt.

Angeborene Herzfehler mit Rechts-links-Shunt

Definition

Beim **Rechts-links-Shunt** besteht eine unphysiologische Verbindung zwischen den beiden Herzhälften, über die das Blut von der rechten zur linken Herzhälfte gelangt.

Da der Druck im linken Herzen aufgrund der anatomischen Gegebenheiten und der funktionalen Notwendigkeit deutlich höher ist als in der rechten Herzhälfte, entsteht ein Rechts-links-Shunt durch einen Scheidewanddefekt in Verbindung mit einem Anstieg des Drucks im rechten Herzen. Dieser entsteht z. B. durch Verengung der Pulmonalklappe an der Ausflussbahn der rechten Kammer.

Merke

Beim Rechts-links-Shunt wird fortlaufend sauerstoffarmes Blut vom rechten zum linken Herz „gepumpt".

Die Folgen dieses Shunts sind:

- Zyanose (sog. „Blue Babies")
- hypoxämische Anfälle (Hypoxämie = herabgesetzter Sauerstoffgehalt des Blutes, s. u.)
- Bewusstseinsverlust
- später Ausbildung von Trommelschlegelfingern mit Uhrglasnägeln

Pflege

Beobachtung. Bei Angst oder starker Aufregung kann sich der Übergang der rechten Herzkammer in die Lungenarterie abrupt zusammenziehen und so die Verengung der Pulmonalklappe verstärken. Die Durchblutung der Lunge ist stark reduziert. Die Kinder werden vorübergehend dunkelblau und ringen nach Luft. Solch ein Geschehen, das mit einem Bewusstseinsverlust und Krampfanfällen einhergehen kann, wird als *hypoxämischer Anfall* bezeichnet.

Der Körper versucht das Sauerstoffdefizit durch eine verstärkte Bildung von roten Blutkörperchen auszugleichen. Ein Anstieg der Viskosität und des Hämatokrits ist die Folge.

Fallot-Tetralogie

Definition

Die **Fallot-Tetralogie** beschreibt einen kombinierten, angeborenen Herzfehler, bestehend aus:

1. Pulmonalstenose (Verengung der Pulmonalklappe)
2. Ventrikel-Septum-Defekt (Ventrikelseptum = Scheidewand zwischen den beiden Herzkammern)
3. überreitende, nach rechts und vorn verlagerte Aorta
4. Hypertrophie (Größenzunahme) des rechten Ventrikels (▸ Abb. 20.11)

Die Fallot-Tetralogie gehört zu den häufigsten zyanotischen Herzfehlern nach dem 1. Lebensjahr.

Ursachen und Symptome

Die Pulmonalklappe bildet den Übergang der rechten Kammer zum kleinen Lungenkreislauf. Ist sie stenosiert, kommt es zu einem Rückstau des venösen Blutes in die rechte Herzkammer, die sich daraufhin vergrößert (Rechts-

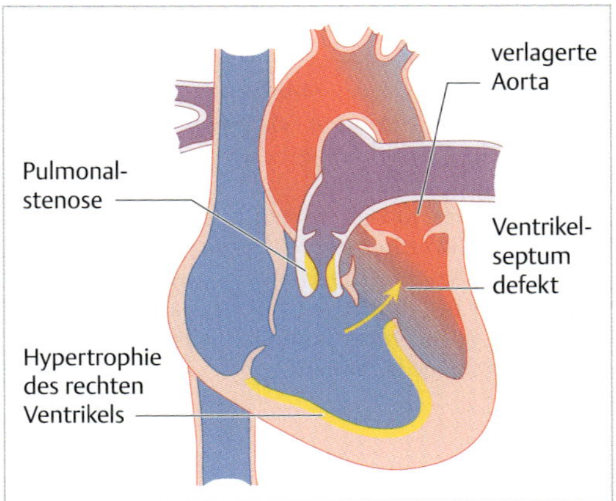

Abb. 20.11 Fallot-Tetralogie. Rechts-links-Shunt.

herzhypertrophie). Der Druck innerhalb des rechten Herzens übersteigt den der linken Herzhälfte, sodass das Blut über den Ventrikel-Septum-Defekt in die linke Kammer „gepumpt" wird (Rechts-links-Shunt). Da die verengte Herzklappe nicht mehr ausreichend von Blut durchströmt werden kann, resultiert außerdem eine Verminderung der Lungendurchblutung. Die Symptomatik ist in der Hauptsache vom Grad der Pulmonalstenose abhängig.

Es besteht meist eine Zunahme der Zyanose im Verlauf der ersten 12 Lebensmonate. Hypoxämische Anfälle findet man ab dem 6. Lebensmonat. Besteht die Zyanose über einen längeren Zeitraum, entwickeln sich bei den Kindern Trommelschlegelfinger mit Uhrglasnägeln.

Therapie

Die Fallot-Tetralogie muss operativ korrigiert werden. Der Eingriff sollte im 2.–4. Lebensjahr durchgeführt werden. Bis zu diesem Zeitpunkt muss für eine genügende Flüssigkeitszufuhr gesorgt werden. Auch eine medikamentöse Zufuhr von Eisen ist wichtig.

M!

Merke

Erleidet das Kind einen hypoxämischen Anfall, so werden ihm die Knie an seine Brust gedrückt, Sauerstoff verabreicht und ggf. eine Sedierung durchgeführt.

Die spätere chirurgische Therapie besteht aus einem Patchverschluss des Ventrikel-Septum-Defektes, der Entfernung der Pulmonalstenose und der Erweiterung der Ausflussbahn der rechten Kammer.

20.3 Das Frühgeborene

[ ]

Definition

Man spricht von einer **Frühgeburt**, wenn das Kind vor der 37. Schwangerschaftswoche zur Welt kommt.

Zu einer Frühgeburt können die unterschiedlichsten Ursachen führen. Aufseiten der Mutter können psychische und soziale Probleme ebenso wie Allgemeinerkrankungen oder schwangerschaftsspezifische Krankheiten (Gestosen) eine Rolle spielen. Auch Erkrankungen oder Missbildungen im Bereich der mütterlichen Genitalorgane kommen als Ursache in Betracht.

Vonseiten des Kindes können z. B. Infektionen oder Fehlbildungen Ursache einer Frühgeburt sein.

Die Probleme der Frühgeborenen stehen im Zusammenhang mit der Unreife der Organe. Dabei können alle wichtigen Organsysteme betroffen sein und lebensbedrohliche Zustände eintreten.

20.3.1 Atemnotsyndrom

[ ]

Definition

Unter dem **Atemnotsyndrom** versteht man Atemstörungen des Neugeborenen, deren wesentlichste Ursache ein Surfactantmangel ist.

Ursachen und Symptome

Surfactant ist eine Substanz, die die Oberflächenspannung der Alveolen (Lungenbläschen) herabsetzt. Wird sie nicht ausreichend gebildet, neigen die Alveolen zum Kollaps. Außerdem kommt es zur Ausbildung von hyalinen Membranen. So entstehen Bezirke, in denen das Blut nicht mehr mit Sauerstoff beladen werden kann. Die Folgen sind eine beschleunigte Atmung und eine Blaufärbung der Haut.

Therapie

Die Therapie besteht in einer vorbeugenden pränatalen Kortikoidgabe an die Mutter. Das Kind selbst muss nach der Geburt maschinell beatmet werden und erhält Surfactant über den Tubus. Unbehandelt führt das Atemnotsyndrom zum Tod des Kindes.

20.3.2 Intrakranielle Blutungen

Ursachen und Symptome

M!

Merke

Intrakranielle Blutungen mit daraus resultierenden Hirnschädigungen können nach schwierigen operativen Geburten oder nach einem schweren Sauerstoffmangel auftreten.

Meist handelt es sich um kleine Gehirnblutungen, die bevorzugt unter dem Ependym (innere Auskleidung) der Liquorräume des Gehirns zu finden sind. Ursachen hierfür können Blutdruckspitzen oder ein Sauerstoffmangel der Gefäßwände, wie er bei einem Blutdruckabfall vorkommt, sein.

Abhängig davon, wie sich die Blutung ausbreitet, werden vier Schweregrade unterschieden, wobei Grad IV mit dem Einbruch der Blutung in Hirnventrikel und Parenchym am schwerwiegendsten ist.

Am häufigsten findet man intrakranielle Blutungen bei unreifen Kindern. Sie sind besonders gefährdet, weil ihre Kapillaren noch instabil sind. So können z. B. ein niedriger Sauerstoffgehalt des Blutes, eine zu niedrige Körpertemperatur, Blutdruckschwankungen oder eine Beatmung zu intrakraniellen Blutungen führen. Abhängig vom Ort der Blutung kommt es bei den Neugeborenen zu einer erhöhten Schläfrigkeit, Trinkschwäche, Erbrechen, Atemstörungen oder Krampfanfällen.

Therapie

Je nach Schweregrad kommen folgende therapeutische Maßnahmen in Betracht:

- Intensivpflege auf einer Neugeborenenstation
- Überwachung mit Kontrollen von Blutdruck, Blutbild, Blutgasen, Blutzucker und Elektrolyten
- Sauerstoffzufuhr bei Neugeborenen mit Atemstörungen
- Antikonvulsiva, Azidoseausgleich
- Hirndrucksenkung durch Glukokortikoide und Furosemid

20.3.3 Erkrankungen der Netzhaut (Frühgeborenenretinopathie)

Definition

Retinopathie ist der Oberbegriff für nicht entzündliche Erkrankungen der Netzhaut.

Ursachen und Symptome

Als Ursache für eine Frühgeborenenretinopathie kommen nahezu ausschließlich die Beatmungsfolgen in Betracht.

Die äußeren Bereiche der Netzhaut sind bei Frühgeborenen noch nicht ausreichend mit Blutgefäßen versehen. Ebenso sind auch Enzyme, die vor Sauerstoffradikalen schützen sollen, noch nicht hinreichend verfügbar. Die Folge ist, dass es zu einer Schädigung der neu entstehenden Blutgefäße durch Sauerstoff kommt. Aus einer nachfolgenden überschießenden Neubildung von Blutgefäßen in der Peripherie der Netzhaut und des Glaskörpers können Blutungen resultieren. Es besteht bei den betroffenen Neugeborenen die Gefahr einer Netzhautablösung und der Erblindung.

Merke

Bei jedem 10. Neugeborenen mit einer Retinopathie kommt es zu bleibenden Sehstörungen, die bis zur Erblindung führen können.

Therapie

Daher müssen bei Frühgeborenen zu hohe und zu niedrige arterielle Sauerstoff- und Kohlendioxiddrücke durch eine konstante Überwachung vermieden werden. Außerdem sollen die Neugeborenen Vitamin E als Antioxidans bekommen und vor großer Helligkeit geschützt werden. Der Augenhintergrund wird laufend untersucht, um eine frühzeitige Ablösung der Netzhaut festzustellen.

20.3.4 Weitere Erkrankungen infolge der Frühgeburt

Weitere Folgen einer Frühgeburtlichkeit können sein:

- Hypothermie
- Hypoglykämie
- Bradykardie
- Atemstillstand aufgrund der Unreife des Atemzentrums
- erhöhte Infektionsanfälligkeit
- Ausscheidungsprobleme, Niereninsuffizienz
- neurologische Schädigung
- Verzögerung der körperlichen und intellektuellen Entwicklung

Droht eine Geburt vor der 34. Woche, ist eine wehenhemmende Therapie indiziert, um eine Lungenreifungsbehandlung mit Betamethason durchzuführen. Die Geburt des Kindes sollte so schonend wie möglich geschehen. Die Indikation für einen Kaiserschnitt wird daher großzügig gestellt.

Nach der Entbindung wird das Frühgeborene auf eine pädiatrische Intensivstation verlegt, um es zu stabilisieren und die Auswirkungen nachgeburtlich auftretender Organstörungen einzuschränken.

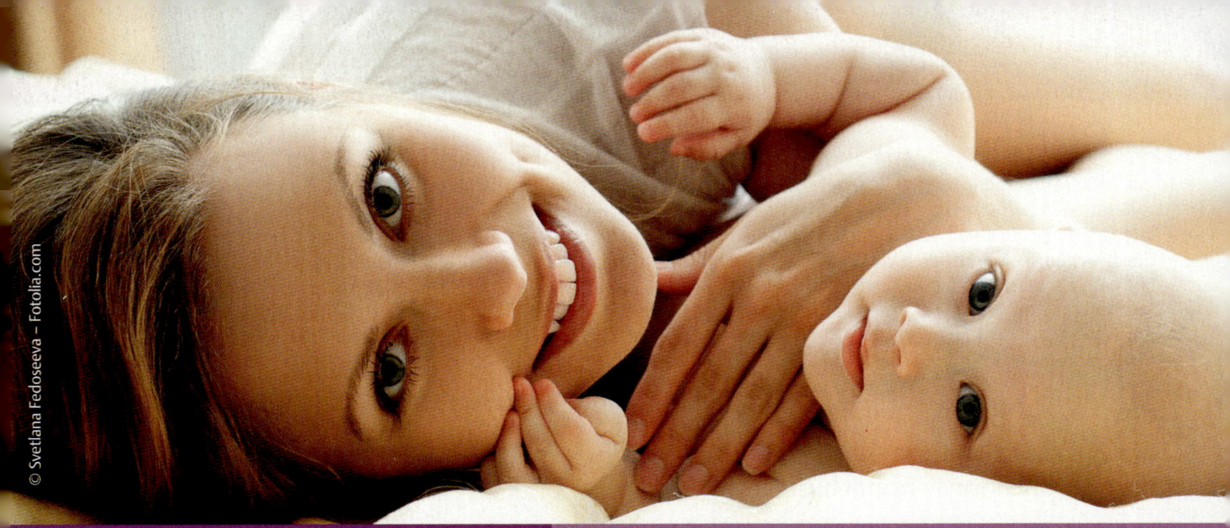

Kapitel 21

Wochenbett und Stillzeit

21.1 Physiologie des Wochenbetts

Definition

Das **Wochenbett** (Puerperium) umfasst die Zeit nach der Geburt der Plazenta bis 6 Wochen nach der Entbindung.

In dieser Zeit werden die Veränderungen, die die Schwangerschaft und Geburt bewirkt haben, wieder weitestgehend zurückgebildet. Folgende Vorgänge spielen sich im Wochenbett ab:

- Involution (Rückbildung)
- Wundheilung
- Laktation (Stillen)
- Wiederaufnahme der Ovartätigkeit

21.1.1 Involution (Rückbildung)

Genitale Involution

Durch den abrupten Wegfall der plazentaren Hormone wird die Blutversorgung des Uterus drastisch reduziert. Der Gefäßwiderstand erhöht sich in diesem Bereich. Außerdem kontrahiert sich der Uterus und bewirkt eine Sauerstoffarmut, weil die Gefäße teilweise abgedrückt werden. Die Kontraktionen sind für die Rückbildung der Gebärmutter sehr wichtig und werden auch *Nachwehen* genannt.

Merke

Die Nachwehen sind für eine ordnungsgemäße Rückbildung der Gebärmutter von großer Bedeutung. Sie bewirken den Verschluss der Uteruswunde, den Abbau überschüssiger Muskelfasern und die Ausstoßung der Lochien.

Die Nachwehen sind für die Erstgebärende weniger, für die Mehrgebärende jedoch mitunter sehr schmerzhaft. Die Kontraktionen lösen durch die Ischämie den Zerfall der jetzt überflüssigen Muskelfasern aus.

Diese Wochenbettwehen führen nicht nur zu einer Minderdurchblutung des Uterus, sie sorgen auch für den Verschluss der großen Uteruswunde an der Haftstelle der Plazenta. Es kommt zum Ausstoßen von Wundsekret zusammen mit Resten der Eihaut und kleineren Plazentapartikeln. Dieses Sekret nennt man *Wochenfluss* oder auch Lochien.

Wissen

Der Begriff Lochien (Wochenfluss) kommt aus dem Griechischen und heißt wörtlich übersetzt „zur Geburt gehörig".

Pflege

Hygiene. Die Lochien sind zunächst nicht infektiös. Die Gebärmutterhöhle wird aber nach und nach mit Keimen besiedelt, sodass die Lochien einen guten Nährboden für diese Keime darstellen. Um eine aufsteigende Infektion zu verhindern, sollten intensive Hygienemaßnahmen eingehalten werden. Dazu gehört das häufige Wechseln der Vorlagen. Wird dieser Vorgang von der Wöchnerin selbst durchgeführt, sollte sie die Hände vorher und nachher gründlich mit Seife waschen. Gebrauchte Vorlagen werden sofort in einem Abfallbehälter entsorgt. Es folgt eine gründliche Intimtoilette, am besten durch Abspülen auf dem Bidet, bevor ein frischer Einmalslip mit einer neuen Vorlage angezogen wird. Pflegepersonen sollten beim Umgang mit Lochien immer Handschuhe tragen.

Die Rückbildung der durch die Schwangerschaft hervorgerufenen Veränderungen lässt sich am eindruckvollsten am Uterus nachvollziehen. Dieser verkleinert sich sehr rasch (▶ Abb. 21.1).

Nach außen hin wird die Verkleinerung der Gebärmutter am Absinken des Fundusstandes sicht- und fühlbar. Die regulären Tastbefunde für den Fundusstand im Wochenbett zeigt ▶ Abb. 21.2.

Auch bildet sich im Rahmen der Involution der Gebärmutterhals wieder aus, sodass am 3. Tag post partum die Zervix schon wieder zu tasten und der Zervikalkanal weitgehend verengt ist. Der vorher runde Muttermund zeigt nach der Geburt eine quer liegende Spalte (▶ Abb. 21.3). Der Fundus steht jetzt einen Querfinger breit unterhalb des Nabels. Bereits am Ende der 2. Woche nach der Geburt kann man den Uterus von außen nicht mehr tasten.

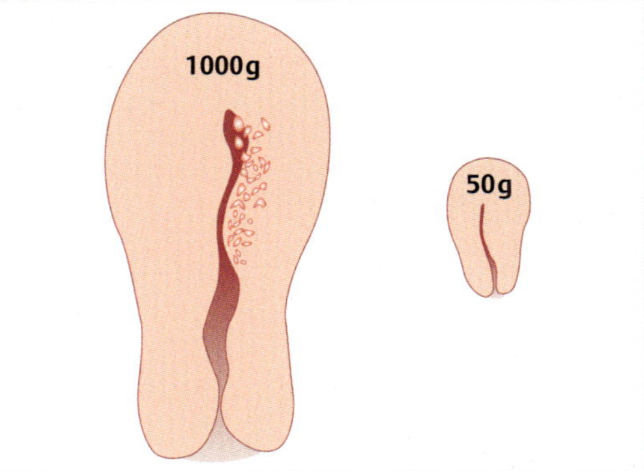

Abb. 21.1 Rückbildung des Uterus. Gewichtsabnahme und Verkleinerung des Uterus im Wochenbett.

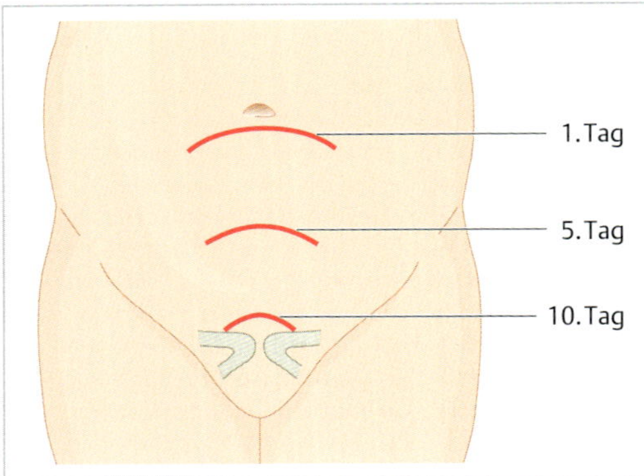

Abb. 21.2 Fundusstand. Stand des Uterusfundus in den ersten Wochenbetttagen.

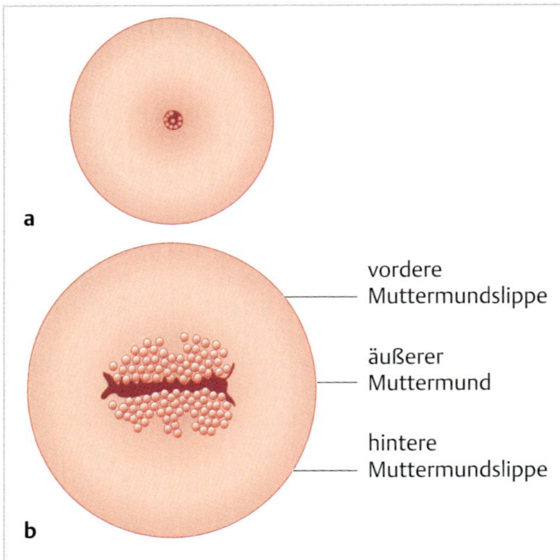

Abb. 21.3 Muttermund. a Bei einer Frau, die noch kein Kind geboren hat (Nullipara), ist der Muttermund klein und rund. **b** Bei einer Frau, die bereits Kinder geboren hat (Mehrpara), ist er gelappt und oval.

Wissen

Der quer gespaltene Muttermund ist ein klinisches Zeichen dafür, ob eine Frau bereits geboren hat oder nicht.

Durch die Ausscheidung der in der Schwangerschaft eingelagerten Gewebsflüssigkeit werden die Fasern der Bänder und Sehnen gestrafft. Der Beckenboden erholt sich langsam von seiner Dehnung. Eine leichte Stressinkontinenz in den ersten Wochen nach der Entbindung ist normal. Zusammen mit der Restitution (Wiederherstellung) des Aufhängeapparates normalisiert sich auch die Fähigkeit, Urin halten zu können. Durch die Hormonarmut während der Stillperiode kann die Rückbildung v.a. des Halteapparates verzögert sein. Nach dem Abstillen wird oft durch die bessere Versorgung mit Östrogenen eine weitere Verbesserung der Kontinenz gesehen. Hier braucht es Geduld und Training.

Extragenitale Veränderungen

Außerhalb des Genitaltraktes führt der Hormonverlust dazu, dass sich die für die Schwangerschaft typischen Veränderungen langsam normalisieren.

Der Tonus der Bauchdecken- und Beckenbodenmuskulatur nimmt zu und es kommt zu einem Rückgang der Wassereinlagerungen. Wöchnerinnen produzieren deshalb große Mengen an Urin.

Die Straffung der Muskulatur sollte durch krankengymnastische Übungen unterstützt werden, um einer späteren Senkung des Genitales vorzubeugen. Auch das Körpergewicht normalisiert sich allmählich.

Merke

Von Reduktionsdiäten während der Stillzeit ist dringend abzuraten, da sich sonst die fettlöslichen Schadstoffe, die sich im Fettgewebe der Mutter festgesetzt haben, lösen und in die Muttermilch übergehen.

Ingesamt wird jedoch der Mehrbedarf an Kalorien während der Stillzeit ebenso wie in der Schwangerschaft oft überschätzt.

Die schwangerschaftsbedingten, hämodynamischen und respiratorischen Veränderungen bilden sich sehr schnell zurück.

Pflege

Beobachtung. Als Folge der Kreislaufbelastung durch die hohe Wasserausscheidung im Wochenbett weisen viele Wöchnerinnen eine Kollapsneigung auf. Das erste Aufstehen post partum sollte nur in Begleitung der Hebamme oder der Pflegeperson und unter Beobachtung von Puls und Blutdruck erfolgen. Die Frau darf erst dann allein aufstehen, wenn sich ihre Werte normalisiert haben und sie sich sicher fühlt.

Die weit gestellten Gefäße tonisieren sich allmählich; Krampfadern allerdings, die in der Schwangerschaft aufgetreten sind, bleiben bestehen. Manchmal werden durch das starke Pressen unter der Geburt kleine Blutgefäße verletzt. Besonders in den Konjunktiven (Bindehäute) der Augen kann es dabei zu Einblutungen kommen. Diese Rotverfärbungen, die manchmal sehr gefährlich aussehen, bilden sich aber völlig zurück und haben keinen Krankheitswert.

Die Hyperpigmentierungen der Haut verschwinden in den meisten Fällen während der ersten 1–2 Monate. Die Schwangerschaftsstreifen verblassen zwar, eine komplette Rückbildung ist aber nicht zu erwarten. Es bleiben weißliche Narbenstreifen zurück.

Merke

Schwangerschaftsstreifen und Varizen bilden sich nach der Schwangerschaft zwar etwas zurück, verschwinden aber nicht völlig.

Zu Beginn des Wochenbetts kommt es regelmäßig zu starken Schweißausbrüchen, die auf den Hormonentzug zurückzuführen sind. Ebenso typisch wie unangenehm ist ein oft erheblicher Haarausfall, der bis zu 3 Monate andauern kann.

21.1.2 Wundheilung

Die Uterusinnenfläche stellt nach der Ablösung der Plazenta eine große Wunde dar. Die Blutstillung an der Plazentahaftstelle erfolgt zunächst über die starke Kontraktion des Uterus, die praktisch wie eine Gefäßunterbindung wirkt. Der endgültige Verschluss der uteroplazentaren Gefäße erfolgt durch eine Thrombosierung. Jetzt wandern Leukozyten ein und reinigen die Wunde. Sie bilden eine Art Schutzwall in der Gebärmutterwand und verhindern so, dass die Keime in tiefere Schichten eindringen können, denn sehr schnell sind die Uteruswunde und ihr Wundsekret mit Keimen besiedelt.

Das abfließende Sekret, die Lochien, besteht also aus Überresten der Plazenta und der Gebärmutterschleimhaut sowie aus Serum, Lymphe und Leukozyten. Über die Zeit des Wochenbettes machen die Lochien charakteristische Veränderungen durch. Anhand der Beschaffenheit des ausgeflossenen Sekrets kann auf den Stand der Wundheilung geschlossen werden (▶ Tab. 21.1).

Merke

Die Keimbesiedlung von Uteruswunde und Wundsekret ist ein normaler Vorgang, der nicht zu verhindern ist. Der Körper reagiert darauf mit einem Schutzwall aus Granulozyten in der Muskelschicht der Gebärmutter. Wenn der infizierte Wochenfluss gut abfließen kann, ist das der beste Schutz gegen eine Infektion.

Nicht nur die Gebärmutterwunde muss heilen, auch die Geburtsverletzungen klingen im Wochenbett rasch ab. In den ersten Tagen ist der Damm mit der Episiotomie- oder Dammrissnaht sehr schmerzhaft. Hier bringen Sitzbäder und das Abspülen der Vulva Linderung und führen gleichzeitig zu einer Säuberung der Wunden. Von Vorteil ist jedoch auch eine Kühlung des Damms. Bei der Gabe von Schmerzmitteln ist auf die Milchgängigkeit zu achten. Paracetamol oder Diclofenac sind in geringen Mengen möglich.

21.1.3 Wiedereinsetzen der Ovartätigkeit

Durch den Wegfall der Plazentahormone wird die Hemmung der Hypophysentätigkeit aufgehoben. Es kommt wieder zur Produktion von LH und FSH. Bei nicht stillenden Frauen setzt die erste Monatsblutung i. d. R. nach 6 Wochen ein. Der erste Eisprung ist nicht sicher abzuschätzen. Bei stillenden Frauen kommt es meist durch den hohen Prolaktinspiegel im Blut zu der sog. *Laktationsamenorrhö* (Ausbleiben der Regelblutung aufgrund der Stilltätigkeit). Es gibt allerdings auch Frauen, die trotz des Stillens menstruieren.

Merke

Das Stillen ist auf keinen Fall eine sichere Verhütungsmethode, wenn auch die Schwangerschaftsraten in der Stillzeit sehr deutlich herabgesetzt sind.

Pflegeschwerpunkt Betreuung der Wöchnerin

Zur täglichen Routinekontrolle bei einer Wöchnerin gehören:

- Kontrolle von Puls, Blutdruck und Temperatur
- Überprüfung des Fundusstands
- Inspektion der Lochien
- Kontrolle der Wunde bzw. Episiotomienaht

Tab. 21.1 Lochien – physiologische Veränderungen des Wochenflusses.

Zeitraum	Farbe Konsistenz	durchschnittliche Anzahl von Vorlagen pro Tag	Bezeichnung	Gebärmutterwunde
1.–6. Tag	rein blutig	8–10	Lochia **rubra**	Blutstillung noch unvollkommen
Ende der 1. Woche	braunrot, bräunlich, dünnflüssig	8–6	Lochia **fusca**	zunehmende Thrombosierung, Zumischung von Serum, Lymphe und Leukozyten
Ende der 2. Woche	schmutziggelb, rahmig	6–4	Lochia **flava**	Abstoßung von nekrotischem, meist verflüssigtem Zellmaterial
Ende der 3. Woche	grauweiß, wässrig-serös	4–3	Lochia **alba**	zunehmende Epithelisierung
nach 4–6 Wochen	Versiegen der Lochien			Wundheilung abgeschlossen

Außerdem die Frage nach:
- Urinausscheidung und Stuhlgang
- Unterstützung bei der Gymnastik
- Hilfestellung beim Stillen

Puls, Blutdruck und Temperatur kontrollieren

Die Kontrolle des Blutdruckes ist wegen der Kreislauflabilität der Wöchnerin wichtig. Der in der Schwangerschaft angestiegene Puls normalisiert sich schnell, er liegt bei 60–80 Schlägen pro Minute.

Besondere Beachtung ist der Herzfrequenz im Zusammenhang mit der Körpertemperatur zu schenken. Da Temperaturanstiege oft erst nachmittags auftreten, ist es sinnvoll, am Nachmittag zu messen und nicht am frühen Morgen. Ab einer Temperatur von 38 °C spricht man von Fieber im Wochenbett. Dieses kann verschiedene Ursachen haben. Fieber in den ersten 2 Tagen nach der Geburt ist oft extragenitalen Ursprungs, danach liegt die Ursache meist in einem entzündlichen Prozess im Genitalbereich. Am 3. postpartalen Tag schießt die Milch ein. Das geht meist mit einer leichten Temperaturerhöhung einher. Auf die Vermeidung einer Mastitis ist sehr sorgfältig zu achten. Insgesamt ist der 3. postpartale Tag als besonders kritisch zu betrachten, was die gängige Praxis, an diesem Tag die Wöchnerin nach Hause zu entlassen, infrage stellt.

Fundusstand prüfen

Der Fundusstand gibt Auskunft über die regelrechte Rückbildung des Uterus. Steht er zu hoch oder ist der Uterus schmerzhaft und der Wochenfluss zu gering, handelt es sich um eine bedenkliche Rückbildungsverzögerung mit Lochialstau.

Merke

M!

Wichtig ist es, den Fundusstand immer mit entleerter Harnblase zu tasten, da eine volle Blase einen zu hoch stehenden Uterus vortäuschen kann (▶ Abb. 21.4).

▶ **Palpation des Fundusstands.** Zur Kontrolle des Fundusstandes wird die Handkante ca. in Bauchnabelhöhe auf den Bauch der Wöchnerin aufgesetzt (▶ Abb. 21.5).

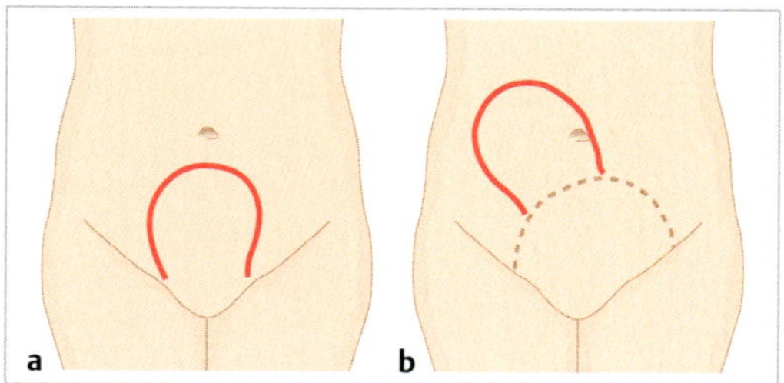

Abb. 21.4 Fundusstand und Blasenfüllung. a Uterusstand am 2. postpartalen Tag bei leerer Blase. **b** Vorgetäuschter Hochstand des Uterus bei voller Blase.

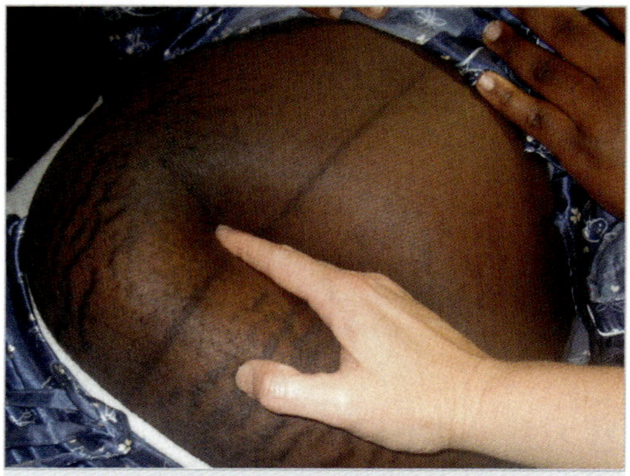

Abb. 21.5 Palpation des Fundusstandes. Um den Fortschritt der Uterusrückbildung zu kontrollieren, wird der Fundusstand mit der flachen Hand von oben kommend – hier am 1. Wochenbetttag auf Höhe des Nabels – getastet (aus Gätje R et al. Kurzlehrbuch Gynäkologie und Geburtshilfe. Thieme 2011).

Danach wird leicht in Richtung der Beine gedrückt. Auf diese Weise ist der Uterus als Widerstand tastbar. Kippt man die Hand nun so, dass sie auf dem Bauch aufliegt, kann der Abstand zwischen Uterus und Bauchnabel an den dazwischenliegenden Querfingern abgelesen werden.

Lochien inspizieren

Die Wöchnerin wird über ihre Lochien befragt, im Zweifel werden die Vorlagen kontrolliert. Die Mütter werden über die potenzielle Infektionsgefahr, die vom keimreichen Wochenfluss ausgehen kann, aufgeklärt und zur Einhaltung der notwendigen Hygiene aufgefordert.

Wunde kontrollieren

Die Naht einer Episiotomie oder eines Dammrisses wird im Rahmen der Wochenbettvisite ebenfalls täglich betrachtet. Die Ränder sollen glatt aneinanderliegen. Ödeme, einreißende Fäden, austretendes Sekret oder belegte, gerötete Wundränder weisen auf eine Wundheilungsstörung hin.

Ausscheidung kontrollieren

Die frisch entbundene Patientin sollte bis spätestens 6 Stunden nach der Geburt **Urin** gelassen haben. Ansonsten spricht man von Harnverhalt (Ischuria puerperalis). Als Ursachen kommen Verletzungen oder ein Ödem des Blasenhalses infrage. Angst (vor Schmerzen) oder Bedrängnis können zu einem Sphinkterkrampf führen, der dann nur schwer durchbrochen werden kann.

Die Wöchnerin sollte baldmöglichst zum Toilettengang aufstehen; auf die Benutzung von Bettpfannen sollte verzichtet werden. Bei einem Harnverhalt sind ein laufender Wasserhahn, ein warmes Sitzbad und Ruhe oft schon ausreichend. Falls nicht, helfen Methergin oder Doryl, um die Miktion in Gang zu bringen, nachdem mechanische Hindernisse des Urinabflusses ausgeschlossen worden sind.

Merke

Ein schlecht kontrahierter Uterus kann ebenso der Grund für einen Harnverhalt sein wie umgekehrt eine volle Blase die Nachwehen hemmt.

Auf den ersten Stuhlgang kann bis zu 3 Tage gewartet werden. Selten sind milde Abführmittel notwendig. Die häufig auftretenden Hämorrhoiden werden gekühlt und mit schmerzlindernden Salben versorgt. Eine chirurgische Intervention ist nur in Ausnahmefällen notwendig, da sich diese Hämorrhoiden fast immer spontan zurückbilden.

Wöchnerin mobilisieren

Die Frühmobilisation ist eine wichtige Maßnahme zur Vermeidung einer Thrombose. Weil die Uteruswunde letztlich durch Thrombenbildung verschlossen werden muss, ist die Gerinnung des Blutes bei der Wöchnerin in besonderer Weise aktiviert. Bis zu 6 Wochen post partum ist die Wöchnerin thrombosegefährdet.

Merke

Die Wöchnerin sollte spätestens 6 Stunden nach der Entbindung (auch nach einer Sectio) aufstehen. Dabei muss mit einer möglichen Kreislauflabilität gerechnet werden.

Ist während der Schwangerschaft eine Antikoagulation notwendig gewesen, wird diese i. d. R. für weitere 6 Wochen durchgeführt.

21.2 Stillen (Laktation)

Das Stillen ist ein natürlicher Vorgang, der für das Kind die physiologischste und beste Form der Ernährung darstellt. Die Vorteile sind insbesondere:

- Muttermilch hat die optimale Zusammensetzung.
- Muttermilch hat immer die richtige Temperatur.
- Stillen fördert die Rückbildung des Uterus.
- Stillen fördert einen intensiven Mutter-Kind-Kontakt.
- Muttermilch enthält Immunglobuline und Leukozyten.
- Gestillte Kinder haben weniger Allergien und Infekte.
- Muttermilch ist kostenlos.

Aus dieser Aufzählung wird klar, dass das Stillen in jedem Fall zu unterstützen ist. Die Wöchnerin braucht zunächst Anleitung und Zuspruch, weil es einige Zeit dauert, bis die Stillvorgänge von ihr und ihrem Kind beherrscht werden. Kontraindikationen gegen das Stillen gibt es nur sehr wenige. Einige Infektionskrankheiten, wie Tuberkulose oder die HIV-Infektion der Mutter, machen das Abstillen notwendig.

Wissen

HIV-positiven Müttern wird in den Industrieländern das Abstillen empfohlen. In den Entwicklungsländern müssen die Risiken der Kunstmilchgabe gegen die Risiken einer Ansteckung des Kindes über die Muttermilch gut abgewogen werden. Oftmals können in ärmeren Ländern infizierte Mütter aus finanziellen Gründen nicht auf das Stillen verzichten.

21.2.1 Milchbildung

In der Schwangerschaft bereitet sich die Drüse auf ihre Aufgabe der Milchbildung durch die Entstehung neuer Drüsenläppchen vor. Außerdem differenzieren sich in der Brustdrüse die Epithelzellen aus. Für diese Entwicklung ist u. a. das aus der Plazenta stammende hPL (humanes Plazentalaktogen) zuständig.

Merke

Bei einigen Frauen kommt es während der Schwangerschaft bereits zur Bildung der Vormilch (= Kolostrum).

Die Milch wird in den Alveolen produziert, die traubenartig angeordnet sind. Von dort gelangt sie über die Milchgänge in die Milchseen, die unterhalb des Warzenhofes liegen (▶ Abb. 21.6, s. a. ▶ Kap. 13.1, ▶ S. 132).

Nach der Geburt kommen 2 Mechanismen in Gang:

1. **Galaktogenese:** Zum einen wird Milch gebildet (Galaktogenese): Hierbei sind der wichtigste Reiz das Anlegen des Kindes und das Saugen (▶ Abb. 21.7). Von der Hypophyse gebildetes Prolaktin führt ca. am 3. postpartalen Tag zum Milcheinschuss, d. h., jetzt werden größere

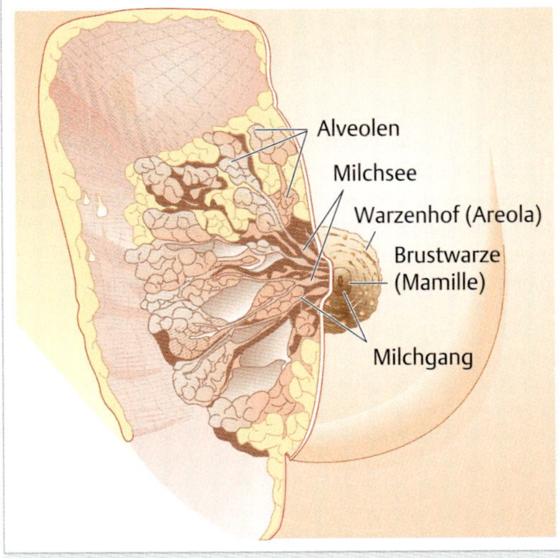

Abb. 21.6 Weibliche Brust. Die Anatomie von vorne betrachtet (s. a. ▶ Abb. 13.1 und ▶ Abb. 13.2, ▶ S. 132).

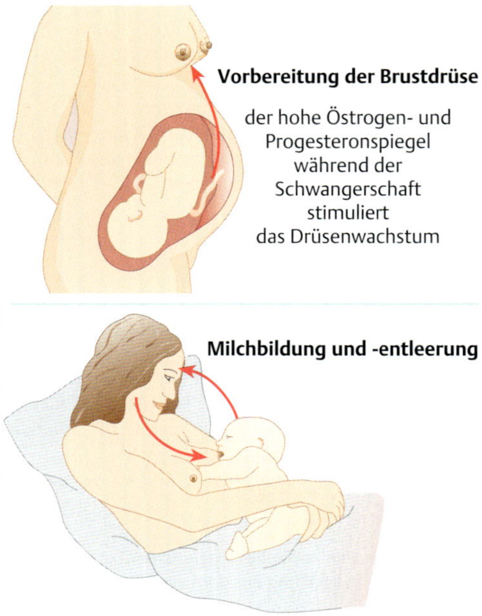

Abb. 21.7 Milchbildung. Prolaktin und Oxytozin steuern die Milchbildung und die Milchabgabe über einen Feedback-Mechanismus.

Milchmengen bereitgestellt. Die Brust ist gespannt und etwas überwärmt. Es dauert dann einige Tage, bis sich das Milchangebot und der Bedarf des Kindes geregelt haben.

2. **Galaktokinese:** Der 2. Vorgang ist die Galaktokinese, der sog. *Milk-let-down-effect*. Dieser wird durch das Hypophysenhinterlappenhormon Oxytozin gesteuert. Es bewirkt durch eine Kontraktion der Myoepithelien der Milchgangswände ein Auspressen der Milch und erleichtert so dem Kind das Trinken. Darüber hinaus bewirkt Oxytozin eine Kontraktion des Uterus.

Merke

Stillen fördert somit die Rückbildung des Uterus.

Die Milchsekretion wird über den Saugreiz durch das Kind aufrechterhalten. So regelt das Kind die Menge der Milch selbst.

21.2.2 Zusammensetzung der Milch

Das Kolostrum (Vormilch) wird in den ersten 3–4 Tagen nach der Geburt produziert. Es ist reich an Eiweiß und Salzen und hat oftmals eine gelbe Farbe. Kolostrum zeichnet sich außerdem durch einen hohen Anteil an Leukozyten aus. Durch seine Zusammensetzung versorgt es das Kind optimal und bewirkt, dass der normale Gewichtsverlust des Neugeborenen in den ersten Tagen nicht allzu groß ist. Zwischen dem 3. und 14. Tag wird die Übergangsmilch gebildet. Dann geht die Produktion in reife Frauenmilch über. Die Unterschiede zeigt ▶ Tab. 21.2.

Merke

Kuhmilch ist im Vergleich zu Frauenmilch eiweiß- und elektrolytreicher. Das überfordert die kindlichen Nieren. Deswegen können Kinder auch nicht mit reiner Kuhmilch ernährt werden.

Kann die Wöchnerin aus irgendwelchen Gründen nicht stillen, wird adaptierte Säuglingsnahrung verwendet, die aus Kuhmilch hergestellt und der Muttermilch angeglichen ist.

Pflegeschwerpunkt Stillen

Um die Milchbildung in Gang zu setzen, ist es wichtig, das Kind in den ersten Tagen oft anzulegen. Zum Schutz der Brustwarzen sollte es nicht länger als 5–10 Minuten an jeder Seite saugen. Rhagaden werden vermieden, wenn man die Brustwarzen an der Luft trocknet. Zur Vermeidung einer Brustentzündung (Mastitis) sind 2 Punkte wichtig:

- **Hygiene:** Die Brust darf nicht mit Wochenfluss in Kontakt kommen. Also sollte die Stillende nach jedem Toilettengang gründlich die Hände waschen. Eine Desinfektion mit alkoholischen Lösungen ist nicht zwingend notwendig. Vor dem Anlegen reicht es aus, nochmals

Tab. 21.2 Zusammensetzung von Frauen- und Kuhmilch im Vergleich (in g pro 100 ml).

Milchart	Eiweiß	Fett	Laktose	Mineralien	Kalorien (kcal/100 ml)
Frauenmilch:					
• Kolostrum	1,8	3,0	6,5	0,35	65
• Übergangsmilch	1,5	3,8	6,5	0,25	70
• reife Frauenmilch	1,3	4,0	6,0	0,23	70
Kuhmilch:	3,5	4,0	4,5	0,7	70

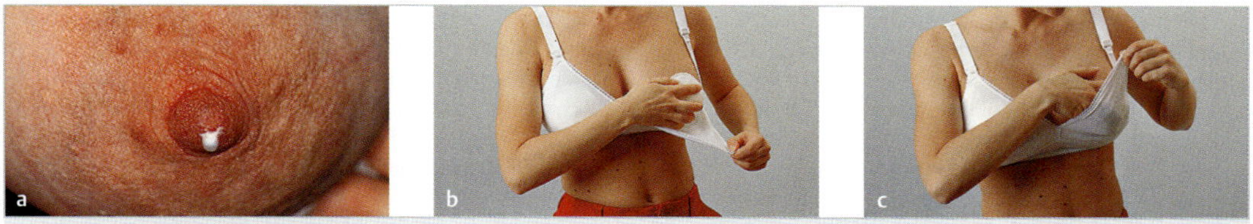

Abb. 21.8 Brustpflege. **a** Ein angetrockneter Tropfen Muttermilch pflegt die Brust und beugt Rhagaden vor. **b** Stilleinlagen saugen austretende Milch auf und dienen so der hygienischen Vorsorge. **c** Ein Still-BH erleichtert die Handhabung beim Stillen und bei der Brustpflege.

die Hände zu waschen. Die Brust wird 1–2-mal täglich möglichst unter fließendem Wasser gewaschen. Ansonsten ist es ratsam, einen Milchtropfen antrocknen zu lassen, da das Milchfett die Brustwarze pflegt. Stilleinlagen saugen austretende Milch auf und helfen so bei der Pflege der Brust (▶ Abb. 21.8).
- **Vermeidung eines Milchstaus:** Es ist wichtig, darauf zu achten, dass die Brust vom Kind leer getrunken wird. In den ersten Tagen nach dem Milcheinschuss kann eine Brustmassage (unter der warmen Dusche) helfen, überschüssig gebildete Milch auszudrücken. Es dauert einige Zeit, bis sich Angebot und Nachfrage eingespielt haben.

Die Gefahr der Rhagadenbildung besteht auch, wenn das Kind nach Beenden des Stillens von der Brust weggezogen wird. Es kann von der Brust gelöst werden, indem die Mutter einen Finger in den kindlichen Mundwinkel schiebt. Wenn das Kind am Finger zu saugen beginnt, wird es vorsichtig von der Brust entfernt.

Physiologie des Saugens

Das Kind erfasst die Brustwarze mit dem Kiefer und umfasst den Warzenhof luftdicht mit den Lippen. Senkt es den Unterkiefer, entsteht ein Unterdruck in der Mundhöhle des Kindes. Beim Anheben der Zunge wird die Brustwarze zwischen Zunge und Gaumen ausgedrückt. Während des Saugens drücken die Zahnleisten des Kindes auf den Warzenhof und melken die Milchseen, die Mündungsgänge auf der Brustwarze haben, aus (▶ Abb. 21.9).

Merke

M!

Wichtig ist beim Stillvorgang, dass das Kind nicht nur die Brustwarze in den Mund nimmt, sondern den ganzen Hof umfasst.

Eine völlig andere Mundbewegung macht das Kind beim Trinken aus der Flasche (▶ Abb. 21.10). Bekommt es in den ersten Tagen sowohl die Brust als auch die Flasche, kann es zur sog. Stillverwirrung kommen, da das Kind beide Formen der Ernährung noch nicht voneinander unterscheiden kann (▶ Abb. 21.11).

Stillposition

Für das Anlegen des Kindes brauchen die meisten Frauen die Anleitung durch erfahrenes Pflegepersonal. Es braucht etwas Zeit, bis Mutter und Kind die richtige Position herausgefunden haben. Stillen ist im Sitzen und im Liegen möglich (▶ Abb. 21.12), Kinder können sogar „über Kopf" saugen. Die unterschiedlichen Positionen helfen z. B. einen schmerzhaften Damm zu entlasten. Da das

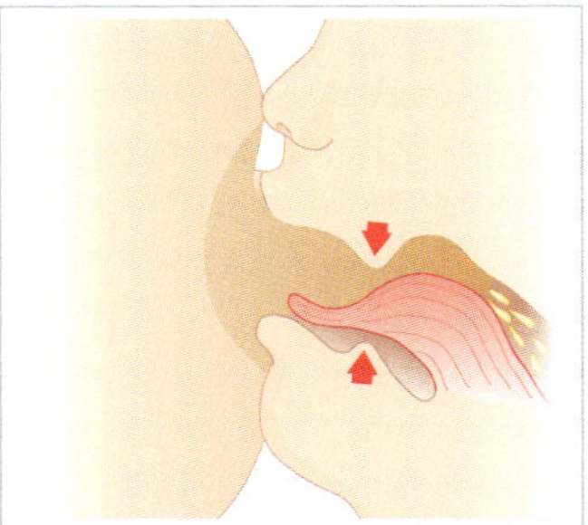

Abb. 21.9 Saugen an der Brust. Die Zahnleisten des Kindes (Pfeile) drücken auf den Warzenhof hinter der Brustwarze. Die Zunge drückt die Warze gegen den Gaumen.

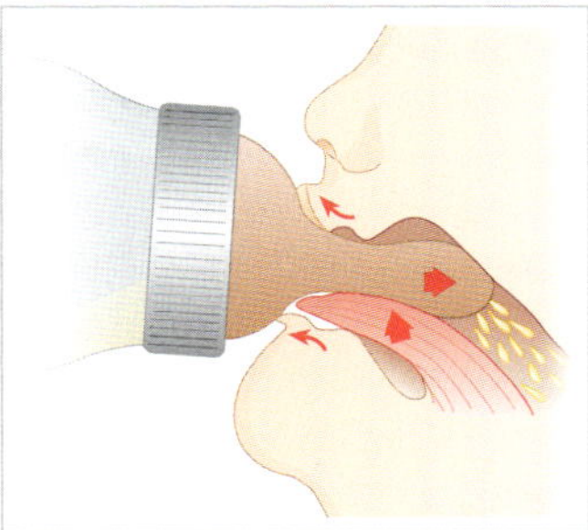

Abb. 21.10 Trinken aus der Flasche. Wenn das Kind aus der Flasche trinkt, macht es eine ganz andere Bewegung.

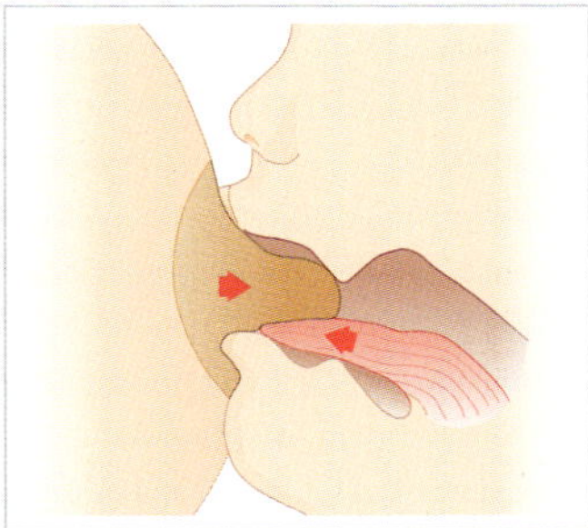

Abb. 21.11 Stillverwirrung. Hier versucht das Kind an der Brust so zu saugen wie an der Flasche. Die Zunge sucht nach dem Sauger und stößt dabei versehentlich die Warze aus dem Mund. Das führt zu Verwirrung.

Kind mit dem Unterkiefer die Milchseen ausmelkt, werden natürlich die Stellen am besten entleert, von denen aus das Kind saugt. Durch einen Wechsel der Positionen kann ein Milchstau vermieden werden. Zwillinge können auch gleichzeitig gestillt werden. Wichtig ist, dass die Kinder gut abgestützt gelagert werden, sodass die Mutter die Hände frei hat (spezielle Stillsessel haben Armstützen, die das Halten des Kindes erleichtern). Nach dem Stillen wird das Kind hochgenommen, damit es verschluckte Luft ausstoßen kann.

Milchmenge

Durch das Rooming-in-System ist dafür gesorgt, dass Mutter und Kind einander kennenlernen. So ist die Mutter schnell in der Lage zu erkennen, wann ihr Kind Hunger hat. Heute wird nach Bedarf gestillt und nicht mehr nach der Uhr. Über die ersten 6 Wochen pendelt sich bei den meisten Kindern ein Tag-Nacht-Rhythmus ein.

Die Trinkmengen steigern sich in den ersten Tagen von 50 ml auf 500 ml am 10. Lebenstag. Bis zum 5. Monat bleibt die tägliche Trinkmenge mit 700–800 ml konstant. Das Kind sollte mindestens 3, besser 6 Monate gestillt werden. Frühestens ab dem 5. Monat kann mit Beikost angefangen werden. Zufüttern von Milch oder Glukoselösung ist beim gesunden reifen Neugeborenen nicht notwendig und erfolgt nur bei einer medizinischen Indikation.

Akzessorische Milchdrüsen

Manchmal findet sich unterhalb der Achselhöhle zusätzliches Brustdrüsengewebe (akzessorische Milchdrüsen). Da diese Drüsen keine Verbindung zur Brust haben und ihnen eigene Ausführungsgänge fehlen, kommt es in diesen Knötchen zu einem schmerzhaften Milchstau. Eine Kühlung dieser Knötchen ist zur Linderung der Beschwerden meist ausreichend.

Tab. 21.3 Übersicht wichtiger Mineralstoffe und Vitamine während Schwangerschaft und Stillzeit (modifiziert nach Iburg D. Mama-Food – die beste Ernährung in Schwangerschaft und Stillzeit. Stuttgart: TRIAS Verlag in MVS 2009).

Nährstoff	wichtig für	kommt vor in
Kalzium	Knochenaufbau, Reizübertragung von Nerv auf Muskel, Blutgerinnung, Energiestoffwechsel	Milch und Milchprodukte, einige Gemüsesorten, Sesam, Nüsse, Hülsenfrüchte, Mineralwasser (Analyse beachten)
Eisen	Sauerstoffversorgung, Blutbildung	Fleisch, Vollkorn, grünes Gemüse
Jod	Wachstum und Entwicklung (Baustein der Schilddrüsenhormone)	jodiertes Speisesalz, Seefisch, Milchprodukte
Zink	Immunabwehr, Wundheilung, Energiestoffwechsel	Fleisch, Fisch, Vollkorn, Milchprodukte, Eigelb, Nüsse, Samen
Vitamin A	Sehvorgang, Bildung von Haut und Schleimhäuten (v.a. Lunge)	Käse, Eier, Leber, als Vorstufe in Möhren, Paprika, Spinat, Brokkoli
Vitamin D	Knochenbildung	Eigelb, Pilze, Butter, fetter Fisch; wichtig: Sonnenlicht zur körpereigenen Produktion aus Vorstufen
Vitamin B_1 (Thiamin)	Energiestoffwechsel, Muskelfunktion, Reizleitung	Vollkornprodukte, Sprossen, Hülsenfrüchte, Schweinefleisch, Fisch
Vitamin B_2 (Riboflavin)	Energiestoffwechsel	Milch und Milchprodukte (v.a. Käse), Eier, Fisch, Fleisch, Pilze
Vitamin B_6 (Pyridoxin)	Wachstum, Energiestoffwechsel	Vollkorn, Soja, Fleisch, Seefisch
Vitamin B_{12} (Cobalamin)	Blutbildung, Folsäurestoffwechsel	Fleisch, Fisch, Milch und Milchprodukte Eier
Folsäure	Blutbildung, Wachstum	Spinat, Wirsing, Blattsalate, Kohl, Fenchel, Lauch, Rote Bete, Eigelb, Orangen, Kirschen, Erdbeeren, Jodsalz mit Folsäurezusatz
Vitamin C (Ascorbinsäure)	Immunabwehr, Eisenaufnahme	Kartoffeln, Gemüse, frisches Obst
Vitamin E (Tocopherol)	Immunabwehr, antioxidativer Schutz	pflanzliche Öle, Keime, Nüsse, Mandeln, fetter Fisch

Stillen auf der Seite liegend

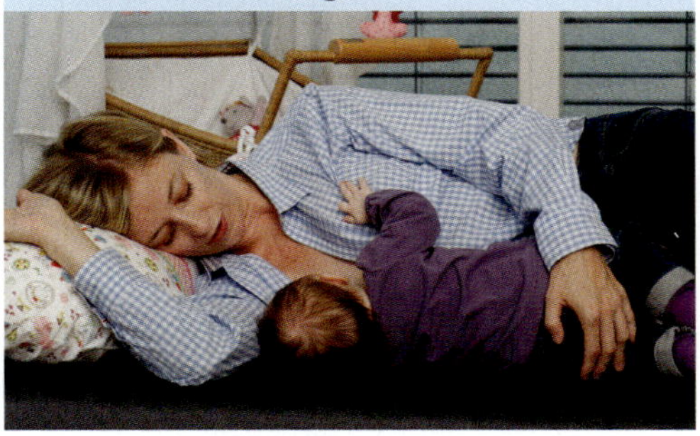

- die Mutter legt sich in Seitenlage, das Kind liegt parallel zu ihrem Körper
- der Kopf und Rücken der Mutter kann durch ein Kissen gestützt werden
- ein zusätzliches Kissen vor den Bauch gelegt, kann vor Tritten des Kindes schützen
- ein seitliches Gitter am Bett kann der Mutter die Angst nehmen, das Kind könnte aus dem Bett fallen
- diese Position ist zum Ausruhen geeignet, nachts besonders bequem und durch die Entlastung der Bauchdecke auch nach dem Kaiserschnitt empfehlenswert

Stillen in der Footballhaltung

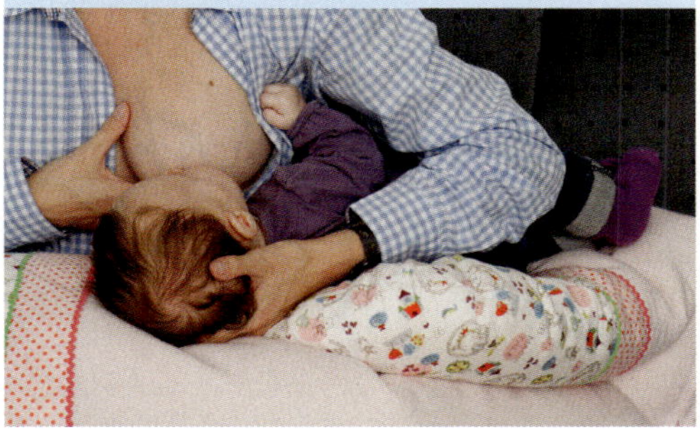

- das Kind ist an die Mutter angeschmiegt
- der Körper des Kindes ist leicht gerundet
- der Unterarm der Mutter stützt den Rücken des Kindes
- diese Position ist besonders gut geeignet, wenn durch ein Milschstau im äußeren Bereich der Brust sich verhärtete Stellen gebildet haben und wenn Mütter mit großen Brüsten Probleme haben, ihr Kind zu halten

Stillen im Wiegegriff

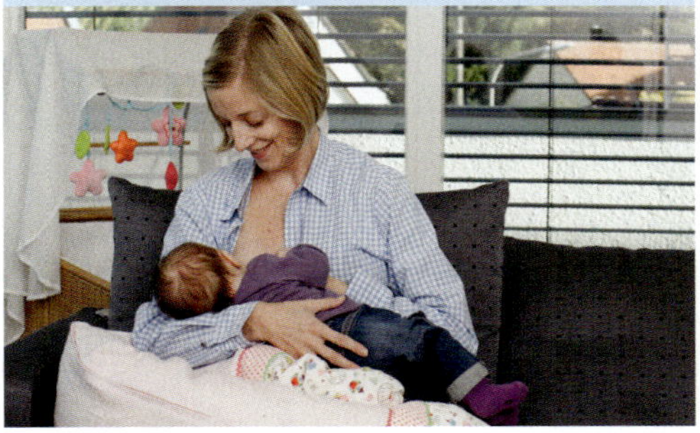

- der Bauch des Kindes berührt den Bauch der Mutter
- der Kopf des Kindes ruht auf dem Unterarm (eventuell in der Armbeuge) der Mutter
- die Hand der Mutter stützt Po und/oder Oberschenkel des Kindes
- diese Position ist praktisch überall anwendbar, auch gut für unterwegs geeignet

Stillen halb sitzend

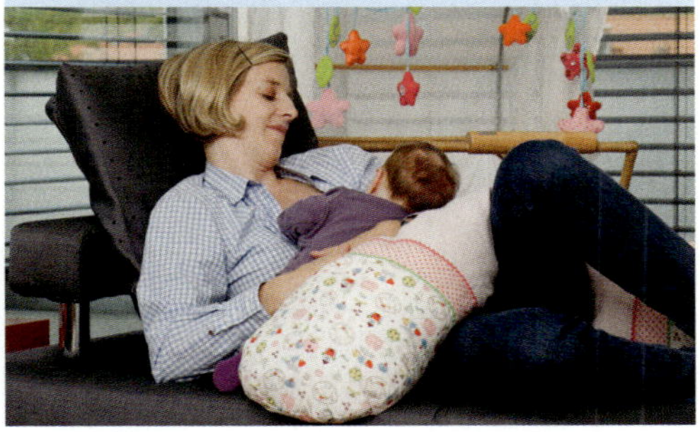

- der Kopf und Rücken der Muttter werden durch ein Kissen leicht gestützt
- das Kind kann auf dem Kissen liegen
- diese Position ist nach dem Kaiserschnitt und zum Ausruhen geeignet

Abb. 21.12 Stillpositionen. Die Mutter wird über die verschiedenen Möglichkeiten informiert (nach Schewior-Popp S, Sitzmann F, Ullrich L, Hrsg. Thiemes Pflege. Thieme 2012).

Ernährung

Der tägliche Energiebedarf ist bei vollem Stillen um etwa 650 kcal gegenüber dem Normalzustand erhöht, da der Körper etwa 800–1000 ml Milch pro Tag bildet. Besonders hoch ist der Bedarf an Kalzium, Eisen, Jod und Zink.

Bei den Vitaminen schlägt ein Mehrbedarf von ca. 130 % bei Vitamin A zu Buche, von Vitamin D wird etwa doppelt so viel benötigt, bei den restlichen Vitaminen steigert sich der Bedarf um ca. 50 %. Aus diesen Zahlen ergibt sich, dass eine bewusste Ernährung in der Stillzeit besonders wichtig ist.

► Tab. 21.3 zeigt eine Übersicht der wichtigsten Vitamine und Spurenelemente während der Schwangerschaft und des Stillens. Außerdem besteht die Möglichkeit, ein speziell auf die Bedürfnisse der Schwangeren oder Stillenden abgestimmtes Nahrungsergänzungspräparat einzunehmen.

Stillschwierigkeiten und -hemmnisse

► **Hohl- oder Flachwarzen.** Hat die Stillende Hohl- oder Flachwarzen, kann sie sich mit einem Stillhütchen behelfen (► Abb. 21.13).

► **Kindliche Fehlbildungen.** Fehlbildungen beim Neugeborenen, wie Lippen-, Kiefer- und Gaumenspalten, machen ein normales Stillen oft nicht möglich. Es wird in diesen Fällen abgepumpte Muttermilch über eine Sonde gegeben. Das Gleiche gilt für Frühgeborene, die noch nicht selbst saugen können.

► **Mütterliche Erkrankungen.** Nur sehr wenige mütterliche Erkrankungen zwingen zum Abstillen. Dazu zählen die bereits oben erwähnten Infektionserkrankungen Tuberkulose und AIDS (► Tab. 21.4).

Bei einer Hepatitis gelten eigene Regeln. So ist die Situation bei Hepatitis C umstritten, weil noch nicht hinreichend geklärt ist, wie hoch die Ansteckungsgefahr allein durch das Stillen ist.

Merke

Patientinnen, die HBsAg-positiv sind, aber keine frische Hepatitis haben, dürfen nach der Impfung des Kindes stillen. Eine aktive Hepatitis, egal welchen Erregertyps, ist jedoch eine Kontraindikation für das Stillen. Ist die Mutter HBsAg-positiv, befindet sie sich im Stadium des chronischen Virusträgers, ohne selbst klinisch krank zu sein. Stillen ist hier nach der simultanen Impfung des Kindes möglich. Hierbei erhält das Kind Antikörper gegen die Hepatitisviren (passive Immunisierung) und gleichzeitig den aktiven Hepatitisimpfstoff, um selbst Antikörper zu erzeugen.

► **Medikamenteneinnahme der Mutter.** Nimmt die Mutter aufgrund einer schwerwiegenden Erkrankung Medikamente ein, muss geprüft werden, inwieweit die Nachteile für den Säugling gegenüber den Vorteilen des Stillens zu gewichten sind. Oft sind hier Einzelfallentscheidungen notwendig. Prinzipiell gilt für die Stillzeit und Schwangerschaft das Gleiche. Einige Medikamente erlauben das Stillen grundsätzlich nicht, weil der Wirkstoffübertritt in die Muttermilch bekannt ist und Schädigungen beim Kind zu erwarten sind (► Tab. 21.5).

Tab. 21.4 Stillschwierigkeiten und -hindernisse sowie mögliche Maßnahmen.

Stillschwierigkeiten und -hindernisse	Maßnahmen
Stillschwierigkeiten:	
• Hohlwarzen	Stillhütchen, Abpumpen
• keine Milch	derzeit kein Medikament verfügbar
• verspäteter Milcheinschuss	viel trinken, oft anlegen
• zu viel Milch	wenig trinken, kalte Umschläge, Hochbinden der Brust
Stillhindernisse:	
• schwere Allgemeinerkrankung	Schonung der Mutter
• Infektion der Mutter (HIV, TBC, Lues, Hepatitis)	wenn möglich Impfung oder Therapie
• mastitischer Abszess	nach Ausheilung ist das Stillen weiter möglich
• Medikamenteneinnahme	ggf. Umstellen der medikamentösen Therapie

Abpumpen

Zum Abpumpen der Milch stehen mechanische Handpumpen wie auch elektrische Milchpumpen zur Verfügung. Elektrische Handpumpen haben den Vorteil, das deren Sogstärke individuell einstellbar ist (► Abb. 21.14b). Beim ersten Mal sollte die Mutter in die Technik eingewiesen werden.

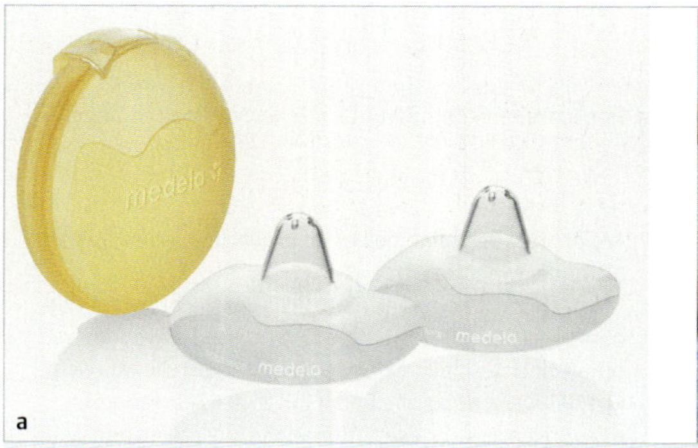

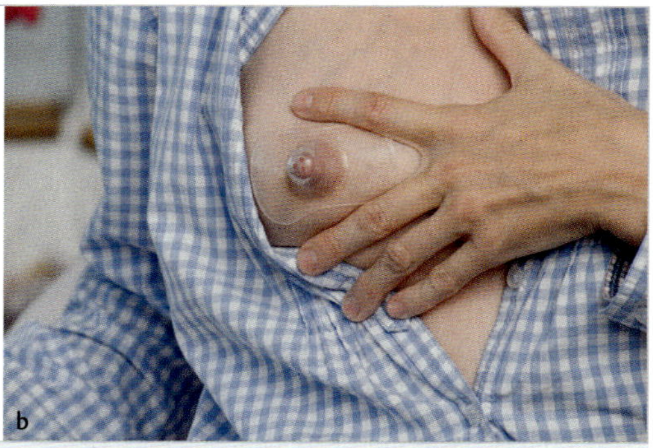

Abb. 21.13 Stillhütchen. a Stillhütchen mit Aufbewahrungsbox (© Medela Medizintechnik, Eching). **b** Das Stillhütchen wird auf die Brustwarze aufgesetzt. Um ein Verschieben zu verhindern, wird es während des Saugens mit 2 Fingern festgehalten.

Tab. 21.5 Kontraindizierte Medikamente in der Stillzeit (Auswahl).

Stoffgruppe	relative oder absolute Kontraindikation
Antibiotika	Tetrazykline, Chloramphenicol, Sulfonamide, Trimethroprim
Psychopharmaka, Antikonvulsiva	Bromide, Valproat, Lithium, Phenytoin, Phenobarbital, Diazepam
Schmerzmittel	Indometazin, Salizylate (ASS)
Blutdruckmittel	Clonidin, Amiodaron, Reserpin
Hormone	Ovulationshemmer, radioaktives Jod, orale Antidiabetika, Carbimazol, Thiouracil
sonstige	Zytostatika, Amphetamin, Methadon, Heroin, Anthrachinone, Kumarine (Marcumar), Ergotamine, Atosil, Theophyllin

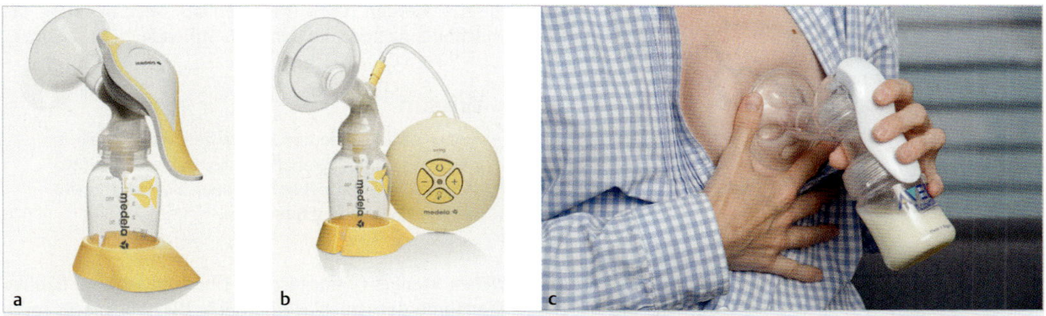

Abb. 21.14 Abpumpen der Muttermilch. a Mechanische Handpumpe. **b** Elektrische Milchpumpe (a und b © Medela Medizintechnik, Eching). **c** Anwendung einer mechanischen Handpumpe.

21.2.3 Abstillen

Merke

Die von der stillenden Frau produzierte Milchmenge reguliert sich über die Häufigkeit des Anlegens und die vom Kind getrunkene Menge.

Werden im Laufe der Zeit einzelne Mahlzeiten durch andere Kost ersetzt, reduziert sich die sezernierte Milchmenge von allein. Auf diese Weise kann ausschleichend abgestillt werden. Wenn ein Stillen grundsätzlich nicht möglich ist, muss primär abgestillt werden. Kommt es im Wochenbett zu krankhaften Veränderungen, die eine Beendigung der Brustfütterung nötig machen, kommen prinzipiell die gleichen Maßnahmen wie beim primären Abstillen zum Einsatz.

Definition

Primäres Abstillen hemmt die Laktation, bevor diese eingesetzt hat. Von **sekundärem Abstillen** spricht man, wenn eine bereits bestehende Laktation unterdrückt wird.

Physikalische Maßnahmen

Durch Kälte und Druck wird ein Einschießen der Milch verhindert, z. B. durch kalte Umschläge oder Hochbinden der Brust. Außerdem sollte die Mutter ihre Trinkmenge einschränken. Homöopathische Medikamente können ebenfalls eingesetzt werden.

Medikamentöse Maßnahmen

Spezifische Hemmer der Prolaktinsekretion, wie z. B. Pravidel (= Bromocriptin) blockieren die Prolaktinausschüttung aus der Hypophyse und sind sehr effektiv. Allerdings zeigen sie als Nebenwirkungen Blutdruckabfälle, Übelkeit und Schwindel.

Bei Fehlgeburten ab der 16. SSW sollte mit einem Prolaktinhemmer abgestillt werden, da es ab diesem Zeitpunkt schon zu einem Einschießen der Milch kommen kann. Das Abstillen kann mit einer Einmalgabe von 2 Tabletten Dostinex (Cabergolin) erfolgen.

21.3 Pathologie des Wochenbetts

21.3.1 Rückbildungsstörungen

Subinvolution des Uterus

Definition

Wenn die Rückbildung der Gebärmutter verzögert oder mangelhaft erfolgt, spricht man von **Subinvolutio uteri.**

Ursachen

Durch die Überdehnung der Muskelfasern während der Schwangerschaft kann die Kontraktion des Uterus im Wochenbett erschwert sein. Das kommt z.B. bei Mehrlingsgeburten oder beim Hydramnion (zu viel Fruchtwasser) vor. Hat die Geburt sehr lange gedauert und ist die Gebärmutter bereits unter der Geburt mit Kontraktionsmitteln angeregt worden, muss diesbezüglich auch im Wochenbett mit Problemen gerechnet werden. Wenn die Mutter nicht stillt, fehlt die durch das Stillen ausgelöste Oxytozinausschüttung.

Merke

Nicht stillende Wöchnerinnen haben eine schlechtere Uterusrückbildung, weil ihnen die Oxytozinwirkung fehlt. Dieses Hormon aus der Hypophyse bewirkt neben der Milchfreisetzung auch eine Kontraktion der Gebärmuttermuskulatur.

Symptome

Der höchste Punkt der Gebärmutter, der Fundus uteri, steht höher, als es der physiologischen Entwicklung entspricht. Der Uterus fühlt sich teigig und weich an. Häufig findet man einen Druckschmerz an den Uteruskanten, den sog. *Kantenschmerz*. Die Lochien sind verstärkt und übel riechend.

Merke

Bei einem hochstehenden Fundus lässt man die Frau zunächst die Blase entleeren und tastet dann erneut.

Diagnostik

Die klinische Kontrolle des Fundusstandes hilft, eine Subinvolution frühzeitig zu erkennen. Bei einem hochstehenden Fundus lässt man die Frau zunächst die Blase entleeren und tastet dann erneut (zur Durchführung ▸ S. 298). Eine Untersuchung mit Ultraschall kann manchmal ergänzend eingesetzt werden, wenn die Uteruskante nicht zu tasten ist.

Merke

Die tägliche Überprüfung von Fundusstand und Kontraktionszustand des Uterus ist eine einfache Methode, schwerwiegende Krankheitszustände frühzeitig zu erkennen.

Therapie

Die Therapie besteht aus der Gabe von Kontraktionsmitteln (z.B. Oxytozin) i.m. oder i.v. Gleichzeitig wird ein Spasmolytikum verabreicht, um einen Verschluss des Zervikalkanals zu vermeiden. Bei nicht stillenden Müttern können Mutterkornpräparate wie z.B. Methergin, eingesetzt werden. Diese hemmen als Nebenwirkung die Milchbildung und sind daher für Stillende nicht geeignet.

Wissen

Mutterkornalkaloide sind Substanzen, die über die α-Rezeptoren des Sympathikus kontrahierend auf die Uterusmuskulatur wirken. Sie haben als Hauptnebenwirkung Übelkeit und Erbrechen.

Neben krankengymnastischen Übungen ist eine häufige Einnahme der Bauchlage hilfreich. Die Wöchnerin sollte ihre Harnblase regelmäßig entleeren und für leichten Stuhlgang sorgen. Die Gebärmutter kann zudem durch Massage zu einer Kontraktion angeregt werden.

Lochialstau

Definition

Ein Aufstau des Wochenflusses, der **Lochialstau**, entsteht durch das Verlegen des Zervikalkanals mit Blutkoageln oder Eihautresten.

Ursachen

Wenn sich der Gebärmutterhals zu schnell verschließt oder Blutkoagel den Abfluss verhindern, staut sich das Lochialsekret in der Gebärmutter. Da die Lochien ein idealer Nährboden für Keime sind, kommt es rasch zu einer Keimbesiedlung.

Merke

Das Lochialsekret ist stark keimbelastet und gilt daher als infektiös. Das allein hat jedoch noch keinen Krankheitswert.

Symptome

Der Wochenfluss fließt wenig oder gar nicht mehr. Dabei haben die Lochien einen fötiden (unangenehmen) Geruch angenommen. Der Uterusfundus steht zu hoch und ist druckempfindlich. Oft kommt es zu einem Temperaturanstieg mit charakteristischem Stirnkopfschmerz.

Pflege

Beobachtung. Beim Lochialstau fließt der Wochenfluss fast gar nicht mehr, bei der Rückbildungsverzögerung kann es zu stärkeren Blutungen kommen. In beiden Fällen steht der Fundus uteri zu hoch und die Gebärmutter ist zu weich.

Diagnostik

Es genügt die klinische Verdachtsdiagnose. Ein Lochialstau geht immer mit einer Rückbildungsverzögerung der Gebärmutter einher. Häufig wird Ultraschall eingesetzt. Nach der Geburt ist das Bild jedoch nicht einheitlich und oft keine Bereicherung in der Diagnostik. Gut lassen sich Restharnbildungen oder Harnverhalt erkennen. Grundsätzlich sind die klinische Beobachtung und der Allgemeinzustand der Wöchnerin von großer Bedeutung.

Therapie

Die Therapie unterscheidet sich nicht von der der Subinvolutio uteri. Die Gabe eines Spasmolytikums ist besonders angezeigt. Eine Untersuchung auf dem gynäkologischen Stuhl und die manuelle Entfernung des Koagels können manchmal notwendig sein.

Wissen

Um einen Lochialstau zu vermeiden, wird in manchen Kliniken beim Kaiserschnitt der Gebärmutterhals gedehnt, damit das Sekret ausreichend abfließen kann.

Komplikationen der Rückbildungsstörungen

Beide Erkrankungen gehen miteinander einher und lassen sich oft nicht voneinander trennen. Die Therapie muss in jedem Fall früh einsetzen, um die Entstehung einer Endometritis puerperalis (Entzündung der Gebärmutterschleimhaut im Wochenbett, ▶ S. 308) zu verhindern. Sowohl ein schlecht kontrahierter Uterus als auch ein Lochialstau begünstigen die Vermehrung von Keimen in der Gebärmutterhöhle.

21.3.2 Entzündungen im Wochenbett

Puerperalfieber

Definition

Unter dem Begriff **„Puerperalfieber“** (Kindbettfieber) werden alle Infektionen im Wochenbett zusammengefasst, die von den Genitalorganen ausgehen.

Beginnend mit einer Infektion des Endometriums (Gebärmutterschleimhaut) schreitet die Entzündung zu einer Endomyometritis fort (Schleimhaut und Muskelschicht sind betroffen). Von diesem Ursprungsort aus kann das kleine Becken mit in den Entzündungsprozess einbezogen werden (Adnexitis, Pelveoperitonitis, Peritonitis und Parametritis). Kommt es zu einer Generalisierung der Entzündung, spricht man von **Sepsis puerperalis** (▶ S. 309).

Ursachen

Beim Puerperalfieber dringen die Keime von der Scheide durch den offenen Zervikalkanal in die Gebärmutterhöhle. Hier bestehen ausgedehnte Wundflächen an der vormaligen Plazentahaftstelle. Die Keime können auch durch größere und kleinere Verletzungen der Geburtswege (z. B. Scheidenschleimhaut) über den Lymphweg zur Gebärmutter vordringen. Eine lange Geburtsdauer mit häufigen Untersuchungen, eine schwere Geburt und ein vorzeitiger Blasensprung begünstigen eine Infektion ebenso wie Nachtastungen oder Nachkürettagen.

Merke

Eine Nachtastung oder Nachkürettage erfolgt grundsätzlich unter Antibiotikaschutz. Meist ist eine Einzelgabe ausreichend.

Bei vorzeitigem Blasensprung oder einem Temperaturanstieg unter der Geburt sollten Abstriche von der Plazenta zum Keimnachweis mit Resistenzbestimmung durchgeführt werden. Falls Mutter oder Kind Zeichen einer Infektion zeigen, liegt dann die Information über die verursachenden Keime bald vor und man kann gezielt antibiotisch behandeln. Das Keimspektrum umfasst Kokken und Escherichia coli, aber auch Chlamydien oder Mykoplasmen. Meist liegt eine Mischinfektion, evtl. auch mit Anaerobiern, vor.

Wissen

Ignaz Philip Semmelweis hat in der Mitte des 19. Jahrhunderts in Wien durch die Einführung der Chlorwaschungen der Hände wesentlich zur Verminderung der Müttersterblichkeit beigetragen. Diese hatte durch die Keimverbreitung durch Ärzte stark zugenommen. Die Ärzte gingen direkt von der Pathologie zur Wochenstation und verbreiteten so die Keime.

Infektionswege

Zu unterscheiden ist eine endogene Infektion, bei der Keime der Frau selbst eine Entzündung auslösen, von einer exogenen Infektion. Bei der Fremdinfektion kommt es unter der Geburt durch die vielfältigen Manipulationen zum Einbringen der Keime. Abhängig von der Virulenz (Aggressivität) der Keime und der Abwehrlage der Wöchnerin können sich die unterschiedlichsten Schweregrade einer Infektion im kleinen Becken ausbilden. Meist verbleibt die Infektion lokal im Uterus, sie kann sich aber auch über das Lymphsystem oder über die Adnexen wei-

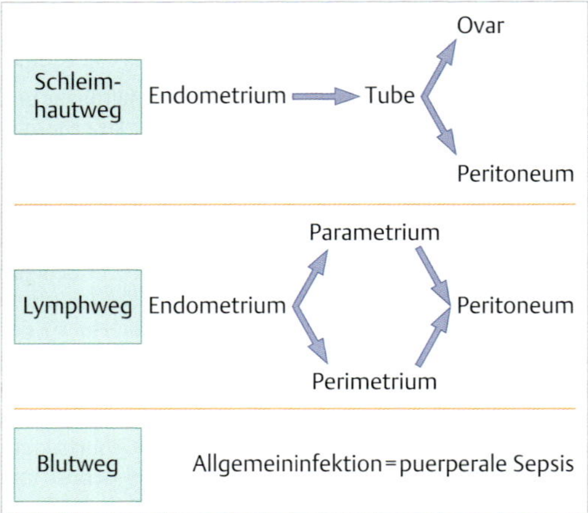

Abb. 21.15 Infektionen im Wochenbett. Drei Wege der puerperalen Infektion.

ter ausbreiten. Bekommt die Infektion Anschluss an den Blutkreislauf, führt dies zur Sepsis (▸ Abb. 21.15).

Merke

Mehrere Faktoren beeinflussen die Entwicklung der Infektion. Auf der einen Seite steht die Virulenz der Keime, die die Infektion möglicherweise ins Gewebe vordringen lässt, auf der anderen Seite der mütterliche Zustand. Heute ist das Kindbettfieber seltener als früher, weil die Frauen insgesamt gesünder sind, schneller Antibiotika eingesetzt werden und die Geburtshilfe durch die frühzeitige Entscheidung zu einer Schnittentbindung vorsichtiger geworden ist.

Endometritis puerperalis

Definition

Die **Endometritis puerperalis** ist eine Infektion der Gebärmutterschleimhaut im Wochenbett (▸ Abb. 21.16).

Symptome und Diagnostik

Bei den Wöchnerinnen treten subfebrile Temperaturen bis 38 °C auf. Der Uterus ist weich und druckschmerzhaft (Subinvolutio). Die Lochien riechen übel. Eine mäßige Leukozytose und ein CRP-Anstieg können weitere Hinweise geben.

Wissen

CRP (= C-reaktives Protein) ist ein Eiweißkörper, der frühzeitig vom Körper gebildet wird, wenn sich eine Entzündung anbahnt. Man nennt es auch „Akute-Phase"-Protein, weil es in der ersten Phase einer Entzündung im Serum ansteigt.

Wenn eine andere Quelle (Mastitis oder Harnwegsinfekt) als Ursache des Fiebers ausgeschlossen ist, sollte immer eine Endometritis angenommen und auch als solche behandelt werden, damit eine Verschlechterung des Krankheitsbildes verhindert wird.

Therapie

Da ein gut kontrahierter Uterus mit gut abfließenden Lochien die beste Prophylaxe und auch Therapie der Endometritis ist, besteht die Behandlung in der Gabe von Kontraktionsmitteln und Spasmolytika. Wenn das Fieber bestehen bleibt oder die Therapie mit Spasmolytika und Kontraktionsmitteln keine ausreichende Besserung bringt, wird die Gabe eines Antibiotikums notwendig.

Endomyometritis puerperalis

Definition

Wenn die Infektion der Gebärmutterschleimhaut im Wochenbett auch auf die Muskelschicht der Gebärmutter übergreift, spricht man von der **Endomyometritis puerperalis.**

Symptome und Diagnostik

Das Fieber ist höher und hält länger an als bei der Endometritis. Das allgemeine Krankheitsgefühl der Patientinnen ist größer. Außerdem kommt eine Tachykardie hinzu. Die Befunde am Uterus sind die gleichen wie bei der Endometritis. Auch hier ist der Uterus weich und druckschmerzhaft, er steht zu hoch, die Lochien riechen auffällig fötide und sind meistens vermehrt. Zur Diagnosesicherung führt die klinische Symptomatik, für die Therapie reicht jedoch ein Verdacht aus. Ein Abstrich aus den

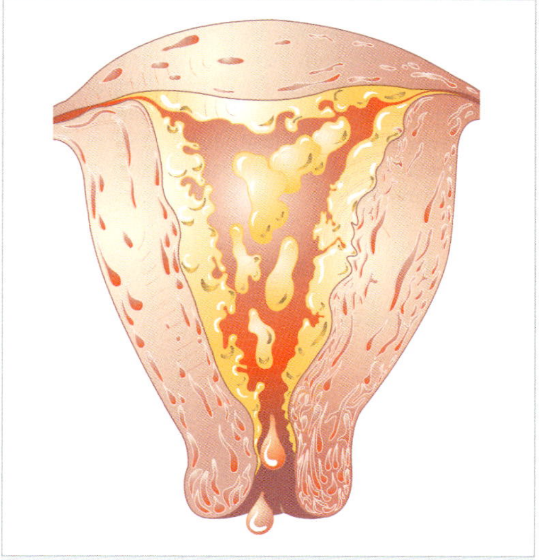

Abb. 21.16 Eitrige Endometritis.

Lochien zur Anzüchtung der Keime für eine Resistenzbestimmung erfolgt in jedem Fall.

Therapie

Bei einer Endomyometritis ist immer eine intravenöse antibiotische Therapie notwendig. Diese sollte ein breites Wirkungsspektrum haben und auch gegen Anaerobier wirksam sein (z. B. Mezlocillin oder Ampicillin kombiniert mit Metronidazol). Liegen bereits Resistenzbestimmungen aufgrund eines Abstriches vor, erfolgt die Therapie gezielt. Zusätzlich verabreicht man Uterotonika. Fiebersenkende Mittel haben den Nachteil, dass sie eine Verschlechterung des Krankheitsbildes verschleiern können und daher vorsichtig eingesetzt werden müssen.

Komplikationen

Beim Weiterfortschreiten der Infektion kann es zu einer Aszension der Keime über die Tuben bis zur freien Bauchhöhle kommen. Es liegt dann eine *Adnexitis puerperalis* oder eine *Peritonitis puerperalis* vor. Zu den bereits vorhandenen Symptomen kommen jetzt ein deutlicher Unterbauchschmerz hinzu sowie eine Darmatonie im Sinne eines paralytischen Ileus. Die Patientin ist im höchsten Maße gefährdet. Eine intensivmedizinische Behandlung ist notwendig. Dringen die Keime durch die untere Uteruswand oder die Zervixwand in die Parametrien, entsteht die seltene *Parametritis puerperalis*. Dies ist eine phlegmonöse Entzündung des extraperitonealen Bindegewebes, das zwischen Zervix und seitlicher Beckenwand aufgespannt ist. Der Eiterherd neigt zur Abszedierung (Einschmelzung). Diagnostiziert wird diese Entzündungsform am besten bei der rektalen oder kombiniert vaginal und rektalen Untersuchung, die extrem schmerzhaft ist. Zusätzlich zur antibiotischen Therapie, die immer erforderlich wird, muss hier manchmal operativ ein Abszess gespalten werden.

Sepsis puerperalis

Definition

Bei der **Sepsis puerperalis** handelt sich um eine generalisierte Form des Kindbettfiebers, die am häufigsten von einer Endomyometritis oder einer Venenentzündung im kleinen Becken ausgeht (▶ Abb. 21.17 u. ▶ Abb. 21.18).

Im Unterschied zu den oben erwähnten Krankheitsbildern steht hier die hämatogene Streuung der Keime im Vordergrund. Meist liegt eine Thrombose in einer Vene aus dem Abflussbereich des Uterus vor, die sich entzündet. Ob zunächst eine Venenentzündung bestand, die thrombosiert ist, oder ob sich eine bestehende Thrombose entzündet hat, kann nicht immer geklärt werden und hat auch keine praktische Bedeutung. Der Sepsisherd gibt dauerhaft oder in Schüben Bakterien in die Blutbahn frei. So kann es zu Eiterabsiedlungen in anderen Organen wie Lunge, Niere oder Gehirn kommen. In ca. 20 % der Fälle kommt es zu einer Besiedelung der Herzklappen (▶ Abb. 21.17).

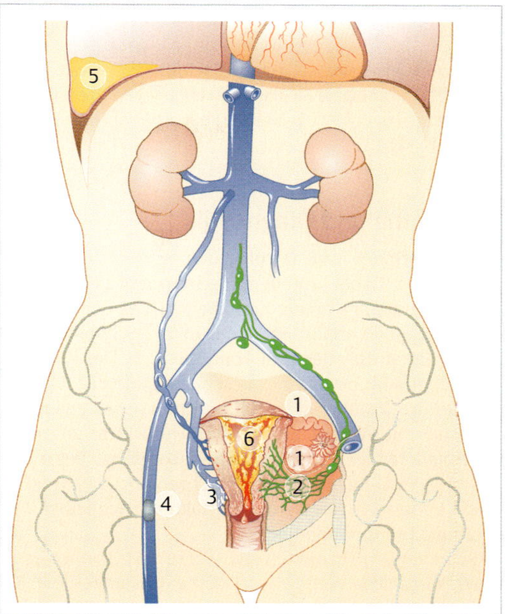

Abb. 21.17 Puerperalsepsis. **1** Diffuse Peritonitis, Adnexitis. **2** Parametritis. **3** Infizierte Venenthrombose im Abflussgebiet des Uterus. **4** Femoralvenenthrombose. **5** Pulmonaler Eiterherd. **6** Eitrige Endometritis.

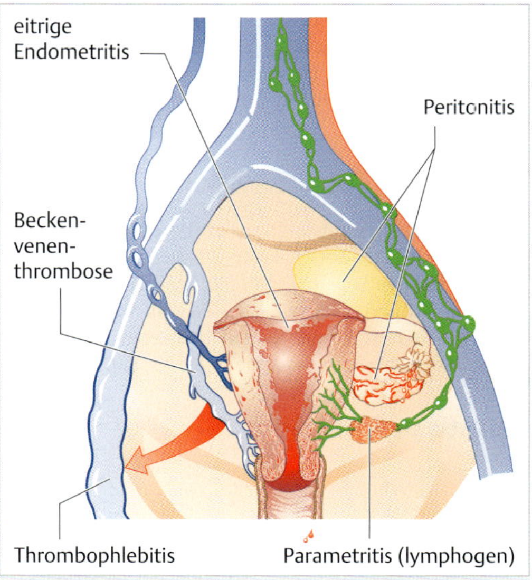

Abb. 21.18 Entstehung der Puerperalsepsis (schematische Darstellung).

Merke

Bei der Puerperalsepsis werden Bakterien von einem infizierten Thrombus in die Blutbahn abgegeben. Hierdurch kommt es zu hohem, teilweise schubartigem Fieber (► Abb. 21.18).

Symptome und Diagnostik

Die Patientinnen sind unruhig und werfen sich im Bett hin und her. Dabei besteht ein extrem reduzierter Allgemeinzustand mit starkem Krankheitsgefühl. Das Fieber ist sehr hoch und verläuft entweder in 1–2 Schüben täglich mit Schüttelfrost oder aber kontinuierlich. Der Puls geht schnell, es kommt zu einer Beschleunigung der Atmung. Der Blutdruck sinkt. Im Blutbild kann es neben einer Leukozytose mit Werten bis zu 30000 pro mm^3 zu einem Hb-Abfall infolge einer Hämolyse kommen. Besonders gefährlich ist ein Absinken der Thrombozyten, was auf einen Verbrauch von Gerinnungsfaktoren schließen lässt (Verbrauchskoagulopathie).

Schreitet das Krankheitsbild weiter fort, kommt es zu einer Verschlechterung des Allgemeinzustandes mit Bewusstseinseintrübung. Wenn Niere und Leber versagen, resultiert ein Kreislaufschock.

Therapie

Die hoch dosierte antibiotische Therapie wird von intensivmedizinischen Maßnahmen unterstützt. Wichtig ist eine Heparinisierung, um die Verbrauchskoagulopathie zu bremsen. Schwerwiegend, aber manchmal unumgänglich, ist die Entfernung des septischen Herdes durch eine Hysterektomie. Dieser technisch schwierige Eingriff muss sehr sorgfältig abgewogen werden und ist eine Ultima Ratio.

Prognose

Die Puerperalsepsis ist ein lebensbedrohendes Krankheitsbild mit einer Letalität von 20–50%. Bei einer rasch fortschreitenden Sepsis sind die Keime äußerst aggressiv und führen innerhalb von 2–3 Tagen zum Tod. Ein besonderes Problem stellt die in den meisten Fällen einsetzende Verbrauchskoagulopathie (► S. 273) dar.

Mastitis puerperalis

Definition

Bei der **Mastitis puerperalis** (Brustentzündung der Stillenden) handelt es sich meist um eine Infektion mit dem Keim Staphylococcus aureus, der durch die Besiedlung des kindlichen Nasen-Rachen-Raumes zur Mutter übertragen wird. Begünstigt wird die Infektion durch einen Milchstau und Hauteinrisse (Rhagaden) der Brustwarze (► Abb. 21.19).

Ursachen

Die Staphylokokken werden vom Nasen-Rachen-Raum des Pflegepersonals und der Mutter zum Kind übertragen. Von hier können die Keime durch Verletzungen der Brustwarze über die Milchgänge in die Brust eindringen.

Pflege

Prophylaxe. Die Verhütung von Schrunden und Rhagaden ist die beste Vorsorge gegen eine Mastitis. Eine Infektion über die keimhaltigen Lochien ist weniger häufig. Aus diesem Grund ist eine Händedesinfektion der Wöchnerin mit Alkohol zur Verhütung einer Mastitis nicht sinnvoll. Es gilt eher, den Übertragungsweg über das Pflegepersonal zu durchbrechen.

Innerhalb der Brust können sich die Keime auf 2 verschiedenen Wegen ausbreiten.

- Zum einen über das Bindegewebe, das zwischen den einzelnen Drüsenläppchen liegt (Interstitium). Man spricht von einer *interstitiellen Mastitis*. Über kleinste Verletzungen der Brustwarze dringen die Keime auf dem Lymphweg in die Tiefe ein. Es kommt zu einer diffusen, phlegmonösen Entzündung (► Abb. 21.20a).
- Beim 2. Infektionsweg nutzen die Keime die offenen Milchgänge, es kommt zu einer intrakanalikulären Aszension. Dabei entzünden sich die Milchdrüsen, also das Parenchym, sodass man von einer *parenchymatösen Mastitis* spricht. Diese Form ist wesentlich seltener. Sie wird durch einen Milchstau begünstigt, da Milch ein idealer Nährboden für Keime ist (► Abb. 21.20b).

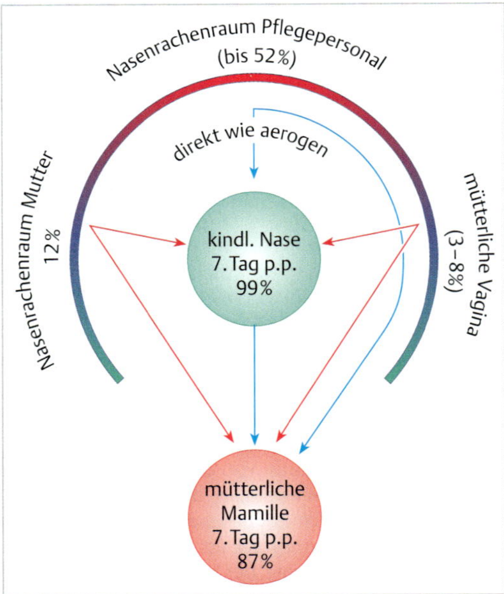

Abb. 21.19 Infektionswege bei Mastitis puerperalis. Die Staphylokokken gelangen von der Mutter und dem Pflegepersonal über das Kind zur Mamille der Mutter.

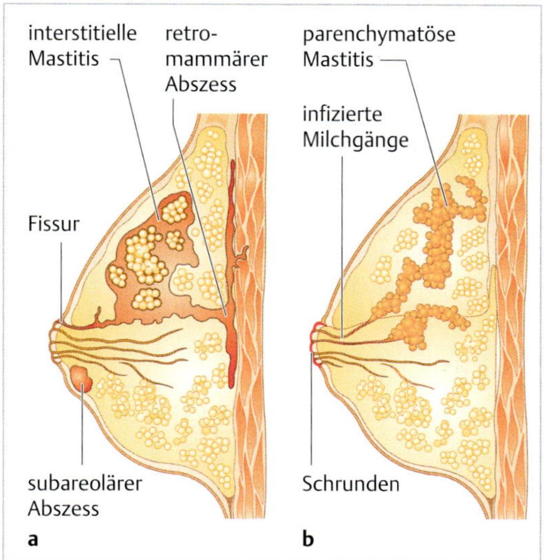

Abb. 21.20 Mastitis. a Interstitielle Mastitis mit Abszedierung. **b** Parenchymatöse Mastitis.

Beide Formen sind klinisch kaum zu unterscheiden, da sie ineinander übergehen.

Symptome

Drei wichtige Symptome einer jeden Entzündung treten auch bei der Mastitis in Erscheinung:

- Schmerzen
- Fieber
- Rötung und Überwärmung

Merke

Bei Schmerzen in der Brust und Fieber im Wochenbett muss an eine Mastitis gedacht werden. Die Früherkennung ist wichtig.

Zuerst klagen die Patientinnen über leichte, umschriebene Schmerzen in der Brust. Das Fieber tritt plötzlich auf und kann sehr hoch werden. Schüttelfrost kommt dabei häufig vor. Manchmal ist das Fieber das einzige Symptom, die Brust hat ein unauffälliges Aussehen. Typische Kennzeichen der Mastitis sind jedoch eine meist einseitige Schwellung der Mamma mit Rötung und Überwärmung, die schmerzhaft ist. Es kommt zu einer Lymphangitis. Hier ziehen bläulich-rote Lymphgefäße über den betroffenen Quadranten zu den bereits frühzeitig vergrößerten und tastbaren Lymphknoten in der Axilla.

Zunächst liegt in der Brust ein diffuses Infiltrat vor, das sich jedoch abgrenzt und einen Abszess bildet. Dieses Verhalten ist typisch bei einer Entzündung mit Staphylococcus aureus. Ist so der Abszess entstanden, kann man eine Fluktuation tasten (wellenartige Bewegungen von abgekapselten Flüssigkeiten).

Definition

Unter einem **Infiltrat** versteht man die diffuse, flächenhafte Ausbreitung einer Entzündung im Bindegewebe. Der Körper versucht, die Bakterien durch eine Membran einzukapseln. Hierbei kommt es durch Gewebeeinschmelzung zu einem Hohlraum, der von Leukozyten umgeben ist. Man bezeichnet dies als einen **Abszess.** Manche Bakterien produzieren bestimmte Enzyme, sodass es nicht zu einer Abkapselung kommen kann. Dann bildet sich eine **Phlegmone** aus.

Diagnostik

Die Diagnose wird anhand der typischen Klinik gestellt. Für die Therapie ist es wichtig, zwischen dem Stadium des Infiltrates und des Abszesses zu unterscheiden. Erst, wenn übliche Maßnahmen nicht zum Erfolg führen, muss mittels bildgebender Verfahren und einer Histologie ein Mammakarzinom ausgeschlossen werden.

Komplikationen

Bei der interstitiellen Mastitis kann sich ein *retromammärer* Abszess ausbilden, wenn die Keime bis auf die Pektoralisfaszie vordringen. Verbreiten sie sich dicht unter der Brustwarzenhaut, spricht man von einem *subareolären* Abszess.

Therapie

In der Frühphase der Mastitis wird zunächst versucht, die Brust zu schonen. Dies geschieht mit einer medikamentösen Prolaktinhemmung in niedriger Dosierung (z. B. mit Pravidel). Dabei muss nicht prinzipiell abgestillt werden. Im Zweifelsfall kann man die Keimzahl in der Muttermilch bestimmen und dann entscheiden, ob ein Weiterstillen für das Kind gefährlich ist.

Pflege

Unterstützende Maßnahmen. Von großer Bedeutung ist, dass die Brust immer gut entleert wird. Gleichzeitig werden antiphlogistische Maßnahmen durchgeführt, wie z. B. Umschläge mit Quark oder Kohlblättern. Die Brust sollte gekühlt und hochgebunden werden.

Wenn es innerhalb der ersten 12 Stunden nicht zur Entfieberung kommt, ist eine antibiotische Therapie mit einem staphylokokkenwirksamen Antibiotikum notwendig.

Falls diese Maßnahmen nicht helfen oder ein fortgeschrittenes Krankheitsbild mit beginnender Abszedierung vorliegt, kann eine Resorption der Entzündung nicht mehr erwartet werden. Jetzt wird die Einschmelzung gefördert, damit der Abszess chirurgisch saniert werden kann. Man erreicht dies durch Wärmeanwendung mit Rotlicht oder feuchtwarmen Umschlägen.

Merke

Eine Entzündung kann dadurch resorbiert werden, dass die Leukozyten nicht nur die Bakterien bekämpfen, sondern auch abgestorbenes Gewebe entfernen. Letztlich ist auf diese Weise ein Zustand erreichbar, der dem Ursprungszustand entspricht (Restitutio ad integrum). Einschmelzung heißt hingegen: Ein Wall aus Granulozyten kapselt den Eiterherd ab und schützt so das umliegende Gewebe vor den Bakterien.

▸ **Abszessspaltung.** Den richtigen Zeitpunkt für die Abszessspaltung erkennt man daran, dass das ganze Infiltrat eingeschmolzen ist und gut tastbar fluktuiert. Es erfolgt die Abszessspaltung durch einen radiären Schnitt (im Gegensatz zur Schnittführung bei der Entfernung eines Tumors aus der Brust). Dieser sollte groß genug sein, um ein Abfließen des Eiters zu ermöglichen. Gleichzeitig wird an der tiefsten Stelle der Wundhöhle eine Gegeninzision durchgeführt und eine Lasche eingelegt. Auf saubere Wundverhältnisse ist zu achten. Bei der Vorgehensweise sollte möglichst kein gesundes Gewebe zerstört werden.

Abstillen bei Entzündungen

Hier gibt es keine einhellige Meinung. Wenn die Mastitis in der Frühphase erfolgreich behandelt werden kann, ist ein Weiterstillen problemlos möglich. Kommt es zu einem größeren Infiltrat oder ist die Abszedierung nicht mehr aufzuhalten, sollte abgestillt werden. Der Wunsch der Patientin ist jedoch zu beachten. Auch nach chirurgischer Intervention besteht die Möglichkeit, das Stillen wiederaufzunehmen.

Sonstige Infektionen im Wochenbett

▸ **Harnwegsinfektionen.** Im Wochenbett treten gehäuft Harnwegsinfektionen auf, da die in der Schwangerschaft weit gestellten Harnabflusswege eine Infektion begünstigen.

Eine Therapie ist nur bei Beschwerden nötig, da vorübergehende Bakteriurien spontan verschwinden. Bei Fieber und Harnwegsinfekt muss an die Gefahr der aufsteigenden Infektion gedacht werden (Pyelonephritis).

▸ **Wundinfektionen.** Eine schlecht heilende Episiotomie- oder Dammrissnaht kann ebenfalls Ausgangspunkt einer Entzündung und von Fieber sein. Eine ödematöse Schwellung und Rötung der Wundränder sind erste Zeichen einer Entzündung. Die Fäden der Naht, die unter Spannung stehen, reißen ein, es fließt Eiter aus den Stichkanälen. Die Wunde klafft und ist schmierig belegt. Durch lokale Maßnahmen kommt es jedoch in aller Regel zur Abheilung.

21.3.3 Phlebothrombose, Thrombophlebitis, Embolie

Definition

Eine **Thrombose** ist die Verlegung einer Vene, die **Thrombophlebitis** dagegen die Entzündung einer thrombosierten Vene, meistens einer Varize (Krampfader). Unter **Embolie** versteht man die Verschleppung eines Thrombus vom venösen in das arterielle System, meist in die Lunge (Lungenembolie).

Ursachen

In den ersten 6 Wochen nach einer Entbindung ist eine hohe Thrombosegefährdung gegeben. Das liegt an der Weitstellung der venösen Gefäße, die sich erst allmählich wieder tonisieren. Damit die große Uteruswunde verschlossen werden kann, ist das Gerinnungssystem der Frau in besonderem Maß aktiviert.

Merke

In und nach der Schwangerschaft ist durch die Aktivierung des Gerinnungssystems leichter eine überschießende Gerinnungsreaktion möglich.

Besonders der Uterus enthält sog. thromboplastisches (gerinnungsauslösendes) Material, sodass Patientinnen mit einer Nachkürettage oder Plazentalösungsstörungen besonders gefährdet sind. Begünstigt wurde die Thrombose früher durch die Immobilisation der Wöchnerin. Heute wird darauf geachtet, dass die Entbundene spätestens nach 6 Stunden, möglichst aber früher, aufsteht.

Symptome und Diagnostik

Man unterscheidet zwischen
- oberflächlicher Thrombophlebitis (Venenentzündung) und
- tiefer Bein- und Beckenvenenthrombose.

Bei der Venenentzündung liegt meist eine Krampfader zugrunde. Diese thrombosiert und entzündet sich. Man sieht und tastet einen blau-roten, schmerzhaften Strang oder Knoten.

Die tiefe Bein- und Beckenvenenthrombose ist eine schwererwiegende Erkrankung. Oft liegen subfebrile Temperaturen vor. Typisch ist der sog. Kletterpuls mit einem langsamen Anstieg der Pulsfrequenz. Die klinischen Zeichen einer Thrombose, also schmerzhafte Druckpunkte im Verlauf der großen Venen bei einer Wadenkompression und der Fußsohlenschmerz sind richtungweisend. Die betroffene Extremität nimmt an Umfang zu und ist schmerzhaft bläulich geschwollen. Es herrscht eine Temperaturdifferenz zwischen krankem und gesundem Bein.

Pflege

Beobachtung. Temperaturunterschiede und Zunahme des Beinumfangs sind unsichere, aber einfach zu bestimmende Zeichen einer Bein- oder Beckenvenenthrombose. Sie dienen auch der Verlaufskontrolle. Um immer an der gleichen Stelle den Umfang zu bestimmen, wird sowohl an der Innen- als auch an der Außenseite des Beins eine Markierung mit einem wasserunlöslichen Stift vorgenommen. Diese Markierung sollte ober- und unterhalb des angelegten Maßbandes angebracht werden und mindestens 1 cm lang sein.

Besteht der Verdacht auf eine Thrombose, wird eine Ultraschalluntersuchung durchgeführt. Im Zweifelsfall kann auch eine Phlebografie notwendig werden. Die Entwicklung einer Lungenembolie oder eines postthrombotischen Syndroms mit venösen Funktionsstörungen ist zu befürchten.

Therapie

Die oberflächliche Venenentzündung wird mit Kompressionsstrümpfen und heparinhaltigen Salben behandelt. Dabei ist eine gesteigerte Mobilisation sehr wichtig. Nur so können die Strümpfe ihre Wirkung entfalten. Zusätzlich können Antiphlogistika (Entzündungshemmer) gegeben werden. Die Gabe von Heparin s.c. ist im Einzelfall zu erwägen.

Anders sieht die Therapie bei der tiefen Venenthrombose aus. Hier wird das Bein hochgelagert. Die Patientin hält Bettruhe ein. Heparin wird i.v. als Dauerinfusion gegeben, da die Halbwertzeit des Heparins sehr kurz ist. Eine Kontrolle der Therapie erfolgt durch die Gerinnungsanalyse im Labor. Eine Therapie mit niedermolekularem Heparin, das s.c. gespritzt wird, ist ebenso möglich. Hier kann auf Laborkontrollen verzichtet werden.

Wissen

Die Wirksamkeit einer Heparin-Therapie wird anhand der Verlängerung der partiellen Thromboplastinzeit (pTT) festgestellt.

Manchmal ist die Entfernung des Thrombus mittels Katheter oder einer Lysetherapie möglich. Das muss im Einzelfall entschieden werden. Im Anschluss an die akute Therapie erfolgt die Behandlung mit Marcumar für 3–6 Monate. Die Einstellung mit Marcumar kann aber erst nach dem Abstillen erfolgen, da es über die Muttermilch das Kind gefährdet und absolut kontraindiziert ist. Bis dahin spritzt sich die Patientin Heparin s.c. selbst.

Komplikationen

Die Lungenembolie ist eine seltene, aber lebensbedrohliche Komplikation der tiefen Venenthrombose. Hier wird ein Thrombus in die arterielle Lungenstrombahn eingeschwemmt und verlegt die Blutzufuhr zur Lunge. Bei größeren Embolien geht das mit einer Schocksymptomatik einher. Die Patientin klagt über Thoraxschmerzen und ringt nach Luft.

Merke

Bei der Lungenembolie ist eine sofortige intensivmedizinische Behandlung notwendig!

Die Lungenembolie im Wochenbett unterscheidet sich prinzipiell nicht von einer Lungenembolie im Rahmen anderer Ereignisse.

21.3.4 Orthopädische Störungen

Symphysenschädigung

Definition

Eine **Symphysenschädigung** ist eine Lockerung der Symphyse (Schambeinfuge), die während der Schwangerschaft oder unter der Geburt entstanden ist. Man unterscheidet eine **Symphysenruptur** oder -sprengung von einem **Symphysenschaden**.

Ursache

Die Symphysenruptur unter der Geburt ist heute sehr selten geworden. Wenn es sich um eine schwere Geburt mit großem Kind und Zangen- oder Vakuumentbindung handelt, kann die Symphyse bei einem engen Becken verletzt werden. Häufiger sind jedoch Symphysenlockerungen, die in den meisten Fällen bereits während der Schwangerschaft auftreten und funktionell bedingt sind.

Merke

Eine Auflockerung der Bänder und Gelenke, besonders im Becken, ist in der Schwangerschaft durch den Einfluss der Östrogene normal. Dabei kommt es auch zu einer Beckenringlockerung.

Symptome und Diagnostik

Die Patientinnen klagen häufig über Schmerzen im Bereich der Symphyse. Dieser Schmerz wird bei Bewegung schlimmer, auch können diese Frauen nicht gut auf der Seite liegen. Die Schmerzen strahlen häufig zum Kreuzbein oder in den Oberschenkel aus. In schweren Fällen treten Gehstörungen auf, der sog. „Watschelgang".

Um die klinische Diagnose zu sichern und das Ausmaß des Schadens abzuschätzen, wird eine Röntgenaufnahme des Beckens angefertigt. Dabei weist ein erweiterter Symphysenspalt oder eine Stufenbildung auf einen Symphysenschaden hin (► Abb. 21.21).

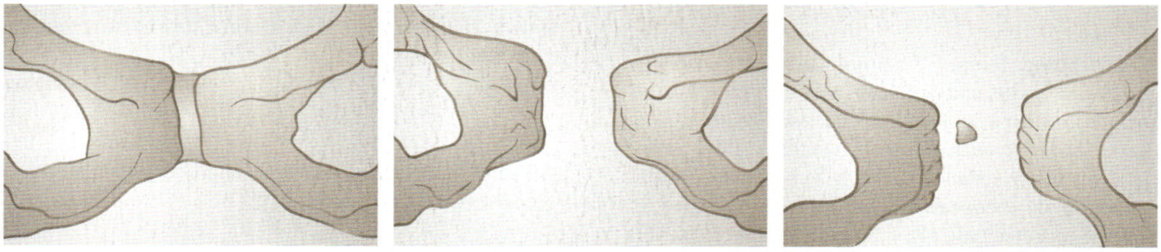

Abb. 21.21 **Symphysenschäden im Wochenbett** (schematische Darstellung von Röntgenbildaufnahmen). **a** Schmaler Symphysenspalt. **b** Weiter Symphysenspalt (eine Ruptur ist nicht auszuschließen). **c** Offensichtliche Symphysenruptur mit Knochenfragment und Dislokation.

Therapie

Symptomatische Maßnahmen, wie Schmerzmittel und Schonung, helfen bei geringeren Problemen. Manchmal ist die orthopädische Versorgung mit einer festen Leibbinde oder einem Stützkorsett notwendig.

21.3.5 Psychische Veränderungen

Psychische Labilität

Unter den sog. „Heultagen" zwischen dem 2. und 4. Tag nach der Geburt versteht man die psychische Instabilität der Mutter. Diese ist auf der einen Seite erfreut über ihr Kind, auf der anderen Seite müde, den Tränen nahe und leicht erregbar. Als Ursache kommt die hormonelle Umstellung in Betracht, die bereits in den ersten Tagen durch den Wegfall der Plazentahormone sehr massiv ist. Wichtig ist aber auch die neue Lebenssituation mit der Verantwortung für das Neugeborene.

Pflege

Zuwendung. Die „Heultage" gehen meist mit einer vertrauensvollen Zuwendung und Verständnis am ehesten vorüber.

Wochenbettdepression

Diese Tage der psychischen Labilität sind als normal anzusehen. Schwere Formen der Wochenbettdepression können mit einer erhöhten Suizidgefahr einhergehen und sind von der depressiven Verstimmung abzugrenzen. Hier reagieren die Mütter nicht adäquat. Sie sind unruhig, manchmal auch desorientiert. Bei der Wochenbettdepression ist die Mutter nicht in der Lage, das Kind zu versorgen. Sie fühlt sich mit der Situation völlig überfordert und hat deswegen Schuldgefühle. Auch klagen viele Mütter darüber, keine „richtige" Mutterliebe zu ihrem Kind entwickeln zu können.

Wochenbettdepressionen sind nicht selten und sollten psychiatrisch behandelt werden. Dafür gibt es an vielen Orten spezielle Mutter-Kind-Abteilungen. Die Situation sollte nicht unterschätzt werden, da die Wöchnerinnen selten von allein aus dieser Situation herauskommen.

Anhang

22 Fallbeispiele

22.1 Fallbeschreibungen und Aufgaben

22.1.1 Fall 1: Hysterektomie

Geschafft! Endlich wieder im Bett! So mühsam und anstrengend hatte sich Frau Zimmer das Aufstehen nach der Gebärmutterentfernung nicht vorgestellt. Wobei es mittlerweile schon viel besser geht als die ersten Male. Und wenn morgen endlich die Drainage und die Infusionen entfernt werden, wird es noch einfacher werden. Ein bisschen stolz ist sie schon, dass sie es trotz ihres Alters – sie ist immerhin 74 Jahre alt – mit der Wunde am Bauch geschafft hat aufzustehen, wenn auch mit Hilfe und Unterstützung der Pflegekraft. Frau Zimmer hatte gut zugehört, als man ihr präoperativ Tipps gab, wie sie sich nach der Operation am besten aufrichten und aufstehen könne. So könne sie Schmerzen vermeiden und die Wunde schonen. Geübt hatte sie auch. Die Schmerzen sind wirklich auszuhalten, wenn sie immer berücksichtigt, was man ihr gezeigt hat. Manchmal denkt sie nur einfach nicht daran.

Frau Zimmer hatte sich lange vor der Operation gedrückt, obwohl ihr Gynäkologe ihr schon längst empfohlen hatte, das große Myom entfernen zu lassen. Aber erst als sie ständige Blutungen hatte, konnte sie sich dazu entschließen, sich nun doch operieren zu lassen. Vorher hatte Frau Zimmer kaum Beschwerden, jedenfalls nicht wegen des Myoms. Ihr Entschluss zur Operation hatte noch einen anderen Grund: Seit einiger Zeit konnte sie ihren Urin nicht mehr halten, musste jedes Mal plötzlich und ganz schnell zur Toilette. Meist ging das nicht rasch genug, einige Tropfen gingen schon vorher ab, was ihr sehr unangenehm war.

Momentan hat sie einen Blasenkatheter – ziemlich praktisch. Aber schon morgen soll er entfernt werden – was dann? Am besten, sie spricht die Schwester mal darauf an.

1.1 Bitte fassen Sie die aktuelle Situation der Patientin zusammen.

1.2 Der Uterus ist aus 3 Schichten aufgebaut. Benennen Sie bitte die Schichten und beschreiben Sie die jeweilige Funktion.

1.3 Frau Zimmer wurde aufgrund eines Myoms die Gebärmutter entfernt.

a) Was versteht man unter einem „Myom"?
b) Myome werden anhand ihrer Lokalisation unterschieden. Bitte erklären Sie:
   - intramurales Myom
   - subseröses Myom
   - submuköses Myom
c) Welche Indikationen zur operativen Therapie eines Myoms sind Ihnen bekannt? Bitte nennen Sie mindestens 4 OP-Indikationen.
d) Welche Indikationen für eine Hysterektomie kennen Sie außerdem?

1.4 Die zuständige Pflegekraft der gynäkologischen Station führte mit Frau Zimmer vor der Operation ein Pflegeanamnesegespräch. Warum ist ein solches Gespräch wichtig? Welche Informationen über das Vorgehen nach der Operation sollte es beinhalten?

1.5 Frau Zimmer wurde intensiv auf die Operation vorbereitet. Besonders positiv bewertete sie das präoperative Gespräch, das Teil der präoperativen Pflegemaßnahmen ist.

a) Welche Verhaltensregeln bezüglich des Aufrichtens im Bett und des Aufstehens geben Sie Frau Zimmer? Warum sollte dies schon vor der Operation geschehen?
b) Warum informieren Sie Frau Zimmer über diese Verhaltensregeln?
c) Beschreiben Sie bitte weitere präoperative Maßnahmen.

1.6 Schon präoperativ litt Frau Zimmer unter unwillkürlichem Urinabgang. Sie befürchtete, dass postoperativ – auch wegen des liegenden Blasenkatheters – die Inkontinenz zunehmen könnte.

a) Welche Arten der Inkontinenz können Sie unterscheiden? Beschreiben Sie bitte die einzelnen Formen.
b) Welche Therapiemöglichkeiten der Inkontinenz sind Ihnen bekannt?
c) Warum sind Frauen häufiger von einer Harninkontinenz betroffen als Männer?

1.7 Wie Frau Zimmer leiden Frauen mit einer Harninkontinenz meist sehr unter dem unwillkürlichen Harnabgang. Beschreiben Sie bitte häufige Einschränkungen der Lebensqualität bei Harninkontinenz.

1.8 Bitte verfassen Sie eine Pflegeplanung zu folgenden ATLs:

- Für Sicherheit sorgen
- Ausscheiden

22.1.2 Fall 2: Adnexitis

Frau Turner, eine 24-jährige Patientin, wird von zwei Pflegekräften in der Notaufnahme abgeholt und auf die gynäkologische Station des Kreiskrankenhauses gebracht. Von den vielen Schmerzmedikamenten ist sie ziemlich müde, fast ein bisschen benommen. Sie wünscht sich jetzt einfach nur ein wenig Ruhe und dass die Schmerzen nicht wieder stärker werden. Momentan sind sie zumindest auszuhalten, die Medikamente scheinen zu wirken. Überhaupt geht es ihr schon viel besser.

Letzte Nacht bekam sie plötzlich Bauchschmerzen, zuerst waren sie erträglich. Sie hatte sich hingelegt und sich mit einer Wärmflasche versorgt. Die Hitze konnte sie jedoch bald schon nicht mehr ertragen. Frau Turner hatte das Gefühl, Fieber zu bekommen. Sie schwitzte immer mehr und auch die Schmerzen wurden zunehmend schlimmer. In den frühen Morgenstunden hatte Frau Turner es dann nicht mehr ausgehalten. Sie konnte sich kaum mehr auf den Beinen halten, die Schmerzen waren mittlerweile unerträglich, sie war am ganzen Körper kaltschweißig. Sie rief beim Notdienst an, der innerhalb weniger Minuten vor Ort war. Als der Notarzt den Bauch abtastete, schossen ihr vor Schmerzen die Tränen in die Augen. Der Arzt legte ihr eine Infusion an und verabreichte ihr Schmerzmittel. Daraufhin wurde sie ins Krankenhaus gebracht. Frau Turner traute sich erst gar nicht nachzufragen, was denn nun mit ihr geschehen würde und womit sie rechnen müsse.

In der Notaufnahme ging dann alles sehr schnell: Blut- und Urinuntersuchung mit Schwangerschaftstest, Messungen von Blutdruck, Puls, Fieber, auch weitere Infusionen wurden angehängt. Der zuständige Arzt hatte viele Fragen, die Frau Turner, so gut sie konnte, beantwortete. Mittlerweile fühlte sie sich auch schon etwas besser, viele Leute kümmerten sich um sie. Denn letzte Nacht allein zu Hause hatte sie doch sehr viel Angst.

Stutzig wurde sie allerdings, als sie aufschnappte, dass eventuell operiert werden müsste. Der Arzt konnte Frau Turner beruhigen, erst einmal würde ein Gynäkologe zu ihr kommen und sie untersuchen. Frau Turner hatte Glück im Unglück: Der Gynäkologe diagnostizierte eine Adnexitis aufgrund des Intrauterinpessars, das Frau Turner zur Verhütung eingesetzt bekommen hatte. Das Pessar wurde entfernt, die Ursache der Infektion bestand somit nicht mehr, eine Operation war also wahrscheinlich nicht mehr notwendig. Frau Turner wurde informiert, dass sie Antibiotika einnehmen müsse und Schmerzmittel bekäme. Darüber hinaus wollte der Arzt sie für einige Tage stationär aufnehmen, um mögliche Komplikationen zu verhindern bzw. gleich erkennen und behandeln zu können. Frau Turner sah ein, dass es wichtig war, den weiteren Verlauf zu beobachten – allein zu Hause hätte sie momentan sowieso nicht sein wollen. Hier wurde sie umsorgt, man kümmerte sich um sie. Außerdem wollte sie jetzt, da endlich die Schmerzen nachgelassen haben, erst mal schlafen.

2.1 Bitte fassen Sie die aktuelle Situation der Patientin zusammen.

2.2 Frau Turner wird mit dem Verdacht auf ein „akutes Abdomen" in die Notaufnahme gebracht. Beschreiben Sie 4 mögliche Symptome.

2.3 Was kann ein „akutes Abdomen" verursachen? Nennen Sie bitte jeweils

a) 3 genitale Ursachen für ein akutes Abdomen außerhalb der Schwangerschaft
b) 3 genitale Ursachen während einer Schwangerschaft
c) 3 außergenitale Ursachen

2.4 Die Beschwerden der akuten Adnexitis sind unspezifisch. Bitte benennen Sie 3 der am häufigsten auftretenden Symptome.

2.5 Es gibt verschiedene Infektionswege für eine Adnexitis.

a) Welche sind Ihnen bekannt?
b) Welche Ursache ist die häufigste?
c) Wann kommt es am ehesten zu einer aufsteigenden Infektion?
d) Wann entwickelt sich aus einer akuten Adnexitis ein akutes Abdomen?
e) Zu welchen Komplikationen kann die chronische Adnexitis führen?

2.6 Bitte kreuzen Sie an (▸ Tab. 22.1): Welche Aussagen sind richtig, welche falsch? Korrigieren Sie die Falschaussagen.

2.7 Bei Frau Turner wurden in der Notaufnahme zur Diagnosestellung verschiedene Untersuchungen – auch vom Gynäkologen – durchgeführt. Nennen Sie 5 gängige gynäkologische Untersuchungen.

2.8 Ein wichtiger Bestandteil der gynäkologischen Anamnese ist die Frage nach dem monatlichen Zyklus und ggf. nach Zyklusstörungen. Was verstehen Sie unter

- Menorrhagie?
- Amenorrhö?
- Hypermenorrhö?
- Hypomenorrhö?
- Oligomenorrhö?

Tab. 22.1 Aussagen zum Fallbeispiel „Adnexitis".

	richtig	falsch
Die chronische Adnexitis ist eine mögliche Folgeerkrankung einer akuten Adnexitis.		
Ein typisches Symptom der chronischen Adnexitis ist die Ausstrahlung der Schmerzen in den Oberbauch.		
BSG und Leukozytenzahl sind bei der akuten und der chronischen Adnexitis erhöht.		
Ein Exsudat ist eine Flüssigkeit, die im Rahmen einer Entzündung aus dem Gefäß austritt.		
Die Symptome der akuten Adnexitis sind den Symptomen der Appendizitis ähnlich.		
Die aszendierende Adnexitis tritt i. d. R. einseitig auf.		
Als Adnexe bezeichnet man bei der Frau die Eierstöcke und die Eileiter.		
Eine Adnexitis wird mit Antibiotika behandelt.		
Bei einem akuten Abdomen infolge einer Adnexitis ist eine Laparoskopie oder Laparotomie erforderlich.		

2.9 Frau Turner geht regelmäßig zur Vorsorge. Sie weiß, wie eine gynäkologische Untersuchung abläuft, und hat normalerweise keine Angst.

a) Manche Frauen haben jedoch Ängste vor einer gynäkologischen Untersuchung. Überlegen Sie, welche Faktoren hier eine Rolle spielen können.
b) Beschreiben Sie, wie Sie die Ängste einer Patientin vor einer gynäkologischen Untersuchung minimieren können.

2.10 Die Adnexitis bei Frau Turner wurde wahrscheinlich durch eine aufsteigende Infektion infolge des Intrauterinpessars verursacht, das sie zur Kontrazeption benutzt.

a) Nennen Sie 3 Methoden der nicht hormonellen Kontrazeption.
b) Beschreiben Sie die das Prinzip der hormonellen Kontrazeption.
c) Was versteht man unter dem Pearl-Index?

2.11 Formulieren Sie 3 Pflegediagnosen für Frau Turner und beschreiben Sie die dazugehörigen Maßnahmen.

22.1.3 Fall 3: Mammakarzinom

Frau Schuler wacht langsam aus der Narkose auf. Sie ist noch sehr müde. Das Erste, was sie wahrnimmt, sind ein unangenehmer Geschmack im Mund und eine leichte Übelkeit. Im ersten Moment weiß sie gar nicht, wo sie ist, was passiert ist. Aber die Erinnerung kommt schnell. Als sie sich bewegt, bemerkt sie den Schmerz im Bereich ihrer rechten Schulter. Die Operation, jetzt also ist sie vorbei – ein weiterer kleiner Schritt im Kampf gegen den Krebs. Den Tumor ist sie durch die Operation erst mal los. Sie wirft einen vorsichtigen Blick unter die Decke, sieht nur den dicken Verband. Sofort spürt sie ein einen Kloß im Hals. Wie es wohl aussieht, wenn der Verband entfernt wird? Daran mag sie vorerst gar nicht denken. Die vergangenen Wochen laufen nochmals wie ein Film in ihrem Kopf ab.

Nie hätte sie sich vorstellen können, dass so etwas ausgerechnet ihr passieren könnte. Sie ist gerade mal 34 Jahre alt. Alles lief so gut. Sie war seit einigen Jahren glücklich verheiratet, hat 2 Wunschkinder: der jetzt schon 7-jährige Sohn und die kleine Tochter, die letzte Woche den 2. Geburtstag gefeiert hat. In 3 Monaten hätte sie wieder ins Arbeitsleben einsteigen können. Sie hatte sich sehr darauf gefreut, wieder täglich ein paar Stunden ins Büro gehen zu können. Das Geld hätten sie gut gebrauchen können. Aber dann der Schock, als sie am Morgen unter der Dusche einen Knoten in der rechten Brust tastete. Sie wollte es erst gar nicht wahrhaben, aber er war da: etwa 2 cm groß, gut zu spüren. Frau Schuler vereinbarte gleich einen Termin bei ihrem Gynäkologen. Schon am nächsten Tag konnte sie zur Untersuchung. In der Nacht zuvor schlief sie kaum, ihr Mann versuchte sie zwar zu beruhigen, aber die Angst konnte er ihr nicht nehmen. Wenn es sich um was Bösartiges handelte, was dann? Wie sollte es weitergehen?

Als der Gynäkologe sie untersuchte, traute sie sich kaum, ihn anzuschauen. Seine Miene sprach Bände. Die Untersuchungen durchlief sie wie in Trance. Aber dann hatte sie traurige Gewissheit: ein Mammakarzinom. Es war zwar noch nicht sehr weit fortgeschritten, aber operieren werde man müssen, erklärte ihr der Gynäkologe. Anschließend würde eine Bestrahlungstherapie durchgeführt. Zusätzlich, um eventuell bestehende Metastasen zu bekämpfen, empfahl er ihr, sich auch noch einer Chemotherapie zu unterziehen. Frau Schuler konnte nur an ihre beiden Kinder denken. Sie würde alles tun, um wieder gesund zu werden. Alles, was man ihr empfähle, machen lassen. Nächtelang saß sie vor dem Computer, um im Internet zu recherchieren: die Therapiemöglichkeiten, die Komplikationen, die Prognose. Aber als sie merkte, dass die vielen Informationen sie nur noch mehr verunsicherten, hörte sie schließlich auf damit. Ihrem Gynäkologen hatte sie bisher immer vertrauen können, also beschloss sie, es auch dieses Mal zu tun. Auf die Unterstützung ihres Mannes und ihrer Familie konnte sie zählen. Ihre Mutter war nun erst mal zu ihnen gezogen, kümmerte sich um Tochter und Enkelkinder.

An all das muss sie nun denken, hier im Aufwachraum des Krankenhauses. Dass sie die Operation überstanden hat und auch all die anderen Therapien überstehen wird. Frau Schuler weiß, aufgeben wird sie nicht, ihre Kinder brauchen sie schließlich. Aber ihr ist bewusst, dass eine schwere Zeit vor ihr liegt und es lange dauern kann, bis sie ihr gewohntes Leben wieder führen und genießen kann.

3.1 Bitte fassen Sie die aktuelle Situation der Patientin zusammen.

3.2 Nach ihrem Tastbefund konsultiert Frau Schuler ihren Gynäkologen. Welche Untersuchungsverfahren wird er bei Frau Schuler durchgeführt haben?

3.3 Die Ursachen für das Auftreten des Mammakarzinoms sind nicht völlig geklärt. Es gibt jedoch Risikofaktoren, die die Entstehung begünstigen. Welche sind Ihnen bekannt? Bitte benennen Sie mind. 5 Faktoren.

3.4 Die Einteilung des Mammakarzinoms erfolgt nach dem TNM-System. Was sagt dieses System aus?

3.5 Der Nachweis von Metastasen eines Mammakarzinoms beeinflusst die Prognose.

a) Auf welchem Weg findet die Metastasierung üblicherweise statt?
b) In welchen Organen sind Metastasen am häufigsten vorzufinden?

3.6 Bitte kreuzen Sie an (▶ Tab. 22.2): Welche Aussagen sind richtig, welche falsch? Korrigieren Sie die Falschaussagen.

3.7 Das Mammakarzinom von Frau Schuler wurde operativ entfernt und die Restbrust soll anschließend bestrahlt werden. Hierbei handelt es sich um einen kurativen Therapieansatz. Was bezeichnet man als kurative Therapie, wann redet man von einer palliativen Therapie? Bitte unterscheiden Sie beide Therapieformen.

Tab. 22.2 Aussagen zum Fallbeispiel „Mammakarzinom“.

	richtig	falsch
Mammakarzinome treten meist monozentrisch auf und neigen kaum zur Metastasierung.		
Nach einer Mastektomie kann man frühestens nach 2 Jahren einen Brustaufbau vornehmen.		
Die Rezidivrate von nachbestrahlten Patienten ist deutlich geringer.		
Die meisten Frauen mit einem Mammakarzinom sterben an den Metastasen und ihren Folgen, nicht am Tumor selbst.		
Prinzipiell muss nicht jeder Knoten in der Brust abgeklärt werden.		
Bei der Mastopathie handelt es sich um hormonabhängige Veränderungen des Brustdrüsengewebes.		
Die Kombination von Operation und Bestrahlung fördert das Auftreten eines Lymphödems.		
10 % der Frauen haben unterschiedlich große Brüste.		
Das Mammakarzinom ist bei Frauen zwischen dem 35. und 55. Lebensjahr die häufigste Todesursache.		
Tumoren der Brust befinden sich meist im oberen äußeren Quadranten.		
Tastbare Lymphknoten sind immer karzinomverdächtig.		
Jede 20. Frau in Deutschland erkrankt im Laufe ihres Lebens an einem Mammakarzinom.		
Ein Großteil der Mammakarzinome verursacht keine oder kaum Beschwerden.		
Mammakarzinome werden meist im Rahmen von Vorsorgeuntersuchungen entdeckt.		

3.8 Bei Frau Schuler werden unterschiedliche Therapiemöglichkeiten angewandt bzw. kombiniert. Welche Therapieformen des Mammakarzinoms sind Ihnen bekannt? Beschreiben Sie, wann welche Behandlung zum Einsatz kommt.

3.9 Frau Schuler ist sehr gut informiert worden. Sie kennt die Therapien und die möglichen Komplikationen. Sehr häufig ist das Lymphödem. Wie kommt es zu dieser Komplikation und welche prophylaktischen Pflegemaßnahmen können Sie anwenden? Auf was achten Sie besonders?

3.10 Frau Schuler hat sich auch über die Prognose erkundigt.

a) Beschreiben Sie mindestens 3 Faktoren, die für die Prognose eines Mammakarzinoms relevant sind.
b) Frau Schuler wird in Zukunft regelmäßig zur Nachsorgeuntersuchung müssen. Was beinhaltet eine solche Untersuchung?

3.11 Frau Schuler sieht dem ersten Verbandwechsel mit großer Angst entgegen. Jetzt, mit dem dicken Verband, kann sie sich noch nicht richtig vorstellen, wie es wohl sein wird, wenn sie die Operationswunde das erste Mal sieht. Beschreiben Sie die besondere Bedeutung der Brust für die Frau und nennen Sie einige Beispiele, wie sich das Verhalten der Frau nach einer Amputation ändern kann. Wie können Sie als Pflegekraft die Patientin unterstützen?

3.12 Schreiben Sie bitte eine Pflegeplanung für Frau Schuler zu folgenden ATLs:

- Für Sicherheit sorgen
- Sinn finden im Werden, Sein, Vergehen.

22.1.4 Fall 4: Schwangerschafts-induzierte Hypertonie

Frau Werth, eine 39-jährige Patientin in der 33. Schwangerschaftswoche, ist ungeduldig. Immer wieder schaut sie auf die Uhr. Sie kann es kaum erwarten, dass ihr Mann endlich kommt. Nachdem sie schon seit fast 2 Wochen auf der gynäkologischen Station liegt, haben sich ihre behandelnden Ärzte heute entschieden, das Kind wegen neu aufgetretener Komplikationen so rasch wie möglich per Kaiserschnitt auf die Welt zu holen – Mutter und Kind sollen nicht weiter gefährdet werden. Frau Werth weiß noch nicht so recht, ob sie sich freuen soll oder die Angst vor dem Eingriff überwiegt.

Schon die letzten Wochen waren nicht einfach, Frau Werth bekam plötzlich Probleme in der Schwangerschaft. Nach zwei Fehlgeburten hatte sie sich schon mit dem Gedanken vertraut gemacht, kein Kind bekommen zu können. Aber dieses Mal war sie sicher, dass es gut gehen würde. Alles war anders als die letzten Male. Sie wusste sofort, dass sie schwanger war, sie hatte es einfach gespürt. Ihren Mann hatte sie aber erst informiert, nachdem die Schwangerschaft vom Gynäkologen bestätigt worden war. Sie wollte sicher sein. Und alles lief gut bis vor einigen Wochen. Frau Werth verspürte immer wieder Kopfschmerzen und Schwindel. Der Gynäkologie fand die Ursache rasch: Im Rahmen der Vorsorgeuntersuchungen fielen sehr hohe Blutdruckwerte auf. Frau Werth erfuhr, dass es in der Schwangerschaft zu einem Bluthochdruck kommen kann. Sie bekam blutdrucksenkende Medikamente verordnet und nahm sie auch regelmäßig ein. Trotzdem verschwanden die Symptome nicht, sie traten lediglich etwas abgeschwächt auf. Außerdem schwollen ihre Füße und Hände stark an, das Gesicht schien aufgedunsen. Der Gynäkologe überwies sie sicherheitshalber ins Krankenhaus, denn hier konnte man sie und ihr Ungeborenes besser überwachen. Der aufnehmende Arzt hatte sich viel Zeit für Frau Werth genommen, denn sie hatte sehr viele Fragen, vor allem ob eine Gefahr für das Kind bestehe. Sie war froh, dass man ihre Ängste ernst nahm und sie sehr gut informiert wurde. Besonders beruhigt hatte sie die Aussage des Arztes, dass ihr Kind zum jetzigen Zeitpunkt schon reif genug war, um im Falle einer verfrühten Geburt überleben zu können.

Die Einstellung des Blutdrucks erwies sich allerdings als schwierig, denn immer wieder kam es zu erhöhten Werten, obwohl Frau Werth sich schonte, Aufregungen vermied und viel im Bett lag und das – wie man es ihr empfohlen hatte – meist in Linksseitenlage. Mittlerweile waren jedoch noch weitere Komplikationen hinzugekommen: Zuerst wurde Eiweiß im Urin nachgewiesen und heute Morgen hatte sie so starke Kopfschmerzen mit Flimmern vor den Augen, dass sie hatte läuten müssen. Der Arzt erklärte ihr, dass ein Kaiserschnitt gemacht werden müsse. Am besten sofort.

Frau Werth ist einverstanden, hat aber einen großen Wunsch: Ihr Mann solle dabei sein, wenn die Möglichkeit besteht. Hoffentlich schafft er es, rechtzeitig zu kommen. Zur Überwachung wurde sie bereits in einen Kreißsaal gebracht. Der Eingriff soll umgehend durchgeführt werden.

4.1 Bitte fassen Sie die aktuelle Situation der Patientin zusammen.

4.2 Frau Werth war sich nach Ausbleiben der Regelblutung gleich sicher, schwanger zu sein. Sie hat es einfach „gefühlt". Zählen Sie bitte jeweils 3 unsichere und sichere Schwangerschaftszeichen auf.

4.3 Frau Werth berichtet von 2 Fehlgeburten, die sie in der Vergangenheit erlitten hat. Wann spricht man von einer Fehlgeburt?

4.4 Auf der gynäkologischen Station empfiehlt man Frau Werth, sich möglichst häufig auf die linke Seite zu legen. Warum bekommt sie diesen Ratschlag?

4.5 Die Hypertonie in der Schwangerschaft gehört zu den Spätgestosen.
a) Was verstehen Sie darunter?
b) Welche häufigen Spätgestosen sind Ihnen noch bekannt?

4.6 Bitte kreuzen Sie an (▶ Tab. 22.3): Welche Aussagen sind richtig, welche falsch? Korrigieren Sie die Falschaussagen.

4.7 Wird ein Bluthochdruck in der Schwangerschaft diagnostiziert, muss man an weitere Komplikationen denken. Bei Frau Werth konnte man z. B. eine Proteinurie nachweisen.
a) Wie bezeichnet man das Krankheitsbild?
b) Auf welche Symptome achten Sie besonders?
c) Welche Therapiemöglichkeiten sind Ihnen bekannt?
d) Als Komplikation können Krampfanfälle auftreten. Wie bezeichnet man dieses Krankheitsbild?

4.8 Frau Werth hat große Angst davor, dass ihr Kind als Frühgeburt zur Welt kommt.
a) Wann spricht man von einer Frühgeburt?
b) Nennen Sie 5 Risikofaktoren für eine Frühgeburt.
c) Was stellt für ein frühgeborenes Kind das größte Problem dar?
d) Wie errechnet man den voraussichtlichen Geburtstermin?
e) Wie lange dauert eine Schwangerschaft regulär?
f) Was versteht man unter einer Übertragung?
g) Warum stellt eine Übertragung ein Problem für das Kind dar?

4.9 Frau Werth muss sich aufgrund der in der Schwangerschaft eingetretenen Komplikationen mit einer Kaiserschnittentbindung auseinandersetzen. Ihr ist bekannt, dass es sich heutzutage um ein Standardverfahren handelt.
a) Welche Indikationen für einen Kaiserschnitt sind Ihnen bekannt?
b) Zu welchen Komplikationen kann ein Kaiserschnitt führen?
c) Nennen Sie bitte 2 weitere geburtshilfliche Operationen.

Tab. 22.3 Aussagen zum Fallbeispiel „Schwangerschaftsinduzierte Hypertonie".

	richtig	falsch
Ist der Blutdruck systolisch > 140 mmHg und diastolisch > 90 mmHg, spricht man in der Schwangerschaft von einem Bluthochdruck.		
Ein systolischer Blutdruckanstieg > 30 mmHg ist in der Schwangerschaft als pathologisch anzusehen.		
Mittel der Wahl bei der medikamentösen Therapie sind Kalziumantagonisten.		
Eine embryotoxische Wirkung von blutdrucksenkenden Medikamenten muss ausgeschlossen sein.		
Diuretika und ACE-Hemmer können unbedenklich gegeben werden.		
Die Patientin kann durch Gestaltung ihres Tagesablaufs den Blutdruck beeinflussen.		
Bestimmte Vasodilatatoren wie Nepresol sind zur Blutdrucksenkung in der Schwangerschaft zugelassen.		
Die Schwangere muss über Warnsignale wie Kopfschmerzen, Schwindel oder Sehstörungen aufgeklärt werden.		

Tab. 22.4 Aussagen zum Fallbeispiel „Schwangerschaftsinduzierte Hypertonie“.

	richtig	falsch
Nach einem Kaiserschnitt ist eine normale Geburt nicht mehr möglich.		
Die Schnittentbindung erfolgt i. d. R. durch den Pfannenstielschnitt.		
Eine der häufigsten Indikationen für einen Kaiserschnitt ist die Beckenendlage bei Erstgebärenden.		
Die primäre Sectio erfolgt aufgrund einer kindlichen Gefahrensituation.		
Eine Kaiserschnittentbindung muss immer in Vollnarkose erfolgen.		
Bei der sekundären Sectio war zuerst der normale Geburtsweg geplant.		

4.10 Bitte kreuzen Sie an (▶ Tab. 22.4): Welche Aussagen sind richtig, welche falsch? Korrigieren Sie die Falschaussagen.

4.11 Bitte erstellen Sie 3 mögliche Pflegediagnosen für Frau Werth und beschreiben Sie dazugehörige Maßnahmen.

22.1.5 Fall 5: Thrombose im Wochenbett

Frau Fischer ist ganz verliebt in ihre kleine Tochter. Gerade mal 2 Tage alt, liegt sie zufrieden in ihren Armen. Die junge Mutter kann ihren Blick kaum abwenden, ihrem Mann geht es nicht anders. Sie sind glücklich – endlich eine richtige Familie.

Die Schwangerschaft war ohne Komplikationen verlaufen. Frau Fischer hatte sich immer wohlgefühlt, selbst die morgendliche Übelkeit blieb ihr erspart. Am unangenehmsten war noch die i. m.-Spritze zur Rhesusprophylaxe, die sie im 7. Monat bekam. Zu Hause hatte sie bereits alles vorbereitet, die Wände des ehemaligen Gästezimmers gestrichen, das Zimmer eingerichtet und schon viele Kleidungsstücke besorgt. Ihr Kind sollte es schön haben. Frau Fischer hatte ihre Schwangerschaft genossen, besonders die letzten 2 Monate, als sie endlich nicht mehr arbeiten musste. Sie hatte die Zeit genutzt, hatte viel gelesen über die Entwicklung eines Kindes, über Erziehung. Auch mit dem Stillen hatte sie sich intensiv auseinandergesetzt. Jetzt freut sie sich darauf und hofft, dass auch alles so klappt, wie sie sich das vorstellt.

Frau Fischer erzählt ihrem Mann, dass die Entlassung bald ansteht. Wenn die Geburt nicht so lange gedauert und sie keine Periduralanästhesie benötigt hätte, wäre sie schon zu Hause. Aber Frau Fischer hatte einfach keine Kraft mehr, die Wehen waren schmerzhafter als erwartet. Gut, dass der Anästhesist ihr helfen konnte. Ohne Schmerzen ging dann alles viel einfacher. Ihre Tochter kam auf die Welt, sie hörte das erste Schreien, gleich durfte sie die Tochter im Arm halten. Die Hebamme schaute zufrieden, eine Apgar-Punktzahl von 10 – was will man mehr?

Leider ging es Frau Fischer am ersten Tag nach der Geburt gar nicht gut. Solche Kopfschmerzen hatte sie noch nie. Dennoch wollte sie, wenn es irgendwie möglich wäre, auf die Einnahme von Medikamenten verzichten. Das Kind sollte keinesfalls gefährdet werden. Aber es war kaum auszuhalten. Sie konnte nicht aufstehen, geschweige denn das Baby versorgen.

Heute ging es ihr besser, sie war schon einige Schritte gelaufen, die Kopfschmerzen waren erträglich. Frau Fischer musste nur noch die Pflegekraft beim nächsten Durchgang bitten, sich ihr linkes Bein genauer anzuschauen. Es schien ihr etwas geschwollen und auch wärmer zu sein als das rechte. Außerdem verspürte sie einen seltsamen Schmerz in der Fußsohle. Aber ihr Mann bittet Frau Fischer, nicht zu warten, sondern gleich nach einer Pflegekraft zu läuten. Es dauert nicht lange, bis nach Frau Fischer geschaut wird. Nach einem kurzen Blick auf das Bein bittet die Pflegekraft Frau Fischer, das Bett vorerst nicht zu verlassen, da sich ein Arzt das Bein anschauen und untersuchen müsse. Frau Fischer verspricht es, sie möchte auf keinen Fall etwas falsch machen. Aber sie macht sich große Sorgen. Was ist, wenn es zu weiteren Komplikationen kommt? Was wird aus ihrer Entlassung? Wird sie ihr Kind versorgen können?

5.1 Bitte fassen Sie die aktuelle Situation der Patientin zusammen.

5.2 Unterscheiden Sie:
a) Thrombose
b) Thrombophlebitis
c) Embolie

5.3 Anhand der von Frau Fischer beschriebenen Symptome besteht der Verdacht auf eine tiefe Beinvenenthrombose (TBVT).
a) Fassen Sie die typischen Symptome noch einmal zusammen und ergänzen Sie gegebenenfalls.
b) Bisher besteht nur der Verdacht auf eine TBVT. Welche Untersuchungen müssen gemacht werden, um die Diagnose zu sichern?
c) Um den Verlauf der Thrombose zu kontrollieren, sollte in regelmäßigen Abständen der Umfang des betroffenen Beines von Frau Fischer gemessen werden. Beschreiben Sie Ihr Vorgehen.

5.4 Bitte kreuzen Sie an (▶ Tab. 22.5): Welche Aussagen sind richtig, welche falsch? Korrigieren Sie die Falschaussagen.

5.5 Die tiefe Beinvenenthrombose (TBVT) ist eine typische Komplikation im Wochenbett.
a) Was versteht man unter „Wochenbett“?
b) Welche physiologischen Vorgänge spielen sich im Wochenbett ab?

Tab. 22.5 Aussagen zum Fallbeispiel „Thrombose im Wochenbett".

	richtig	falsch
Die TBVT wird mit Kompressionsstrümpfen und einer heparinhaltigen Salbe behandelt.		
Eine rasche Mobilisation ist bei einer Venenentzündung wichtig.		
Patienten mit einer TBVT müssen mobilisiert werden.		
Eine Lungenembolie ist weniger gefährlich als eine Thrombose.		
Bei der Lungenembolie handelt es sich um eine gefährliche Komplikation der TBVT.		
Die Entbundene sollte spätestens nach 6 Stunden mobilisiert werden.		
Patienten mit einer TBVT müssen Bettruhe einhalten.		
Die Wirksamkeit einer Heparin-Therapie wird durch die Bestimmung des Quick-Werts bzw. der INR (International Normalized Ratio) festgestellt.		
Eine Thrombophlebitis muss mit Heparin als Dauerinfusion behandelt werden.		
Die Marcumar-Therapie darf erst nach dem Abstillen beginnen.		
Bei einer Lungenembolie ist eine sofortige intensivmedizinische Behandlung zu beginnen.		
Bei der Gabe von niedermolekularem Heparin muss regelmäßig eine Gerinnungskontrolle erfolgen.		
Eine Wöchnerin ist bis zu 6 Wochen nach der Geburt thrombosegefährdet.		

c) Zu welchen anderen pathologischen Veränderungen kann es neben einer TBVT im Wochenbett kommen?

5.6 Eine Wöchnerin bedarf einer besonderen Pflege. Beschreiben und begründen Sie wichtige Pflegemaßnahmen.

5.7 Frau Fischer befürchtet, ihr Kind nach der Diagnose TBVT nicht mehr stillen zu dürfen. Sie möchte dies aber unbedingt, denn über die Vorteile des Stillens hat sie sich erkundigt. Zählen Sie bitte einige Vorteile auf.

5.8 Frau Fischer hat Bedenken, dass die ihr verordneten Medikamente sich auf das Kind auswirken könnten. Nennen Sie einige der wichtigsten kontraindizierten Medikamente in der Stillzeit.

5.9 Frau Fischer erlebte ihre Schwangerschaft als sehr positiv, einzig die Rhesusprophylaxe blieb ihr in schlechter Erinnerung.

a) Was versteht man unter einer Rhesusprophylaxe, was bewirkt sie?
b) Zu welchem Zeitpunkt wird die Prophylaxe durchgeführt?
c) Bildet die Mutter übermäßig viele Antikörper gegen das kindliche Blut, kommt es zu einer Hämolyse beim Kind. Beschreiben Sie 2 wesentliche Symptome.

5.10 Um Frau Fischer die Entbindung zu erleichtern, wurde wegen des verzögerten Geburtsverlaufs eine Periduralanästhesie durchgeführt.

a) Was ist eine Periduralanästhesie?
b) Nennen Sie einige Indikationen.
c) Welche Komplikationen kennen Sie? Was können Sie dagegen unternehmen?

5.11 Mithilfe des Apgar-Schemas wird der Zustand des reifen Neugeborenen beurteilt.

a) Bitte ergänzen Sie ▶ Tab. 22.6.
b) Die erreichte Punktzahl gibt Auskunft über den Zustand des Neugeborenen. Was sagen folgende Punktzahlen aus?
   - 9–10 Punkte
   - 5–8 Punkte
   - <5 Punkte

5.12 Formulieren Sie mögliche Pflegediagnosen für Frau Fischer und geben Sie die entsprechende Definition wieder.

Tab. 22.6 Apgar-Schema.

Kriterien	0 Punkte	1 Punkt	2 Punkte
Hautfarbe		Körperstamm rosig, Extremitäten blau	
Puls			kräftig (>100/min)
Reaktion beim Absaugen		Grimassieren	
Muskeltonus			
Atmung	keine Bewegungen	unregelmäßig, langsam, schnappend	

22.2 Lösungen

22.2.1 Fall 1: Hysterektomie

Zu 1.1: Zusammenfassung der aktuellen Situation: Bei Frau Zimmer, einer 74-jährigen Patientin, wurde aufgrund eines Myoms eine abdominale Hysterektomie durchgeführt. Die Operation verlief problemlos, Frau Zimmer kann bereits mit Hilfe aufstehen. Große Sorgen macht sich die Patientin jedoch wegen ihrer schon vor dem Eingriff bestehenden Urininkontinenz.

Zu 1.2: Der Uterus besteht aus 3 Schichten:
- **Endometrium** (Schleimhaut): Es ist reich an Blutgefäßen und Drüsen und dient in erster Linie der Ernährung des Keimlings.
- **Myometrium** (Muskelschicht): Die wichtigste Aufgabe ist die Austreibung des Kindes unter der Geburt sowie der Nachgeburt.
- **Perimetrium** (Bauchfellüberzug): Das Perimetrium umgibt die Gebärmutter von außen und ermöglicht bei einer Schwangerschaft die Ausdehnung des Uterus im gesamten Bauchraum.

Zu 1.3: Myom

a) Ein Myom ist ein gutartiger Tumor, der aus Muskel- und Bindegewebe besteht.

b) Die verschiedenen Myomlokalisationen lassen sich folgendermaßen beschreiben:
   - **intramurales Myom**: Der Tumor befindet sich in der Muskelschichtwand des Uterus.
   - **subseröses Myom**: Der Tumor liegt außen, unterhalb einer serösen Haut – dem Perimetrium.
   - **submuköses Myom**: Der Tumor liegt innen, direkt unterhalb der Schleimhaut – dem Endometrium.

c) Indikationen zur operativen Therapie eines Myoms:
   - schnelle Vergrößerung des Tumors
   - Myomwachstum in der Postmenopause
   - unklare Organzugehörigkeit
   - Verdrängung/Kompression von Nachbarorganen, Blutgefäßen oder Nerven
   - ständige Blutungen mit der Gefahr einer Anämie
   - Infertilität oder häufige Fehlgeburten durch das Vorhandensein des Myoms
   - akut eintretende Komplikationen wie Nekrose oder Einblutungen

d) Weitere Indikationen zur Hysterektomie:
   - hormonell nicht behebbare Blutungsstörung
   - schwere Endometriose
   - Uterusprolaps
   - Zervixkarzinom
   - Korpuskarzinom
   - unstillbare Blutung nach der Geburt

Zu 1.4: Inhalte eines Pflegeanamnesegespräches: Neben dem Erfassen der allgemeinen Gesundheits- und Belastungssituation und dem Ermitteln der Ressourcen der Patientin ist es wichtig herauszufinden, wie die Patientin der Operation gegenüber eingestellt ist. Sie sollte die Möglichkeit bekommen, über evtl. bestehende Ängste bezüglich der Operation zu sprechen. Wissenslücken können so erfasst werden. Besteht weiterer Aufklärungsbedarf, sollte ein Gespräch mit dem Stationsarzt vermittelt werden.

Das Gespräch kann dazu dienen, die Patientin über die präoperativen Vorbereitungen zu informieren und mit ihr das weitere Vorgehen nach der Operation zu besprechen. So kann die Patientin Informationen erhalten über:
- Zeitpunkt des ersten Aufstehens
- Mobilisation (Warum wichtig?)
- Blasenkatheter (Warum ist er nötig? Wie lange muss er liegen?)
- Ernährung (Wann darf wieder gegessen und getrunken werden?)
- Schmerzen (Einweisung in den Umgang mit den stationsüblichen Schmerz-Assessmentinstrumenten; Patientin die Angst vor Schmerzen nehmen)
- zu- und ableitende Systeme (Infusionen, Drainagen, Redons)
- medizinische Thromboseprophylaxestrümpfe (MTS) (Warum nötig? Wie lange müssen sie getragen werden?)

Zu 1.5: Präoperative Pflegemaßnahmen:

a) Schon präoperativ sollte mit Frau Zimmer das Aufstehen über die Seite eingeübt werden. So hat sie Zeit, die Bewegungen vorher noch ein paar Mal durchzugehen. Wichtig ist auch, dass die Patientin im Sitzen und Stehen die flachen Hände auf den Bauch legt, um Gegendruck auszuüben. Außerdem wird die Patientin darüber informiert, auf was sie beim Bewegen im Bett und beim Aufstehen bezüglich des Blasenkatheters und der Drainage beachten muss.

b) Das Hauptziel des schonenden Aufrichtens und Aufstehens über die Seite ist die Immobilisierung der Bauchdecke in der ersten Phase der Wundheilung. So kann eine unnötige Anspannung der durchtrennten Bauchmuskulatur vermieden werden, die primäre Wundheilung wird nicht gestört. Das Legen der flachen Hände auf den Bauch bewirkt einen Gegendruck auf die Organe, die von innen auf die durchtrennten Muskelschichten drücken. Besonders bei Erhöhung des Druckes im Bauchraum (z. B. beim Husten oder Niesen) kann die Patientin so Schmerzen und einer Belastung der Wunde entgegenwirken.

c) Zu den weiteren präoperativen Maßnahmen gehören:
   - Rasur (da Haare immer als keimbesiedelt gelten, muss die gesamte Genitalregion am Morgen vor der Operation rasiert werden)
   - Nahrungskarenz nach Anordnung
   - Darmreinigung
   - Schlafmittelgabe am Vorabend der Operation nach Anordnung
   - Körperreinigung vor der Operation (vor der Prämedikation)
   - Vitalzeichenkontrolle (Ermitteln von Ausgangswerten)
   - Thromboseprophylaxe (Anpassen der medizinischen Thromboseprophylaxestrümpfe, Einweisung der Patientin in den korrekten Gebrauch)

Zu 1.6: Unwillkürlicher Urinabgang

a) Folgende Inkontinenz-Formen werden unterschieden:
   - **Stress- bzw. Belastungsinkontinenz:** Weil der Verschlussmechanismus defekt ist, geht unwillkürlich Urin ab, sobald der intraabdominelle Druck erhöht ist.
   - **Drang- bzw. Urge-Inkontinenz:** Bei dieser Form geht bei starkem Harndrang unwillkürlich Urin ab.
   - **Reflexinkontinenz:** Meist infolge von Rückenmarksstörungen kommt es ohne vorherigen Harndrang zur reflektorischen Blasenentleerung.
   - **Überlaufinkontinenz:** Sie bezeichnet das unwillkürliche, teilweise Abfließen von Harn, wenn die Blase zu sehr gefüllt ist.
   - **Harnfisteln:** Unwillkürlicher Verlust von Urin über Verbindungen des harnableitenden Systems (Harnleiter, -blase oder -röhre) mit Vagina oder Rektum.

b) Therapie der Inkontinenz:
   - Im Vordergrund stehen konservative Maßnahmen:
     - Beckenbodengymnastik (z. B. beim Wasserlassen durch „Zusammenkneifen" Wasserstrahl immer wieder unterbrechen, bewusstes Anspannen der Harnröhren- und Anusmuskulatur, Ziel ist die Wiederherstellung der Funktionsfähigkeit der Beckenbodenmuskulatur durch Training)
     - spezielles Training mit Hilfsmitteln (z. B. kleine Gewichte, sog. Konen, die in der Scheide zu halten sind, elektrische Geräte zur Stimulation des Beckenbodens)
   - bei Dranginkontinenz: ergänzende Hormontherapie mit Östrogenen; ggf. können Spasmolytika helfen
   - operative Maßnahmen (vaginale oder abdominale Operation)

c) Frauen sind von einer Inkontinenz häufiger betroffen als Männer, weil
   - ihre Urethra kürzer ist,
   - der Beckenboden durch Schwangerschaft und Geburt vermehrt in Anspruch genommen wurde,
   - es im Alter zu einem „physiologischen" Hormonmangel kommt.

Zu 1.7: Eine Harninkontinenz kann die Lebensqualität der betroffenen Frau stark einschränken. Inkontinenz ist immer noch ein „Tabuthema". Die Betroffenen schämen sich, fühlen sich verunsichert und trauen sich häufig nicht mehr aus dem Haus, da sie befürchten, keine Toilette in der Nähe ihres Aufenthaltsortes vorzufinden. Das kann zu einer sozialen Isolation und auch zur Depression führen. Sie befürchten unangenehme Spuren und/oder Gerüche. Die Inkontinenz kann sich auch negativ auf eine Partnerschaft auswirken. Durch die Feuchtigkeit im Genitalbereich kommt es zudem häufig zu Hautschädigungen und Juckreiz.

Zu 1.8: Pflegeplanung zu den ATLs „Für Sicherheit sorgen" und „Ausscheiden" (▶ Tab. 22.7)

22.2.2 Fall 2: Adnexitis

Zu 2.1: Zusammenfassung der aktuellen Situation: Wegen stärkster Bauchschmerzen mit Schwindelgefühl und Kaltschweißigkeit wurde Frau Turner vom Notarzt in die Notaufnahme des Kreiskrankenhauses eingewiesen. Nach einigen Untersuchungen diagnostiziert man eine akute Entzündung der Eileiter und Eierstöcke (Adnexitis) aufgrund einer aufsteigenden Infektion, ausgehend von einem Intrauterinpessar. Nach Entfernung des Pessars sowie einer Antibiotika- und Schmerztherapie geht es Frau Turner besser, sie muss jedoch zur Kontrolle und zur Vermeidung weiterer Komplikationen einige Tage stationär bleiben.

Zu 2.2: Mögliche Symptome eines akuten Abdomens:
- akute Bauchschmerzen
- Erbrechen
- gespannte Bauchdecke mit Abwehrreaktion
- schwere Beeinträchtigung des Allgemeinzustandes
- Fieber
- Stuhlverstopfung (Obstipation)

Zu 2.3: Mögliche Ursachen eines akuten Abdomens:

a) Genitale Ursachen außerhalb der Schwangerschaft:
   - akute Adnexitis
   - infiziertes Myom
   - Ovarialabszess
   - Ovarialzystenruptur
   - Perforation eines Karzinoms

b) Genitale Ursachen während der Schwangerschaft:
   - septischer Abort
   - Amnioninfektionssyndrom
   - vorzeitige Lösung der Plazenta
   - Extrauteringravidität
   - Gebärmutterruptur

c) Außergenitale Ursachen:
   - Ulkusperforation
   - Bauchspeicheldrüsenentzündung
   - Gallenblasenentzündung
   - Appendizitis
   - Pankreaskopfentzündung
   - mechanischer Darmverschluss (Ileus)
   - Mesenterialinfarkt

Zu 2.4: Typische Symptome der akuten Adnexitis:
- akut auftretende Schmerzen im Unterbauch
- Fieber, Ausfluss, Schmierblutungen
- reduzierter Allgemeinzustand
- verstärkte Druckdolenz im Bereich der entzündeten Adnexe

Zu 2.5:

a) Mögliche Infektionswege einer Adnexitis:
   - aszendierend (aufsteigend), ausgehend von Scheide oder Gebärmutter
   - Übergreifen krankhafter Prozesse von benachbarten Strukturen (z. B. Appendizitis)
   - in seltenen Fällen über das Blut (bei Tuberkulose)

b) Die häufigste Ursache einer Adnexitis ist die Keimaszension.

Tab. 22.7 Pflegeplanung Frau Zimmer.

Pflegeprobleme und -ressourcen	Pflegeziele	Pflegemaßnahmen
ATL Für Sicherheit sorgen		
Problem: Nach der Operation hat Frau Zimmer Schmerzen, besonders bei Bewegung. **Ressource:** Frau Zimmer ist orientiert und führt die präoperativ eingeübten Maßnahmen zur Schmerzreduktion durch.	Frau Zimmer bewegt sich schmerzfrei.	Die Pflegeperson: • weist Fr. Zimmer schon vor der Operation in das auf Station übliche Schmerzassessment ein • befragt die Patientin regelmäßig nach der Intensität, Lokalisation und Art der Schmerzen • verabreicht Schmerzmedikamente nach Anordnung und überprüft die Wirkung • dokumentiert die Schmerzerfassung, die Verabreichung der Medikamente und die Wirkung • weist die Patientin schon vor der Operation in ein schonendes Aufstehen und Aufrichten ein • unterweist die Patientin in schmerzreduzierenden Maßnahmen (z. B. sollte sie beim Husten und Niesen die Hände auf die Wunde pressen) • unterstützt die Patientin bei Mobilisationsmaßnahmen
Problem: Nach der Operation besteht für Frau Zimmer die Gefahr einer Nachblutung und/oder einer Infektion im Wundbereich. **Ressource:** Frau Zimmer ist orientiert und führt die präoperativ eingeübten Maßnahmen zur Schonung der Wunde und Infektionsvermeidung durch.	Komplikationen werden sofort erkannt und die Informationen weitergegeben.	Die Pflegeperson: • kontrolliert regelmäßig die Vitalzeichen einschließlich der Temperatur und dokumentiert die Maßnahmen • kontrolliert regelmäßig den Wundbereich auf Infektionszeichen sowie den Verband auf Blutungszeichen • überprüft regelmäßig die ableitenden Systeme (Redon-Drainage) auf Menge und Beschaffenheit des Inhalts • überprüft die Vorlagen regelmäßig auf vaginale Blutung
Problem: Nach der Operation besteht bei Frau Zimmer die Gefahr einer Thrombose. **Ressource:** Frau Zimmer ist sehr kooperativ und um eine frühzeitige Mobilisation bemüht.	Eine Thrombose wird vermieden. Der venöse Rückfluss ist gewährleistet.	Die Pflegeperson: • misst die geeigneten MTS schon vor der Operation aus, ist der Patientin beim Anziehen behilflich und achtet auf faltenfreien Sitz • informiert die Patientin über den korrekten Sitz der MTS • informiert die Patientin über die Wichtigkeit der frühen Mobilisation • unterstützt die Patientin bei der Mobilisation • verabreicht Antikoagulanzien nach Anordnung des Arztes und dokumentiert die Medikamentengabe
ATL Ausscheiden		
Problem: Nach der Operation besteht die Gefahr einer Blasenentleerungsstörung. **Ressource:** Frau Zimmer ist kooperativ, akzeptiert Hilfsmittel und zeigt Bereitschaft, ihre Probleme anzusprechen.	Frau Zimmer entleert die Blase vollständig und kontrolliert. Sie kennt geeignete Maßnahmen zur Kontinenzförderung.	Die Pflegeperson: • bilanziert regelmäßig die Ein- und Ausfuhr. • sichert den ungestörten Ablauf des Urins durch den BDK • führt mit der Patientin vor Entfernen des BDK Blasentraining durch • unterstützt die Patientin beim Toilettengang • achtet auf Restharnzeichen, leitet Patientin zur Selbstbeobachtung an • wählt nach Rücksprache mit der Patientin die geeigneten Inkontinenzvorlagen • unterstützt die Patientin beim Erhalt größtmöglicher Selbstständigkeit • berät die Patientin über Kontinenzerhaltung und -förderung

c) Am ehesten kommt es zu einer aufsteigenden Infektion:
   - während oder nach der Menstruation
   - nach einer Geburt oder Fehlgeburt
   - nach ärztlichen Eingriffen
   - bei Verwendung von Intrauterinpessaren zur Verhütung („Spirale")
d) Zur Entwicklung eines akuten Abdomens kommt es, wenn die Infektion auf das Bauchfell übergreift.
e) Komplikationen der chronischen Adnexitis:
   - Bei mehrfachen Rezidiven ist eine operative Entfernung der entzündeten Eileiter notwendig.
   - Bei Kinderwunsch der Patientin sind die Prognosen schlecht, da die Ampulle meist verschlossen bleibt.
   - Das Risiko einer Eileiterschwangerschaft steigt.
   - Ein beidseitiger Prozess kann zur Sterilität führen.

Zu 2.6: Richtige oder falsche Aussage, ggf. Korrektur (► Tab. 22.8)

Zu 2.7: Wichtige gynäkologische Untersuchungen:
- Anamnese (Fragen zur aktuellen Problematik und zur Vorgeschichte der Patientin)
- Spekulumuntersuchung
- Abstriche (histologisch, zytologisch)
- Palpation
- vaginale Ultraschalluntersuchung
- Untersuchung der Brust

Zu 2.8: Verschiedene Zyklusstörungen:
- **Menorrhagie:** verlängerte und häufig verstärkte Menstruationsblutung
- **Amenorrhö:** Ausbleiben der Menstruationsblutung
- **Hypermenorrhö:** verstärkte Menstruationsblutung bei erhaltenem Zyklus und Menstruationsdauer
- **Hypomenorrhö:** sehr schwache, aber zyklische Blutung
- **Oligomenorrhö:** verlängerte Blutungsintervalle (Zyklus länger als 35 Tage) bei normaler Blutungsstärke und -dauer

Zu 2.9: Ängste vor gynäkologischer Untersuchung
a) Angstauslösende Faktoren bei gynäkologischen Untersuchungen können sein:
   - mangelnde Informationen
   - Anlass der Untersuchung (Hoffnungen, Befürchtungen)
   - Vorerfahrungen (Ist das Vorgehen bekannt? Waren die Erfahrungen bisher positiv oder negativ?)
   - Alter der Patientin
   - Religion
b) Angstmindernde Maßnahmen:
   - Anwesenheit einer nahestehenden Person (z. B. Mutter) oder Pflegeperson, zu der die Patientin Vertrauen hat.
   - Im Gespräch mit der Patientin sollte in Erfahrung gebracht werden, ob und welche Ängste die Patientin hat. Nur dann kann optimal auf die Patientin eingegangen werden.
   - Die Atmosphäre sollte ruhig sein, Störungen sollten vermieden werden.
   - Fragen der Patientin müssen beantwortet werden.
   - Hilfestellung beim Setzen auf den Untersuchungsstuhl und der korrekten Lagerung (Steinschnittlage) sollte angeboten werden.
   - Genügend Zeit für die Untersuchung einplanen.
   - Informationsdefizite sollten im Gespräch ermittelt werden und eine entsprechende Aufklärung erfolgen.
   - Bei fremdsprachigen Patientinnen sollten Personen, die deren Muttersprache beherrschen, anwesend sein.
   - Rücksicht auf andere Religionen und Kulturen nehmen.
   - Beruhigender Körperkontakt (z. B. Hand auf die Schulter legen) ist besonders bei verwirrten Patienten hilfreich.
   - Nachgespräch führen, um neu aufgetretene Fragen zu klären.

Tab. 22.8 Aussagen zum Fallbeispiel „Adnexitis".

	richtig	falsch
Die chronische Adnexitis ist eine mögliche Folgeerkrankung einer akuten Adnexitis.	x	
Ein typisches Symptom der chronischen Adnexitis ist die Ausstrahlung der Schmerzen in den Oberbauch. (richtig: Typisch sind Unterbauchschmerzen.)		x
BSG und Leukozytenzahl sind bei der akuten und der chronischen Adnexitis erhöht.	x	
Ein Exsudat ist eine Flüssigkeit, die im Rahmen einer Entzündung aus dem Gefäßsystem austritt.	x	
Die Symptome der akuten Adnexitis sind den Symptomen der Appendizitis ähnlich.	x	
Die aszendierende Adnexitis tritt i. d. R. einseitig auf. (richtig: Bei Keimaszension sind meist beide Adnexe von der Entzündung betroffen.)		x
Als Adnexe bezeichnet man bei der Frau die Eierstöcke und die Eileiter.	x	
Eine Adnexitis wird mit Antibiotika behandelt.	x	
Bei einem akuten Abdomen infolge einer Adnexitis ist eine Laparoskopie oder Laparotomie erforderlich.	x	

Zu 2.10: Kontrazeption

a) Nicht hormonelle Kontrazeptiva:
   - Basaltemperaturmessung
   - chemische Methoden
   - Kondom
   - Portiokappe
   - Scheidendiaphragma
   - Coitus interruptus

b) Prinzip der hormonellen Kontrazeption: Die Zufuhr exogener Hormone (Östrogen und/oder Gestagen) führt zur Hemmung der Ovulation und beeinflusst die zyklischen Veränderungen so, dass eine Schwangerschaft verhindert wird.

c) Pearl-Index: Der Pearl-Index beschreibt die Zuverlässigkeit der verschiedenen Verhütungsmethoden. Er beschreibt die Zahl der ungewollten Schwangerschaften in einem Jahr bei 100 Frauen im gebärfähigen Alter, die die jeweilige Verhütungsmethode anwenden.

Zu 2.11: Pflegediagnosen (▶ Tab. 22.9)

22.2.3 Fall 3: Mammakarzinom

Zu 3.1: Zusammenfassung der aktuellen Situation: Bei Frau Schuler, einer 34-jährigen Patientin, wurde ein Mammakarzinom in der rechten Brust diagnostiziert, woraufhin eine rechtsseitige brusterhaltende Operation durchgeführt wurde. Geplant sind eine Chemo- und eine Bestrahlungstherapie.

Zu 3.2: Untersuchungen zur Diagnosestellung eines Mammakarzinoms:

- **Anamnese:** Beschwerden, Vorerkrankungen, Familienanamnese, Medikamentenanamnese
- **Inspektion der Brust:** Sind Veränderungen sichtbar (z. B. Asymmetrie, Einziehungen der Haut, Rötungen, Ekzeme, Absonderungen, Apfelsinenhaut)?
- **Palpation:** Lässt sich ein Tumor tasten? Wie ist seine Konsistenz? Ist er beweglich? Sind die Lymphknoten vergrößert?
- **apparative Diagnostik:** Sonografie, Mammografie, ggf. auch ein MRT
- **weiterführende Diagnostik:** Stanzbiopsie zur histologischen Klärung vor einer Operation

Zu 3.3: Risikofaktoren, die das Auftreten eines Mammakarzinoms begünstigen:

- Adipositas
- Rauchen
- Bewegungsmangel
- Alkohol
- familiäre Belastung
- Nachweis vom BRCA1 (ein defektes Gen, das mit einem Brustkrebsrisiko von 90 % verbunden ist) oder BRCA2
- vorausgegangenes Karzinom der kontralateralen Brust
- endokrine Faktoren (Frauen, die längere Zeit unter Hormoneinfluss standen, haben ein erhöhtes Risiko)

Zu 3.4: Mit Hilfe des TNM-Systems wird das Karzinom in bestimmte Stadien eingeteilt. Die Buchstaben bezeichnen:

- **T** = Tumor
- **N** = Nodus lymphaticus (= Lymphknoten)
- **M** = Metastase

Mit einem ergänzenden Zahlen- und Nummerncode beschreibt das System, ob ein Tumor vorliegt, wie groß er ist, ob und in welchem Ausmaß Lymphknoten betroffen sind und ob eine Metastasierung vorliegt.

Tab. 22.9 Pflegediagnosen und zugehörige pflegerische Maßnahmen bei Frau Turner.

Pflegediagnose	Pflegemaßnahmen
akuter Schmerz	• Schmerzerfassung durch Selbstauskunft der Patientin mithilfe des auf Station gebräuchlichen Schmerzassessments in regelmäßigen Intervallen • Bestimmung der Schmerzlokalisation, Qualität und Intensität • Dokumentation der Schmerzerfassung • Verabreichung der medikamentösen Schmerztherapie nach Anordnung/Bedarfsmedikation • Anwendung nicht medikamentöser Schmerztherapie: Kühlung, Lagerung • Maßnahmen auf Wirksamkeit überprüfen
Fieber	• regelmäßige Vitalzeichenkontrolle und Temperaturmessungen zur Verlaufsbeobachtung • friert die Patientin: Wärme zuführen (zusätzliche Decken, warme Getränke) • bei starkem Hitzeempfinden: kühlende Maßnahmen wie Waschungen, kalte Wickel • fiebersenkende Medikamente nach Anordnung verabreichen • auf ausreichende Flüssigkeitszufuhr achten • Ruhe und Sicherheit vermitteln, häufig nach Patientin schauen • bei starkem Schwitzen: Kleidung und Bettwäsche wechseln
Ängste	• Patientin über geplante Maßnahmen und Untersuchungen aufklären • Patientin die Untersuchungsergebnisse mitteilen und erläutern • für Schmerzfreiheit sorgen • Patientin über eigene Möglichkeiten beraten, den Krankheitsverlauf positiv zu beeinflussen

Zu 3.5: Metastasierung eines Mammakarzinoms
a) Die Metastasierung erfolgt vornehmlich auf dem Lymphweg.
b) Besonders häufig findet man Metastasen in Knochen, Leber, Lunge und Pleura, Nebenniere oder im zentralen Nervensystem.

Zu 3.6: Richtige oder falsche Aussage, ggf. Korrektur (▸ Tab. 22.10)

Zu 3.7: Eine kurative Therapie hat die Heilung der Erkrankung zum Ziel. Eine palliative Behandlung wirkt sich krankheitslindernd aus, ohne zu heilen.

Zu 3.8: Ein Mammakarzinom kann mit folgenden Methoden behandelt werden:
- **Operation:** Ist der Tumor kleiner als 2 cm und beweglich, wird eine Tylektomie durchgeführt, d. h. eine brusterhaltende Operation mit Entfernung des Tumors und Ausräumung der Wächterlymphknoten. Wenn keine brusterhaltende Operation möglich ist, wird die Brust entfernt (Mastektomie).
- **Chemotherapie:** Die Chemotherapie wirkt systemisch und wird zur Behandlung von Metastasen eingesetzt. Notwendig ist sie v. a. bei Lymphknotenbefall, Tumoren mit hohem Risiko und bei jungen Patienten. Soll sie eine Metastasierung verhindern, spricht man von einer adjuvanten Therapie.
- **Strahlentherapie:** Die Nachbestrahlung eines Mammakarzinoms ist von großer Bedeutung, denn es besteht stets die Gefahr, dass sich mehrere kleine Herde in der Brust befinden. Im Gegensatz zur Chemotherapie wird die Bestrahlung lokal eingesetzt.
- **Hormontherapie:** Die Hormontherapie gehört bei Patientinnen in der Postmenopause zum Standard, wenn es sich um einen hormonempfindlichen Tumor handelt. Bei jungen Patientinnen wird die eigene Östrogenproduktion ausgeschaltet und so ein künstlicher Östrogenmangel erzeugt.

Zu 3.9: Ein Lymphödem des Armes entsteht, wenn der Lymphabfluss im Bereich der Achselhöhle behindert ist. Infolge einer Mastektomie (v. a. in Kombination mit der Entfernung von Lymphknoten in der Achselhöhle, sog. Axialladissektion) und Bestrahlung kommt es häufiger zu Lymphödemen. Bei alleiniger Entfernung des Wächterlymphknotens reduziert sich die Wahrscheinlichkeit erheblich.
Prophylaktische Maßnahmen zur Verhinderung eines Lymphödems:
- **Entstauende Lagerung gewährleisten:** Der betroffene Arm wird in leichter Abduktionsstellung erhöht auf ein

Tab. 22.10 Aussagen zum Fallbeispiel „Mammakarzinom“.

	richtig	falsch
Mammakarzinome treten meist monozentrisch auf und neigen kaum zur Metastasierung. (richtig: Mammakarzinome kommen häufig multizentrisch vor. Sie metastasieren häufig und frühzeitig.)		x
Nach einer Mastektomie kann man frühestens nach 2 Jahren einen Brustaufbau vornehmen. (richtig: Eine Brustrekonstruktion kann direkt im Rahmen der Tumoroperation oder später nach Abheilung der OP-Wunden oder nach Abschluss der adjuvanten Therapie erfolgen.)		x
Die Rezidivrate von nachbestrahlten Patienten ist deutlich geringer.	x	
Die meisten Frauen mit einem Mammakarzinom sterben eher an den Metastasen, nicht am Tumor selbst.	x	
Prinzipiell muss nicht jeder Knoten in der Brust abgeklärt werden. (richtig: Jeder Knoten muss abgeklärt werden!)		x
Bei der Mastopathie handelt es sich um hormonabhängige Veränderungen des Brustdrüsengewebes.	x	
Die Kombination von Operation und Bestrahlung fördert das Auftreten eines Lymphödems.	x	
10 % der Frauen haben unterschiedlich große Brüste. (richtig: Es sind 60 %.)		x
Das Mammakarzinom ist bei Frauen zwischen dem 35. und 55. Lebensjahr die häufigste Todesursache.	x	
Tumoren der Brust befinden sich meist im oberen äußeren Quadranten.	x	
Tastbare Lymphknoten sind immer karzinomverdächtig. (richtig: Bei jungen, schlanken Frauen stellen sie oft einen Normalbefund dar.)		x
Jede 20. Frau in Deutschland erkrankt im Laufe ihres Lebens an einem Mammakarzinom. (richtig: Es sind deutlich mehr. Man geht davon aus, dass jede 7. Frau in Deutschland im Laufe ihres Lebens an einem Mammakarzinom erkrankt.)		x
Ein Großteil der Mammakarzinome verursacht keine oder kaum Beschwerden.	x	
Mammakarzinome werden meist im Rahmen von Vorsorgeuntersuchungen entdeckt. (richtig: Die meisten Mammakarzinome werden von den Frauen selbst entdeckt.)		x

Kissen gelagert. Der höchste Punkt soll hierbei die Hand sein. Der Arm soll sicher und entspannt liegen, Muskelverspannungen würden eine Lymphabflussstörung eher fördern. Es soll kein Druck auf die Achsel ausgeübt werden.

- **Lymphabfluss durch Aktivierung der Muskelpumpe fördern:** Da Lymphgefäße sich nicht selbständig zusammenziehen können, sind sie auf die Pumpbewegungen der umliegenden Muskulatur angewiesen: Im Abstand von einigen Stunden sollte die Patientin ca. 5-mal die Hand zur Faust ballen und die gesamte Armmuskulatur für ca. 3 Sekunden anspannen.
- **Lymphfluss unterstützen:** Durch leichtes Ausstreichen des Armes von den Fingerspitzen bis zur Schulter wird der Abfluss gefördert. Dabei den Arm leicht wickeln und darauf achten, dass faltenfrei und nicht zu fest gewickelt wird. Arm nie längere Zeit hängenlassen.
- **Den Lymphfluss störende Maßnahmen vermeiden:** Auf einengende Kleidungsstücke, Ringe, Uhren oder Armbänder sollte verzichtet werden. Keine Blutdruckmessung am gefährdeten Arm vornehmen!

Zu 3.10: Prognose bei einem Mammakarzinom

a) Die Prognose richtet sich u. a. nach
  - dem Alter der Patientin (bei jungen Patientinnen wächst der Tumor oft schneller, bei älteren langsamer)
  - dem Stadium der Erkrankung (je früher die Erkrankung diagnostiziert wird, desto besser die Prognose)
  - dem Ausmaß des Lymphknotenbefalls
  - dem Rezeptorbefund.

b) Die regelmäßige Nachsorgeuntersuchung beinhaltet:
  - vierteljährlich eine körperliche Untersuchung mit Tastuntersuchung
  - 1-mal jährlich eine Mammografie, Sonografie
  - weitere apparative Untersuchungen (z. B. CT) bei neuen Beschwerden

Insgesamt hat das Mammakarzinom eine gute Prognose.

Zu 3.11: Die Brust der Frau zählt zu den sekundären Geschlechtsmerkmalen und ist für alle sichtbar. Sie gehört zum Frausein dazu, ein Verlust der Brust wird deshalb auch als Verlust der weiblichen Identität empfunden. Brüste sind Symbol für Weiblichkeit, sie spielen bei der Sexualität eine große Rolle, sind empfindlich für Berührungen und ernähren Kinder. Nach einer Mastektomie ist eine narbige Fläche dort, wo vorher weiche Rundungen waren. Viele Frauen fühlen sich nach der Amputation verstümmelt, nicht mehr vollwertig. Sie berühren sich nicht mehr oder schauen sich nicht mehr im Spiegel an. Sie möchten sich den Blicken anderer nicht mehr aussetzen, auch denen des Partners nicht. In der Folge ziehen sich viele aus ihrem sozialen Umfeld zurück.

Auch eine Pflegekraft kann allenfalls erahnen, wie eine Frau sich nach einer Mastektomie fühlt. Eine vertrauensvolle Beziehung zur Patientin aufzubauen ist sehr wichtig. Die Gefühle der Patientin sind ernst zu nehmen, Trauer und Verdrängung sollten zugelassen werden. Wird Gesprächsbereitschaft signalisiert, muss darauf eingegangen werden. Nur so schafft es die Betroffene, ihre Probleme anzusprechen und sich zu öffnen. Zudem sollte die Patientin schon vor der Operation über brusterhaltende Operationen und kosmetische Maßnahmen informiert werden.

Zu 3.12: Pflegeplanung zu den ATLs „Für Sicherheit sorgen“ und „Sinn finden im Werden, Sein, Vergehen.“ (▸ Tab. 22.11)

Tab. 22.11 Pflegeplanung Frau Schuler.

Pflegeprobleme und -ressourcen	Pflegeziele	Pflegemaßnahmen
ATL Für Sicherheit sorgen		
Problem: Nach der Operation hat Frau Schuler Schmerzen im Bereich der Wunde und bei Bewegung. **Ressource:** Frau Schuler ist sehr kooperativ und kann genaue Angaben zur Schmerzintensität machen.	Frau Schuler ist schmerzfrei.	Die Pflegeperson: • weist Frau Schuler schon vor der Operation in das auf Station benutzte Schmerzassessment ein • befragt Frau Schuler regelmäßig nach der Schmerzintensität • verabreicht Schmerzmedikamente nach Anordnung und überprüft die Wirkung • dokumentiert die Schmerzerfassung und die Wirkung der verabreichten Medikamente • lagert den betroffenen Arm in leichter Abduktionsstellung hoch • sorgt dafür, dass die Patientin den rechten Arm schonen kann (z. B. Nachtschrank auf linke Seite stellen, Unterstützung bei Mobilisationsmaßnahmen, bei der Körperpflege, beim Ankleiden) • unterstützt die Patientin bei Mobilisationsmaßnahmen

Tab. 22.11 (Fortsetzung).

Pflegeprobleme und -ressourcen	Pflegeziele	Pflegemaßnahmen
Problem: Nach der Operation besteht für Frau Schuler die Gefahr einer Nachblutung und/oder einer Infektion im Bereich der Operationswunde. **Ressource:** Frau Schuler hat eine hohe Compliance und befolgt alle ärztlichen und pflegerischen Anweisungen.	Blutungen und Infektionen im Bereich der Operationswunde werden bemerkt und die Informationen weitergegeben.	Die Pflegeperson: • kontrolliert und beobachtet regelmäßig den Wundbereich auf Infektionszeichen und den Verband auf Blutungszeichen • überprüft regelmäßig die ableitenden Systeme (Redons, Drainagen) auf Menge und Beschaffenheit des Inhalts • kontrolliert regelmäßig die Vitalzeichen • führt regelmäßig Temperaturkontrollen durch • dokumentiert die Maßnahmen
Problem: Nach der Operation kann sich bei Frau Schuler ein Lymphödem am rechten Arm entwickeln. **Ressource:** Frau Schuler ist motiviert, die prophylaktischen Maßnahmen selbstständig durchzuführen.	Bei Frau Schuler wird durch prophylaktische Maßnahmen ein Lymphödem verhindert.	Die Pflegeperson: • unterlässt pflegerische Tätigkeiten (z. B. Blutdruckmessungen) und medizinische Interventionen (Infusionen, Injektionen) am betroffenen Arm • lagert den rechten Arm in leichter Abduktionsstellung auf einem Kissen, die Hand sollte der höchste Punkt sein • gewährleistet, dass die Patientin den rechten Arm schonen kann (z. B. Nachtschrank auf die linke Seite stellen, Unterstützung bei der Körperpflege und beim Ankleiden) • beobachtet den rechten Arm auf Veränderungen wie Schwellung oder Rötung • informiert die Patientin schon vor der Operation über die Komplikation und bespricht Verhaltensmaßnahmen • organisiert für die Patientin eine krankengymnastische Behandlung • leitet die Patientin zu prophylaktischen Übungen an (ab 3. Tag)
ATL Sinn finden im Werden, Sein, Vergehen		
Problem: Frau Schuler hat aufgrund der Diagnose Zukunftsängste, sie ist gezwungen, sich mit ihren Lebensplänen und -zielen auseinanderzusetzen. **Ressource:** Frau Schuler hat großen Lebensmut, sie wird von ihrer Familie optimal unterstützt.	Frau Schuler passt ihre Ziele der Erkrankung an und setzt sich mit der Zukunft auseinander.	Die Pflegeperson: • signalisiert der Patientin Gesprächsbereitschaft, ohne sich jedoch aufzudrängen • nimmt die Sorgen und Ängste der Patientin ernst, gibt der Patientin Gelegenheit, über diese zu reden • schafft eine Atmosphäre, in der eine vertrauensvolle Zusammenarbeit entstehen kann • unterstützt die Patientin bei der Auseinandersetzung mit der Krankheit, ohne ihr Lösungen aufzudrängen • achtet darauf, in welcher Art und Weise sich die Patientin zu ihrer Krankheit äußert, ob sie sich zurückzieht • vermittelt andere unterstützende Personen wie z. B. Psychologen, Seelsorger, Sozialarbeiter • respektiert die Haltung und Einstellung der zu pflegenden Person bzgl. der Krankheit und dem Umgang damit • lässt Trauer und Wut der Patientin zu • informiert die Patientin (präoperativ) z. B. über Selbsthilfegruppen oder ihr zustehende Hilfen (z. B. Dorfhelferinnen) • berät die Patientin (gemeinsam mit dem Gynäkologen) über kosmetische Möglichkeiten (z. B. BH-Einlagen, Prothesen, Brustrekonstruktion)

22.2.4 Fall 4: Schwangerschafts-induzierte Hypertonie

Zu 4.1: Zusammenfassung der aktuellen Situation: Frau Werth ist in der 33. SSW und liegt wegen eines schwangerschaftsinduzierten Hypertonus auf der gynäkologischen Station. Nachdem zusätzlich eine Proteinurie festgestellt wurde und die Patientin ungewöhnlich starke Kopfschmerzen und Sehstörungen bekam, empfiehlt der Gynäkologe, das Kind sofort per Kaiserschnitt zu entbinden. Bis zum Eingriff wird sie in einem Kreißsaal überwacht.

Zu 4.2: Schwangerschaftszeichen
- **unsicher:**
  - morgendliche Übelkeit
  - abnorme Essgelüste
  - Vergrößerung der Brust
  - häufiges Wasserlassen
  - Hyperpigmentierung
- **sicher:**
  - positiver Schwangerschaftstest
  - Nachweis kindlicher Herzaktionen
  - Fühlen und Sehen von Kindsbewegungen
  - Fühlen von Kindsteilen

Zu 4.3: Unter einer Fehlgeburt (Abort) versteht man die Beendigung der Schwangerschaft vor dem Eintreten der Lebensfähigkeit des Kindes.

Zu 4.4: In Linksseitenlage kann ein Vena-cava-Kompressionssyndrom vermieden werden. Das Gewicht des Ungeborenen, das in Rückenlage die Vena cava komprimiert, wird verlagert und das Blut der Vena cava kann wieder ungehindert zum Herzen fließen. Zusätzlich wird die Durchblutung der Plazenta gefördert.

Zu 4.5: Spätgestosen
a) Bei Spätgestosen handelt es sich um Erkrankungen, die nur im Zusammenhang mit der Schwangerschaft im 2. und 3. Schwangerschaftsdrittel auftreten.
b) Weitere Spätgestosen
  - HELLP-Syndrom
  - Gestationsdiabetes
  - Herpes gestationis

Zu 4.6: Richtige oder falsche Aussage, ggf. Korrektur (▶ Tab. 22.12)

Zu 4.7: Verschlechterung im Verlauf
a) Lässt sich zusätzlich zu einen schwangerschaftsinduzierten Hypertonus eine Proteinurie nachweisen, spricht man von einer Präeklampsie.
b) Besonders achten muss man auf Ödeme, häufig an Füßen, Händen und Gesicht („aufgedunsenes Gesicht"), Augensymptome und Kopfschmerzen.
c) Die Therapie ist abhängig vom Schweregrad der Erkrankung. Eine leichte Präeklampsie wird mit Bettruhe und Antihypertensiva behandelt. Die Beendigung der Schwangerschaft ist die einzige ursächliche Therapie.
d) Treten zu der Präeklampsie noch Krampfanfälle auf, bezeichnet man das als Eklampsie.

Zu 4.8: Frühgeburt
a) Von einer Frühgeburt spricht man, wenn das Kind vor der 37. SSW oder vor dem 260. Schwangerschaftstag geboren wird.
b) Risikofaktoren für eine Frühgeburt:
  - **sozioökonomische Risiken:** z. B. niedrige soziale Schicht, Raucherin, alleinstehend, mütterliches Alter < 18 oder > 35 Jahre
  - **anamnestische Risiken:** z. B. vorausgegangene Frühgeburten, Totgeburten oder mehr als 2 Fehlgeburten
  - **Risiken während bestehender Schwangerschaft:** z. B. Mehrlingsschwangerschaften, uterine Blutungen, Placenta praevia, Spätgestosen, genitale Infektionen
c) Die Unreife der kindlichen Organe, besonders der Lunge, stellt das größte Problem dar, sich an das extrauterine Leben anzupassen.

Tab. 22.12 Aussagen zum Fallbeispiel „Schwangerschaftsinduzierte Hypertonie".

	richtig	falsch
Ist der Blutdruck systolisch > 140 mmHg und diastolisch > 90 mmHg, spricht man in der Schwangerschaft von einem Bluthochdruck.	x	
Ein systolischer Blutdruckanstieg > 30 mmHg ist in der Schwangerschaft als pathologisch anzusehen.	x	
Mittel der Wahl bei der medikamentösen Therapie sind Kalziumantagonisten. (richtig: Mittel der Wahl sind α-Methyldopa, β-Blocker und Dihydralazin. Kalziumantagonisten sind in der Schwangerschaft kontraindiziert.)		x
Eine embryotoxische Wirkung von blutdrucksenkenden Medikamenten muss ausgeschlossen sein.	x	
Diuretika und ACE-Hemmer können unbedenklich gegeben werden. (richtig: Diuretika und ACE-Hemmer sind kontraindiziert.)		x
Die Patientin kann durch Gestaltung ihres Tagesablaufs den Blutdruck beeinflussen.	x	
Bestimmte Vasodilatatoren wie Nepresol sind zur Blutdrucksenkung in der Schwangerschaft zugelassen.	x	
Die Schwangere muss über Warnsignale wie Kopfschmerzen, Schwindel oder Sehstörungen aufgeklärt werden.	x	

d) Den voraussichtlichen Geburtstermin berechnet man nach der Naegele-Regel:
errechneter Geburtstermin = 1. Tag der letzten Regelblutung – 3 Monate + 7 Tage + 1 Jahr
e) Eine Schwangerschaft dauert 280 Tage (das entspricht 10 Mondmonaten oder 9 Kalendermonaten).
f) Unter einer Übertragung versteht man die Überschreitung des Geburtstermins um 14 Tage.
g) Da die Plazenta der Frau nicht unbegrenzt funktionsfähig ist, kommt es zu einer Plazentainsuffizienz. Die Versorgung des Kindes ist nicht mehr gewährleistet. Außerdem kann es zu einer Aspiration von Fruchtwasser mit anschließender Lungenentzündung oder Atelektasenentwicklung kommen.

Zu 4.9: Kaiserschnitt (Sectio caesarea)
a) Indikationen für einen Kaiserschnitt:
- Beckenendlage
- Frühgeburt
- Missverhältnis zwischen kindlichem Kopf und mütterlichem Becken (relativ zu kleines Becken)
- Z. n. Hüftoperation
- Symphysenschäden
- Geburtsstillstand
- Gefährdung des Kindes

b) Mögliche Komplikationen eines Kaiserschnitts:
- Organverletzungen (z. B. Blase, Harnleiter)
- Fruchtwasserembolien
- Narkosezwischenfälle (z. B. Aspiration)
- Blutungen
- Gerinnungsstörungen
- postoperative Komplikationen wie Thrombose, Embolie, Wundheilungsstörungen
- bei Folgeschwangerschaften: Gefahr der Narbenruptur

c) Weitere geburtshilfliche Operationen:
- Zangenentbindung
- Vakuumextraktion

Zu 4.10: Richtige oder falsche Aussage, ggf. Korrektur (▸ Tab. 22.13)

Zu 4.11: Pflegediagnosen (▸ Tab. 22.14)

22.2.5 Fall 5: Thrombose im Wochenbett

Zu 5.1: Zusammenfassung der aktuellen Situation: Frau Fischer hat aufgrund einer Geburtsverzögerung mit einer Periduralanästhesie entbunden. Wegen anfänglich starker Kopfschmerzen hat sich die Frühmobilisation verzögert. Frau Fischer ist mittlerweile zwar schon aufgestanden, bemerkte aber eine Schwellung und Rötung des linken Beins. Da der Verdacht auf eine tiefe Beinvenenthrombose besteht, wird der Stationsarzt informiert und Bettruhe für Frau Fischer angeordnet.

Zu 5.2: Differenzialdiagnosen
a) **Thrombose:** Unter einer Thrombose versteht man die Verlegung einer Vene durch ein Blutgerinnsel.
b) **Thrombophlebitis:** Thrombophlebitis bezeichnet die Entzündung einer thrombosierten Vene.
c) **Embolie:** Wenn sich ein Thrombus löst und im Verlauf ein Gefäß verschließt, spricht man von einer Embolie.

Zu 5.3: Verdachtsdiagnose TBVT
a) Symptome einer Thrombose:
- Rötung, evtl. bläuliche Verfärbung
- subfebrile Temperatur
- Kletterpuls
- schmerzhafte Druckpunkte im Verlauf der großen Venen
- Fußsohlenschmerz
- Temperaturunterschied zwischen kranken und gesundem Bein
- Schwellung der betroffenen Extremität

b) Diagnostische Untersuchungen:
- Ultraschalluntersuchung mit Doppler
- evtl. Phlebografie (in Ausnahmesituationen)
- Labor: D-Dimere

c) Um eine korrekte Verlaufskontrolle zu bekommen, müssen Sie beim Messen des Beinumfangs Folgendes beachten:
- Immer an der gleichen Stelle den Umfang messen.
- Markierungen mit einem wasserunlöslichen Stift an den Innen- und Außenseiten des Beins zeichnen.
- Die Markierung sollte ober- und unterhalb des Maßbandes angebracht werden.
- Die Markierung muss mindestens 1 cm lang sein.

Tab. 22.13 Aussagen zum Fallbeispiel „Schwangerschaftsinduzierte Hypertonie“.

	richtig	falsch
Nach einem Kaiserschnitt ist eine normale Geburt nicht mehr möglich. (richtig: Eine normale Geburt ist möglich, wenn die Ursachen für den Kaiserschnitt nicht mehr vorliegen.)		x
Die Schnittentbindung erfolgt i. d. R. durch den Pfannenstielschnitt.	x	
Eine der häufigsten Indikationen für einen Kaiserschnitt ist die Beckenendlage bei Erstgebärenden.	x	
Die primäre Sectio erfolgt aufgrund einer kindlichen Gefahrensituation. (richtig: Die primäre Sectio erfolgt vor dem Einsetzen der Wehentätigkeit, also geplant.)		x
Eine Kaiserschnittentbindung muss immer in Vollnarkose erfolgen. (richtig: Auch andere Narkoseverfahren, wie z. B. eine Periduralanästhesie [PDA], sind möglich.)		x
Bei der sekundären Sectio war zuerst der normale Geburtsweg geplant.	x	

Tab. 22.14 Mögliche Pflegediagnosen von Frau Werth und zugehörige pflegerische Maßnahmen.

Pflegediagnose	Pflegemaßnahmen
Gefahr einer zerebralen Durchblutungsstörung	Die Pflegeperson: • ergreift Maßnahmen, um einem Krampfanfall vorzubeugen, wie z. B. Reizabschirmung (Lärm, grelles Licht) • informiert die Patientin über besondere Verhaltensregeln (Aufregung meiden, Ruhe) • ermöglicht eine Unterbringung im Einzelzimmer • führt engmaschige Vitalzeichenkontrollen bei der Mutter durch • erkundigt sich regelmäßig nach Symptomen wie Kopfschmerz, Schwindel, Augensymptomen • regt die Patientin zur Selbstbeobachtung an, klärt sie über zu beobachtende Symptome auf • erkennt die Symptome eines Krampfanfalls und leitet die nötigen Ersthelfermaßnahmen ein
Gefahr eines Vena-cava-Kompressions-syndroms	Die Pflegeperson: • bittet die Patientin, sich möglichst auf die linke Seite zu legen • beobachtet die Patientin auf äußerliche Veränderungen • führt regelmäßige Vitalzeichenkontrollen durch und reagiert auf Abweichungen der Normwerte nach Anordnung • dokumentiert die ermittelten Werte und durchgeführten Maßnahmen • verabreicht Medikamente nach Anordnung
Gefahr einer gestörten Mutter-Kind-Beziehung	Die Pflegeperson: • informiert die Patientin in einem präpoperativen Gespräch über gesundheitsförderndes Verhalten (Mobilisation, Wochenbetthygiene), damit weitere Komplikationen verhindert werden können • bezieht die Patientin in die Versorgung des Kindes mit ein • ermöglicht, dass die Mutter das Kind versorgen kann, und unterstützt sie dabei • klärt die Patientin über das Vorgehen nach der Operation auf

Zu 5.4: Richtige oder falsche Aussage, ggf. Korrektur (▶ Tab. 22.15)

Zu 5.5: Wochenbett

a) Das Wochenbett (Puerperium) umfasst die Zeit nach der Geburt der Plazenta bis 6 Wochen nach der Entbindung.
b) Während des Wochenbetts kommt es zu folgenden physiologischen Veränderungen:
   - Rückbildung der Gebärmutter und des umgebenden Gewebes
   - Wundheilung
   - Laktation (Stillen)
   - Ausschwemmung des eingelagerten Wassers
c) Mögliche pathologische Veränderungen während des Wochenbetts:
   - Rückbildungsstörungen (verzögerte Rückbildung der Gebärmutter)
   - Entzündungen im Wochenbett (Puerperalfieber, Mastitis)
   - Lochialstau
   - psychische Störungen („Baby Blues" bzw. „Heultage", Wochenbettdepression)

Zu 5.6: Pflegemaßnahmen im Wochenbett (▶ Tab. 22.16)

Zu 5.7: Vorteile des Stillens:

- Muttermilch hat die optimale Zusammensetzung.
- Muttermilch hat immer die richtige Temperatur.
- Stillen fördert einen intensiven Mutter-Kind-Kontakt.
- Muttermilch enthält Immunglobuline und Leukozyten.
- Gestillte Kinder haben weniger Infekte und Allergien.
- Muttermilch ist kostenlos.

Zu 5.8: Kontraindizierte Medikamente in der Stillzeit sind z. B.:

- Antibiotika
- Psychopharmaka
- Antihypertonika
- Antikonvulsiva
- Analgetika
- Opiate
- Kumarine (Marcumar)

Zu 5.9: Rhesusprophylaxe/Rhesusinkompatibilität

a) Um zu verhindern, dass eine Rhesus-negative Mutter Antikörper gegen das Blut eines Rhesus-positiven Kindes bildet, werden prophylaktisch Immunglobuline i. m. verabreicht. Eine Rhesusinkompatibilität kann so verhindert werden.
b) Die Prophylaxe erfolgt in der 28. SSW und ggf. 72 Stunden nach der Geburt, wenn das Kind Rhesus-negativ ist.
c) Durch die Hämolyse kommt es zu:
   - einem Ikterus (Gelbsucht) infolge des erhöhten Bilirubins
   - einer Anämie mit einem generalisierten Ödem und Aszites
   - einer Erythroblastose bzw. einem Morbus haemolyticus neonatorum mit Kernikterus

Tab. 22.15 Aussagen zum Fallbeispiel „Thrombose im Wochenbett“.

	richtig	falsch
Die TBVT wird mit Kompressionsstrümpfen und einer heparinhaltigen Salbe behandelt. (richtig: Die TBVT wird akut durch Hochlagerung des Beines, Bettruhe und Heparin-Dauerinfusion bzw. alternativ s. c.-Gabe von niedermolekularem Heparin behandelt.)		x
Eine rasche Mobilisation ist bei einer Venenentzündung wichtig.	x	
Patienten mit einer TBVT müssen mobilisiert werden. (richtig: Bei einer TBVT muss in der Akutphase Bettruhe eingehalten werden.)		x
Bei der Lungenembolie handelt es sich um eine gefährliche Komplikation der TBVT.	x	
Die Entbundene sollte spätestens nach 6 Stunden mobilisiert werden.	x	
Patienten mit einer TBVT müssen Bettruhe einhalten.	x	
Die Wirksamkeit einer Heparin-Therapie wird durch die Bestimmung des Quick-Werts bzw. der INR (International Normalized Ratio) festgestellt. (richtig: Zur Überprüfung der Heparin-Therapie wird die pTT [partielle Thromboplastinzeit] bestimmt. Die Messung des Quick-Werts bzw. des INR kommen bei einer Marcumar-Therapie zur Anwendung.)		x
Eine Thrombophlebitis muss mit Heparin als Dauerinfusion behandelt werden. (richtig: Die oberflächliche Thrombophlebitis wird mit Kompressionsstrümpfen und einer heparinhaltigen Salbe therapiert.)		x
Die Marcumar-Therapie darf erst nach dem Abstillen beginnen.	x	
Bei einer Lungenembolie ist eine sofortige intensivmedizinische Behandlung zu beginnen.	x	
Bei der Gabe von niedermolekularem Heparin muss regelmäßig eine Gerinnungskontrolle erfolgen. (richtig: Bei der Gabe von niedermolekularem Heparin [wird je nach Dosis und Präparat 1–2-mal am Tag s. c. gespritzt] sind keine Gerinnungskontrollen erforderlich.)		x
Eine Wöchnerin ist bis zu 6 Wochen nach der Geburt thrombosegefährdet.	x	

Tab. 22.16 Pflegemaßnahmen bei einer Patientin im Wochenbett.

Maßnahme	Begründung
Vitalzeichenkontrolle	• RR-Kontrolle: Aufgrund der erhöhten Wasserausscheidung neigen Wöchnerinnen zur Kreislaufinstabilität und zum Kollaps. • Pulskontrolle: Der in der Schwangerschaft angestiegene Puls sollte sich normalisieren.
Temperaturkontrolle	• Ausschluss von Wochenbettfieber, Temperaturerhöhung infolge von Milcheinschuss, Gefahr von Wundinfektion, Mastitis • Temperatur am Nachmittag messen, da Temperaturanstiege meist nachmittags auftreten.
Fundusstand kontrollieren	• Der Fundusstand gibt Auskunft über die regelrechte Rückbildung des Uterus. Bei Hochstand oder Schmerz kann es sich um eine Rückbildungsverzögerung mit Lochialstau handeln.
Aufklärung der Wöchnerin über die Lochien bzw. Inspektion der Lochien	• Der Wochenfluss ist sehr keimreich, deshalb geht von ihm eine potenzielle Infektionsgefahr aus. • Die Wöchnerin wird zur Einhaltung spezielle Hygienemaßnahmen aufgefordert/angeleitet.
Wundkontrolle	• Ausschluss einer Wundheilungsstörung • Sind Ödeme, einreißende Fäden, Wundsekret, belegte, gerötete Wundränder sichtbar, weist dies auf eine Wundheilungsstörung hin.
Frühmobilisation	• Vermeidung einer Thrombose • Aufgrund der Kollapsneigung sollte das erste Aufstehen nur in Begleitung und unter Beobachtung von Puls und Blutdruck erfolgen.
Stillberatung	• Der Wöchnerin Sicherheit bzgl. des Stillens vermitteln, Beratung zur Durchführung, zu Stillposition, Hygienemaßnahmen und zur Vermeidung von Komplikationen (z. B. Rhagadenbildung).

Zu 5.10: Periduralanästhesie

a) Durch die Injektion eines Lokalanästhetikums in den Periduralraum der Wirbelsäule bewirkt man eine vorübergehende Unterbrechung der Erregungsleitung in den betroffenen Nervenregionen. Bei der Gebärenden wird eine weitgehende Schmerzfreiheit hergestellt.
b) Indikationen:
   - verzögerter Geburtsverlauf
   - reduzierte Schmerzbelastbarkeit der Gebärenden
   - durch den Pressvorgang gefährdete Mutter (z. B. bei Herzerkrankungen, Netzhautablösung)
   - schwangerschaftsbedingter Bluthochdruck
   - Zwillings- oder Beckenendlagegeburten
   - Risikogeburten (z. B. Frühgeborene)
c) Komplikationen:
   - **Blutdruckabfall:** deshalb Kreislauf engmaschig kontrollieren, Patientin Seitenlage einnehmen lassen, um Vena-cava-Kompressionssyndrom zu vermeiden, ggf. prophylaktisch isotone Elektrolytlösungen infundieren.
   - **Kopfschmerzen:** ggf. Schmerzmittel nach Anordnung verabreichen, ausreichende Flüssigkeitszufuhr gewährleisten, Patientin soll strenge Bettruhe einhalten.

Zu 5.11: Apgar-Schema zur Beurteilung von Neugeborenen:

a) Ergänzungen des Schemas (▶ Tab. 22.17)
b) Interpretation der Apgar-Werte:
   - **9–10 Punkte:** Das Neugeborene ist optimal lebensfähig.
   - **5–8 Punkte:** Reduzierter Allgemeinzustand, das Kind ist gefährdet.
   - **<5 Punkte:** Mittelgradige bis schwere Einschränkung der Vitalfunktion, es besteht akute Lebensgefahr.

Zu 5.12: Pflegediagnosen (▶ Tab. 22.18)

Tab. 22.17 Apgar-Schema.

Kriterien	0 Punkte	1 Punkt	2 Punkte
Hautfarbe	blass oder blau	Körperstamm rosig, Extremitäten blau	rosig
Puls	kein Puls	schwach (<100/min)	kräftig (>100/min)
Reaktion beim Absaugen	kein Grimassieren	Grimassieren	kräftiges Schreien, Husten
Muskeltonus	keine Bewegungen	schlaffe Bewegungen der Extremitäten	aktive Bewegungen
Atmung	keine Atmung	unregelmäßig, langsam, schnappend	regelmäßig

Tab. 22.18 Mögliche Pflegediagnosen von Frau Fischer.

Pflegediagnose	Definition
Gefahr eines Immobilitätssyndroms	Risiko einer Verschlechterung der Körpersysteme aufgrund einer angeordneten oder unvermeidbaren muskuloskeletalen Inaktivität
periphere Durchblutungsstörung	Verminderung der Blutzirkulation in der Peripherie, die die Gesundheit beeinträchtigen könnte.
Selbstversorgungsdefizit Körperpflege	beeinträchtigte Fähigkeit, Aktivitäten des Waschens/der Körperhygiene selbstständig auszuführen oder abzuschließen
Selbstversorgungsdefizit Toilettenbenutzung	beeinträchtigte Fähigkeiten, die Aktivitäten im Zusammenhang mit dem Toilettengang selbstständig durchzuführen oder abzuschließen
Bereitschaft für einen verbesserten Schwangerschafts-, Geburts- und Wochenbettverlauf	ein Muster, eine gesunde Schwangerschaft, den Geburtsprozess und die Pflege des Neugeborenen vorzubereiten, zu erhalten und zu stärken
Angst	Unbestimmtes Gefühl des Unbehagens oder der Bedrohung, das von einer autonomen Reaktion begleitet wird (häufig unbestimmte oder dem Individuum unbekannte Quelle); eine Besorgnis, die durch die vorweggenommene Gefahr hervorgerufen wird. Es ist ein Warnsignal für drohende Gefahr und ermöglicht dem Individuum, Maßnahmen zum Umgang mit der Gefahr einzuleiten.
akuter Schmerz	unangenehme sensorische und emotionale Erfahrung

Literatur

AWMF-Leitlinienregister: Interdisziplinäre S3-Leitlinie für die Diagnostik, Therapie und Nachsorge des Mammakarzinoms. AWMF-Register-Nr. 032–045OL. Aktualisierung 02.07.2012. In: http://www.awmf.org/leitlinien/detail/ll/032-045OL.html; Stand 20.08.2012

Baltzer J et al. Praxis der Gynäkologie und Geburtshilfe. Stuttgart: Thieme 2004

Beischer NA et al. Farbatlas der Gynäkologie. Stuttgart: Schattauer 1985

Berchthold R et al. Chirurgie. 5. Aufl. München: Urban & Fischer 2006

Böcker W. Pathologie. München: Urban & Schwarzenberg 2004

Braun-Falko O et al. Dermatologie und Venerologie. 4. Aufl. Berlin: Springer 1996

Breckwoldt M, Kaufmann M, Pfleiderer A. Gynäkologie und Geburtshilfe. 5. Aufl. Stuttgart: Thieme 2007

Chamberlain G et al. Illustrated textbook of Obstetrics. 2. Aufl. London: Gower Medical Publishing 1991

Cohen BA. Pädiatrische Dermatologie. Wiesbaden: Ullstein Mosby 2007

Dahmer J. Anamnese und Befund. 10. Aufl. Stuttgart: Thieme 2006

Drews U. Taschenatlas der Embryologie. Stuttgart: Thieme 2006

Feige A et al. Frauenheilkunde. 3. Aufl. München: Urban & Schwarzenberg 2005

Frantz K. Stilltechniken, die funktionieren. Patienteninformationsblatt der La Leche Liga Deutschland. Sunland (California, USA): Eigenverlag 1988

Fritsch H, Kühnel W. Taschenatlas der Anatomie. Bd. 2: Innere Organe. 9. Aufl. Stuttgart: Thieme 2005

Gätje R et al. Kurzlehrbuch Gynäkologie und Geburtshilfe. Stuttgart: Thieme 2011

Gabka CJ, Bohmert H. Plastische und Rekonstruktive Chirurgie der Brust. 2. Aufl. Stuttgart: Thieme 2006

Goerke K, Schmidt-Rhode P. Pessartherapie in der Gynäkologie. Geburtshilfe und Frauenheilkunde 1997; 57: 93

Gortner L, Meyer S, Sitzmann FC. Duale Reihe Pädiatrie. 4. Aufl. Stuttgart: Thieme 2012

Graefe KH, Lutz WK, Bönisch H. Duale Reihe Pharmakologie und Toxikologie. Stuttgart: Thieme 2011

Grützner C. Fehl- und Totgeburt. Hagen: Brigitte Kunz 1994

Hepp H et al. Gynäkologische Standardoperationen. Stuttgart: Enke 1991

Hirsch HA et al. Gynäkologische Operationen für die Facharztweiterbildung. Stuttgart: Thieme 1998

Hoehl M, Kullick P. Thiemes Gesundheits- und Kinderkrankenpflege. 4. Aufl. Stuttgart: Thieme 2012

Hof H, Dörries R. Duale Reihe Medizinische Mikrobiologie. 3. Aufl. Stuttgart: Thieme 2005

Iburg D. Mama-Food – die beste Ernährung in Schwangerschaft und Stillzeit. Stuttgart: TRIAS in MVS 2009

Jungharms KH. Geburtserleichterung mit Akupunktur: Akupunktur in der Schwangerschaft, unter der Geburt und im Wochenbett. Die Hebamme 1992; 5: 113

Kahle W. et al. Taschenatlas der Anatomie. Bd. 3: Nervensystem und Sinnesorgane. 9. Aufl. Stuttgart: Thieme 2005

Keck C, Breckwoldt M, Neulen J, Behre HM. Praxis der Frauenheilkunde. Bd. 1 Endokrinologie, Reproduktionsmedizin, Andrologie. 2. Aufl. Stuttgart: Thieme 2002

Kirschbaum M, Münstedt K. Checkliste Gynäkologie und Geburtshilfe. Stuttgart: Thieme 2005

Kirschnick O. Pflegetechniken von A–Z. 4. Aufl. Stuttgart, Thieme 2010

Koletzko B, von Harnack GA. Kinder- und Jugendmedizin. 13. Aufl. Berlin: Springer 2007

Leiber B. Die klinischen Syndrome: Syndrome, Sequenzen und Symptomkomplexe. Bd. 1: Krankheitsbilder. München: Urban & Fischer 1990

Lexikon der Krankheiten und Untersuchungen. 2. Aufl. Stuttgart: Thieme 2008

Lippert H. Lehrbuch Anatomie. 7. Aufl. München: Urban & Schwarzenberg 2006

Martius G. Physiologie der Geburt. In: Martius G, Breckwoldt M, Pfleiderer A, Hrsg. Lehrbuch der Gynäkologie und Geburtshilfe. 2. Aufl. Stuttgart: Thieme 1996

Martius G, Rath W. Geburtshilfe und Perinatalogie. Stuttgart: Thieme 1998

Martius G, Heidenreich W. Hebammenlehrbuch. 7. Aufl. Stuttgart: Hippokrates 1999

Martius G. Vaginal entbindende Operationen. Geburtshilfe und Frauenheilkunde 1997; 57: 1 und 1998; 58: 17

Merz E, Hrsg. Sonographische Diagnostik in Gynäkologie und Geburtshilfe. Bd. 2 Geburtshilfe. 2. Aufl. Stuttgart: Thieme 2002

Moll I. Duale Reihe Dermatologie. 7. Aufl. Stuttgart: Thieme 2010

Nilsson L. Ein Kind entsteht. München: Mosaik 1990

Oethinger M. Mikrobiologie und Immunologie. 11. Aufl. Ulm: Fischer 2004

Paetz B. Chirurgie für Pflegeberufe. 21. Aufl. Stuttgart: Thieme 2009

Pernoll ML. Current Obstetric and Gynecologic Diagnosis and Treatment. 7. Aufl. East Norwalk (Connecticut, USA): Appleton & Lange 1991

Petersen E. Infektionen in Gynäkologie und Geburtshilfe. 2. Aufl. Stuttgart: Thieme 1997

Petersen E. Infektionen in Gynäkologie und Geburtshilfe. 5. Aufl. Stuttgart: Thieme 2011

Petrie E. Gynäkologische Urologie. 2. Aufl. Stuttgart: Thieme 1996

Pfleiderer A, Breckwoldt M, Martius G. Gynäkologie und Geburtshilfe. 4. Aufl. Stuttgart: Thieme 2002

Pschyrembel W, Dudenhausen JW. Praktische Geburtshilfe. 19. Aufl. Berlin: de Gruyter 2001

Rabe T. Gynäkologie und Geburtshilfe. Weinheim: VCH Verlagsgesellschaft 1990

Rock JA, Thompson JD, Hrsg. TeLinde's Operative Gynecology. 10. Aufl. Philadelphia (USA): Lippincott-Raven 1996

Schewior-Popp S, Sitzmann F, Ullrich L, Hrsg. Thiemes Pflege. 12. Aufl. Stuttgart: Thieme 2012

Schmidt-Matthiesen H, Hepp H. Gynäkologie und Geburtshilfe. 10. Aufl. Stuttgart: Schattauer 1998

Schwegler J, Lucius R. Der Mensch. Anatomie und Physiologie. 5. Aufl. Stuttgart: Thieme 2011

Skibbe X, Pahnke A. Arbeitsbuch: Gynäkologie und Geburtshilfe. Stuttgart: Thieme 1998

Sohn C, Tercanli S, Holzgreve W, Hrsg. Ultraschall in Gynäkologie und Geburtshilfe. 2. Aufl. Stuttgart: Thieme 2002

Sohn C, Krampfl-Gast AS, Schiesser M. Checkliste Sonographie in Gynäkologie und Geburtshilfe. 2. Aufl. Stuttgart Thieme 2001

Stauber M, Weyerstahl T. Duale Reihe – Gynäkologie und Geburtshilfe. 3. Aufl. Stuttgart: Thieme 2007

Uhl B. OP – Manual Gynäkologie und Geburtshilfe. Stuttgart: Thieme 2003

Wulf KH et al., Hrsg. Klinik der Frauheilkunde und Geburtshilfe. Bd. 7 Physiologie und Pathologie der Geburt. 4. Aufl. München: Urban & Schwarzenberg 2002

Sachverzeichnis

A

B

C

L

M

T

U

V